Ignaz Heinrich Schürmayer

Lehrbuch der gerichtlichen Medizin

Ignaz Heinrich Schürmayer

Lehrbuch der gerichtlichen Medizin

ISBN/EAN: 9783742809186

Hergestellt in Europa, USA, Kanada, Australien, Japan

Cover: Foto ©Lupo / pixelio.de

Manufactured and distributed by brebook publishing software
(www.brebook.com)

Ignaz Heinrich Schürmayer

Lehrbuch der gerichtlichen Medizin

Ignaz Heinrich Schürmayer

Lehrbuch der gerichtlichen Medizin

LEHRBUCH

der

GERICHTLICHEN MEDICIN.

Mit Berücksichtigung der neueren Gesetzgebungen des In- und Auslandes,

insbesondere

des Verfahrens bei Schwurgerichten.

FÜR ÄRZTE UND JURISTEN

bearbeitet von

Dr. J. H. SCHÜRMAYER,

Ritter des Ordens vom Zähringer Löwen,

emerit. o. ö. Professor der Staatsarzneikunde an der Universität zu Heidelberg, Grossh. Badischem Medicinalrathe und Medicinalreferenten am Hofgerichte des Oberrheinkreises etc., Präsidenten des Badischen staatsärztlichen Vereins, mehrerer gelehrten Gesellschaften und Academieen Mitglied.

Mit einem Anhange,

enthaltend eine kurzgefasste practische Anleitung zu gerichtlichen Leichenöffnungen und zur Diagnostik der Leichenerscheinungen.

Dritte,
gänzlich umgearbeitete, vermehrte und verbesserte
Auflage.

ERLANGEN.

VERLAG VON FERDINAND ENKE.

1861.

VORWORT

zur ersten Auflage.

Ob wohl die Herausgabe eines Lehrbuches der gerichtlichen Medicin gerechtfertigt erscheint? Es lassen sich Gründe dagegen und dafür aufstellen. Ich habe erstere nicht übersehen, und letztere nicht bloss in dem Umstande gesucht, dass es dem Lehrer schon im Allgemeinen, vorzüglich aber bei einem practisch zu behandelnden Fache, Vortheil gewähre, wenn er seinen Schülern ein Lehrbuch, worin seine Ansichten über den vorzutragenden Gegenstand niedergelegt sind, in die Hände geben könne. Dies kommt besonders bei mir in Anbetracht. Durch die Verbindung der staatsärztlichen Lehrkanzel mit der Stelle eines Bezirksgerichtsarztes, ist nämlich hier die Einrichtung getroffen, mit den Vorlesungen über gerichtliche Medicin ein nützliches Practicum verbinden zu können, indem die Hörer den Legalobductionen anwohnen dürfen. — Eine genauere Durchsicht des vorliegenden Lehrbuches wird übrigens den sachkundigen Leser in den Stand setzen, ein unparteiisches Urtheil zu gewinnen, ob zur Herausgabe desselben in formeller und materieller Hinsicht weitere erhebliche Gründe vorhanden waren.

Bei der Abfassung des vorliegenden Lehrbuches hat mich entschieden ein practisches Princip geleitet, und ich habe desshalb vor Allem gebührende Sorgfalt für die so nothwendige allgemeine gerichtsärztliche Vorbildung verwenden zu müssen geglaubt. — Lediglich auch aus practischen Gründen ist im besonderen Theile Manches, was man sonst in Handbüchern der gerichtlichen Medicin, oft (nutzlos) weitläufig behandelt findet, mit Kürze mehr in den Hintergrund gestellt. Diejenigen Materien dagegen, die den Gerichtsarzt am häufigsten in der Praxis beschäftigen und die er auch mit Erfolg für Lösung seiner Aufgabe in Anwendung zu setzen vermag, haben eine entsprechende gründliche und umfangreiche Bearbeitung erhalten. Ich erwähne hier namentlich des Capitels über Körperverletzung, welches, sowie das über Tödtung, nebenbei noch eine von anderen Lehr- und Handbüchern sehr abweichende, nichts desto weniger aber den Forderungen des Strafrechts entsprechende Auffassung und Darstellung in sich schliesst.

Der verwirrenden Lehre der Lethalität der Verletzungen durch die beliebte Eintheilung in Grade u. s. w., die mit dem Geiste der neueren Strafgesetzgebung ohnedies nicht mehr im Einklange steht, hoffe ich durch meine aufgestellten leitenden Grundsätze entgangen zu sein, so wie ich dadurch eben so sehr der criminalistischen Praxis einen erspriesslichen Dienst erwiesen zu haben glaube.

Bei der Bearbeitung des Capitels über Kindestödtung, Fruchtabtreibung und Verletzung von Schwangern werden Sachkundige nicht verkennen, dass den Forderungen der neueren criminalistischen Ansichten und den sich hierauf stützenden Bestimmungen der Strafgesetzgebungen gebührend Rechnung getragen ist; das aber, was die medicinisch-technische Thätigkeit für den richterlichen Zweck erzielen kann, wurde möglichst gesichtet und dem angehenden Gerichtsarzte, sowie dem Untersuchungsrichter klar und verständlich zu machen gesucht. Wo ich etwa von anderen Autoritäten abwich, haben mich hier, sowie überall, lediglich die Ergebnisse einer vieljährigen Praxis geleitet.

Zu den weitaus schwierigsten Materien der gerichtlichen Medicin gehört vor, wie nach, in Theorie und Praxis, der medicinisch-psychsiche Theil. Nebenbei ist es wieder nicht leicht, den Gegenstand für ein Lehrbuch so zu bearbeiten, dass die leitenden Principien zur richtigen und klaren Auffassung kommen und der angehende Practiker den richtigen Weg findet. Bei der Masse des uns zu Gebot stehenden Materials sagt man leicht zu viel oder zu wenig, und bei der Verschiedenheit der bestehenden Ansichten findet sich schwer der Weg, welcher die Grundlage und Sicherheit der Strafgesetzgebung einerseits nicht verletzt und anderseits die Schuldlosigkeit Angeklagter rettet, sowie der Standpunkt, den die gerichtsärztliche Thätigkeit für den Umfang ihres Wirkens, ohne in die Competenz des Richters einzugreifen, einzunehmen hat, nicht unerheblichen Stoff zu Controversen darbietet. Ich darf wohl die Ueberzeugung festhalten, dass die von mir betretene Bahn für Richter und Gerichtsarzt befriedigend zu dem Ziele führen wird, das sie beide im Interesse der Gerechtigkeit und im Einklange mit der neueren und besseren criminalistischen Praxis zu erstreben haben.

Obgleich mir der wesentliche Theil der ganzen Literatur

der gerichtlichen Medicin zu Gebot stand, so war ich doch bestrebt, so viel wie möglich mit Anführung und Aufführung von Werken zu geizen; nur auf das mir nöthig oder unentbehrlich Scheinende ist hingewiesen worden; im Uebrigen sind die Quellen angegeben, wo für das etwaige weitere Bedürfniss Befriedigung geschafft werden kann. Wer ein tüchtiger Gerichtsarzt werden will, für den reicht der Besitz eines einzelnen Lehrbuches so wenig hin, als das bisher Bekannte; er muss, das Brauchbare der Vergangenheit festhaltend, fortan mit practisch forschendem Blicke den fernern Ergebnissen der einschlägigen Wissenschaften in die Zukunft rasch folgen.

Heidelberg, im Mai 1849.

Der Verfasser.

VORWORT

zur zweiten Auflage.

Wenn aus dem verhältnissmässig schnellem Vergriffensein der ersten Auflage des vorliegenden Werkes ein günstiges öffentliches Urtheil über dessen Werth gefolgert werden darf, so musste mir dieses bei der Bearbeitung der zweiten Auflage darin maassgebend sein, um in der Anlage keine wesentlichen Aenderungen eintreten zu lassen. Dass man practisch Brauchbares, welches sich inzwischen durch Beobachtung, weitere Forschung und kritisches Studium ergeben hat, zu berücksichtigen verpflichtet ist, versteht sich von selbst; nur darin war ich längere Zeit zweifelhaft, ob es zweckmässiger sei, den toxicologisch-chemischen Theil — wie ich denn wirklich gethan habe — bei der Tödtung durch Vergiftung bei Seite zu lassen, und zwar schon aus dem Grunde, weil ohne Verstoss gegen den Umfang des Buches, eine vollständige und gründliche Darstellung dieser Materie, die überdiess in neuerer Zeit die trefflichste monographische Bearbeitung erhalten hat, nicht wohl möglich ist. Im Uebrigen kann ich nur wünschen, dass mir, wie bei der ersten Auflage, so auch jetzt, von sachkundigen und unparteiischen Beurtheilern dasselbe freundliche und wohlwollende Entgegenkommen zu Theil werden möge.

December 1853.

Der Verfasser.

VORWORT

zur dritten Auflage.

Bei der Bearbeitung der zweiten Auflage dieses Werkes verkannte ich keineswegs seine Mängel und Lücken. Einerseits fehlte mir aber Zeit und Musse, um dem Bedürfnisse nach Wunsch zu genügen; anderseits hielt ich Manches nach dem vorliegenden Erfahrungsmaterial noch nicht so weit abgeschlossen, um davon practischen Gebrauch machen zu können. Ob und in wie weit ich bei der Bearbeitung dieser dritten Auflage meiner Aufgabe nachgekommen sei; darüber zu urtheilen, muss ich dem lesenden Publicum überlassen.

Emmendingen, im December 1860.

Der Verfasser.

INHALTSVERZEICHNISS.

Allgemeiner Theil.

1. Capitel.

2. Capitel.

3. Capitel.

4. Capitel.

5. Capitel.

6. Capitel.

7. Capitel.

8. Capitel.

Besonderer Theil.

1. Capitel.

2. Capitel.

3. Capitel.

4. Capitel.

5. Capitel.

6. Capitel.

Seite

7. Capitel.

8. Capitel.

9. Capitel.

10. Capitel.

11. Capitel.

12. Capitel.

13. Capitel.

22. Capitel.

Anhang.

ALLGEMEINER THEIL.

Erstes Kapitel.

Princip, Begriff und Umfang der gerichtlichen Medicin.

§. 1.

Je nach der allgemeinen Lebensansicht der Völker müssen auch die Einrichtungen getroffen sein, welche das Leben zu ordnen und zu fördern haben. Unter diesen Einrichtungen ist die umfassendste und wichtigste der Staat. Er begreift in sich die Ordnung des Zusammenlebens des Volkes auf einem bestimmten Gebiete und unter einer höchsten Gewalt.

§. 2.

Das, was Jeder im Volke will und erstrebt, muss auch der Wille der ganzen Gesellschaft sein, und die Ordnung ihres Zusammenlebens d. h. der Staat, darf diesen Zweck nicht nur nicht hindern, sondern er muss ihn im Gegentheil fördern. Hierauf stützt sich die Idee des Rechtsstaates, dem gewiss unter allen, nach den verschiedenen Zwecken sich gestaltenden Staatsgattungen, der Vorzug eingeräumt werden muss.

Anmerk. Der Rechtsstaat entspricht dem sinnlich-vernünftigen Lebenszwecke und kann nur zum Ziele haben: das Zusammenleben des Volkes so zu ordnen, dass jedes Mitglied desselben in der möglichst freien und allseitigen Uebung und Benützung seiner sämmtlichen Kräfte unterstützt und gefördert werde. Vgl. Robert Mohl, die Policeiwissenschaft nach den Grundsätzen des Rechtsstaates. Zweite Aufl. Tübingen, 1844. Bd. I. S. 6 ffg.

§. 3.

Der Staatsbürger soll handeln und sich bewegen innerhalb der Gränzen der Vernunft und des Rechts; gerade eine selbstständige Ausbildung ist sein Recht und seine Pflicht gegen sich selbst. Wenn aber der Staat keineswegs an die Stelle des gesammten Volkslebens, dasselbe völlig verschlingend, treten soll, wenn er vielmehr nur ein höchst mächtiges und ganz unentbehrliches Mittel zur Ausbildung desselben ist, so folgt daraus, dass die Unterstützung des Staates auch nur negativer Art sein, und bloss in der Hinwegräumung solcher Hindernisse bestehen könne, deren Beseitigung den Kräften des Einzelnen zu schwer wäre. Um aber dem Staate die Möglichkeit solcher Unterstützung zu verschaffen, muss jeder Einzelne einen Theil seiner Kraft abtreten, zur Bildung einer gemeinsamen Masse, — der Staatsgewalt, aus deren Mitteln er dann in den Fällen der eigenen Unvermögenheit unterstützt werde.

Anmerk. Die materiellen Leistungen verschiedener Rechtsstaaten können und müssen verschiedenartig sein, je nachdem ein Volk nach seinen äusseren Verhältnissen oder seinen inneren Neigungen sich mehr nach dieser oder jener Richtung bewegt und ausbildet. Ebenso kann sich der Rechtsstaat, wie auch die Erfahrung lehrt, in mancherlei Formen entwickeln, von denen die eine mehr, die andere weniger geeignet ist, den Grundcharacter auszuprägen. Alle aber müssen in dem angedeuteten Wesen übereinstimmen. Mag die Handhabung der Staatsgewalt Einem übertragen sein, oder von Mehreren ausgeübt werden; mögen diese Regenten durch andere beschränkt sein, oder nicht; die Forderungen, welche man an die materiellen Leistungen des Staates macht, bleiben immer dieselben. Vgl. Mohl, i. a. W. S. 9.

§. 4.

Die Hindernisse, welche der allseitigen Entwickelung der Bürger im Wege stehen, rühren entweder von anderen Menschen her, die den Bürger durch widerrechtliches Eingreifen in seinen Rechtskreis hindern oder verletzen; oder aber es wird die Hemmung durch die Uebermacht äusserer Umstände bewirkt. Wenn der Rechtsstaat seinen Zweck erfüllen soll, so muss von ihm beiden Hindernissen begegnet werden. Es geschicht dieses durch zweierlei Anstalten. Dem feindlichen Einwirken von Menschen setzt er die Justiz — Rechtspflege — entgegen, dem andern Hindernisse aber die Policei.

§. 5.

In der Richtung als Rechtspflege gibt der Staat Bestimmungen darüber, wie weit der Rechtskreis eines Jeden gehe, verbietet verletzende Eingriffe in dieses Gebiet bei Vermeidung bestimmter Strafen; ordnet da, wo es nöthig ist, Anstalten zur Abwehr drohender Rechtsbeeinträchtigungen an; setzt endlich Richter nieder, welche die Klagen der Staatsbürger untersuchen, oder auch unaufgefordert begangenen Rechtsverletzungen nachspüren, in Folge dessen aber Streitigkeiten nach den Gesetzen schlichten und böswillige Uebertreter nach der Vorschrift bestrafen.

§. 6.

Der grosse und weite Kreis der Justiz begegnet nun aber in seiner practischen Wirksamkeit Thatverhältnissen, deren Erkenntniss für den richterlichen Zweck nur mit Hilfe ärztlich-naturwissenschaftlicher Kenntnisse möglich wird, und ohne deren Erkenntniss ein richtiges richterliches Urtheil nicht geschehen kann. Jedes juristische Urtheil ist nämlich das Resultat zweier Factoren, von denen der eine, die Thatsache — *Factum* — erst durch seine Subsumtion unter den anderen, die absolute Rechtsregel, ein juristisches Interesse erhält. Die Anwendung der letzteren setzt daher immer voraus, dass die Existenz jener Thatsache ausser Zweifel gesetzt, dass jenes Factum bewiesen oder wahr sei. Diesen Beweis kann in gar vielen Fällen nur das sachverständige Urtheil des ärztlichen Technikers zu Stande bringen und so das Urtheil des Richters vermitteln. Hierdurch ist das Princip für eine ausserordentliche, nicht in ihrem eigenthümlichen und ursprünglichen Zwecke gelegene Wirksamkeit der Medicin als praktischer Naturwissenschaft gegeben, welch' letztere man daher in dieser Beziehung gerichtliche Medicin — *Medicina forensis s. legalis* — nennt. Die gerichtliche Medicin als eine eigene Doctrin kann sonach lediglich nur von einer Forderung der Rechtspflege abgeleitet werden, und insoferne sie als begründete Forderung der Rechtspflege dasteht, muss sie in der Praxis auch als nothwendig anerkannt, und ihr im Allgemeinen das Vertrauen zuerkannt werden, dass sie die Wahrheit ihrer objectiven Aufgabe auszumitteln vermöge. Dies Verhältniss der gerichtlichen Medicin bleibt dasselbe sowohl dem rechtskundigen Richter, als dem Geschwornen gegenüber.

Anmerk. Wenn der Geschworene bei der Bildung seines Wahrspruches auch an keine Beweistheorie gebunden ist, so wird für ihn, wie für den rechtsgelehrten Richter, das technische Urtheil über Thatverhältnisse, die er vermöge einer allgemeinen Bildung und des gesunden Menschenverstandes allein nicht richtig oder klar einsehen und erkennen kann, doch eine unerlässliche Bedingung um so mehr, als gerade eine feste und gewissenhafte Ueberzeugung immer von einer klaren und richtigen Einsicht des Zusammenhanges des fraglichen Thatverhältnisses abhängt. Vermöge seiner allgemeinen wissenschaftlichen Bildung kann man dem rechtsgelehrten Richter noch grössere Einsicht in Thatverhältnisse, die sonst der medicinisch- oder naturwissenschaftlich-technischen Beurtheilung zu unterwerfen sind, zutrauen, als dem Geschworenen, dem ja bei Weitem nicht immer eine allgemeine wissenschaftliche Bildung zur Seite steht; daher darf man mit gutem Grunde die Behauptung aufstellen, die gerichtsärztlich-technische Mitwirkung sei der Einrichtung der Geschwornengerichte noch viel unentbehrlicher, als den rein rechtsgelehrten Gerichten. Diese Art der Gerichtsverfassuug kann gerade desshalb für das Princip der gerichtlichen Medicin keinen abändernden, und am wenigsten einen beschränkenden Einfluss üben, wie früher manche Gerichtsärzte besorgten.

§. 7.

Zur richtigen Bezeichnung unserer Doctrin hat man vom Anfang her verschiedene Namen in Vorschlag gebracht, oder ihr wirklich beigelegt. Im J. 1575 gab Ambrosius Paré in Paris eine Anweisung gerichtliche Gutachten zu fertigen, und bald nachher erschienen die ausführlichen Werke von Fortunatus Fidelis zu Palermo und des Paul Zachias zu Rom. Thomas Reinesius nannte sein im J. 1679 zu Leipzig herausgekommenes Werk: Medicinische Schule der Rechtsgelehrten, und Ammon (1670) spricht von einer beurtheilenden und entscheidenden Medicin — *Medicina critica s. decisoria.* Der treffliche Johannes Bohn bediente sich zuerst der Bezeichnung „gerichtliche Medicin" in seinem 1690 zu Leipzig herausgekommenen Werke. Er sagt von ihr insbesondere: die Rechtsgelehrtheit habe sich beim Rechtsprechen die Medicin als eine Gesellin und treue Gehilfin beigelegt, und aus dieser beiderseitigen Vereinigung entspringe die medicinisch-gesetzliche oder medicinisch gerichtliche Wissenschaft — *Scientia medico-legalis s. medico-forensis.* Die von ihm gebrauchte Benennung wurde später von Zittmann, Gölike, Teichmeyer, Eschenbach u. A. beibehalten, nur Valentin und Alberti suchten, mit ganz verfehlten Gründen, der gerichtlichen Medicin einen rein juristischen Zuschnitt zu geben, und der erstere nannte seine Sammlung von medicinisch-gerichtlichen Gutachten und Entscheidungen daher *Corpus juris medico-legalis.* Der letztere legte ihr den Namen medicinische Rechtsgelehrsamkeit — *Jurisprudentia medica* — bei, worin ihm indessen nur Wenige gefolgt sind. Bei Hebenstreit heisst sie gerichtliche Anthropologie, ein Name, der nachher von Volkmar in seinem zu Halle im J. 1794 herausgekommenen Werke, in juristische Anthropologie verwandelt wurde. Neuere, und darunter vorzüglich Mezger, Daniel, Loder und Kopp vereinigten die medicinische Policei und die gerichtliche Medicin unter eine Doctrin, mit dem gemeinschaftlichen Namen der Staatsarzneikunde; Mezger nannte aber doch die gerichtliche Medicin besonders als: gerichtliche Arzneiwissenschaft. Plenk glaubte, sie müsse gerichtliche Semiotik heissen; Masius und Bernt hiessen sie gerichtliche Arzneikunde, und Klose wollte, dass sie gerichtliche Physik genannt werde. Mende gab sich viele Mühe, die Bezeichnung: medicinische Hilfskunde des Rechts, als die richtigste in Aufnahme zu bringen, allein er fand keinen Anklang, und die neueste Zeit hat, und mit Recht, wieder für die von Bohn zuerst gebrauchte Benennung „gerichtliche Medicin“ — *Medicina forensis* — entschieden, so dass dieser Name zuversichtlich der herrschende bleiben dürfte.

§. 8.

Man kann die gerichtliche Medicin als die Doctrin bezeichnen, welche nach besondern Bedürfnissen der Rechtspflege mittels naturwissenschaftlich-heilkundiger Kenntnisse, nach gesetzlichen Normen, Beobachtungen und Untersuchungen anstellen und aus deren Ergebnissen, als Thatsachen — *facta* —, Folgerungen zu gewissen Rechtszwecken ziehen lehrt.

Anmerk. Mende hat eine ausführliche critische Darstellung der verschiedenen Definitionen der gerichtlichen Medicin gegeben, die sich jetzt noch weiter ausführen liesse. Ich sehe aber in einem solchen Unternehmen keinen erheblichen practischen Zweck. Man kann es von einem Lehrbuche fordern, dass es seine Doctrin durch eine möglichst erschöpfende Definition festzustellen suche; von ihrem Gelingen oder von der Art der Befriedigung, welche sie in den Augen einer vielgestaltigen Critik erwirbt, hangt aber weder der Umfang, noch der Werth der Doctrin selbst ab. Es kann auch Jemand ein ganz tüchtiger practischer Gerichtsarzt sein, ohne dass er dabei im Stande ist, eine befriedigende Definition über die Doctrin zu geben, welche er ausübt.

§. 9.

Man hat der gerichtlichen Medicin die Bedingung und das Ansehen einer eigenen Doctrin absprechen wollen, desshalb, wie leider jetzt noch in der Gerichts-Praxis zu geschehen pflegt, jeden Heilarzt für fähig erachtet, als Gerichtsarzt zu fungiren. Diese Ansicht ist aber gewiss eben so unrichtig, als sie erfahrungsgemäss in ihren practischen Folgen gefährlich für die Gesetzgebung und Rechtspflege, und dadurch sich selbst widerlegend wird. Die gerichtliche Medicin hat unläugbar einen rein practischen, lediglich der Rechtspflege zugewendeten Zweck, aber die Möglichkeit der Erreichung desselben setzt Erkenntniss aus Gründen der Wissenschaft voraus, und mit demselben Rechte, als die eigentliche Heilkunst, die eine practische Anwendung der Naturwissenschaft zum Zwecke des Heilens ist, sich eine Wissenschaft und einen besonderen Zweig der Wissenschaft im Allgemeinen nennt, kann sich die gerichtliche Medicin die Stellung und das Ansehen einer wissenschaftlichen Doctrin zueignen. Gleichwie es aber ohne Zufall unmöglich sein würde, bei der gründlichsten Kenntniss der Arzneimittel und ihrer Heiltugenden, einen Kranken zu heilen, ohne das Verhältniss jener zu der concreten Krankheit gründlich zu kennen, und wie nur im Einschlusse des letzteren Moments ein wissenschaftliches oder rationelles Heilen gedacht werden kann: so ist ohne gründliche Berücksichtigung der bezüglichen Sphären des Rechts, der Gesetzgebung und der Rechtspflege, eine gerichtliche Medicin im Allgemeinen, und als Wissenschaft und rationelle Kunst insbesondere, rein unmöglich.

Anmerk. „Es giebt," wie Wald (Gerichtl. Medicin. Leipzig, 1858. S. VIII.) richtig bemerkt, „nun einmal Gebiete, welche der Rechtswissenschaft und gerichtlichen Medicin gemeinschaftlich angehören, in denen die erstere von der letztern in der Auslegung der Gesetze wie in der Praxis durchaus abhängig ist, und ohne sie keinen Schritt vorwärts thun kann." Die unrichtige Auffassung der gerichtlichen Medicin hat auf das Schicksal derselben und ihr Ansehen in Foro, bis in die neue Zeit hinein, einen sehr ungünstigen Einfluss geübt. Aus Unkenntniss des wahren Sachverhältnisses, verwerfen Viele den practischen Werth der gerichtlichen Medicin überhaupt, und was bloss aus persönlichem Verschulden der Aerzte und der Mangelhaftigkeit der Institution hervorging, wurde der Wissenschaft zugerechnet. Wie kann man aber verlangen, dass der Arzt physikalische und heilkundige Grundsätze und Kenntnisse zu einem andern, als dem Heilzwecke, sammle, oder in Anwendung setze, wenn er diesen Zweck nicht einmal kennt, insbesondere nicht dessen Motive und Art der Entstehung! Der Jurist als Gesetzgeber und Richter fragt, der Arzt soll antworten. Beides ist ohne vorherige gegenseitige wissenschaftliche Verständigung, mit Erreichung des Zweckes nicht möglich, d. h. es muss sich vorerst, auf die beiden wissenschaftlichen Principien der Rechts- und Heilwissenschaft stützend, eine feste Doctrin gebildet haben, ehe von richtiger Anwendung und Benützung dieser die Rede sein kann. Der Jurist und beziehungsweise der Richter muss wissen, wie er fragen soll, um richtig verstanden zu werden, und der Arzt muss wissen, wie er seine Antwort formell und materiell einzurichten habe, damit sie dem Bedürfnisse und dem eigentlichen Zwecke des Richters entsprechen könne. Wo aber endlich die Gesetzgebung ihr Bedürfniss auch an die gerichtliche Medicin geltend macht, so zeigt uns die Erfahrung, dass diesem Bedürfnisse nur dadurch entsprochen werden konnte, dass sich die gerichtliche Medicin zu einer eigenen rationellen Doctrin gestaltet hatte. Sind diese Bedingungen erfüllt, steht somit die gerichtliche Medicin als besondere wissenschaftliche Doctrin fest: so wird sie den Anforderungen genügen, die man an jede wissenschaftlich practische Doctrin zu machen berechtigt ist, und ihr hoher Werth wird so wenig verkannt werden, als ihr Ansehen und ihre Würde je der Verkümmerung unterworfen sein kann.

§. 10.

Die gerichtliche Medicin erfordert darum nach Princip und Zweck eine besondere Bearbeitung und Cultur. Dies setzt einerseits ziemlich umfassende Kenntnisse im Criminal- und Civilrechte, sowie nicht minder in der Gesetzgebung, anderseits ein stetes Vertrautsein mit dem Zustande und den Fortschritten des Gesammtgebietes der Naturwissenschaften, eigene selbstständige Forschungen und eigene gerichtsärztliche Praxis voraus. Dadurch allein wird man in den Stand gesetzt, leitende Grundsätze für die gerichtliche Medicin aufzustellen und die Kunst zu fördern, diese Grundsätze nach dem Bedürfnisse der Rechtspflege: sicher und schnell in Anwendung zu setzen.

Anmerk. Man hat behauptet: der gerichtliche Arzt sei — Arzt, nichts mehr, nichts weniger, nichts Anderes. Dies ist, wie auch Wald (a. a. O.) bemerkt, insoferne sehr wahr, als Niemand Gerichtsarzt sein und werden kann, der nicht zuvor sich in den medicinischen Wissenschaften ausgebildet hat. Alle weiteren Folgerungen aus jenem Satze können in sehr bedenkliche Irrungen hineinführen. Der Gerichtsarzt findet den Inhalt der gerichtlichen Medicin keineswegs fix und fertig in der Medicin, so dass er ihn nur aus letzterer zu entnehmen braucht, sondern sehr viele und gerade die wichtigsten Kapitel müssen für ihn selbstständig bearbeitet sein und ihre richtige Anwendung setzt Uebung und Erfahrung voraus Wie wenig es genügt, die blosse ärztliche Bildung für die Function *pro Foro* zu fordern, lässt sich durch die verschiedenen eigenthümlichen Lehren und Grundsätze der gerichtlichen Medicin am schlagendsten beweisen. Was interessirt die practische Heilkunst z. B. die Lungen und Athemprobe oder die Unterscheidung und Constatirung von Blutflecken? Und doch beruht beides auf physiologischen und physikalisch-chemischen Grundsätzen und Ansichten. Die Combination naturwissenschaftlicher Beobachtungen und Erfahrungen zu besonderen und für den practischen Zweck leitenden Grundsätzen kann eine andere in der Heilkunst, und wieder eine andere in der gerichtlichen Medicin sein. Der Heilarzt als solcher kann die gerichtlich-medicinischen Kenntnisse ohne Nachtheil für seine Bestimmung entbehren, nicht aber ist das umgekehrte Verhältniss zulässig. Wie es mit der Praxis der Rechtspflege aussieht, wenn anstatt unterrichteter Gerichtsärzte, blosse Heilärzte, welche mit der gerichtlichen Medicin gar nicht, oder nur oberflächlich und unvollkommen vertraut sind, von den Untersuchungsrichtern und Gerichtshöfen beigezogen werden, ist leider zu bekannt, als dass hier noch eine besondere Auseinandersetzung nöthig wäre. Uebrigens handelt es sich in gerichtlich-medicinischen Fällen weder bloss, noch immer, um Schlüsse zu ziehen und diese in passende Antworten auf die vom Richter gestellten Fragen einzukleiden: es ist dies nur ein Theil der gerichtsärztlichen Thätigkeit. Der andere und nicht weniger wichtige, ja oft der allerwichtigste Theil dieser Thätigkeit ist die Untersuchung, die nur dann vollständig für ihren Zweck gelingen wird, wenn vor Allem der Untersuchende neben der eigenthümlichen Uebung die richtige Kenntniss des Verhältnisses des concreten richterlichen Interesses zu der gerichtsärztlichen Aufgabe besitzt. Der erfahrene und scharf denkende Hofmann hat gewiss jedem, mit den Schwierigkeiten der gerichtsärztlichen Praxis Vertrauten, so wie nicht minder dem tiefer denkenden Richter aus der Seele gesprochen, wenn er (Aus d. Gerichtssaale. II. Hft. Erlangen, 1856. S. III.) bemerkt: „klar ist aber, dass der Rechtspflege nichts gedient sein könne mit Gerichtsärzten. die erst als solche sich bilden und klar muss es den Staatsregierungen werden, dass das bisherige Princip, Aerzte schlechtweg zu Gerichtsärzten zu machen, ein völlig unhaltbares ist, denn die gerichtsärztliche Thätigkeit ist eine ganz andere, als die ärztliche, und es kann Jemand das Eine in ausgezeichnetem Grade sein, ohne es in dem Anderen nur zur Stufe der Mittelmässigkeit zu bringen. Klar muss es den Staatsregierungen werden, dass die blosse Ernennung zum Gerichtsarzte noch keineswegs die Befähigung ertheilt, den Anforderungen einer solchen Stelle auch nachzukommen, sondern vielmehr dem neuen Gerichtsarzte die traurige Ueberzeugung gewähren wird, zu sehen, wo es ihm fehle, und die Nothwendigkeit auferlegen wird, sich selbst jetzt erst zum Gerichtsarzte heranzubilden. Klar muss es mit einem Worte den Staatsregierungen werden, dass der Staat etwas für die Heranbildung von Gerichtsärzten thun müsse. Das Was und Wie ist vor der Hand gleichgültig, nur dass Etwas geschehen müsse, muss vorerst zur Ueberzeugung werden."

§. 11.

Sowie die Gesetzgebung, so ist auch die Naturwissenschaft in beständigem Fortschritte begriffen; die Wahrnehmung des Mangelhaften und Unzureichenden fordert beständig zu neuen Entdeckungen und Erforschung von Verbesserungen auf. Das Gebiet der gerichtlich-medicinischen Doctrin ist daher, so wie die Jurisprudenz und die Medicin, ein unbegränztes und der steten Erweiterung und Vervollkommnung fähig, und in dem Maasse, als die Rechtswissenschaft und die Medicin sich umgestalten, kann dieses nicht ohne bedingenden Einfluss für die gerichtliche Medicin bleiben. Belege hiefür finden wir in der bisherigen Geschichte der gerichtlichen Medicin zur Genüge.

Zweites Capitel.

Verhältniss der gerichtlichen Medicin zur Heilkunst, zur medicinischen Policei und zur Gesetzgebung.

§. 12.

Das Verhältniss der gerichtlichen Medicin zur Heilkunst geht bereits aus dem bisher Gesagten zur Klarheit hervor. Während erstere die Anwendung medicinischer und naturwissenschaftlicher Kenntnisse zur Erreichung eines rechtlichen Zweckes lehrt, hat letztere ausschliesslich die Anwendung naturwissenschaftlicher Kenntnisse zur Wiederherstellung der verlorenen Gesundheit im Auge.

§. 13.

Wenn der Staat dem feindlichen Einwirken von Menschen die Justiz entgegen setzt, so hat er dagegen da, wo die Entwickelung der Kräfte der Staatsbürger durch Uebermacht äusserer Umstände gehindert wird, durch die Policei helfend einzuschreiten. Indem aber die Policei auch die physische Persönlichkeit der Staatsbürger zum Objecte ihrer Thätigkeit hat, wird sie genöthigt, die Medicin, (diese im weitesten Sinne genommen) zur rathgebenden Führerin zu machen, weil sie sonst ihren Zweck nicht zu erreichen vermöchte. Derjenige Kreis der policeilichen Thätigkeit, die hiernach durch medicinisch-naturwissenschaftliche Kenntnisse vermittelt wird, bildet die medicinische Policei — *Politica medica*. Die medicinische Policeiwissenschaft ist daher eine, durch Grundsätze der Policei bedingte, systematische Anordnung von medicinisch-naturwissenschaftlichen Kenntnissen, zur Erreichung von Staatszwecken. Medicinische Policei und gerichtliche Medicin verhalten sich desshalb gewissermassen zu einander, wie Policei und Justiz.

§. 14.

Obgleich man in neuer Zeit sich vereinigt hat, die gerichtliche Medicin und die medicinische Policei unter dem gemeinsamen Namen der Staatsarzneikunde (*Medicina politico-forensis s. Medicina publica*) zu begreifen, so gibt es doch keine besondere Doctrin der Staatsarzneikunde; gerichtliche Medicin und medicinische Policei sind nach ihrem Zwecke principiell von einander verschieden, und nur in der Art, wie sie sich aus dem Begriffe des Staates ableiten lassen, und dass sie in ihrer practischen Richtung dem gemeinschaftlichen Endzwecke des Staates zugekehrt sind, kann man sie in dem Namen Staatsarzneikunde vereinigt bezeichnen.

Anmerk. Die Bestimmung des Begriffs Staatsarzneikunde geht vorzugsweise von Chr. Fr. Daniel aus, und ist, obgleich bisher fast durchgängig angenommen, doch bestritten worden. Der Streit ist übrigens ebenso unpraktisch als grundlos und findet in dem oben Gesagten seine Erledigung. Chr. Fr. Eschenbach war der erste, welcher in einem Grundrisse der gerichtlichen Medicin (*Medicina legalis brevissim. thesibus comprehensa, Rostock* 1746) die medicinische Policei ganz ausschloss und sie der besondern Bearbeitung überliess.

§. 15.

Es bedarf nur eines oberflächlichen Blickes, um sich zu überzeugen, dass viele bürgerliche Gesetze mit naturgesetzlichen Vorgängen, körperlichen und geistigen menschlichen Zuständen und Verhältnissen in so enger Beziehung stehen, dass nur durch genaue Kenntniss dieser letztern eine richtige Gesetzgebung möglich ist, wesshalb die Forschungen der gerichtlichen Medicin ebenso sehr durch das Interesse der Rechtspflege, als der Gesetzgebung geboten sind. Was den Vorwurf betrifft, der nur von einer engherzigen Juristerei ausgehen konnte, dass das Recht und die Gesetzgebung um so weniger von der gerichtlichen Medicin abhängig gemacht werden dürfen, als diese in so manchen Fällen keine Gewissheit zu geben vermögen, so wiederlegt sich dieser einmal dadurch, dass sich die gerichtliche Medicin nicht aus einem Bedürfniss der Heilkunst hervorgebildet und der Rechtspflege und Gesetzgebung aufgedrungen hat, und anderseits schliesst die gerichtliche Medicin gerade so viel Bedingung und Möglichkeit zur Gewissheit in sich, als die Rechtswissenschaft, die Theologie und die Philosophie. Uebrigens lässt sich der Einfluss der gerichtlichen Medicin, den er auf die Gesetzgebung zu üben vermag, bereits factisch und gewiss nur zur Befriedigung des Rechts und der Humanität nachweisen, in welcher Hinsicht wir z. B. auf die neueren strafgesetzlichen Bestimmungen über Kindestödtung und über körperliche Züchtigung aufmerksam machen wollen.

Drittes Capitel.

Nothwendigkeit des Studiums und praktischen Unterrichts der gerichtlichen Medicin für Aerzte und Juristen.

§. 16.

So lange eine irrige Ansicht herrschte — und sie herrscht zum Theile noch, — dass die gerichtliche Medicin kein eigener Zweig der Wissenschaft sei, so wurde auf ihr besonderes und tieferes Studium kein gebührender Werth gelegt, selbst in den Staatsprüfungen der Aerzte und Juristen wurde dieses Fach gewöhnlich als ein Nebenfach von so geringem Werthe behandelt, dass der völlig bewährte Mangel gerichtlich-medicinischer Kenntnisse für die Reception der Prüfungs-Candidaten nicht einmal einen Einfluss zu üben pflegte. Erst im Verlaufe der practischen Laufbahn erkannten Einzelne den Werth und das Bedürfniss gründlicher gerichtlich-medicinischer Kenntnisse und holten mühesam und mit kostspieligem Zeitaufwand das Versäumte nach, wozu vereinzelte Klage-Stimmen aus den Gerichtshöfen und andere Umstände auch noch das Ihrige beitragen mochten. Begünstiget wurde die Fortdauer dieses mangelhaften Zustandes in der Bildung der Gerichtsärzte, durch den Inquisitions-Process und das geheime Gerichtsverfahren, das der sachkundigen Kritik der öffentlichen Meinung Thüre und Thor verschloss.

§. 17.

Die gerichtliche Medicin als eine besondere und practische Doctrin lässt sich nicht durch blosses theoretisches Studium, sondern, und ganz vorzugsweise nur, durch practischen Unterricht für diejenigen Aerzte erlernen, welche künftig als Gerichtsärzte fungiren sollen. Die schnelle, vollkommene und sichere Anwendung der Grundsätze der gerichtlichen Medicin, setzt practische Anleitung voraus, und zwar schon zur Zeit des Aufenthalts auf der Universität, weil später dem practischen Arzte Zeit, Lust und Gelegenheit fehlt, und die Gerichte in der Lage sein müssen, bei dem zugezogenen Arzte, selbst wenn derselbe hier zum ersten male fungiren sollte, zureichende practische Ausbildung voraussetzen zu können. Auch pflegt die Erkenntniss des Bedürfnisses des Studiums der gerichtlichen Medicin und der Sinn dafür wohl nur auf der Universität gründlich und mit nachhaltigem Erfolge angeregt zu werden *).

§. 18.

Die Nothwendigkeit einer gründlichen und vollständigen gerichtsärztlichen Bildung tritt besonders bei dem Gerichtsverfahren mit Oeffentlichkeit und Mündlichkeit hervor, wo nicht nur der eigens bestellte Gerichtsarzt, sondern möglicherweise auch jeder andere Arzt in den Fall kommen kann, in der öffentlichen Sitzung mündlich aussagen zu müssen. Die Schwierigkeit ist hier grösser, die Reputation der Arztes kann leicht gefährdet oder wirklich beschädigt werden; — nur eine gute gerichtsärztliche Bildung kann ihn hier vor einer beschämenden Niederlage schützen. Es kommt hier nicht so fast auf ein schriftliches Gutachten an, zu dessen Bearbeitung der Arzt oder Gerichtsarzt sich vorbereiten kann und alle einschlägigen literarischen Hülfsmittel zu benützen die Musse hat, er muss hier, und oft unvorbereitet, mündlich, klar, vollständig und überzeugend seine Ansicht und sein Urtheil vorzutragen im Stande sein. Die Stellung des Ge-

---

*) Vgl. auch oben §. 10.

richtsarztes wird besonders den Geschwornen gegenüber, eine eigene und oft sehr schwierige, weil er sich dem Laien gegenüber doch auf den möglichst weiten Grad verständlich machen soll. Die Art der Darstellung seiner Gründe und Erläuterungen wird eine, von der bisherigen Behandlung abweichende, die vorzugsweise nur durch einen zweckmässigen Unterricht auf der Universität, der mit practischen Uebungen verbunden ist, mit Erfolg angebahnt werden kann. Darum muss aber in Staaten, wo das öffentliche und mündliche Gerichtsverfahren mit Schwurgerichten eingeführt ist, die Art des Unterrichts eine zweckentsprechende sein und die Staatsverwaltung muss darauf sehen, dass sie eine solche sei.

§. 19.

Neben der eigentlichen Fachbildung ergeht desshalb hier an den Gerichtsarzt noch die weitere Anforderung, sich in der Kunst des mündlichen Vortrages auszubilden, um nicht blos ein, seinem Rufe nachtheiliges Urtheil zu verhüten, sondern auch der Gefahr zu begegnen, durch widerwärtiges Stottern, immerwährendes Wiederholen, Selbstverbessern u. dgl., wodurch sein Vortrag unklar wird, bei dem Richter Misstrauen und Unverständlichkeit hervorzurufen. Die Schwierigkeit des mündlichen Vortrages bei dem öffentlichen Gerichtsverfahren mehrt sich bei dem hierin nicht geübten Arzte noch durch den Umstand, dass er mit anderen beigezogenen Sachverständigen provocirt werden kann, in einen wissenschaftlichen Kampf zu treten, und auf improvisirte Fragen antworten muss, welche bald der Gerichtspräsident, bald einer der Richter, bald der Staatsanwalt, bald der Vertheidiger an ihn stellen Neben der Fähigkeit des guten, verständlichen und klaren Vortrags bedarf es daher einer tüchtigen wissenschaftlichen Durchbildung, welche durch die auch noch so gewandt vorgetragenen Gegengründe sich nicht irre machen lässt; es bedarf der Geistesgegenwart, die durch unerwartet vorgetragene Einwendungen oder schlau gestellte Fragen nicht in Verlegenheit geräth; es bedarf der Klarheit des Wissens und eines practischen Sinnes, um das Rechte zu treffen; es bedarf endlich einer gewissen Geistesruhe, die auch bei satyrischen oder leidenschaftlichen Angriffen der Gegner sich nicht zu heftigen oder gar ehrenrührigen Aeusserungen verleiten lässt, was nicht bloss die Würde der Kunst und des Standes verletzt und herabsetzt, sondern den gerichtsärztlichen Aussagen für eine solche öffentliche Verhandlung alles Vertrauen raubt. Gegnerische Angriffe, wie leidenschaftlich sie auch sein mögen, werden durch die Gründlichkeit und die Würde, womit man die Widerlegung ausführt, zur Genugthuung des öffentlichen Verfahrens und des Angegriffenen besiegt.

§. 20.

Ein entsprechender theoretisch-practischer Unterricht wird immer noch an den meisten Universitäten vermisst und so lange mangelhaft bleiben, als nicht alle Reste des Universitäts-Zopfes verschwunden sind. Das blosse Vorlesen eines Handbuches oder Heftes und das Erläutern der Grundsätze der gerichtlichen Medicin ist durchaus ungenügend zur Bilduug brauchbarer Gerichtsärzte. Der Lehrer muss selbst durchgebildeter Practiker sein und Gelegenheit besitzen, den Schülern practische Fälle vor die Augen führen zu können. Es ist desshalb nöthig, dass in den Universitätsstädten die gerichtsärztlichen Staatsstellen mit dem Lehramte verbunden werden, wodurch allein ein erspriesslicher practischer Unterricht möglich wird.

Anmerk. Leider ist bezüglich des gerichtlich-medicinischen Unterrichts auf den Universitäten Manches zu wünschen. Oft sieht man den Unterricht vorherrschend in den Händen von Privatdocenten. die ohne weitere practische Vorbildung und selbst ohne Beruf für das Fach in sich zu fühlen, die gerichtliche Medicin als eine Brücke für ihre zukünftige Cariere an der Universität betrachten und nebenbei auch noch einen finanziellen Beitrag für ihre Existenz daraus erzielen wollen. Der Hauptübelstand aber besteht darin, dass die Studirenden der Ansicht huldigen, die gerichtliche Medicin sei so ein Nebenfach, mit dem man später schon noch zurecht komme, wenn man es einmal brauche. Die Vorträge darüber pflegen dann höchst unfleissig besucht zu werden: die Frequenz-Zeugnisse sind aber doch befriedigend! Ich sehe nicht ein, was der Einführung der practischen Maassregel entgegenstehen sollte, den Studierenden aufzulegen, über die wichtigsten Gegenstände der gerichtlichen Medicin im Laufe des Semesters schriftliche practische Arbeiten zu liefern, die dann Bedingung zur Zulassung zum Staatsexamen sein sollen.

§. 21.

Dass die Kenntniss des Zustandes der gerichtlichen Medicin und das Studium derselben bis auf eine gewisse Breite und Tiefe auch den Juristen unentbehrlich sei, hat endlich die neue Zeit ziemlich allgemein anerkannt. In manchen schwierig scheinenden Fragen wird dadurch zwischen Gerichtsarzt und Richter befriedigende Verständigung herbeigeführt, und bei eigener Ueberzeugung von dem wissenschaftlichen Werthe der Doctrin, wird bei dem Richter auch das Vertrauen auf die practische Wirksamkeit erhöht und befestigt. Missverständnisse und Competenzconflicte zwischen Gerichtsarzt und Richter werden dadurch am sichersten vermieden, und die Arbeit dem Gerichtsarzte sehr erleichtert werden. Der mit dem Zustande der gerichtlichen Medicin vertraute Untersuchungsrichter, Richter oder Gerichtspräsident wird allein im Stande sein, an den Gerichtsarzt die Frage richtig, und so zu stellen, dass die Antwort darauf befriedigend und entsprechend erfolgt, was vorzüglich bei dem öffentlichen und mündlichen Verfahren von grösster Wichtigkeit ist. — Unstreitig steht dem Richter die formelle Prüfung des gerichtsärztlichen Gutachtens zu; wie kann aber eine strenge formelle Prüfung ohne Kenntnisse in der gerichtlichen Medicin ausgeführt werden? Man besorge ja nicht, dass der Richter hierdurch verleitet werden könnte, selbst absichtslos, in das Materielle des Gutachtens einzugehen, und so seine Competenz zu überschreiten; er wird bei grösstmöglichstem Vertrautsein mit der gerichtlichen Medicin im Gegentheil die Gränzen seiner Competenz nur schärfer erkennen lernen und auch in der Lage sein, wo ihm erhebliche Unrichtigkeiten in Bezug auf die Materie in die Augen fallen, die gesetzlich erlaubte weitere sachverständige Prüfung des Gutachtens veranlassen zu können.

§. 22.

In der Absicht, dem Juristen das Studium der gerichtlichen Medicin zu erleichtern und verständlicher zu machen, hat man besondere Bearbeitungen der gerichtlichen Medicin in dieser Richtung unternommen, auch auf Universitäten besondere gerichtlich-medicinische Vorlesungen für Juristen gehalten. Dies ist aber weder wissenschaftlich zu rechtfertigen, noch practisch, ja diese Zersplitterung kann sogar positiv nachtheilig werden. Eine abstracte Darstellung der Grundsätze und Lehren der gerichtlichen Medicin, ohne auf ihren tieferen Grund einzugehen, kann dem Juristen weder verständlich noch genügend erscheinen, und beschränkt oder verwischt eine der wichtigsten Errungenschaften der neuern gerichtlichen Medicin, nämlich den Grundsatz der Beurtheilung *in Concreto* und nicht *in Abstracto*, welch letzteres früher so grosses Unheil angerichtet hat. Ist aber einmal eine Begründung der Lehrsätze der gerichtlichen Medicin auch dem Juristen nicht bloss von Interesse, sondern selbst eine Forderung von ihm, die er als Mann der Wissenschaft immerhin stellen wird: so ist es nicht abzusehen, warum man die gerichtliche Medicin in willkührlicher Beschneidung und gewissermassen in oberflächlicher Verkümmerung vortragen will. Ein tüchtiger Lehrer — und einen anderen sollte man gar nicht aufstellen — wird seine Vorträge der gerichtlichen Medicin auch dem Juristen zugänglich und verständlich zu machen wissen, und dasjenige, was nur der Jurist vermöge seiner allgemeinen und besonderen wissenschaftlichen Bildung nicht begreift, schadet mindestens nichts, wenn er es auch gehört hat; sein Bedürfniss wird er sich immerhin herauszufinden wissen. Ein Unterricht in der gerichtlichen Medicin ohne in das Technische der Natur- und Heilwissenschaft einzugehen, ist übrigens nach meiner Ueberzeugung eine Unmöglichkeit, und eine feste Gränzlinie zwischen Medicina forensis für Aerzte und solcher für Juristen wird sich rationell und practisch gar nicht festsetzen lassen. Zudem ist für den Juristen die Benützung eines gerichtsärztlichen Practicums, für seine künftige practische Wirksamkeit von nicht geringem Werthe.

Anmerk. Wie die Erfahrung zeigt, so betheiligen sich zwar auf den Universitäten immer auch Juristen bei den Vorlesungen über gerichtliche Medicin, aber wie? Soll die Sache Erfolg haben, so muss von Seiten der Staatsregierungen den Juristen das Hören der Vorlesungen über gerichtliche Medicin förmlich auferlegt und selbst im Staatsexamen darauf Rücksicht genommen werden. Diese Forderung wird aber vorerst noch eine Stimme in der Wüste bleiben; denn oft haben leider diejenigen, welche eine solche Massregel anordnen sollten, selbst noch keinen richtigen Begriff von der gerichtlichen Medicin, von ihrem Umfange, ihrem Fortschritte, von ihrem specifischen Verhältnisse und ihrem Einflusse auf Gesetzgebung und Rechtspflege. Ob die nun in Deutschland allenthalben eingeführten Schwurgerichte für das Studium der gerichtlichen Medicin durch Juristen überhaupt begünstigend einwirken werden, lässt sich zur Zeit noch nicht entscheiden. Wenn dabei der französische Schnitt nicht wegfällt, so ist die Aussicht nicht sehr hoffnungsvoll. Es ist überhaupt ein gerechter Tadel und Vorwurf, den man hie und da den Gesetzgebern in Deutschland macht, dass sie die Gesetze und Sitten anderer Völker studieren, um die des Vaterlandes zu weit unberücksichtiget zu lassen. Die Wirkungen davon lassen sich nicht läugnen.

Viertes Capitel.

Geschichtliche Begründung der gerichtlichen Medicin.

§. 23.

Die Gestaltung der gerichtlichen Medicin zu einer besonderen Lehre ist weit jünger, als man bei der tiefen Begründung derselben in dem Bedürfnisse der Gesetzgebung und der Rechtspflege erwarten sollte. Die freie Weise der römischen Beweisführung und die formelle Gestaltung der ältern deutschen Beweisführung wirkten für ihre Entwickelung nicht begünstigend. Erst das processualische Verfahren im späteren Mittelalter in Italien und die Errichtung geistlicher Gerichte bildete das Verfahren bei richterlicher Augenscheinseinnahme, und mit diesem die Zuziehung von Sachverständigen aus. Besonders übte das Verfahren in peinlichen Sachen und bei Eheprocessen in dieser Beziehung grossen Einfluss, indem bei beiden das Inquisitionsprincip durchdrang, welches im Widerspruche mit der früheren Weise, dem Processe die Richtung gab, dass der Richter von Amtswegen. und, ohne sich durch die Interessen der Parteien beengen zu lassen, sein ganzes Bestreben auf Erforschung der materiellen Wahrheit lenkte. Auf diesem Wege gelangte man dahin, die Zuziehung der Sachverständigen auch neben dem Geständnisse noch für nothwendig zu halten. An die italienische Doctrin und Praxis schloss sich die Ausbildung des deutschen Processes, besonders durch die peinliche Gerichtsordnung von 1532. Die letztere in Verbindung mit der Praxis der Criminalgerichte, war hier von vorzüglicher Bedeutung, theils weil die Criminalpraxis häufigere und wichtigere Veranlassungen zur Zuziehung von Aerzten darbietet, als jede andere Art der gerichtlichen und Staatsthätigkeit, theils weil in dem peinlichen Verfahren allein das Inquisitionsprincip zur vollen Herrschaft gelangte.

Anmerk. Von den Stellen der *Leges Barbarorum*, welche Mende (Handb. d. gerichtl. Medicin. Bd. I. S. 38 flg.) zusammenstellt, setzen nur die aus der *Lex Alamanorum* Tit. 59. eine Zuziehung des Arztes bei der gerichtlichen Verhandlung voraus. Vgl. Bergmann, Lehrb d. *Medicina forens.* S 3. Anmerk. — Ueber die Leichenschau und Klage mit dem todten Manne, welche im späteren Mittelalter als eine Art der leiblichen Beweisung vorkam, vgl. Böhmer *obs.* 3. ad *Carpzov, Practica rerum criminalium P.* 1. *Qu.* 26. und Birnbaum, im neuen Archiv des Criminalrechts. Bd. 14. Halle, 1834, S. 183 flg. —

Die wichtigste Autorität in der italienischen Doctrin wurde Bartolus *ad l. fin.* (17) *D. ad leg. Cornel. de sicariis* (48, 8) §. 12. Vgl. Fulgosius und Calaefattus bei *Ziletti consil. select in criminal. causis. P.* 1. *cons.* 35. §. 3, 4 *et cons.* 108. § 18. Auch Durandus sagt schon: *medico creditur in sua medicina. Speculum juris lib.* 2, *part.* 2. *de probationibus* §. 26.

In der peinlichen Gerichtsordnung *(Carolina)* wurden besonders die Art. 35, 134, 147, 149 für die gerichtliche Medicin einflussreich Für die dortige Praxis der Criminalgerichte sind Julius Clarus, Damhauder, Mascardus u. Benedict Carpzow die wichtigsten Schriftsteller.

Ein gutes und vollständiges Geschichtswerk über gerichtliche Medicin besitzen wir zur Zeit nicht.

§. 23.

Nach der eigentlichen Begründung der gerichtlichen Medicin im sechszehnten Jahrhunderte machte sie jedoch nur sehr geringe wissenschaftliche Fortschritte, so dass wir dieselbe im Verlaufe des siebenzehnten Jahrhunderts noch völlig in ihrer Kindheit erblicken, was sich übrigens aus dem damaligen Zustande der Natur- und Heilwissenschaft wohl erhlären lässt. Indessen erblicken wir hier schon das verdienstliche Streben nach wissenschaftlicher Begründung unserer Doctrin durch **Fortunatus Fidelis** und **Paulus Zachias**; doch gebührt das Verdienst der eigentlichen wissenschaftlichen Entwickelung und Vervollkommnung der gerichtlichen Medicin, den deutschen Aerzten im achtzehnten und neunzehnten Jahrhunderte. Die bedeutenden Fortschritte der Naturwissenschaften in der Neuzeit, sowie die Gestaltung des Criminalrechts und der Gesetzgebung konnten einen vortheilhaften Einfluss auf unsere Doctrin nicht verfehlen, zumal sie eine immer grösser werdende und festere Selbstständigkeit sich zu vindiciren wusste, und wir sehen jetzt eine gründliche und immer mehr erfolgreiche Bearbeitung der gerichtlichen Medicin bei allen civilisirten Völkern hervortreten.

Fünftes Capitel.

Vom Beweise durch Sachverständige.

§. 25.

Wenn der Gerichtsarzt seine Aufgabe richtig erkennen und lösen soll, so sind ihm vor Allem einige Kenntnisse über den Beweis durch Sachverständige unentbehrlich; er soll durchaus das innere und äussere Verhältniss auffassen, in welchem die gerichtliche Medicin zur Lehre vom Beweise im Rechte steht, indem er sonst nie Anspruch auf den Namen eines rationellen gerichtlichen Arztes machen, und nie eine klare und feste Ueberzeugung von der Richtigkeit seines Handelns gewinnen kann. Ueberdies erleichtern diese Kenntnisse bedeutend das Studium und die Praxis der gerichtlichen Medicin, sowie ihre entsprechende Fortbildung.

§. 26.

Der wichtigste Theil eines Erkenntnisses in **Strafsachen**, durch welches über die Schuld der wegen Verbrechen Angeklagten geurtheilt werden soll, ist derjenige, durch welchen entschieden wird, ob das Verbrechen verübt worden ist, ob der Angeschuldigte dasselbe verübt habe, ob und in welchem Grade letzterem die That zur Strafe zugerechnet werden kann. Das Urtheil über die Wahrheit der Thatsachen, welche die Anklage begründen, beruht nun auf dem **Beweise**, d. h. dem Inbegriffe von Gründen für die Gewissheit der Thatsachen.

§. 27.

Da der Zweck der Beweisführung der der Gewissheit ist, so

muss jedes Mittel, welches im Stande ist, die Gewissheit zu liefern, auch als **Beweismittel** angesehen werden. Hierher gehört nun u. A. der **Beweis durch Sachverständige**, der überall zur Anwendung kommt, wo bei der Beurtheilung einer Strafsache Fragen einflussreich werden, die nur von Personen, welche gewisse technische Kenntnisse und gewisse Fertigkeiten besitzen, auf eine für den Richter überzeugende Weise beantwortet werden können.

§. 28.

Der Beweis durch ärztliche Sachverständige (**gerichtsärztlicher Beweis**) wird nothwendig, 1) wenn es auf das **Dasein** gewisser Thatsachen ankommt, zu deren richtiger Beobachtung und Erhebung der Merkmale naturwissenschaftliche oder heilkundige Kenntnisse gehören, also wenn es sich z. B. darum handelt, ob eine Leiche, oder eine Wunde vorhanden sei. 2) Wenn über die **Beschaffenheit** gewisser Thatsachen mittels solcher sachkundigen Kenntnisse geurtheilt werden soll, z. B. ob eine Wunde eine Schnitt- oder Quetschwunde sei. 3) Wenn überhaupt über eine gewisse **Möglichkeit** oder **Wahrscheinlichkeit** von **Angaben** nach natur- und heilwissenschaftlichen Kenntnissen eine Entscheidung gegeben werden soll, oder 4) es darauf ankommt, über den Zusammenhang der im einzelnen Falle hergestellten Thatsachen und ihren Folgen ein Urtheil zu erhalten, wozu gerichtlich-medicinische Kenntnisse und die Wissenschaft ihrer richtigen Anwendung gehören.

§. 29.

Man hat sich viele Mühe gegeben, um die wahre **Natur des Beweises durch Sachverständige** zu entwickeln und richtig zu bestimmen, und daher die Frage gestellt: ob die Sachverständigen und resp. die Gerichtsärzte als Zeugen, oder als Gehilfen des Richters oder als *Judices facti* anzusehen seien. Keine dieser Ansichten lässt sich aber durchführen, und man ist eben genöthigt, den Beweis durch Sachverständige als eine eigenthümliche und nach besonderen Grundsätzen zu beurtheilende Art des Beweises anzusehen *).

Anmerk. Von der Natur des Zeugenbeweises sind die Aussagen der Sachverständigen wesentlich verschieden, da dieselben überall ein Urtheil und nicht eine blosse Beobachtung oder Wahrnehmung dem Richter abgeben. — Die Bezeichnung **rationeller Zeuge**, oder **gelehrter Zeuge** ist eben so wenig gerechtfertigt, da man von einem Zeugen ja nie eine Angabe von

*) Vgl. Mittermaier Lehre v. Bew. S. 185.

Gründen verlangt. — Als Gehülfe des Richters kann der Gerichtsarzt eben so wenig angesehen werden, da das Urtheil des Sachverständigen nur einen Theil der Untersuchung oder der Grundlage bildet, aus welcher das Urtheil des Richters erst hervorgeht; am eigentlichen juristischen Urtheile, oder bei Geschwornen-Gerichten, am Urtheile dieser, hat der Sachverständige so wenig directen Antheil als ein bei der Untersuchung vernommener Zeuge. Bereits mit demselben Rechte wie den Sachverständigen, müsste man auch die Zeugen, ja sogar den Staatsanwalt (Ankläger) und selbst den protocollführenden Actuar, einen Gehülfen des Richters nennen. Auch die Ansicht, den Gerichtsarzt als *Judex facti* zu betrachten, entspricht schon desswegen nicht, weil sich das Urtheil des Gerichtsarztes nicht über das ganze Factum, worauf der Richter als Hauptsache das Urtheil baut, erstreckt. Obgleich die sachverständige Stellung des Gerichtsarztes mehr zwischen Anklage und Vertheidigung ihren Platz einnimmt, so ist es doch nicht unpassend, den Gerichtsarzt ein geistiges Auge des Richters zu nennen, unrichtig aber, ihn als Brille des Richters zu bezeichnen. — Wie man immer die Natur des Beweises durch Sachverständige ansehen mag, der Gerichtsarzt lässt sich nach Inhalt und Umfang seiner Stellung mit den übrigen Arten von Sachverständigen und Zeugen nicht so ganz in einerlei Reihe und Glied einfügen, ohne in der Praxis auf Inconvenienzen zu stossen. — Das Resultat der Aussage eines Zeugen und eines Sachverständigen wird zwar als Zeugniss verwerthet, beim Zeugen kommt dieses Zeugniss aber durch Wahrnehmungen zu Stande, die in Regel ganz zufällig sind und von jedem andern Menschen, wenn er die allgemeine Begabung besitzt, gemacht werden können; bei dem Sachverständigen dagegen nur durch gesetzlich veranlasste Beobachtung, Wahrnehmung und Urtheil auf den Grund der beobachteten Thatsachen. Beide Momente setzen aber besondere technische oder Fachbildung voraus und bei dem Gerichtsarzte häufig noch Kenntniss des Geistes des Strafgesetzes, wenn sein Urtheil dem richterlichen Bedürfnisse entsprechen soll.

§. 30.

Die Gründe, aus denen der Richter dem Ausspruch des Gerichtsarztes als Sachverständigem volles Vertrauen schenken darf, sind: 1) die Thatsache, dass der Gerichtsarzt seine Kenntnisse aus einer Doctrin schöpft, welche vor dem Forum der Wissenschaft seine Kritik bestanden und die Möglichkeit bewiesen hat, den Forderungen der Rechtspflege, soweit diese an die gerichtliche Medicin gestellt werden, mit Wahrheit zu entsprechen. Die Gesetze der Natur lassen sich von uns erkennen. Sie sind unwandelbar, und bei ihrer Erkenntniss sind wir in den Stand gesetzt, gewisse physikalische Verhältnisse mit noch grösserer Gewissheit als Thatsachen zu ermitteln und zu constatiren, als der intelligenteste Zeuge eine sinnliche Wahrnehmung zu machen und darüber auszusagen vermag. 2) Die erwiesene Fachbildung als Gerichtsarzt und die dadurch bedingte Erkenntniss der Wichtigkeit der

Aufgabe. 3) Der hieraus für den Gerichtsarzt abzuleitende redliche Wille, richtig zu beobachten und getreulich auszusagen, welche Bürgschaft noch durch die Heiligkeit des von ihm geleisteten Eides unterstützt wird. 4) Die Begründung des gerichtsärztlichen Urtheils durch die actenmässigen Thatsachen und die Grundsätze der Wissenschaft nach den Forderungen der logischen Ordnung. 5) Die Uebereinstimmung mehrerer tüchtiger und erfahrener Gerichtsärzte in einem Ausspruche.

Anmerk. Dadurch, dass sich die Wirksamkeit der Natur- und Heilwissenschaft für gerichtliche Zwecke zu einer eigenen Doctrin gebildet hat, ist sie eine offenkundige Lehre geworden. In dieser Form der Bürgschaft darf auch der Jurist und der geschworne Richter auf die Wahrheit ihres Inhalts vertrauen. Object der Prüfung und der Beurtheilung können die auf Erfahrung und Beobachtung der Medicin beruhenden Grundsätze der gerichtlichen Medicin für die Richter im concreten Falle nicht werden. Eine Frucht des Vertrautseins mit der gerichtlichen Medicin wird aber für den Richter immer auch die sein, dass sein Vertrauen auf die Aussprüche der Gerichtsärzte im Allgemeinen sich einem wissenschaftlich rationellen nähert. Wenn die gerichtliche Medicin auch nicht immer die geforderten Aufschlüsse zu geben vermag, so kann dies ihren Werth und den Grund des Vertrauens nicht vermindern; denn die Erkenntniss des Unzureichenden und der in Concreto darauf sich basirende Ausspruch, ist immer noch eine befriedigende Wahrheit, so gut, als wenn der Richter wegen Mangel des zureichenden Beweises, das Verfahren einstellt, oder der Geschworne wegen Mangel seiner Ueberzeugung das „Nicht schuldig“ auszusprechen genöthiget ist.

Wenn Mittermaier (i. a. W. S. 188) behauptet, dass es nicht die Staatsanstellung sei, welche das Vertrauen auf den Gerichtsarzt begründe, sondern seine technische Bildung (Fachbildung), so hat er allerdings recht; da aber ein Arzt als solcher und wenn er noch so geschickt wäre, durchaus noch kein Gerichtsarzt ist, so liegt für den Richter doch nur darin der weitere Grund des Vertrauens, dass die competente technische Behörde, in der Staatsanstellung das Vorhandensein der erforderlichen technischen Bildung ausspricht. Dass auch hiebei Gradationen der Befähigung vorkommen, versteht sich wohl von selbst. Eine vom Arzte bestandene Staatsprüfung, worin selbst die gerichtliche Medicin Berücksichtigung erhält, darf dem Richter noch nicht genügen, da bei dem Arzte das eigenthümliche Verhältniss obwaltet, dass er sich nach bestandenem Staatsexamen in der Regel nicht mehr mit der gerichtlichen Medicin, sondern mit dem Theile seiner Wissenschaft und Kunst beschäftigt, welcher Lebensberuf wird und wovon in der Regel seine Existenz abhängt, — nämlich mit der practischen Heilkunst. Um aber tüchtiger Gerichtsarzt zu sein, erfordert es fortdauerndes Studium und practische Aus- und Fortbildung, ein Umstand, dessen Beurtheilung der Richter einer höhern technischen Staatsbehörde überlassen muss. Nur verlangen sollen die Gerichte, dass eine solche Behörde im Staate bestehe und dass dieselbe für die Aufstellung tüchtiger Gerichtsärzte sorge. In diesen Umstand fällt der ganze Schwerpunkt der entsprechenden Wirksamkeit der gerichtlichen Medicin; die Nichtbeachtung hat die die Rechtspflege oft sehr brandmarkenden Folgen, wie wir sie im französischen Strafprocesse sehen, wo die Sachverständigen nach beliebiger Wahl wie Zeugen vernommen werden, und es dann den Geschwornen zu entscheiden überlassen ist, ob und welches Gewicht sie auf die Aussagen der Aerzte — häufig nur Medicaster — legen wollen, daher nach tagelangen ärztlichen Discussionen, deren Gewicht die Geschwornen gar nicht beurtheilen können, die Jury beliebig eine Meinung, wie sie ihr gefällt, herausnimmt, und darnach entscheidet! — Da kann es dann freilich nicht auffallen, wenn Angeschuldigte, anstatt in die Asyle, in die Strafanstalten verurtheilt werden! — Der Punkt der Aufstellung eigener und vorzüglich ausgebildeter Gerichtsärzte wird, wenn wir auf die Erfahrungen in Frankreich blicken, besonders bei Schwurgerichten wesentlich und hochwichtig. Die Geschwornen können weder über Wahrheit und Richtigkeit des materiellen Theiles der Aussage des gerichtsärztlichen Technikers urtheilen, da sie Solches nicht hinreichend verstehen, noch über die Qualification des Technikers selbst, dessen wissenschaftliche Fähigkeit und Ausbildung sie noch weniger zu beurtheilen vermögen. Denn wollte man ihnen ein competentes Urtheil darin einräumen, so wäre ja die Beiziehung von Gerichtsärzten ganz überflüssig, da die Geschwornen dann selbst im Stande sein müssten, die zweifelhafte Sache zu beurtheilen. Weil der Geschworne an das Urtheil der Sachverständigen nicht unbedingt gebunden sein kann, dasselbe aber, wenn er ein gewissenhafter Mann ist, aus Rechts- und Pflichtgefühl, wie diess namentlich in England geschieht, gerne nach seinem ganzen Werthe berücksichtigen und sich nie darüber hinwegsetzen wird: so muss das technische Urtheil aber auch von einem Manne ausgehen, auf dessen Fähigkeit und Autorität man sich so gut verlassen kann, als auf dessen Unabhängigkeit von allen Partei-Einflüssen. Solche Bürgschaften liegen aber als Regel nur in der Aufstellung eigener Gerichtsärzte von Seiten des Staates.

Der Gerichtsarzt soll bei dem Geschwornen nicht eine blosse **Meinung**, sondern eine **bestimmte Ueberzeugung** von dem aufzuklärenden Gegenstand oder von dessen Verhältnissen erwecken und begründen, und bei der Medicinalverfassung mit angestellten Gerichtsärzten, wie sie in Deutschland zum grossen Theile besteht, wird in dieser Hinsicht die Strafrechtspflege der Schwurgerichte eine festere Grundlage gewinnen und grössere Erfolge erringen, als selbst im Mutterlande dieser Institution und in den Ländern mit französischem Schnitt. Der Grund davon liegt nicht in dem Umstande, dass die Wissenschaft im Staatskleide der Beamtung wirkt: sondern es hat diese Einrichtung einen nicht zu verkennenden und sehr erheblich fördernden Einfluss auf die gründlichere, umfassendere und exactere subjective Bildung.

§. 31.

Wenn die gerichtliche Medicin, woran nicht mehr zu zweifeln ist, im Gebiete der Wissenschaft die Stelle und Bedeutung einer eige-

nen Doctrin einnimmt, welche zu ihrer entsprechenden practischen Wirksamkeit nothwendig Uebung Desjenigen erfordert, welcher sich damit befasst: so tritt sie aber gerade dadurch in ein hochwichtiges besonderes Verhältniss zum Verfahren bei den Schwurgerichten. Der Gerichtsarzt kann hier durchaus in keiner amtlichen oder staatsdienstlichen Eigenschaft, sondern lediglich in der als eines unparteiischen Sachverständigen erscheinen. Es kann hier keine hierarchische Gliederung mit einer, damit verbundenen und entscheidenden Autorität oder Competenz geben; der Vorstand eines obersten Medicinalcollegiums, der Professor der gerichtlichen Medicin, der Medicinalrath, der Physicus u. s. w., stehen alle hier in gleicher Eigenschaft, in gleicher Bedeutung neben einander; was ihnen ihren Platz und ihre Stellung hier anweist, ist lediglich ihre Befähigung als Gerichtsärzte im wissenschaftlichen Sinne.

§. 32.

Die Folgerung, dass ein vom Staate angestellter Gerichtsarzt nicht auch gerichtsärztlicher Sachverständiger vor dem Geschwornengerichte sein könne, ist eine unrichtige. Die gerichtliche Medicin kann bei den in Deutschland geltenden Institutionen in der Regel nur durch beamtete Gerichtsärzte ausgeübt werden, die Gelegenheit zu einer tüchtigen Ausbildung und Brauchbarkeit ist nur unter diesen und nicht im Stande der Aerzte überhaupt mit grösserer Verlässigkeit zu suchen. Wird der Gerichtsarzt als Sachverständiger den Geschwornengerichten beigezogen, so legt er einfach seinen Character als öffentlicher Beamter oder Staatsdiener ab, was er unbeschadet seiner Wissenschaft und Kunst und als Träger der Medicina forensis, thun kann, denn der Geschworne bedarf und verlangt von ihm lediglich nur die wissenschaftlichen Kenntnisse in diesem Fache, und dass er diese besitze, dafür bürgt ihm gerade der Umstand, dass die technische Staatsbehörde ihn durch die Anstellung öffentlich für besonders befähigt erklärte und ihm zur practischen Ausbildung Gelegenheit gab. Dieses Verhältniss darf bei dem deutschen Schwurgerichte nicht ausser Acht gelassen werden. In Frankreich und England verhält sich die Sache desswegen schon anders, weil die Einrichtung dort keinen eigenen Stand von Gerichtsärzten antraf, ja die gerichtliche Medicin als Fachwissenschaft, erscheint damals in diesen Ländern noch als eine Terra incognita. Andernfalls würde die Gesetzgebung dort gewiss Rücksicht auf diese Thatsache genommen haben.

§. 33.

Diese bei uns bestehenden Verhältnisse müssen desshalb auch

für das dem Richter zustehende Recht der Wahl der Sachverständigen bestimmend werden; sie können und werden dem Richter die Wahl im Interesse des zu erreichenden Zweckes erleichtern, denn er kann ja als solcher über die technische Qualification des Gerichtsarztes kein verlässiges Urtheil haben, und doch ist, wie bereits oben angeführt wurde, gerade die Tüchtigkeit des Gerichtsarztes beim Schwurgerichte von besonders entscheidendem Erfolge. Bei dem Schwurgerichte müssen Laien im Rechtsverfahren und in den hiezu nöthigen Hilfswissenschaften, den Wahrspruch fällen. Die Pflichten der Geschwornen sind desshalb schwer und man kann es ihnen nicht verdenken, wo sie nach eigener Einsicht und eigener Wahrnehmung sich eine Ueberzeugung verschaffen müssen, wenn sie ängstlich sind, aber gerade desshalb ist es auch nöthig, dass ihnen mit einer in das Kleinste eindringenden Genauigkeit alle Umstände und Verhältnisse von einer Seite erläutert und aufgeklärt werden, der sie Vertrauen schenken dürfen.

§. 34.

Diese Verhältnisse des Geschwornen haben zur Folge, dass der Beweis durch gerichtsärztliche Sachverständige in die Lage geräth, nur dann seinen Effect machen zu können, wenn sein Inhalt von dem Geschwornen richtig begriffen und so aufgefasst wird, dass er eine feste Ueberzeugung zu begründen vermag. Ein in streng wissenschaftlicher Form und kunstgerecht ausgearbeitetes Gutachten des Gerichtsarztes allein, wie sehr es sonst auch den rechtskundigen Richter befriedigen mochte, kann hier so wenig genügen, als eine abstracte Beantwortung der vom Gerichtspräsidenten gestellten Fragen; vielmehr muss das gerichtsärztliche Gutachten durchaus in einer dem Laien verständlichen Fassung vorgetragen werden, welcher das mündliche Wort, nöthigenfalls mit Benützung von Präparaten, trefflich zu Statten kommt *). Es ist überhaupt als eine Thatsache der Erfahrung anzusehen, dass hier das lebendige Wort herrscht.

§. 35.

Bei dem früheren Verfahren im Strafprocesse war das Verhältniss des gerichtsärztlichen Gutachtens als Beweismittel zum Richter ein anderes. Der Gerichtsarzt hatte zwar auch hier die Aufgabe, das Vorhandensein einer Thatsache durch seinen Augenschein, wel-

---

*) Vgl. auch unten: §. 66 ffg.

cher die sinnliche Beobachtung und Erforschung aller für den vorliegenden Strafrechtsfall einflussreichen Momente umfasst, zweck- und wahrheitsgemäss zu erheben und durch ein, vorzugsweise auf diese Erhebung basirtes Gutachten das Wesen der Thatsache, beziehungsweise deren Möglichkeit, Wahrscheinlichkeit oder Gewissheit, ihre Beschaffenheit, so wie auch den Zusammenhang und das Verhältniss der einzelnen Merkmale unter einander, zu beurtheilen und ausser Zweifel zu setzen. Für den Untersuchungsrichter und urtheilenden Richter besass aber dann ein solches Gutachten vollgültige Beweiskraft, in soferne demselben die gesetzlich angeordneten Erfordernisse nicht abgiengen. Der einmal abgelegte Diensteid und die einfache Unterschrift der Verfasser gaben dem Gutachten amtliche Glaubwürdigkeit und Beweiskraft. War das Gutachten mangelhaft, unklar, oder entsprach es dem richterlichen und gesetzlichen Bedürfnisse nicht, so stand dem Richter die Einholung eines Obergutachtens durch Medicinalcollegien, Facultäten u. s. w. zu.

Sechstes Capitel.

Von der Wahl und Stellung der gerichtsärztlichen Sachverständigen gegenüber dem Strafverfahren durch Schwurgerichte.

§. 36.

Wenn im Allgemeinen der Grundsatz festgehalten werden will, dass die Wahl der Sachverständigen in das freie Ermessen des Richters gelegt ist *), so muss doch, der Natur der Sache nach, als weiterer Grundsatz angenommen werden, dass bei allen Fragen, wo ärztlich-naturwissenschaftliche Kenntnisse zur Lösung gefordert werden, der Richter an die Zuziehung von Gerichtsärzten als Sachverständige gebunden sein soll, wie leicht und einfach auch die Entscheidung der Frage scheinen mag. Sogar da, wo es den Anschein hat, dass die Frage vom Standpuncte der gemeinen Lebenserfahrung aus schon beantwortet werden könnte, und die Grenze zwischen dem Factischen und Rechtlichen klar ist, wird der Richter immer besser thun, den Techniker zu hören. Selbst wenn der Richter im Besitze ärztlicher Kenntnisse und sogar zur Beurtheilung einzelner Fälle befähigt sein sollte, so kann dies ihn nie zur Entscheidung einer gerichtsärztlichen Frage berechtigen; auch liegt immer Gefahr darin, dem Richter die Beurtheilung durch seine eigene medicinische oder gerichtsärztliche Fähigkeit zu überlassen.

---

*) Vgl. auch §. 48.

§. 37.

Der Richter kann sich nur solcher Personen mit sicherem Erfolge bedienen, die aus der Anwendung der in Frage kommenden Kenntnisse den Beruf ihres Lebens machen, und weil immer jede Beweisquelle so benützt werden muss, wie sie am sichersten die Wahrheit zu liefern im Stande ist, so kann es nicht zweifelhaft sein, dass Richter und Untersuchungsrichter an gewisse Personen gesetzlich gebunden sein müssen, wenn sie wegen ihrer Qualification von Staatswegen dazu bestellt worden sind. Nur für das Schwurgericht kann der letztere Punkt Modificationen erleiden.

§. 38.

Weil der Richter nicht competent ist, den Grad der technischen Bildung des Gerichtsarztes zu bemessen, und der Beweis durch Sachverständige doch wesentlich auf der unzweifelhaften technischen Qualification des Sachverständigen beruht, so ist es im Interesse der Gerechtigkeit unabweisliche Forderung, dass der Staat die erforderliche Zahl von Gerichtsärzten und zwar mit Beamtung aufstellt. Hiefür sprechen aber noch weitere practische Gründe. Der Gerichtsarzt muss nothwendig so unabhängig sein, als der Richter; dies ist aber bei dem practischen Arzte, welcher seiner ärztlichen Praxis wegen vielseitige Rücksichten gegen das Publikum zu nehmen hat, nicht immer möglich. Da mit der Pflicht als Gerichtsarzt zu functioniren, auch die Pflicht verbunden ist, mit der Fortbildung der gerichtlichen Medicin vertraut zu bleiben, man diese Zumuthung aber dem Heilarzte nicht machen kann, überhaupt aber ein Zwang des Heilarztes zur Uebernahme einer, ausser dem eigentlichen Bereiche der practischen Heilkunst gelegenen Verrichtung, ebenso unpractisch als strenge genommen widerrechtlich ist *): so befindet sich der Staat gewissermassen schon hierdurch in der Nothwendigkeit, eigene Gerichtsärzte aufzustellen.

§. 39.

Nur in den Fällen kann der Richter von dem Gebundensein an gewisse gerichtsärztliche Personen enthoben sein, wenn der ordentlich bestellte Gerichtsarzt verhindert ist und Gefahr auf dem Verzuge haftet. Nicht gerne und nur im höchsten Nothfalle wird man sich an einen im Auslande wohnenden Gerichtsarzt halten, nicht weil er

*) Vgl. auch Mittermaier, Lehre v. Beweise. S. 200, und Martin in Martins Jahrbüchern d. Gesetzgebung in Sachsen. Jahrg. I. Heft 2. S. 179.

ein Ausländer ist, sondern weil man voraussetzen muss, dass ein solcher mit der Landesgesetzgebung nicht vertraut ist, ohne welche bezügliche Kenntnisse aber eine entsprechende gerichtsärztliche Wirksamkeit nicht zu erwarten ist.

§. 40.

Die Gründe, welche die Recusation eines Richters oder eines Zeugen gestatten, finden auch bei dem Gerichtsarzte Geltung, so wie der Richter und der Angeschuldigte befugt sein müssen, einen Gerichtsarzt abzulehnen, wenn seine technische Unfähigkeit durch frühere Fälle erwisen ist.

Anmerk. Ohne erhebliche Gründe und zu weit in der Scrupulosität gegangen ist es, wenn verlangt wird, dass der Gerichtsarzt, welcher den Verwundeten bis zum Tode ärztlich behandelte, weder zur Section noch zur Begutachtung zugelassen werden solle, weil zu besorgen stehe, dass die von ihm etwa begangenen Fehler nicht eingestanden würden, er überhaupt wegen der Behandlung befangen sei. Alles, was hier vorzukehren ist, besteht darin, dass ein weiterer Gerichtsarzt zur Section beigezogen und das Gutachten superarbitrirt werde, was ohnedies in allen wichtigeren gerichtsärztlichen Fällen stattfinden sollte. Es ist sogar nothwendig, dass der behandelnde Gerichtsarzt den Fall selbst begutachte, damit er wegen scheinbarer oder wirklichen Kunstfehler, seine rechtfertigenden Gründe vortragen kann. Dies kann nur im Interesse der Wahrheit, und folglich auch in dem der Strafrechtspflege gelegen sein und hat immerhin das Gute, dass der Gegenstand allseitig aufgeklärt wird. Wollte man aber hier ein Misstrauen gegen den behandelnden Gerichtsarzt dennoch geltend machen, so ist nicht abzusehen, warum man in den anderen Gerichtsarzt, welcher begutachten soll, nicht ebenfalls Misstrauen setzen dürfe. Er könnte ja aus Hass oder Eigenliebe oder aus Vorliebe für ein oder das andere Heilsystem, die geschehene Behandlung für fehlerhaft und schädlich erklären, und sollte hier dann das *„Audiatur et altera pars“* so ganz rechtlos und unpractisch sein!

§. 41.

Wenn es auch zweckdienlich sein kann, in manchen Fällen ausser dem geordneten Gerichtsarzte noch einen weitern Techniker beizuziehen, wie z. B. bei Vergiftungen zur Untersuchung des Giftes einen tüchtigen Chemiker, so sollte doch die Wahl nicht von dem Richter oder Inquirenten allein ausgehen, sondern unter Mitwirkung des Gerichtsarztes geschehen, wenn nicht ständige Chemiker aufgestellt sind *). Die ganze Untersuchung muss unter Aufsicht und Mit-

*) Vgl. auch §. 46.

wirkung des Gerichtsarztes vor sich gehen, auch hat dieser das Hauptgutachten zu geben.

Anmerk. Verschiedene Gesetzgebungen bestimmen, dass in passenden Fällen auch Hebammen können zugezogen werden. Dies ist ganz verwerflich und derartige Untersuchungen, wenn sie ein verlässiges Resultat haben sollen, sind durch tüchtige Geburtshelfer unter Leitung des Gerichtsarztes vorzunehmen.

§. 42.

Das Verhältniss über die Wahl des Gerichtsarztes und seine Stellung ändert sich nothwendig nach der Art des Strafverfahrens in einem Lande. Oeffentlichkeit, Mündlichkeit und Anklageverfahren mit Schwurgerichten, haben die Stellung und Wirksamkeit des Gerichtsarztes in neuerer Zeit in Deutschland nicht nur sehr alterirt, sondern noch einflussreicher als früher, gemacht. Ein vollgewichtiges Zeugniss hiefür liegt gewiss in den Worten, die ein mit der gerichtlichen Medicin so sehr vertrauter und berühmter Strafrechtslehrer ausspricht. „Mehr als je tritt seit der Einführung der öffentlichen mündlichen Strafverhandlungen die Ueberzeugung hervor, dass eben in den Fällen, in welchen die schwersten Anklagen erhoben werden, zuletzt der Ausspruch der Sachverständigen Gerichtsärzte es ist, welcher über das Schicksal des Angeklagten entscheidet, und dass nicht selten der Wahrspruch der Geschwornen nur ein Vertrauensvotum ist, welches sie der Autorität eines Mannes geben, der über eine gerichtsärztliche Frage aussagt *).“

§. 43.

Das öffentliche mündliche Anklageverfahren hat schon der Voruntersuchung eine andere Einrichtung und Gestaltung gegeben, was nicht ohne Einfluss auf die gerichtsärztliche Stellung bleiben konnte. Es ist die Voruntersuchung kein integrirender Theil der Acten mehr, welche die Grundlage der Urtheilsfällung bilden, sondern es entscheiden lediglich nur die Verhandlungen, welche vor den urtheilenden Richtern und Geschwornen geführt werden, für den Urtheilenden; was in der Voruntersuchung verhandelt und actenmässig gemacht wurde, dient nur zur Vorbereitung der mündlichen Verhandlung und als Grundlage, worauf die Anklagekammer über die Zulässigkeit der Anklage entscheidet. Hat der Gerichtsarzt jetzt, so wie in dem früheren Verfahren, die Untersuchung seines Objects mit

*) Mittermaier im Archiv f. preuss. Strafrecht. Bd. I. Heft 1.

der grösstmöglichen Umsicht und Gründlichkeit zu vollziehen, und darauf sein Gutachten nur nach strenger Prüfung aller thatsächlichen Momente zu geben; so ist er aber in der Schlussverhandlung, wenn er derselben als gerichtsärztlicher Sachverständiger anzuwohnen hat, nicht mehr an sein schon abgegebenes Gutachten gebunden, er soll vielmehr nur auf die Thatsachen, wie sie in der mündlichen Verhandlung jetzt vorkommen und auf die etwaigen wissenschaftlichen Gegengründe hin, die von andern beigezogenen gerichtsärztlichen Sachverständigen vorgetragen werden, sein Urtheil abgeben. Manche Gerichtsärzte gehen von der ganz irrigen Voraussetzung aus, ihr in der Voruntersuchung ausgesprochenes Urtheil in der mündlichen Verhandlung ausschliesslich vertheidigen und aufrecht erhalten zu müssen; ja sie glauben, sich sonst eine nachtheilige Blösse zu geben oder von dem Staatsanwalte oder der Richterbank einen Vorwurf zu erwirken. Nichts ist unbegründeter; es handelt sich in diesem Strafverfahren ja allein um Ermittelung der materiellen Wahrheit und sein Urtheil von der Beschaffenheit der Thatsachen, den hervortretenden gerichtlichen Gründen und der exacten Anwendbarkeit wissenschaftlicher Grundsätze und Erfahrungen abhängig zu machen, das ist der ehrenvollste und genugthuendste Triumph, den der wissenschaftliche Techniker und Experte hier erringen kann. Wer Gelegenheit hatte, schwurgerichtlichen Verhandlungen öfter anzuwohnen, wird die Beobachtung gemacht haben, dass das Abgehen von einer früher ausgesprochenen und selbst scheinbar sehr wohlbegründeten Ansicht, auf den Grund besserer Information und hervorgetretener überzeugender Gründe, immer den vortheilhaftesten Eindruck auf die Richter- und Geschwornenbank gemacht und das Vertrauen auf den Techniker und dessen Aussage nur gesteigert hat.

§. 44.

Das frühere Verfahren liess für die Anklage und Urtheilsfällung zur gerichtsärztlichen Begutachtung einen Instanzenzug zu, und die Gerichte waren bei einigen Gesetzgebungen sogar an den Ausspruch des Gutachtens der höchsten Medicinalinstanz gebunden. Obgleich das neue Verfahren und das Wesen des Schwurgerichts einem solchen Instanzenzug entgegentreten, so erscheint derselbe mit gewissen Bedingungen und Einschränkungen, für die Voruntersuchung doch immer noch zulässig und nützlich. Richtig ist, dass der höhern Medicinalbehörde keine vollständigen Acten vorgelegt werden können, indem die Acten der Voruntersuchung den Thatbestand nicht immer erschöpfen und durch die mündliche Verhandlung Fragen auftauchen können, die noch nicht vorherzusehen sind; dagegen weiss aber die Praxis, dass einsichtsvollen und erfahrenen Gerichtsärzten auch in solchen Fällen noch für das strafrechtliche Interesse werthhabende Gutachten zu erstatten möglich ist und die ursprünglichen oder erstinstanzlichen gerichtsärztlichen Gutachten wegen zufälligen Eigenschaften und Nichteigenschaften des Arbitranten, zumal wenn sie nicht an formellen Fehlern leiden, eine Anklage veranlassen können, die bei einer weitern technischen Prüfung des vorhandenen Materials unterblieben oder in einer andern Form hervorgetreten wäre. Ueberdies kann diese weitere wissenschaftliche Kritik Anlass geben, eine Untersuchung noch rechtzeitig zu ergänzen oder zu vervollständigen, so wie der Staatsanwalt und die Vertheidigung durch die zum Vorschein gekommenen technischen Ansichten, Beweggründe für die Vorschläge oder Wahl der beizuziehenden Sachverständigen zum Behufe der Aufklärung dieser oder jener Thatsachen, und auch der Art ihrer Fragestellung erhalten.

§. 45.

Dadurch, dass dem Untersuchungsrichter eingeräumt wird, bei mangelhaften, dunkeln, unvollständigen, unbestimmten oder solchen Gutachten, die auf unrichtigen Schlussfolgerungen und Voraussetzungen beruhen, oder aber wo die zuerst beigezogenen Sachverständigen abweichende und widersprechende Ansichten äussern, weitere Sachverständige beizuziehen, ist die frühere Einrichtung eines Instanzenzuges ständig geordneter gerichtsärztlicher Personen oder Behörden noch nicht im Interesse der Erforschung der materiellen Wahrheit ersetzt. Die verschiedenen möglichen Umstände können dem Untersuchungsrichter, welcher mit den Fähigkeiten anderer benachbarter oder entfernter wohnender Aerzte nicht immer vertraut genug ist, die Wahl sowohl schwierig machen, als durch nicht entsprechende neue Gutachten und andere Incidenzpunkte nachtheilige Verzögerungnn veranlassen. Bestehen daher bei jedem Untersuchungsgerichte und Obergerichte (Hofgerichte) schon eigene ständige Gerichtsärzte. — eine Einrichtung, wie man sie z. B. im Grossherzogthum Baden findet, wo insbesondere jeder Gerichtshof einen eigenen Gerichtsarzt (hofgerichtlichen Medicinalreferenten) — besitzt, an den sich bei wichtigeren zweifelhaften technischen Fragen schon in der Voruntersuchung der Untersuchungsrichter wenden kann: so ist letzterem nicht nur seine Aufgabe erleichtert, sondern auch für eine rasche Geschäftsförderung Sorge getragen. In schwierigen und wichtigen Fällen kann dadurch Anlass gegeben sein, ein weiteres Obergutachten durch ein gesetzlich geordnetes Medicinalcollegium einzuholen. Damit sei aber nicht behauptet, dass für jede Untersuchung eines Straffalles die Thätigkeit eines solchen Instanzenzuges eintreten solle. Es soll derselbe vielmehr nur bestellt sein, damit bei zweifelhaften und dunkeln Fragen und vor dem Beizuge noch weiterer Sachverständiger, nach dem Bedürfnisse und nach dem Ermessen des Untersuchungsrichters in der Voruntersuchung und später nach dem des Staatsanwaltes, des Vertheidigers oder der Anklagekammer, Gebrauch gemacht werden kann. —

§. 46.

Für chemische Gutachten passen derartige Instanzenzüge nicht wohl. Es handelt sich hier immer um gleichzeitige Untersuchung eines fraglichen Objects, wie z. B. giftige Stoffe oder Blutflecken. Von Wichtigkeit für die richterliche Untersuchung wird es hier, gleich von vorne herein eine genaue und verlässige technische Untersuchung zu erhalten, schon deswegen, weil die fraglichen Stoffe einer baldigen Veränderung oder Zersetzung unterworfen sein können. Hier ist es zweckmässig, für die Justizbezirke eigene chemische Sachverständige aufzustellen, an welche der Untersuchungsrichter, wenn er auch gleichwohl in dem Beizuge weiterer chemischer Sachverständiger nicht beschränkt sein kann, gebunden werde. Auch dem ständigen Gerichtsarzte muss es gestattet sein, chemische Untersuchungen selbst vorzunehmen, wenn er dazu sich befähigt glaubt, und das Resultat in den Untersuchungsacten niederzulegen.

§. 47.

Ob es genügt, in der mündlichen Hauptverhandlung die in der Voruntersuchung abgegebenen Gutachten der Sachverständigen ablesen zu lassen, darüber scheint die Praxis negirend entschieden zu haben. Ich halte dieses Ablesen nicht blos für unzureichend, sondern für wahren Zeitverlust; es muss vielmehr als Grundsatz angenommen werden, die in der Voruntersuchung abgegebenen Gutachten, so ferne sie für die Hauptverhandlung erheblich erscheinen, von den Verfassern persönlich und mündlich vertreten zu lassen *), weil gegen Einwendungen, von welcher Seite sie kommen mögen, eine Vertheidigung sonst nicht statthaben könnte, auch durch Zeugenaussagen sich möglicherweise neue Umstände ergeben, die eine Modification

---

*) Vergl. auch Mittermaier im Archiv für Preuss. Strafrecht. Bd. I. H. 2. S. 126. —

des Gutachtens zur Folge haben, oder das Anhören der Gründe für eine andere sachverständige Ansicht, zum Aufgeben der ursprünglichen, Anlass geben können.

§. 48.

Die Wahl der Sachverständigen steht für die Hauptverhandlung dem Richter oder dem Staatsanwalte zu *); er wird zunächst diejenigen vorladen, welche das Gutachten geben und dasselbe auch in der mündlichen Verhandlung vertreten müssen. In wie weit es nothwendig oder dienlich ist, auch einen oder den andern der behandelnden Aerzte der Verhandlung beizuziehen, hängt von der Individualität des Falles ab. Es kommen oft Fälle vor, welche durch die Voruntersuchung so aufgeklärt und von so einfacher Natur sind, dass ein einziger fähiger Sachverständiger vollständig hinreicht. Es wird sich deshalb auch keine Regel festsetzen lassen, wie viele Sachverständige im Allgemeinen beizuziehen sind; so wie es auch dem Ermessen des Richters oder des Staatsanwalts wird überlassen bleiben müssen, in wichtigen Fällen und da, wo es das Bedürfniss erfordert, ausser den ständigen und den bei der Voruntersuchung betheiligt gewesenen, andere für den speciellen Gegenstand vorzüglich und notorisch befähigte Sachverständige beizuziehen. Es wird hinsichtlich der Bestimmung der Zahl der beizuziehenden Sachverständigen immer berücksichtiget werden müssen, dass theils nach der Natur der Sache, theils erfahrungsgemäss eine das nöthige Bedürfniss überschreitende Zahl, gerne eine Verschiedenheit der sachverständigen Ansichten veranlasst und die Geschwornen, anstatt aufzuklären, nur verwirrt.

§. 49.

Ob auch der Vertheidiger das Recht haben solle, Sachverständige in Vorschlag zu bringen, ist eine in Deutschland durch die Praxis noch nicht ganz entschiedene Frage. In Frankreich bezeichnet der Vertheidiger, der auch unmittelbar Sachverständige laden kann, dem Staatsanwalte die Sachverständigen, und nicht leicht weigert sich die Staatsbehörde, sie vorzuladen. In England ladet beliebig der Vertheidiger mit andern Zeugen Sachverständige vor **). Es wird wahrscheinlich viel davon abhängen, ob man den Gerichtsarzt nicht bloss unter die Kategorie der Zeugen stellt, son-

*) Vergl. Mittermaier a. a. O. S. 126.

**) Mittermaier a. a. O. S. 127.

dern ihn in der Eigenthümlichkeit seiner sachverständigen Natur auffasst, dass man das Recht der Wahl der Sachverständigen hauptsächlich nur dem Richter und dem Staatsanwalte anheim gebe. Vom gerichtsärztlichen Standpunkte aus kann man es im Allgemeinen nur im Interesse der Aufklärung der Wahrheit finden, in besonderen Fällen aber, wie z. B. bei Anklagen gegen Heildiener, wegen fahrlässiger Beschädigung durch Ausübung ihrer Kunst, muss man es sogar für geradezu nöthig erachten, wenn der Grundsatz zur Geltung kommt, dass dem Vertheidiger das Recht eingeräumt werde, Sachverständige vorladen zu lassen; es wird nur darauf ankommen, dieses Recht in den nothwendigen Grenzen zu halten; denn es sind namentlich die Ergebnisse hievon in der französischen Praxis nicht immer zur Nachahmung anregend. — Bezüglich der Zahl wird schon im Allgemeinen das zur Geltung kommen müssen, was im vorhergehenden Paragraphen bemerkt worden ist, und dann scheint eine Hauptbedingung der Zulässigkeit darin zu liegen, dass die Befähigung der vorgeschlagenen Sachverständigen, für gewisse specielle Fragen Aufklärendes aussagen zu können, begründet wird, weil sonst die Zuziehung rein nutzlos, ja sogar störend und zeitraubend wäre, indem die bereits von dem Staatsanwalte zugezogenen Sachverständigen, nicht als einer Partei dienende angesehen werden dürfen, wenn anders der Staatsanwalt die richtige Stellung und Aufgabe im Strafverfahren festhält *).

Anmerk. Wenn Mittermaier (Archiv f. preuss Strafrecht, Bd. I. Heft 2. S. 130) es verwerflich findet, dass nach Analogie des französischen Verfahrens, der Präsident vermöge seiner discretionären Gewalt und weil der französische Code zwischen Zeugen und Sachverständigen keinen Unterschied macht, von Amtswegen Sachverständige vorruft, die jedoch nicht beeidigt werden dürfen, weil sie nur als Zeugen *pour donner de renseignements* vernommen werden, so finden wir seine Gründe vom nicht rechtsgelehrten Standpunkte aus, sehr einleuchtend; aber als beeidigte Sachverständige haben wir gewiss Anlass, die Frage aufzuwerfen: ob man uns aus practischen und Rechtsgründen zumuthen könnte, uns mit einem nicht beeidigten Sachverständigen, bei abweichenden Ansichten, in eine Discussion einzulassen? Anderseits halten wir jeden wissenschaftlichen Mann, den man von der Beeidigung ausschliesst und ihn durch die oben gedachte Stellung den Geschwornen gegenüber als kein Vertrauen verdienend darstellt, für berechtigt, die zugemuthete sachverständige Function abzulehnen.

§. 50.

Gleichviel, von welcher Seite die gerichtsärztlichen Sachver-

*) Vergl. Hanger im Gerichtssaal. Jahrg. XI. Heft 5. S. 350.

ständigen in Vorschlag gebracht oder zur Hauptverhandlung gezogen worden sind, dieselben können ihrer Natur und ihrem ganzen Wesen nach keine andere Aufgabe haben, als die Wahrheit des ihnen zugewiesenen Objects, nach den in Anfrage kommenden Verhältnissen zu erforschen und darüber Aufklärung zu geben, und sie werden und können diese Aufgabe nur erfüllen, wenn sie in ihrer Procedur stets nach apodictischen und stringenten Beweisen streben. Das Streben nach solchen Beweisen ist es, wie Friedberg*) ganz treffend bemerkt, welches den Gerichtsarzt davor behütet, anmassend und leichtsinnig abzuurtheilen, und ihn vor der Gefahr bewahrt, der Fahnenträger der Staatsanwaltschaft oder der Vertheidigung zu werden. So wenig die gerichtsärzlichen Sachverständigen sich durch ihr moralisches Gefühl verleiten lassen sollen. der Begründung der Anklage oder der Vertheidigung als Partei zu dienen, eben so soll die Art der Behandlung ihres Gutachtens, jeden Verdacht einer solchen Tendenz ferne halten. Jede Einseitigkeit muss als ausgeschlossen gedacht werden und die gerichtsärztlichen Sachverständigen selbst haben ihre Stellung als ausschliessliche Träger der Wissenschaft nie aus dem Auge zu verlieren, wenn sie im Stande sein sollen, ein wahrhaft unparteiisches Gutachten abzugeben, worin das Material sowohl für die Anklage als die Vertheidigung und die Gründe für die Ueberzeugung des urtheilenden Richters liegen. Damit aber der gerichtsärztliche Sachverständige, welchen man gerade deswegen von andern Sachverständigen unterscheiden muss, seine richtige Stellung mit Erkenntniss und Schärfe einnehme und nicht etwa unbewusst verleitet werde, einer Partei oder auch wohl einseitigen wissenschaftlichen Theorien und Ansichten oder gar dem Egoismus und der Rechthaberei zu dienen, sind Bedingungen nöthig, die wir überhaupt für die Möglichkeit eines wohlerwogenen und wohlbegründeten Gutachtens mit wissenschaftlichem Gehalte und allen concreten Anforderungen entsprechend, voraussetzen müssen. Sie beziehen sich: auf Einsicht der Acten der Voruntersuchung, Anwohnung der ganzen Hauptverhandlung, wenigstens bis zum Schlusse der Beweiserhebung, Befugniss der Fragestellung zur eigenen Aufklärung über Gegenstände der sachverständigen Competenz, richtige Fragestellung an die Gerichtsärzte und entsprechende Leitung der Ordnung in der sachverständigen Discussion von Seiten des Präsidenten.

*) Deutsche Zeitschrift für d. St. A. K. 1857. Bd. IX. Heft 2. S. 374.

§. 51.

Die Ansicht mancher Rechtsgelehrten, dass die Acteneinsicht von Seiten des Gerichtsarztes Gefährdung oder einen möglichen nachtheiligen Einfluss auf den Straffall haben könne, sieht man in der practischen gerichtsärztlichen Welt jetzt nur noch für einen historisch ererbten Scrupel an. Nicht der Rechtsgelehrte, nicht der Gesetzgeber kann es für die verschiedenen concreten Fälle im Voraus wissen und richtig beurtheilen, was und wieviel der Gerichtsarzt zu seiner Information braucht; wenn die Gesetzgeber einmal mit der gerichtlichen Medicin als Wissenschaft und Praxis gehörig vertraut sein werden, wird man die in Frage stehende Beschränkung des Gerichtsarztes nur noch als ein historisches Curiosum behandeln. Wenn Gesetzgebungen, wie z. B. die Badische *) gestatten, dass die Sachverständigen darauf antragen können, dass ihnen aus den Acten, oder durch Vernehmung von Zeugen über gewisse, für das abzugebende Gutachten, erhebliche Puncte weitere Aufklärungen gegeben werden, so mag dies für andere Sachverständige passen, für die Gerichtsärzte aber ist es eine ungenügende Bestimmung, die in der Praxis zu Verzögerungen und Missverständnissen, oder aber nothgedrungen zu dem endlichen Ergebnisse führt, dass dem Gerichtsarzte die Acten zur Einsicht mitgetheilt werden. Einflussseiche und erhebliche Punkte liegen häufig in den Umständen und werden von dem Gerichtsarzte erst bei der Acteneinsicht wahrgenommen. Bei Kindestödtungen, gewissen Körperverletzungen, Beurtheilung von Kunstfehlern, Zurechnungsfähigkeitsfragen u. A. m., ist es gleich von vorne herein gar nicht möglich, ein dem richterlichen Zwecke entsprechendes Gutachten zu geben, ohne die vollständige Acteneinsicht. Letztere wird oftmal dann erst Anlass zu Anträgen für weitere richterliche Erhebungen geben. Wird ein Gerichtsarzt sich bestimmen lassen, ein Gutachten ohne seine streng begrenzte technische Ueberzeugung und ganz oder theilweise so abzugeben, wie die Sache in den Acten dargestellt ist, so hat der Richter von einem solchen Gerichtsarzte überhaupt kein entsprechendes Gutachten zu erwarten. Missgriffe dieser Art kommen allerdings vor, sie sind aber unschädlich, weil sie augenfällig werden und durch weiter einzuholende Gutachten beseitigt werden können. Bei Einholung von Gutachten durch Medicinalcollegien oder medicinische Facultäten, hat die Praxis ohnedies immer die Acten mitgetheilt. Bei Straffällen, die nicht der

*) Strafprocessordnung §. 94.

schwurgerichtlichen Competenz unterstehen, ist die Acteneinsicht durch den Gerichtsarzt nur um so dringlicher geboten **).

§. 52.

Ist die Acteneinsicht dem bei der Voruntersuchung betheiligten Gerichtsarzte für die Erfüllung seiner Aufgabe nothwendig, so wird sie es nicht minder für den der mündlichen Hauptverhandlung beigezogenen, wenigstens bezüglich der Hauptpunkte, auf die es ankommen wird. Man fordert hier von der Wissenschaft Aufschluss. Wenn nun gleichwohl der Gerichtsarzt als der Träger derselben anzusehen ist und wenn sogar vorausgesetzt werden könnte, dass der individuelle Gerichtsarzt ein wissenschaftlich hochstehender Mann sei, so verlangt die Anwendung der Wissenschaft auf concrete Verhältnisse, doch vorheriges Ueberlegen und Nachdenken, oft auch noch weitere wissenschaftliche Vorbereitung; sie verlangt ferner eine mit einiger Ruhe und Muse ausgeführte Kenntnissnahme der gerichtsärztlichen Species facti. Wie gross und scharf auch die Auffassungsgabe und das Gedächtniss des Gerichtsarztes sein möge, das Vorlesen eines Leichenschauprotokolls, einer Krankengeschichte u. s. w. in der mündlichen Verhandlung wird selten zu seiner vollständigen und richtigen Information genügen. Von diesen Objecten muss immer eine angemessene Zeit vorher Kenntniss gegeben sein und es liegt zu sehr im richterlichen Interesse, dass hier zu keiner Uebereilung Anlass gegeben werde.

§. 53.

Noch wichtiger und einflussreicher ist die Anwohnung des Gerichtsarztes bei der Hauptverhandlung, wenigstens bis zum Schlusse der Beweiserhebung, so dass sie sogar gesetzlich zur Pflicht gemacht werden sollte, weil hier neue Thatsachen oder Modificationen der in der Voruntersuchung erhobenen vorkommen können, die dem Gerichtarzte eine andere Ansicht aufzudringen vermögen. Es liegt in der Natur der Sache und beruht gewissermassen auf einem psychologischen Gesetze, dass sich bei dem Gerichtsarzte neben der wissenschaftlichen Ansicht eine moralische Ueberzeugung bildet, die er freilich nicht durchblicken lassen darf und stets bestrebt sein wird, ihren Einfluss auf sein wissenschaftliches Urtheil zu moderiren. Es wird daher auch vorzüglicher, dem Gerichtsarzte die sämmtlichen Thatsachen der Untersuchung vorzulegen, als sie viel-

*) Vergl. auch §. 78. Anmerk.

leicht durch seine Phantasie ergänzen oder combiniren zu lassen. Die Gerichtspraxis scheint übrigens grossen Theils für die Actenmittheilung und die Anwohnung der Hauptverhandlung entschieden zu haben.

§. 54.

Es kann keinem Zweifel unterstehen, dass man dem Gerichtsarzte das für sein Gutachten nothwendige Material, so weit als möglich zugänglich mache und aufkläre. Wenn er deshalb im Verlaufe des Zeugenverhörs für ihn einflussreiche Thatsachen wahrzunehmen glaubt, oder durch die Zeugen und Angeschuldigten Aufklärungen und Erläuterungen bedarf, so muss ihm das Recht, Fragen zu stellen, gewährt sein. Dass er vorerst den Inhalt seiner Fragen bezeichne und von dem Präsidenten die Genehmigung erhalte, versteht sich wohl von selbst, und in der Regel wird der Präsident die Fragen selbst ausführen. Es kann aber bei mehreren, in einander greifenden und gegliederten Fragen zweckmässiger sein, wenn diese von dem Gerichtsarzte unmittelbar gestellt werden. Wir verkennen keineswegs das Gewicht der Gründe, welches einem solchen Fragerecht entgegensteht *), doch scheint eine Ausnahme in ganz wichtigen Fällen und Punkten, zumal wo diese Fragen nach dem Ermessen der Präsidenten selbst am Platze sind und keine Suggestion oder andere Gefährde in sich schliessen, schon gestattet. Ein Anlass zu dieser unmittelbaren Fragestellung kann insbesondere in Erforschung eines fraglich gewordenen auffallenden oder abweichenden psychischen Zustandes eines Angeschuldigten oder eines Zeugen werden, wo der unmittelbare Verkehr des Arztes mit der fraglichen Person für die Erforschung des Zustandes gerade von der grössten Bedeutung wird.

Anmerk. Dass derartige Fragen wegen abnormen psychischen Zuständen eines Angeschuldigten erst während der Schlussverhandlung auftauchen können, bezw. sich Anlass dazu bietet, ist mir aus eigener Wahrnehmung in meiner schwurgerichtlichen Thätigkeit bekannt geworden. – Die unmittelbare Fragestellung durch gerichtsärztliche Sachverständige ist übrigens in der deutschen schwurgerichtlichen Praxis bereits eine wiederholte Thatsache geworden, so in dem Processe wegen Ermordung der Gräfin Görlitz zu Darmstadt und in dem Stadelmann'schen Processe vor dem Schwurgerichte zu Mannheim. Die Besorgniss, dass durch unmittelbares Befragen des Sachverständigen dieser scheinbar eine Art amtlichen Characters erhalte, halte ich für unerheblich, dagegen würde bei der Anwesenheit mehrerer Sachverständiger, denen man consequenterweise allen das unmittelbare Fragerecht ein-

*) Vergl. insbes. Mittermaier a. a. O. S. 135.

räumen müsste, und bei dem Umstande, dass einer oder der andere auch aus egoistischen Gründen, z. B. um vor dem Auditorium nicht weniger befähigt zu erscheinen, das Wort ergreifen wollte, die Verhandlung leicht und unnöthigerweise ausgedehnt, ja sogar verwirrt werden, und es könnte vielleicht das etwa nöthig werdende Einschreiten des Präsidenten, auf die betreffenden Sachverständigen einen der Sache nicht günstigen Eindruck machen. Nicht alle Gerichtsärzte haben die nöthige Kenntniss und Einsicht, um sich bei ihren Fragen strenge innerhalb ihrer Competenz zu bewegen; es wird desshalb der Präsident mit Rücksicht auf die ihm bekannte Persönlichkeit verfahren müssen, wenn das unmittelbare Befragen auch im Interesse der Sache begründet zu sein scheint. Ein tüchtiger und mit der gerichtlichen Medicin möglichst vertrauter Präsident, wird das Fragen von Seiten der Gerichtsärzte in der Regel überflüssig machen und nur auf wirklich erhebliche Fragen beschränken. Den Gerichtsärzten selbst möchte ich aber den Rath geben, sich nicht so leicht zu Fragen versuchen zu lassen und jede beabsichtigte Frage immer vorerst sehr zu prüfen und zu überlegen.

§. 55.

Die Einführung der Schwurgerichte in Deutschland hat bald Anlass gegeben, dass von gerichtsärztlicher Seite der Vorschlag gemacht wurde, bei wichtigern schwurgerichtlichen Fällen eine Art gerichtsärztliche Jury zu bilden. Der Vorschlag hat gewiss einen sehr guten practischen Grund; aber man muss dabei vor Allem davon absehen, die Geschwornen an den Ausspruch einer solchen sachverständigen Jury binden zu wollen, was einen Widerspruch gegen das Wesen des Schwurgerichts in sich schlösse. Dagegen scheint es mir mit der schwurgerichtlichen Institution vereinbarlich, dass da, wo mehrere Gerichtsärzte oder auch gleichzeitig Chemiker als Sachverständige beigezogen sind, dieselben vor ihrer Einvernahme zu einer gemeinschaftlichen Besprechung der ihnen vorgelegten gemeinschaftlichen und Hauptfragen, in geschlossenem Locale zusammentreten, in so ferne sie dieses einstimmig verlangen. Die Vortheile hievon sind: dass, 1) die abweichenden Ansichten und ihre Gründe jedem Betheiligten schon vor der Einvernahme bekannt werden; 2) eine gründliche Erwägung der verschiedenen Ansichten für den Einzelnen eintreten kann; 3) unlogischen Folgerungen und Ansichten meist zuvorgekommen; 4) Behauptungen, die etwa auf älteren und unhaltbaren Theorien oder Erfahrungen gründen und hinter dem Stande der Wissenschaft stehen, zur Zurücknahme oder zum Fallenlassen Veranlassung gegeben wird.

Anmerk. Meine eigenen Wahrnehmungen in dem Schwurgerichtssaale veranlassten mich, im J. 1852 (in den Annal. d. Bad. Gerichte Nr. 37) den Gegenstand einer gerichtsärztlichen Jury zur Sprache zu bringen und einige hierauf bezügliche Vorschläge zu machen. Die dort vorgeschlagene Einrichtung erscheint mir immer noch Practisches zu enthalten, wenn ich auch gleich von Anfang her keine Hoffnung hegte, damit in die Gerichtspraxis einzudringen. Was übrigens (Annal. d. Bad. Gerichte 1852 Nr 48) dagegen von Metzger erhoben worden ist, hat mich in der Richtigkeit meiner Ansicht und meines Vorschlages vielmehr bestärkt. Die von Herrn Metzger vorgetragenen Gründe beabsichtigen mehr den Gerichtsarzt wegen vermutheten Misstrauens und gegen eine unrichtig vermeinte geringere Werthschätzung und Rangstellung in Schutz zu nehmen; beruhen daher mehr auf einem hier nicht in Anbetracht kommenden egoistischen Motiv. — Mittermaier (a. a. O. S. 136) widersetzt sich gegen die Zulässigkeit einer sachverständigen Jury aus folgenden Gründen. „Wollte man die befragten Sachverständigen als Collegium oder Jury aufstellen, so müsste man auch den Satz aufstellen, dass die Mehrheit der Stimmen entscheiden soll; allein diese Mehrheit kann nur entscheiden, wo ein von dem Staate anerkanntes Collegium der in Bezug auf den Besitz ihrer zur Entscheidung nöthigen Eigenschaften und in ihrer Stellung gleichen Personen vereinigt sind und wo ein Beschluss zu Stande kommen muss. Dies letztere Erforderniss ist nicht da; so wenig bei der Aussage vieler Zeugen der Ausspruch der Mehrheit den Richter unbedingt verpflichtet, der Richter vielmehr alle kleine Nebenumstände, die auf Glaubwürdigkeit der Aussagen, auf Art ihrer Aussagen Einfluss haben, würdigt, so wenig wird der Richter oder Geschworne absolut gebunden werden dürfen durch die Mehrheit der Sachverständigen. Es ist aber auch eine Selbsttäuschung, wenn man glaubt, dass in der Versammlung der über eine Frage berathenden Sachverständigen Gleichheit aller Mitglieder vorhanden sei; man vergisst dann, dass der erfahrene Chirurg, wenn von einer chirurgischen Frage die Rede ist, doch den Ausschlag geben wird, gegenüber dem zwar tüchtigen inneren Arzte oder Geburtshelfer, dass wenn man die Sachverständigen niederen Rangs, z. B. Wundärzte, den tüchtigen wissenschaftlichen Aerzten gleichstellen will, man keine gleichen Stimmen zusammen zählen kann, dass wenn unter den Sachverständigen ein hochgestellter Medicinalbeamter höhern Ranges neben andern Aerzten sich befinde, leicht zu besorgen ist, dass es eigentlich nur seine Meinung sein wird, welche entscheidet, und welcher die Anderen nicht widersprechen." —

§. 56.

Ueber die Reihenfolge, in welcher am zweckmässigsten die einer Verhandlung beigezogenen Sachverständigen zu vernehmen sind, lassen sich keine allgemeinen Regeln aufstellen; es muss dies lediglich der Einsicht und dem Ermessen des Präsidenten anheimgegeben werden. In einzelnen Fällen kann es zweckmässig sein, zuerst diejenigen der Sachverständigen zu vernehmen, welche in der Voruntersuchung und zwar bei der Leichenschau u. s. w. mitgewirkt haben, in andern dagegen ein umgekehrtes Verhältniss zu beobachten. Unstatthaft ist jedenfalls eine Reihenfolge auf den blossen Grund von Rangverhältniss, Dienstalter u. dgl., da es vor dem Schwurgerichte unter den Sachverständigen als solchen kein Rangverhältniss, kein Ober- und keine Unterexperten geben kann. „Wer seine Sache am besten versteht, sich am klarsten ausdrückt, die grösste Unbefangenheit und Pflichttreue an den Tag legt, der wird Oberexperte sein," sagt ganz richtig Rüttimann *). Ein in der Voruntersuchung immer noch zulässiger und seinen Nutzen und grosse Vorzüge bietender Instanzenzug, kann in der Hauptverhandlung keine Gründe für seine Anwendung geltend machen, weil sich solche nicht vorfinden. Das aber muss im Interesse der Aufklärung des Sachverhaltes und für die Gewinnung einer bestimmten Ansicht und Ueberzeugung der Geschworenen jedem der Sachverständigen eingeräumt werden, seine ausgesprochene Ansicht gegen Einwendungen und Angriffe zu vertheidigen. Wie weit die hiedurch veranlasste gerichtsärztliche Discussion auszudehnen sein wird, muss so wie die zweckentsprechende Leitung, dem einsichtsvollen Präsidenten anheimgegeben werden, dessen Amt hier ebenso unangenehm als schwierig werden kann, wenn er einerseits die hier so nothwendige freie wissenschaftliche Meinungsäusserung nicht beschränken, anderseits aber einem zeitraubenden, nutzlosen Gezänke, was etwa die Geschworenen noch irreleiten könnte, rechtzeitig ein Ende machen soll. — Aus der Nothwendigkeit der Zulassung einer sachverständigen Discussion ergiebt sich die Nothwendigkeit des Vortrags des Gutachtens des einzelnen Gerichtsarztes in Gegenwart der übrigen, was auch Uebung in den deutschen Schwurgerichtssälen zu sein scheint. Gerichtsärzte, welche mit der schwurgerichtlichen Praxis nicht vertraut oder mit der unglücklichen Gabe der Rechthaberei beschenkt sind, glauben jedem Widerspruch und jeder entgegenstehenden Ansicht ihres Gutachtens fortan entgegnen zu müssen. Sie täuschen sich aber, wenn sie hoffen, dadurch ihre Ansicht durchsetzen und eine vortheilhafte Meinung für sich gewinnen zu können, namentlich durch Auskramen von Gelehrsamkeit und wissenschaftlichen Kenntnissen. Der im Schwurgerichtssaale routinirte Gerichtsarzt, wird nichts sagen, was Richter und Geschworne nicht verstehen und prüfen können; er wird darum seine Ansicht klar, präcis und bündig aussprechen und dieselbe ohne Weitschweifigkeit mit Gründen der concreten Thatsachen, wobei ihm die

*) In seinem Werke: Die Zürcherischen Gesetze, betreffend die Organisation der Rechtspflege und das Strafverfahren.

Wissenschaft als Mittel zum Zweck, nicht aber zur Abhaltung von Vorlesungen dient, unterstützen oder beweisen. Das Urtheil über entgegenstehende sachverständige Ansicht überlasse er dann dem Geschwornen und erläutere oder beleuchte darin nur das, was im Widerspruche mit concreten Thatsachen oder wissenschaftlichen Grundsätzen und Erfahrungen steht. Bei solcher Procedur darf er versichert sein, die Aufmerksamkeit der Geschwornenbank für sich wach zu erhalten und der Geschwornen Vertrauen auf die sachverständige Aufklärung zu begründen.

§. 57.

Ein Punkt von besonderer Wichtigkeit in der sachverständigen Verhandlung ist die Art der Fragestellung des Präsidenten an die sachverständigen Gerichtsäzte und Chemiker. Auf eine unrichtige, unklare oder unzweckmässige Frage wird man in der Regel keine befriedigende Antwort erhalten. Die erste Bedingung zur Fragestellung von Seiten des Präsidenten und zu einer zweckentsprechenden Leitung der sachverständigen Discussion liegt in dem Vertrautsein mit der gerichtlichen Medicin selbst, wenigstens bis auf einen gewissen Grad, was bei der Einrichtung in Deutschland, wo die Hauptfragestellung durch den Präsidenten geschieht, ganz besonders in Anbetracht kommt. Nichtsdestoweniger sind gerichtlich-medicinische Kenntnisse dem Staatsanwalte und dem Vertheidiger nöthig und letztere werden dann besser in der Lage sein, zu beurtheilen, was als wirklich begründet anzuerkennen sei, anstatt mit grundlosen oder sophistischen Negirungen weder auf die Geschwornen einen günstigen und erfolgreichen Eindruck zu machen, noch sich die Achtung der Sachverständigen zu erwerben, die bei der Verhandlung betheiligt waren. Das Vertrautsein mit dem Stande und den Fortschritten der gerichtlichen Medicin sichert aber dem Staatsanwalte und dem Vertheidiger die richtige Wahl der Sachverständigen und die zweckmässige Fragestellung bei der Abhör. — Wenn Gerichtsärzte bisweilen ihre Competenz überschreiten und Uebergriffe in das richterliche Gebiet machen, so trägt daran in der Regel die Art der Befragung die Schuld. Ein weiterer Grund zu derartigen Uebergriffen so wie zu nichtbefriedigenden und unrichtigen Antworten kann auch in den s. g. Wundschauordnungen liegen, welche für die einzelnen Verbrechen, wo Sachverständige erfordert werden, allgemeine Fragen aufstellen. Für die Voruntersuchung ist es von practischem Werthe, durch vom Gesetze aufgestellte Hauptfragen die Wirksamkeit und Aufgabe dem Gerichtsarzte zu bezeichnen; doch müssen solche Fragen eine Fassung und Präcision haben, die nicht schon von vorne herein Anlass zu den grössten Missverständnissen werden kann. An solche Fragen dürfte aber schwerlich der Präsident in der mündlichen Schlussverhandlung gebunden sein.

Anmerk. Es ist nicht zu billigen, wenn die Strafgesetzgebungen in die Strafgesetze Worte und Begriffe aufnehmen, wie Krankheit, schwere und leichte Verletzung u. A., ohne zugleich für den Arzt zu erläutern, was er darunter verstehen dürfe. Wie verschieden waren z. B. von jeher die ärztlichen Ansichten über den Begriff von Krankheit und wie sind sie es bis heute noch! So kann der Fall eintreten, dass einmal der Richter in die Lage geräth, selbst die technische Frage der Krankheit entscheiden zu müssen. — Die gerichtliche Wund- und Leichenschauordnung für das Grossherzogthum Baden schreibt in §. 56 den gerichtlichen Aerzten die Frage zur Beantwortung vor: „ob und mit welchem Grade von Wahrscheinlichkeit der tödtliche Erfolg bei der Handlung des Thäters vorauszusehen war?" Der geübtere und einsichtsvolle Gerichtsarzt, welcher mit der Absicht des Gesetzgebers vertraut ist, wird seine Antwort richtig zu geben wissen; meist überschreiten aber die Gerichtsärzte, nach meinen Beobachtungen, ihre Competenz und halten auch den Begriff von Wahrscheinlichkeit nicht mit der hier erforderlichen Schärfe vor den Augen. Uebrigens hat die badische Strafprocessordnung (§. 105) diese Frage der Beurtheilung des Richters unterstellt und ich kenne in der That den Beweggrund nicht, aus dem sie in der vorwürfigen Fassung zur directen Beantwortung des Gerichtsarztes kam. — Eine ähnliche Bewandtniss hat es mit der Bestimmung in §. 36 der badischen gerichtlichen Wund- und Leichenschauordnung: „ob die eingetretene Körperverletzung als mögliche Folge der Misshandlung vorauszusehen war?" Bemerken muss ich noch, dass es weder zweckmässig, noch der Wissenschaft entsprechend ist, zweifelhafte gerichtsärztliche Ausdrücke in den Strafgesetzbüchern, durch Medicinalbehörden bindend interpretiren zu lassen. Meist stellt in solchen Dingen eine längere Praxis den Begriff erst richtig.

§. 58.

Nicht so selten kommt es vor, dass von Seiten der Vertheidigung, die vom Gerichtsarzt ausgesprochene Ansicht, nicht bloss anders gedeutet, sondern sogar anders aufgefasst und dargestellt wird. Es muss nun freilich dem Staatsanwalte und dem Präsidenten daran gelegen sein, derartige Uebergriffe der Vertheidigung zu widerlegen und bezw. zu desavouiren; aber es kann dies den Geschwornen gegenüber doch nicht immer den gebührenden Erfolg haben, daher von gerichtsärztlicher Seite schon die Anforderung geschah und bezw. der Antrag gestellt worden ist, solche Unrichtigkeiten selbst widersprechen zu dürfen. Ist es nicht nur für den Sachverständigen eine peinigende Lage, anhören zu müssen, wie ihm Aussprüche in den

Mund gelegt werden, die er mit seinem Wissen und seinem Eide nicht vereinigen kann, die auch der materiellen Wahrheit, welche hier erforscht werden soll, widersprechen, und doch soll er dazu schweigen! Wenn aber in Anbetracht kommt, dass die Begründung der Anklage und die Vertheidigung immer erst dann beginnt, wenn die Abhör der Zeugen und Sachverständigen, überhaupt die ganze Beweiserhebung für geschlossen erklärt ist, so liegt für die Wiederaufnahme einer sachverständigen Erklärung und Abhör schon hierin ein entschiedenes Hinderniss. Auch würde damit gegen die freie Stellung der Vertheidigung verstossen werden. Ich sehe daher nicht ein, wie dem sonst so sehr begründeten und im Interesse der Sache gelegenen Wunsche anders entsprochen werden könnte, als durch die Befähigung des Staatsanwalts, der einschreitenden Berichtigung des Präsidenten und die geeignete Rücksichtsnahme von Seiten des letztern bei der Aufstellung des Resumés.

Siebentes Capitel.

Vom gerichtsärztlichen Augenschein. Legalinspection, Wund- und Leichenschau.

Obductio legalis.

§. 59.

Unter gerichtsärztlichem Augenschein versteht man die vom Gesetze angeordnete und vom Richter verlangte sinnliche Beobachtung und Erforschung von Thatsachen, welche in einem gegebenen Strafrechtsfalle einflussreich sind, deren zweck- und wahrheitsgemässe Erhebung aber nur mittelst gerichtlich-medicinischer Fachbildung möglich ist.

Anmerk. Der Name Obduction wird in der Praxis mit Unrecht fast nur für Leichenuntersuchungen gebraucht. Die Untersuchung einer verdächtigen Substanz, z. B eines Giftes, ist ebenfalls eine Obduction. Man unterscheidet auch Inspection von Obduction, indem man erstere auf diejenigen Untersuchungen bezieht, wo ohne weitere, den zu untersuchenden Gegenstand in seinem Zusammenhange verändernde, Anwendung von Hilfsmitteln, blosse sinnliche Beobachtung statt hat, während bei letzterer chemische oder mechanische Trennungsmittel in Anwendung kommen. So wird z. B. eine Wunde oder Quetschung an der Oberfläche des Körpers inspicirt, ein Leichnam aber, bei dem man Section vornimmt, obducirt. In neuerer Zeit scheint man die Bezeichnung „Wund- und Leichenschau" vorziehen zu wollen.

§. 60.

Ein gerichtsärztlicher Augenschein kommt nur bei Straffällen, nicht aber im Civilprocesse vor, wo die gerichtsärztliche Untersuchung nicht im öffentlichen Interesse, sondern auf Verlangen der streitenden Parteien geführt wird. Der Richter stellt bei letzteren die Fragen an die Sachverständigen nur so, wie sie von den Parteien in ihrem civilrechtlichen Interesse verlangt werden, nimmt lediglich ihre Aussage ohne weitere Prüfung der Mittel, die sie angewendet haben, und ohne weitere Begründung, als Beweismittel, gleichsam wie von vorgeschlagenen Zeugen auf. Die Parteien und zunächst nicht der Richter, haben dafür zu sorgen, dass die Sachverständigen in den Stand gesetzt werden, die für ihr Urtheil erforderlichen Materialien zu erhalten.

§. 61.

Da der gerichtsärztliche Augenschein kein untergeordneter Theil des richterlichen ist, dieser vielmehr gewissermassen für sich bestehend angesehen werden muss, so muss er gerade nicht nothwendig immer in Gegenwart des Gerichts vorgenommen werden, obgleich dieses in vielen Fällen zweckmässig sein, und dem Richter das Recht der Einsichtsnahme von dem ganzen Acte des gerichtsärztlichen Augenscheins nicht abgesprochen werden kann. Durch die Anwesenheit von Gerichtspersonen erhält die gerichtsärztliche Untersuchung übrigens keine grössere Gewissheit und Glaubwürdigkeit, auch kann dem Untersuchungsrichter keine direct leitende Thätigkeit auf diesen Act der Untersuchung eingeräumt werden; aber der Gegenstand der Untersuchung ist den Gerichtsärzten zu überweisen; für passende Localität, Ruhe und Abwendung aller etwa störenden Einwirkungen, kann nur der Richter sorgen; einzelne in die Competenz des Untersuchungsrichters gehörige Aufnahmen können nur gleichzeitig und mit Zusammenwirken der gerichtsärztlichen Thätigkeit gemacht werden. Wenn z. B. der Gerichtsarzt die Lage der Leiche zu seinem technischen Zwecke beschrieben hat, so kann der Leichnam erst entkleidet und eine genaue Visitation der Kleider gemeinschaftlich vom Untersuchungsrichter und Gerichtsarzte vorgenommen werden. Ersterer beschreibt diese im Allgemeinen, während der Gerichtsarzt untersucht, ob nicht wirkliche Blutspuren u. dgl. daran wahrzunehmen sind. Endlich ist es oft für den Erfolg der Untersuchung einflussreich, dass der Untersuchungsrichter gleich nach beendigter Obduction ein vorläufiges summarisches Gutachten vom Gerichtsarzte erhalte, um hierauf gewisse Verfügungen zu treffen, wie z. B. Verhaftung eines Angeschuldigten u. dgl.

Anmerk. Die Behauptung Kleinschrots u. A., dass der Richter die Kunstverständigen leiten, auf übersehene Punkte aufmerksam machen müsse, beruht durchaus auf unrichtigen Voraussetzungen. — Dass aber der Richter die technische Untersuchung einzelner Gegenstände ohne weitere Angabe von Gründen verlangen könne, muss zugestanden werden. Z. B. er verlangte bei einer Leichenöffnung die Dicke und das Cohäsions-Verhältniss der Schädelknochen erforscht zu haben, so würden die Gerichtsärzte sich diesem Verlangen zu widersetzen keinen Grund haben; wollte er aber ihr technisches Verfahren hier leiten und bestimmen, so hätten sie Grund, dieses zurückzuweisen. Eine indirecte Leitung des gerichtsärztlichen Augenscheins durch den Richter ist möglich und zulässig, wenn durch Stellung der Fragen an die Gerichtsärzte (wozu der Richter berechtigt und verpflichtet ist), eine hierauf nothwendige Untersuchung veranlasst wird. Auf diese Weise kann der Richter, ohne Misstrauen, Verletzung oder Competenzstreit hervorzurufen, die Untersuchung eines jeden, ihm wesentlich scheinenden Punktes, und der nach seiner Ansicht übersehen wurde, veranlassen. Hätten z. B. die Gerichtsärzte bei einer Kopfverletzung, die Dicke und Fragilität der Schädelknochen zu untersuchen unterlassen, so würde der Untersuchungsrichter nichts Füglicheres thun können, als die Frage zu stellen: ob die Wirkung des verletzenden Instruments nicht durch individuelle Körperbeschaffenheit, insbesondere des Kopfes, eine grössere Intensität erhalten habe u. s. w.?

§ 62.

In denjenigen Staaten, wo ein geregeltes Processverfahren in Strafsachen besteht, fehlt nicht eine besondere Instruction für das gerichtsärztliche Verfahren, — eine Legal- oder Obductions-Ordnung (Wundschau-Ordnung), worin die Bestimmungen enthalten sind, was bei gerichtsärztlichen Fällen zum Behufe der Vollständigkeit der Untersuchung und zur Wahrung der gesetzlichen Formen im Allgemeinen und Besondern zu beobachten und nach welcher Ordnung zu verfahren ist. Sie enthält auch die den Gerichtsärzten für einzelne bezeichnete Fälle vorzulegenden Fragen, ohne aber das im individuellen Falle nöthig werdende weitere Frage-Recht des Richters zu beschränken. Wo übrigens solche allgemeine Instructionen nicht bestehen, da hat der Untersuchungsrichter den Gerichtsarzt darüber zu instruiren, was er im vorliegenden Falle im Interesse der Rechtspflege zu wissen verlangt und die zu beantwortenden Fragen vorzulegen.

§. 63.

Wenn berücksichtiget wird, dass von der vollständigen und genauen Erhebung aller Thatsachen, die im concreten Falle einflussreich sein können, die Möglichkeit eines den Forderungen der Rechtspflege entsprechenden Gutachtens abhängig ist, so fällt das Practische solcher Obductions-Ordnungen leicht in die Augen. Ist ein ungenügendes Gutachten von dem geringeren Grade der persönlichen Fachbildung oder den geringen Fähigkeiten des Gerichtsarztes herbeigeführt, so lässt sich der Fehler durch ein weiteres Gutachten entsprechend verbessern, wenn nur ein vollständiger Erfund der Untersuchung vorliegt; letzterer ist in der Regel aber nicht mehr zu vervollständigen oder zu corrigiren.

§. 64.

Ueber jede gerichtlich-medicinische Untersuchung ist ein Protocoll zu führen, worin nebst den Ergebnissen der Untersuchung Alles aufgezeichnet wird, was auf dieselbe von Einfluss war. Das Protocoll, so weit es Gegenstände betrifft, die der Gerichtsarzt wahrzunehmen hat, ist durch diesen zu dictiren, weil er für die Richtigkeit der Aufnahme und der Darstellung allein verantwortlich sein kann In der Darstellung des Erfunds im Protocoll herrsche eine practische Ordnung, Klarheit. Präcision und Deutlichkeit; Termini technici sind nicht bloss in der gelehrten. sondern auch in der deutschen Sprache durch Parenthesen zu geben. Jede einzelne Thatsache enthalte zur Bezeichnung eine Nummer. Eigentliche Urtheile darf das Protocoll nicht enthalten. Wenn immer möglich, so werde das Ergebniss der Untersuchung an Ort und Stelle zu Protocoll genommen; ist dies nicht thunlich, so müssen die Bestimmungsgründe für die Abweichung angegeben werden. In solchen Fällen notirt sich der dictirende Gerichtsarzt Alles zu Papier. Was den Umfang der Untersuchung betrifft, so ist der Gerichtsarzt berechtigt, Alles zu untersuchen und aufzunehmen, was er für den vorliegenden Fall für einflussreich hält, und der Richter soll ihn darin in keiner Weise beschränken: eben so wenig darf ihm die Zeit begränzt werden, innerhalb welcher er seine Untersuchung zu vollenden hat. Ueberdies hat das Gericht alle diejenigen Hindernisse zu entfernen, welche etwa der gerichtsärztlichen Untersuchung in den Weg treten. Das Erfundsprotocoll wird von allen gerichtsärztlichen Personen, die bei der Untersuchung thätig waren, unterzeichnet.

Anmerk. Für das richterliche Bedürfniss haben in der Regel die vom Gerichtsarzte gepflogenen Augenscheine mehr einen untergeordneten oder indirecten Werth; der Hauptwerth ist ein gerichtsärztlicher, weil der Gerichtsarzt hiedurch in den Stand gesetzt wird, nach den Bedürfnissen des Richters ein Gutachten zu geben. Dieser Hauptzweck begränzt auch den Umfang und bestimmt die Richtung des Augenscheins. Alles, was ausserhalb des richter lichen Bedürfnisses liegt, um dessen Willen der Gerichtsarzt den Augenschein vornimmt, ist intersselos und wegzulassen. Das richterliche Bedürfniss in jedem concreten Falle zu erkennen und richtig zu verstehen, ist vorzügliche Aufgabe des Gerichtsarztes; aus der Art der Lösung dieser Aufgabe erkennt man in einem Obductions-Protocolle auch gleich den Grad der practischen Befähigung eines Gerichtsarztes.

§. 65.

Die Aufnahme der Ergebnisse der gerichtsärztlichen Untersuchung in protocollarischer Form ist auch dann zweckmässig, wenn keine Gerichtspersonen der Untersuchung anwohnen. — Die Aufnahme oder das Dictiren zu Protocoll ist Sache des ersten Gerichtsarztes (Physicus, Bezirksgerichtsarztes u. s. w.), während der zweite Gerichtsarzt (Land- oder Amtschirurg, Bezirksgerichts-Wundarzt etc.) bei Leichen die Section macht. Das Recht des dirigirenden Gerichtsarztes, selbst einzelne wichtigere Theile zu seciren, kann nicht bestritten werden. Das Aufnehmen guter Erfundsprotocolle lernt man nebst Uebung durch Lesen anerkannter Muster.

Achtes Capitel.

Vom gerichtlich-medicinischen Gutachten.

§. 66.

Unter Gutachten — *Arbitrium* — versteht man überhaupt ein Urtheil, und in Foro medico, das durch ärztlich-naturwissenschaftliche Kenntnisse im Allgemeinen, und durch Fachbildung insbesondere, vermittelte Urtheil über das Dasein, die Beschaffenheit, die Möglichkeit, Wahrscheinlichkeit oder Gewissheit, sowie auch über den Zusammenhang und das Verhältniss von Thatsachen unter einander, zum Zwecke der Rechtspflege.

§. 67.

Jedes kunstgerechte schriftliche gerichtlich-medicinische Gutachten muss formell aus vier Hauptpunkten bestehen: 1) Der *Species facti* (*Visum repertum*, *Renunciatio*, *Relatio*, *Depositio*); 2) der *Propositio*; 3) der *Comparatio* oder *Disquisitio*, und 4) dem eigentlichen und bestimmt ausgesprochenen gerichtlich-medicinischen Urtheile — *Judicium medico-forense*. Die Behandlung eines Gutachtens nach diesen vier Momenten beruht einerseits auf den Forderungen der Logik, anderseits leitet sie den Gerichtsarzt in der Wahl und Ordnung der Materien und ihrer Behandlung nach der concreten Anforderung der Rechtspflege.

Anmerk. Diese Art der Behandlung und Bearbeitung der gerichtlich-medicinischen Gutachten eignet sich am meisten für angehende Gerichtsärzte und zwar vorzugsweise für das schriftliche Verfahren und für Voruntersuchungen. Fälle einfacher Art und die oft nur einer kurzen Begründung bedürfen, wie z. B. bei gewissen Körperverletzungen, modificiren und vereinfachen die Behandlung. Füglich kann auch das Factum in sehr vielen Fällen, in einer kurzen, aber den wesentlichen Inhalt erschöpfenden Darstellung, vorausgeschickt und diesem die Antwort auf die vom Richter gestellten Fragen, als gutachtlicher Ausspruch angereiht werden, worauf dann erst die Begründung der einzelnen Aussprüche erfolgt. Diese Form passt je nach Umständen auch für das öffentliche und mündliche Verfahren und ist daselbst dem im mündlichen Vortrage weniger Geübten zu empfehlen.

§. 68.

Die *Species facti* ist die Summe aller derjenigen Thatsachen, welche im concreten Falle zur gründlichen Beantwortung der richterlichen Frage einflussreich sind und theils durch die gerichtsärztliche, theils durch die richterliche Untersuchung erhoben worden sind; sie bilden in ihrer zweckentsprechenden geordneten Totalität die Grundlage des gerichtlich-medicinischen Urtheils. Unrichtig hat man diesen Theil der gutachtlichen Arbeit gewissermassen von ihr trennen wollen und *Visum Repertum* genannt. Letzteres ist aber strenge genommen, nur der eigentliche Inhalt des gerichtsärztlichen Erfundsprotocolles, welcher aus diesem geschöpft und in einer nach den Grundsätzen der Wissenschaft geordneten Darstellnng gegeben wird. Als solches kann es aber nur einen Theil der Grundlage des gerichtlich-medicinischen Urtheiles bilden, weil dieses häufig auch auf Ergebnisse der richterlichen Untersuchung gestützt werden muss und nie ohne Rücksicht auf Anschauung des Falles in seiner Totalität gegeben werden soll. Richtiger bezeichnet man daher die Grundlage des Gutachtens mit *Species facti*, deren Aufstellung der Gerichtsarzt in grösseren und wichtigeren Gutachten eine kurze geschichtliche Einleitung vorausschicken kann.

§. 69.

Die *Propositio* enthält die eigentliche Aufgabe des Gerichtsarztes für den concreten Fall, und ist mit der richterlichen Frage gegeben und in dieser enthalten. Je nach der Beschaffenheit des Falles kann die richterliche Frage eine einfache oder zusammengesetzte, oder es können mehrere solcher Fragen sein; immer müssen die Fragen bestimmt und klar sein, und es liegt im Interesse und in der Aufgabe des Richters, dass er dafür sorge, damit in der Frage Alles enthalten sei, was zur rechtlichen Beurtheilung der Sache erforderlich ist. Selbst wenn das Gesetz für gewisse Straffälle allgemeine, und stets zu beantwortende Fragen für den Gerichtsarzt aufgestellt hat, so soll der Richter nicht blosse Begutachtung fordern, sondern die zu beantwortenden Fragen jedesmal aufstellen, oder wenigstens den Gerichtsarzt auf die vom Gesetze bestimmte Frage hinweisen, die hier in Anwendung kommt. An solche Fragen hat sich der Gerichtsarzt strenge zu halten und wenn er sie fehlerhaft, lückenhaft oder dunkel findet, so ist er nicht bloss berechtigt, sondern verpflichtet, Ergänzung oder Erläuterung zu verlangen; nie aber steht es ihm zu, die richterliche Frage zu corrigiren oder zu tadeln. Das aber ist ihm wohl gestattet, dass er bei der Disquisition eine complicirte Frage zum Behufe der Klarheit und Gründlichkeit der Untersuchung und Beurtheilung des Verhältnisses zwischen *Species facti* und Propositio, in seine wesentlichen Theile zerlege, wo sie aber im Endergebnisse der wissenschaftlichen Untersuchung, doch wieder in ihrer ursprünglich gegebenen Form beantwortet wird.

§. 70.

Die Disquisitio untersucht und beurtheilt das Verhältniss der Thatsachen des vorliegenden Falles — den Inhalt der *Species facti* — untereinander und zu der richterlichen Frage als Aufgabe, und ist desshalb unstreitig der wichtigste, aber nach Umständen auch schwierigste Theil der gerichtsärztlichen Arbeit, dessen Gelingen von der Quantität und Qualität der wissenschaftlichen Kenntnisse des Gerichtsarztes und der richtigen Anwendung derselben auf den vorliegenden Fall abhängt. Nur in den Acten enthaltene Thatsachen dürfen neben denen der Untersuchung benützt und zu Grunde gelegt werden. Fern von Hypothesen und Theorien gehe hiebei der Gerichtsarzt immer an der Hand nüchterner Erfahrung, vermeide gelehrten Schwulst und gelehrte Deductionen, er bestrebe sich, auch dem Richter verständlich zu werden und bei einer bündigen Kürze, indem er die Hauptsachen nicht zu breit schlägt, verirre er sich nicht in Nebensachen, und am wenigsten in das richterliche Gebiet, wozu besonders bei angehenden Gerichtsärzten gerne die Versuchung vorliegt.

Anmerk. Das vorliegende Material lediglich nur in ärztlicher Richtung zu verarbeiten und nicht in das juristische Gebiet hinein zu streifen, muss fest im Auge behalten werden. Wenn man aber berücksichtigt, dass sich nicht so selten die gerichtsärztliche und die richterliche Thätigkeit in der Praxis auf einem Gebiete, wie z. B. auf dem psychologischen sich begegnen, wo sich objectiv keine scharfe Gränze mehr feststellen lässt, so darf man juristischer Seits die vermeintliche Competenzüberschreitung des Arztes um so weniger ordnungswidrig oder animos finden, als sich diese Gränzen nur durch die subjective Auffassung des Falles von beiden Seiten einigermassen reguliren lassen, und dass der Arzt nur von der ärztlichen Thatsache ausgeht und keine juristischen Schlüsse zieht; seine Ansicht überhaupt dem Richter gegenüber immer nur ein Gutachten bleibt, welches derselbe nach seinem ärztlichen und nicht nach seinem juristischen Gehalt für den Rechtszweck verwerthet. Es fragt sich dabei mehr darum, ob die gerichtsärztliche Aufgabe in ihrem ganzen Umfange erschöpft sei, oder ob die Verirrung und der Streifzug in ein fremdes Gebiet auf Kosten der ersten geschah Im letztern Falle ist dann die Competenz sicher überschritten. — Je mehr man in der gerichtsärztlichen Praxis reifer wird, desto mehr findet man es im Interesse des Richters und der Strafrechtspflege, dem Gerichtsarzte folgende Punkte als Recht zu vindiciren: 1) gutachtliche Gesetzesinterpretation für die gerichtsärztliche Aufgabe, ohne dadurch das richterliche Prärogativ zu verletzen. Der Gerichtsarzt versuche es nur, in einigen Materien, wo die Individualität des Falles noch eigenthümliche Schwierigkeiten darbietet, dem Richter gegenüber streng auf den ärztlichen Standpunkt sich zu stellen, und er wird sich bald überzeugen, dass der Richter sich unberathen findet und desshalb genöthigt ist, den Gerichtsarzt zur gutachtlichen Gesetzesinterpretation zu provociren. Ich erinnere in dieser Beziehung nur an die Interpretation von „Gift,“ wo das Strafgesetz die Tödtung und Gesundheitsbeschädigung durch „Gift“ besonders auszeichnet; ferner von Krankheit und Arbeitsunfähigkeit, lebensgefährlicher Verletzung, bleibendem Schaden u. ähnl. Hofmann hat darum gewiss jedem seiner Stellung und Aufgabe sich bewusstem Gerichtsarzte aus der Seele gesprochen, wenn er (a. a. O. S. 18) sagt. „Ich sehe in dem Sachverständigen jedwelcher Kategorie und daher auch in dem Arzte keine blosse Drahtpuppe, die der Richter zum Vergnügen sich bewegen lässt, um hintendrein zu urtheilen, wie er will, sondern einen Mann, den, weil mit Judicium begabt, der Richter allen Ernstes befragt, um Recht in der vollsten Bedeutung des Wortes zu sprechen. Wenn ich sonach dem Arzte die Befugniss der Gesetzesinterpretation vindicire,“ — freilich aber nur nach der angedeuteten Beschränkung — „beschränke ich die richterliche Prärogative in gar nichts. Jede von ärztlicher Seite ausgehende Interpretation ist ein Gutachten, das der Richter annehmen wird und muss, wenn es ihm compatibel erscheint, und nicht annehmen kann und darf, wenn er es für incompatibel erachtet. Dem Richter bleibt sonach die endgültige und authentische Gesetzesinterpretation gewahrt.“ — 2) Aus dem ganzen Untersuchungsmaterial auf die der That zu Grunde liegende Absicht des Thäters zurückzuschliessen ist unzweifelhaft Prärogativ des Richters. Aus dem Theile der Untersuchung aber, welcher durch die gerichtsärztliche Thätigkeit erhoben wurde, Reflexionen auf die der That fraglich zu Grunde gelegene Absicht anzuknüpfen, fordert oft die klare Lösung der gerichtsärztlichen Aufgabe und kann um so weniger beanstandet werden, als der Strafrechtswissenschaft dadurch nichts vergeben wird und diese Reflexion lediglich auch nur einen gutachtlichen Charakter besitzt, den der Richter je nach seiner Ueberzeugung benützen kann oder nicht. Auch hier zeigt die Praxis im Gerichtssaale, dass in schwierigen und zweifelhaften Fällen der verständige Richter nicht nur solche aufklärende Reflexionen willkommen heisst, sondern durch die sich ergebenden Detailfragen an den Gerichtsarzt, sogar derartige gutachtliche Erläuterungen provocirt. Wir wollen in dieser Beziehung nur an das Vorschützen von Selbstentbindungsversuch bei Anklagen wegen Kindsmord erinnern. — 3) Ein ähnliches Verhältniss schliesst die Verwerthung der Aussagen von Zeugen und Angeschuldigten in sich. Beeidigte Zeugenaussagen, die unter sich und mit den Erfahrungen ärztlicher Wissenschaft im Einklange stehen, dürfen nicht beanstandet werden. Steht Eid gegen Eid, so ist jene Aussage die ärztlich glaubwürdigere, welche der Erfahrung ärztlicher Wissenschaft am nächsten kommt. Eine beeidigte Zeugenaussage, die direct ärztlicher Wissenschaft und Erfahrung widerspricht, beruht, vom ärztlichen Gesichtspunkte aus betrachtet, auf irrthümlicher Wahrnehmung. Angaben von Angeschuldigten verdienen so lange Glauben, als sie im Zusammenhange mit der ganzen Sachlage betrachtet, den Stempel innerer Wahrscheinlichkeit an sich tragen und nicht gegen ärztliche Wissenschaft, Erfahrung und den gesunden Menschenverstand verstossen; oder aber, so lange der Angeschuldigte nicht selbst durch wiederholte Lügengewebe, die er producirte, seine Glaubwürdigkeit verwirkt hat. Dass die Verwerthung von Angaben der Zeugen und der Angeschuldigten stets nur eine rein ärztliche und keine juristische sein darf, versteht sich von selbst.

§. 71.

Das gerichtsärztliche Urtheil — *Judicium medico-forense* — ist der aus der Species facti unter Bedingung der Propositio und mittelst der wissenschaftlichen Disquisition abgeleitete Schluss, welcher als kurz gefasste aber vollständige, klare und präcise Antwort auf die richterliche Frage erscheint, wobei jedoch der Fall immer concret und nie abstract zu behandeln ist.

§. 72.

Das schriftliche Gutachten wird einfach von den Gerichtsärzten unterzeichnet, die dasselbe angefertigt haben. Die Versicherung gewissenhafter Prüfung u. s. w., ist ebenso überflüssig, als die Beidrückung von Sigillen. Das Gutachten kann hierdurch nicht mehr Glaubwürdigkeit erhalten.

§. 73.

Wo mehrere Gerichtsärzte bei einem Gutachten mitwirken, können abweichende Ansichten in Separat-Gutachten geltend gemacht werden. Es sind hiebei immer die Gründe anzugeben, aus denen die abweichende Ansicht hervorgegangen ist. Dieselben erfordern ganz besonders eine ruhige, kalte, rein objective Haltung, so dass der Richter schon aus der Form der Darstellung die Präsumtion gewinnt, dass es dem Dissidenten nur um die Wahrheit in der Sache zu thun war. Eine bündige Kürze wird diese günstige Ansicht zu unterstützen geeignet sein. Derartige Separatgutachten können sowohl bei den erstinstanzlichen Gerichtsärzten vorkommen, als auch bei den Medicinalcollegien. Bei den letztern muss es sogar für den Richter eine auffallende Erscheinung sein, wenn Gutachten immer mit Einstimmigkeit hervorgehen, namentlich in der Form, dass der gutachtliche Antrag des Referenten jeweils einstimmig Beschluss des Collegiums wird.

§ 74.

Obergutachten — *Superarbitrium* — nennt man dasjenige gerichtsärztliche Urtheil, welches bei Verschiedenheit untergerichtsärztlicher Ansichten, oder über ein als unklar oder unzureichend befundenes Gutachten auf richterlichen Antrag, oder bei einem gesetzlich angeordneten Instanzenzug, durch die obergerichtsärztliche Stelle, welcher die Revision des erstinstanzlichen Gutachtens obliegt, erstattet wird. Das Obergutachten, welches sehr oft und bei Fragen der Zurechnungsfähigkeit immer, erneuerte und bezw. eigene Beobachtung erfordert, hat die Aufgabe einer gründlichen Prüfung und Kritik des vorgelegten Gutachtens in formeller und materieller Rücksicht, was aber nicht in gelehrte Discussion oder verletzenden Streit gegen die Aussteller des Gutachtens ausarten darf. Die Haltung sei desshalb eine ernste, ruhige, würdige und streng wissenschaftliche, welche die etwaige unrichtige Ansicht gründlich widerlegt und dagegen die für richtig gehaltene Ansicht mit den zureichenden Gründen nach dem Bedürfnisse des Richters darlegt. Zur Obergutachtung gehören anerkannt allseitig wissenschaftlich gebildete Männer, die sich zugleich als tüchtige gerichtsärztliche Practiker bewährt haben.

Anmerk. Für die Verhandlung vor dem Schwurgerichte kann es der Natur der Sache gemäss, keine Ober- und keine Untergutachten geben, wenn solche auch in der Voruntersuchung erstattet worden sind; es ergeht hier an die beigezogenen gerichtsärztlichen Sachverständigen lediglich die Aufgabe, ihre Ansicht an sich und gegenüber den dissidirenden Ansichten zu begründen, und es ist zuletzt Sache des Geschwornen, diejenige Meinung der Gerichtsärzte für die richtige anzunehmen, welche ihre Ueberzeugung befriedigt hat, mag dieselbe dann im Ober- oder im Untergutachten der Voruntersuchung enthalten gewesen sein. — Ausser den genannten Gutachten, die sich auf das gesammte Material einer Untersuchung stützen und daher auch Schlussgutachten bezeichnet zu werden pflegen, kommen in der Voruntersuchung Zwischengutachten vor, die zur Aufklärung einzelner Punkte nothwendig sind und für die Andeutung des Weges und der Richtung der Untersuchung sehr einflussreich werden können. Als Basis für dieselben dient das, was bisher durch die Untersuchung zu Tage gefördert worden ist.

§. 75.

Aus der Verpflichtung des Gerichtsarztes, die richterliche Frage bestimmt zu beantworten, darf aber nicht die Folgerung gezogen werden, dass die Frage überhaupt beantwortet werden muss. Die Wissenschaft vermag nicht immer die geforderte Auskunft zu ertheilen, oft an die Stelle der Gewissheit nur Wahrscheinlichkeit zu stellen, oder auch nur die Möglichkeit einer Thatsache oder eines Vorganges darzuthun. Der Richter wird sich, wenn das Gutachten sonst den formellen Bedingungen entspricht und die gesetzlichen Wege und Hilfsmittel in der Erhebung von Gutachten erschöpft sind, mit dem Ausspruche begnügen, und nicht etwa durch Zudringlichkeit den Gerichtsarzt zum Lügen nöthigen wollen. Ein Gutachten, welches nur Wahrscheinlichkeit oder Möglichkeit zu geben, oder auch negativ die Wahrscheinlichkeit und Möglichkeit in Abrede zu stellen vermag, kann übrigens für den Richter immer noch grossen Werth haben.

Anmerk. Auch Hofmann (Bericht über d. Vorkommnisse beim k. Bezirksgerichtsphysicate in München. Erlangen. 1859. S. 20) nimmt auf den Grund seiner eigenen Praxis und im Geiste des neuen Strafverfahrens, Gewissheitsgutachten, Wahrscheinlichkeitsgutachten und Möglichkeitsgutachten an. — Wenn nach den Principien der Wissenschaft und Logik mit Zuhilfenahme des gesunden Menschenverstandes ganz sichere und unantastbare Schlüsse gezogen werden können, dann kommt ein Gewissheitsgutachten zu Stande, welches den Richter vollkommen befriedigen muss, gleichviel, ob die Gewissheit einen affirmativen oder negirenden Character besitzt. — Wahrscheinlichkeit ist vorhanden, wenn man aus erheblichen Gründen eine Sache für wahr halten kann, ohne dass die Gründe für das Gegentheil ganz ausgeschlossen sind Die Wahrscheinlichkeitsgutachten treten gar häufig an die Stelle der Gewissheitsgutachten, theils wegen der zahlreichen Controversen und des vielen „Brachlandes," wie Hofmann sich ausdrückt, das noch in ärztlicher Wissenschaft sich findet; theils wegen unausgefüllter Lücken in der Untersuchung, d. h. wegen Mangelhaftigkeit der Unterlage, welche die vorliegende Untersuchung der technischen Wissenschaft zur Abgabe des Gutachtens bietet. Sehr befriedigend werden solche Gutachten immer noch für den Richter, wenn man ihm hohe oder geringe Wahrscheinlichkeit bieten kann, und hohe Wahrscheinlichkeit kann ihm die Wissenschaft des Arztes bieten, wenn mehr und gewichtigere Wahrscheinlichkeitsgründe als Zweifelsgründe; geringe Wahrscheinlichkeit, wenn mehr und gewichtigere Zweifelsgründe als Wahrscheinlichkeitsgründe vorliegen. Nicht leicht lasse man sich herbei, mit feinerem Gewichte, als dem der hohen oder geringen Wahrscheinlichkeit abzuwägen, denn sonst wird das

Gewicht, mit dem man wägt, so zart, dass man das Zünglein in der Wage nicht mehr erfassen kann. Sehr grosse Vorsicht ist auch nöthig in der Abwägung, welche von zwei Wahrscheinlichkeiten die wahrscheinlichere ist. Ein logischer Fehlschuss wäre es, die grössere Wahrscheinlichkeit als wirkliche Wahrscheinlichkeit hinzustellen. Nur in den Fällen, wo der Richter es selbst verlangt, betrete man diesen höchst schlüpfrigen Weg. — Das Wahrscheinlichkeitsgutachten schliesst auch die Gradation der Unwahrscheinlichkeit in sich, welche dann eintritt, wenn für die Wirklichkeit einer Thatsache weniger Gründe vorhanden sind, als gegen dieselbe und letztere die Eigenschaft der Erheblichkeit besitzen. — Möglichkeitsgutachten können in der Regel die Richter nicht befriedigen und dürfen nur da Platz greifen, wo kein anderer Ausweg mehr bleibt oder wo der Richter selbst ein solches Gutachten verlangt. Die Möglichkeits- oder Unmöglichkeitsfrage tritt übrigens mehr bei untergeordneten oder Nebensachen ein, z. B. wenn in Anfrage käme, ob eine Wunde in dieser oder jener Situation des Körpers noch beizubringen war. Tritt für Hauptfragen die Nothwendigkeit ein, sich auf das Gebiet der Möglichkeit beschränken zu müssen, so ist die Lage der Dinge von der Art, dass die Wissenschaft des Gerichtsarztes zur Lösung derselben nichts mehr beitragen kann. Die Frage wird dem objectiven Standpunkte der Wissenschaft entrückt und auf das Gebiet der moralischen Ueberzeugung verlegt, welches nur der Richter, nie aber der Gerichtsarzt betreten darf. In solchen Fällen wird der Mann der Wissenschaft sein Unvermögen offen erklären und etwa dem Richter in negativer Fassung des Gutachtens die noch mögliche Aufklärung dadurch geben, dass er z. B. sagt; es liegen nicht genügende Gründe vor, oder: der Glaubwürdigkeit dieser Angabe, dieses Umstandes u. s. w. steht Das oder Jenes, oder aber Nichts entgegen. Möglichkeits-Aussprüche müssen immer mit concreten positiven Gründen unterstützt sein; allgemeine Möglichkeitsannahmen führen den Richter in das Gebiet des Zweifels. Solche Gründe können dann die eine oder die andere der fraglichen Möglichkeiten wahrscheinlicher machen, aber nicht Wahrscheinlickeit selbst geben.

§. 76.

Für die Art der Beurtheilung bleibt, wie bereits bemerkt worden ist*), in allen gerichtsärztlichen Fällen, wie die Fragen des Richters immer lauten mögen, unverrückbare Regel, die Beurtheilung nie *in Abstracto*, sondern stets *in Concreto* eintreten zu lassen. Es ist diese Regel für den practischen Werth der gerichtlichen Medicin eine der wichtigsten Errungenschaften der neueren Zeit, deren Nichtkenntniss früher bei den Gerichten so grosses Unheil zur Folge hatte und oft die gerichtliche Medicin in schlimmes Licht setzte.

§. 77.

Die Kunst, brauchbare und den Grundsätzen der gerichtlichen

*) §. 71.

Medicin entsprechende Gutachten zu fertigen, lernt man nicht bloss aus der Theorie und aus dem Studium der Lehr- und Handbücher der gerichtlichen Medicin, sondern durch gute practische Anleitung, durch fortgesetzte Selbstübung und das Lesen von Mustergutachten anerkannter Meister ihrer Kunst, so wie durch Vertrautmachen mit der einschlägigen positiven Gesetzgebung des Landes, in welchem man die gerichtliche Medicin ausübt.

Anmerk. Die erste und letzte Bedingung für ein den richterlichen Interessen gänzlich entsprechendes klares und bestimmtes Gutachten, ist eine wissenschaftlich richtige Logik, die gerade so viel und das folgert, wieviel und was aus gegebenen Prämissen wissenschaftlich gefolgert werden darf, und ein gesunder Menschenverstand. Mit Recht schätzt Hofmann letzteren so hoch, dass er ihn mindestens der wissenschaftlichen Befähigung gleich, wenn nicht über sie stellt und er hat dieselbe Beobachtung wie andere denkende Practiker gemacht, dass das Gewicht desselben sich besonders da zeigt, wo man Geschwornen gegenüber zu sprechen hat und oft mit ihm noch durchdringt, wo mit der Wissenschaft allein nicht mehr durchzudringen möglich ist. Ohne diesen gesunden Menschenverstand bleiben im Schwurgerichtssaale gar oft die besten Bücher todte Schätze. – Schlüsslich möchte ich aber jedem Gerichtsarzte noch die Worte Henke's (Abhandl. III. 102) zurufen: „Verblendet durch einen unrichtigen Begriff von Humanität, und bestimmt durch eine übertriebene Furcht, dem Angeklagten zu nahe zu treten, vergessen die Gerichtsärzte zu Zeiten, was ihres Amtes ist, und übernehmen das Geschäft des Vertheidigers, indem sie sophistisch alles hervorsuchen, was die Beweise für den Thatbestand vernichten oder schwächen kann. Sie führen dabei gewöhnlich den Wahlspruch im Munde: dass der Arzt stets in mitiorem partem entscheiden müsse. Die Vernunft verlangt und die Pflicht gebeut, dass der Arzt überall nach seiner besten Einsicht die Wahrheit aussage, unbekümmert um die rechtlichen Folgen. Ja es kommt nicht einmal dem Arzte zu, in wirklich zweifelhaften Fällen, bestimmt für die den Thäter begünstigende Auslegung sich zu erklären, sondern nur, durch Darstellung der Unmöglichkeit eines entscheidenden Urtheils in diesem Falle, dem Richter die Milde möglich zu machen, zu welcher das Gesetz ihn verpflichtet."

§. 78.

Die Veranlassung zur Erstattung eines gerichtlich-medicinischen Hauptgutachtens geht im Allgemeinen im Strafprocese immer von richterlicher Seite aus. Der vom Staate angestellte Gerichtsarzt kann verpflichtet werden, dasselbe immer zu erstatten, wenn ihm folgende Bedingungen gewährt sind: 1) Ein angemessener Termin, der sich in dringenden Fällen vorzugsweise nach dem Umfange und der Wichtigkeit des Falles richtet, wobei sich der Richter mit dem Gerichtsarzte zu benehmen hat, ihm aber nicht einseitig den Zeitraum nach

Stunden vorschreiben soll. 2) Vollständige Acten-Einsicht und, wenn es eine Verhandlung vor dem Schwurgerichte betrifft, Anwohnung derselben, so weit es der Gerichtsarzt für nöthig erachtet. 3) Verständliche und klare Fragestellung. 4) Die Befugniss, von gewissen factischen Verhältnissen, insoferne sie noch vorhanden sind, Einsicht zu nehmen, und 5) sich über dunkle oder lückenhafte Punkte durch richterliche Einvernahme von Zeugen u. dgl. Aufklärung und Ergänzung zu verschaffen *). Sind oder werden ihm diese Bedingungen nicht erfüllt, so kann er sich aus Gründen der Wissenschaft veranlasst sehen, die Abgabe des Gutachtens zu verweigern.

Anmerk. Ob dem gerichtlichen Arzte die unbedingte Acteneinsicht zum Behufe seiner Untersuchung und seines Gutachtens zu gewähren sei, darüber haben wir bereits oben §. 51 gesprochen. Die Competenz, hierüber abzusprechen, muss auch dem Gerichtsarzte als Sachverständigen zustehen; er allein kann und muss wissen, was und welche Mittel er zur Erfüllung seiner Aufgabe bedarf, ausserdem ignorirt oder verkennt man die wissenschaftliche Selbstständigkeit und Urtheilsfähigkeit des Gerichtsarztes Zu Misstrauen wegen Geheimhaltung des Acten-Inhaltes ist gewiss kein Grund vorhanden. Jeder Gerichtsarzt von Erfahrung weiss aber dagegen, welche Sicherheit er in seiner Arbeit erlangt, und welchen Schutz vor Irrthum und Verlegenheit es ihm gewährt, wenn er durch die genommene Acteneinsicht, oder durch die Anwohnung bei der mündlichen Verhandlung, den fraglichen Fall in seiner Totalität und Individualität angeschaut hat. – Bei uns — in Baden — erhalten die Gerichtsärzte nach der bisherigen Gerichtspraxis, so weit sie mir bekannt ist, vollständige Acten-Einsicht, und es ist mir hievon, noch kein Nachtheil bekannt geworden. Dringend aber rathe ich jedem Gerichtsarzte, der seine Reputation und sein Gewissen rein erhalten will, jedes Gutachten zu verweigern, wo man ihm die geforderte Acten-Einsicht oder die Anwohnung bei der mündlichen Verhandlung verweigert. Die Gerichtspraxis hat in Baden, zur grossen Befriedigung, die Anwohnung der gerichtsärztlichen Sachverständigen bei der öffentlichen Verhandlung in den Schwurgerichtssitzungen nicht beschränkt, und ich freue mich, der Intelligenz unserer Gesetzgeber und Richter, im wohlverstandenem Interesse der Sache, hier meine aufrichtige Anerkennung aussprechen zu können, — zugleich aber mit meinen auf Erfahrung basirenden Ansichten denen des practisch so durchgebildeten Hofmann's zu begegnen. Er sagt in seiner kleinen, aber sehr instructiven Schrift: Bericht über die Vorkommnisse beim k. Bezirksphysicat München. Erlangen, 1859. S. 14: „Dem Sachverständigen gebührt das letzte Wort in jeder Untersuchung, weil er sein Gutachten auf Alles gründet, was die Untersuchung zu Tage schichtete. und weil der geringste im letzten Augenblicke ermittelte Umstand dem ganzen Gutachten ein anderes

*) Vgl. oben §. 50 ff.

Gewand, eine andere Haltung geben kann." Nicht weniger wichtig ist darum dem Gerichtsarzte ausser dem ärztlichen Material, wohin insbesondere die Wund- und Leichenschau, Krankengeschichten u. s. w. gehören, das nicht ärztliche, wie Augenscheine von Localitäten, von Sachen, von Verbrechensspuren, der ganze historische Thatbestand, alle Aussagen von Zeugen, des Angeschuldigten, psychologische Wahrnehmungen von Laien u. s. w. Hofmann bemerkt (a. a. O. S. 15) in dieser Hinsicht sehr treffend: „hier gewöhnlich setzt man diese nichtärztlichen Erhebungen gerne rücksichtlich ihrer Verwendung zu gerichtsärztlichem Zwecke in die zweite Reihe und legt das Hauptgewicht auf die rein objective, d. h. auf die aus dem gesammelten rein ärztlichen Materiale gezogene Beurtheilung der Sache, oder verlangt wohl gar direct, der Arzt dürfe auf ausserhalb des rein ärztlichen Materiales gelegene Dinge keine Rücksicht bei Abgabe des Schlussgutachtens nehmen. Alles dieses ist nur in sehr beschränktem Maasse richtig. Jedes Schlussgutachten enthält eine Diagnose und Alles, ohne allen Unterschied, was zur Stellung der Diagnose verhilft, ist der Arzt auch für seine Diagnose zu verwenden und zu benützen berechtigt und verpflichtet. Folglich ist ihm der ganze Inhalt der Untersuchung bis in ihre kleinsten Details, Material für die Diagnose; denn der geringfügigste Umstand kann die Diagnose ändern. Jeder Werth dieses sogenannten nichtärztlichen Materials überbietet in nicht seltenen Fällen den Werth des im engern Sinne ärztlichen Materials so sehr, dass der bloss auf letzteren stehende, für ersteres aber Auge und Ohr verschliessende Arzt gar keine Diagnose stellen könnte, oder geradezu eine falsche Diagnose stellen würde."

§. 79.

Das Recht und die Pflicht der Prüfung des gerichtsärztlichen Gutachtens durch den Untersuchungsrichter, Staatsanwalt, durch die Anklagekammer und durch den Richter kann im Strafprocesse nicht in Abrede gestellt werden, in soferne sie sich auf folgende Gesichtspuncte beschränkt: 1) ob die zu Grunde gelegten Thatsachen actenmässig oder richtig sind, oder 2) ob die darauf gebaute Schlussziehung a) logisch (d. h. formell richtig), b) klar und fasslich, c) präcis und so dargestellt ist, dass die richterliche Frage unzweideutig beantwortet oder als unlösbar erklärt ist.

Anmerk. Jedes Urtheil des Richters über das gerichtsärztliche Gutachten für Anmassung zu erklären, ist ebenso einseitig, als dem Richter eine unbegrenzte Prüfung desselben einräumen zu wollen. Unbestreitbar obliegt es schon dem Richter, die persönliche Glaubwürdigkeit und Unparteilichkeit der Sachverständigen nach den Grundsätzen seiner Wissenschaft und den positiv gesetzlichen Bestimmungen zu prüfen. Sodann kann es wieder nicht zweifelhaft sein, dass es dem Richter zwar nicht zustehe, sich in das Materielle und resp. Technische des Gutachtens einzumischen; aber es ist nun einmal Thatsache der Erfahrung, die auch der Jurist kennt, dass es mitunter Gerichtsärzte von geringen Fähigkeiten, und Gutachten von elendem materiellem Gehalte gibt. Unter diesen Umständen dem Richter alle Wege abschneiden zu wollen, durch die er wenigstens eine Bürgschaft für den materiellen Werth des Gutachtens erhalten könnte, wäre in der That zu viel verlangt. Darüber kann und soll daher der Richter urtheilen, ob das Gutachten an Unvollständigkeit oder Unklarheit leide, was dann immer einen Schluss auf geringen materiellen Werth zulässt. Als unvollständig ist aber ein Gutachten immerhin anzusehen, wenn es keine Gründe enthält, oder die gestellten Fragen nur theilweise beantwortet. Unklar und formell unrichtig ist es, wenn es solche Resultate aufstellt, aus denen sich keine zutreffenden Antworten auf die gegebenen Fragen herleiten lassen; wenn es Fragen beantwortet, welche gar nicht gestellt und nicht in dem richterlichen Erfordernisse gelegen sind; oder wenn es von einer falschen Auffassung der Fragen ausgeht, und daher der Beantwortung eine verkehrte Richtung gibt und wenn es Widersprüche enthält. Hat sich der Jurist so weit als möglich mit der gerichtlichen Medicin vertraut gemacht, so wird er gerade am wenigsten seine Competenz in der Prüfung des gerichtsärztlichen Gutachtens überschreiten und selbst, ohne den Vorwurf der Anmassung auf sich zu laden, bei schlechter materieller Behandlung desselben, Veranlassung, zwar nicht zum eigenen Tadel, wohl aber zur Einholung eines Obergutachtens finden können.

§. 80.

Ist das gerichtsärztliche Gutachten vollständig, ist es klar und bestimmt, logisch geordnet und mit den actenmässigen Thatsachen im Einklange, so darf demselben volle Glaubwürdigkeit geschenkt werden; ja es wird jeder Richter, der Rechtsgelehrte wie der Geschworene, sich ohne die erheblichsten Gründe nicht darüber hinwegsetzen, wenn er mit dem Beweise durch Sachverständige nicht eiteles Spiel treiben und die Gerechtigkeit nicht von der Willkür, oder sogar vom selbstverschuldeten Mangel an Einsicht abhängig machen will. Damit soll aber nicht gesagt sein, dass den Richter in allen Fällen ein solches formell richtiges Gutachten befriedigen müsse. Da er den wissenschaftlichen Gehalt und die Richtigkeit der concret in Anwendung gebrachten wissenschaftlichen Grundsätze nicht zu beurtheilen vermag, so geht gerade daraus für die Rechtspflege sogar eine Pflicht hervor, in allen schweren oder wichtigen Straffällen das Gutachten entweder durch eine höhere technische Behörde einer weitern wissenschaftlichen Prüfung zu unterstellen, oder in den öffentlichen Verhandlungen noch andere Techniker über den Gegenstand mit ihren Gutachten zu hören. Zeigt sich dann auch hiebei Uebereinstimmung der verschiedenen Techniker, so wird dies nur geeignet sein, dem Richter, oder den mit dem Strafprocesse betheiligten Personen überhaupt, eine werthvolle Bürgschaft für die gründliche wissenschaftliche Prüfung und für die mögliche materielle Wahrheit des Gutachtens zu bieten.

§. 81.

Da es in der Natur des Schwurgerichtes liegt, dass der Geschworne keiner Beweistheorie folgen kann, so darf er auch nicht an den Inhalt oder den Ausspruch eines gerichtsärztlichen Gutachtens gebunden werden. Von der Gesetzgebung aber ist zu fordern, dass sie die Anordnung trifft, um für die Verhandlungen vor dem Schwurgerichte vollständige, begründete, klare, und der Höhe der Wissenschaft entsprechende gerichtlich-medicinische Gutachten zu erhalten, womit für die richtige und wahrheitsgemässe Ueberzeugung des Geschwornen wenigstens das möglichste Mittel gegeben und dem Irrthum ebenso der Weg abgeschnitten ist.

Anmerk Eine andere Ansicht, sagt Mittermaier (Lehre v. Beweise. S. 192), hat der Beweis durch Sachverständige nach den Gesetzgebungen, welche auf Oeffentlichkeit beruhen. Nach dem englischen Strafprocesse kommt die Beiziehung von Sachverständigen vorzüglich bei der Untersuchung vor, welche von dem *Coroner* nach dem Tode einer Person veranstaltet wird, um die Todesursache herzustellen. Die englische Praxis kennt in Fällen dieser Art die Beiziehung von Aerzten, nach deren Gutachten der Ausspruch des Coroners ausfällt. Dies genügt aber nur zur Begründung der Voruntersuchung, in der öffentlichen Hauptuntersuchung sind es die Geschwornen, welche nach den ihnen vorgelegten Beweisen das Urtheil fällen. Die Vorrufung von Sachverständigen, z. B. wegen Tödtlichkeit der Wunden, wegen Kindermords etc. wird hier wichtig; diese Sachverständigen aber werden nur wie Zeugen in die Sitzung geladen und dort vernommen. Da die Geschwornen nicht schuldig sind, einer gesetzlichen Beweistheorie zu folgen, so hängt es auch nur von ihnen ab, welchen Werth sie auf die Aussagen der Sachverständigen legen wollen, obwohl der Ernst, mit welchem der englische Geschworne die Beweise prüft und nach dem Resultate derselben entscheidet, nicht leicht gestattet, dass sich die Geschwornen über die Aussage eines nicht sonst als unglaubwürdig dargestellten Sachverständigen hinwegsetzen. Uebrigens steht die gerichtliche Medicin in England in hohem Ansehen. — Der französische Strafprocess betrachtet die Sachverständigen auf die nämliche Weise; sie werden in die Sitzung wie Zeugen vorgeladen und vernommen. und die Geschwornen können nun entscheiden, in wie ferne sie ihrem Gutachten trauen wollen; daher freilich oft nach tagelangen ärztlichen Discussionen, deren Gewicht die Geschwornen nicht beurtheilen können, die Jury beliebig eine Meinung, die ihr gefällt, herausnimmt. und darnach entscheidet. In der Voruntersuchung wird dagegen die Beiziehung von Sachverständigen auf ähnliche Weise, wie im deutschen Inquisitionsprocesse angeordnet; das Gesetz ist aber sehr ungenügend. Leider wird hier schon in vielen Fällen von dem Staatsprocurator, der als öffentlicher Ankläger handelt, die Beiziehung der Sachverständigen veranlasst, und der Leichtsinn, mit welchem man gewöhnlich in Frankreich den Thatbestand herstellt, bewirkt, dass auch diese technische Wahrnehmung sehr oberflächlich und ungenügend geschieht. Genauere Vorschriften enthält das Gesetz nicht; die französischen Juristen beachten zu wenig den Einfluss der gerichtlichen Medicin, daher der Beamte auch gar nicht geeignet ist, die technische Beobachtung gehörig zu überwachen und auf vollständige Begutachtung zu dringen, und das Uebel wird noch grösser dadurch, dass das Gesetz nicht einmal mit den Eigenschaften der beizuziehenden Sachverständigen es sehr genau nimmt, was schon aus Art. 44. des *Cod. pen.* hervorgeht, nach welchem *Officiers de santé* beigezogen werden sollen, — Leute, die in technischer Bildung weit unter den deutschen Barbieren stehen.

§. 82.

Das gerichtsärztliche Gutachten, welches vor dem Schwurgerichte und mündlich abzugeben ist, muss eine den hier bestehenden Verhältnissen anpassende Einrichtung haben. Die logische Anordnung des Ganzen wird nicht ausgeschlossen, nur sei der Vortrag so eingerichtet, dass er für Jeden der Betheiligten verständlich ist. Was die Geschwornen nicht begreifen können, ist für sie nicht vorhanden. Die Aufgabe, sich dem Laien bis zu einer gewissen Breite verständlich zu machen, ist gar nicht leicht zu lösen und setzt ausser Uebung noch besondere Anlagen zum mündlichen Vortrage voraus. Die Staatsverwaltungsbehörden werden ganz im Interesse einer guten Rechtspflege handeln, wenn sie auf diese besondere Befähigung des Gerichtsarztes bei seiner Bestellung vorzüglich Rücksicht nehmen.

§. 83.

Die Form dieser Gutachten für die einzelnen Fälle giebt sich für den verständigen Gerichtsarzt unschwer, wenn er seine Aufgabe, dem Richter über bezeichnete Punkte Aufklärung und auf bestimmt gestellte Fragen bestimmte Antwort zu geben, im Auge behält. Der weniger Befähigte oder weniger Geübte wird für die Erstattung seiner Gutachten am Besten die Form wählen, dass er zuerst das Summarium seines Urtheils als Antwort auf die vom Präsidenten gestellte Frage giebt. Jeder dieser Antworten folge dann eine kurze, bündige und klare Begründung durch die vorliegenden Untersuchungsthatsachen und die einschlägigen wissenschaftlichen Kenntnisse und Grundsätze. — Welche Form übrigens der Gerichtsarzt für seinen gutachtlichen Vortrag wählen mag, so hüte er sich vor Allem, damit nicht in wissenschaftliche Monographien oder in eine Art von Vorlesung sich zu verirren. Namentlich ist es auch ein eben so gefährliches als zeitraubendes und zeitlödtendes Unternehmen, die Geschwornen durch Erklärungen, Auseinandersetzungen u. s. w., auf den sachverständigen Standpunkt hereinziehen zu wollen. So haben wir schon hören müssen, wie Gerichtsärzte in stundelangem Vortrag die Geschwornenbank über den Kreislauf des Bluts, über die Physiologie und den Chemismus des Athmens oder Verdauens u. s. w. zu unterrichten unternehmen, wie sie sich lang und breit über die Technik und Bedeutung der Lungenprobe, ohne dass ein specieller Anlass dazu gegeben war, ergiengen. Wenn einer oder der andere der Geschwornen darüber mit der Versuchung des Einschlafens kämpft, so kann man ihm dieses nicht übelnehmen. Als nutzlose Vergeudung der im Schwurgerichtssaale so kostbaren Zeit muss es eben so angesehen werden, wenn der Gerichtsarzt seinen Vortrag mit einer Recapitulation der gerade vorher öffentlich verlesenen Obductionsprotokolle, Diarien über Krankheitsverlauf u. dgl. beginnt. Den Inhalt dieser Urkunden darf er als bekannt voraussetzen; er diene ihm nur zur Stellung seiner Diagnosen und es werde nur zur Begründung oder Beweisführung bei den einschlägigen Punkten die bezügliche Thatsache aus den Urkunden, aus Zeugenaussagen, Ueberführungsstücken u. s. w. hervorgezogen. Den ungünstigsten Eindruck muss es aber immer machen, wenn ein Gerichtsarzt sein zur Voruntersuchung abgegebenes Gutachten wortgetreu auswendig gelernt, vorträgt oder dasselbe gar vom Papiere abliest. — Für die Form und Ausdehnung gerichtlich-psychologischer Gutachten, lässt sich kaum eine specielle Anleitung geben.

§. 84.

Zwischen einem gerichtsärztlichen Gutachten im Strafprocesse und einem solchen im Civilprocesse besteht ein grosser Unterschied, nicht aber nach seinem Inhalte, sondern nach seiner Veranlassung, seinem Zwecke und seiner Wirkung. Im Civilverfahren wird ein Gutachten des Gerichtsarztes nur dann erhoben, wenn eine Partei durch die Nachweisung, dass irgend eine Sache eine gewisse Eigenschaft habe oder nicht, irgend eine Leistung von einem Andern zu erlangen, oder sich irgend einer Verpflichtung zu entschlagen sucht. Die Veranlassung dieses Gutachtens ist daher das Einschreiten der Partei: dessen Zweck: der Partei als Beweismittel zu dienen; dessen Wirkung: — in dem Falle, als das Gutachten dasjenige sagt, was die Partei beweisen soll und es sonst die in der Gerichtsordnung vorgeschriebenen Eigenschaften hat — als Beweismittel vor dem Richter zu dienen *).

§. 85.

Der Richter erkennt dabei keine andere Obliegenheit, als zu prüfen, ob das Gutachten wirklich das Nämliche sagt, was es nach der Behauptung des Beweisführers sagen soll, wenn der Gegner gegen dessen formelle Eigenschaft keine gültigen Einwendungen vorgebracht hat. Dasjenige, was im Strafprocesse von höchster Wichtigkeit ist, ob das Gutachten durch gewisse formelle Eigenschaften Bürgschaft für die Wahrheit des materiellen Gehalts gibt, kümmert den Richter hier gar nicht, er sucht überhaupt gar keine Ueberzeugung zu gewinnen, ob der Inhalt des Gutachtens wahr sei, oder nicht, dies berührt vielmehr nur die betreffende Partei, welche, wenn sie will, einen Gegenbeweis liefern, und sich dadurch gegen die Folgen, welche die Unwahrheit des Gutachtens für sie haben könnte, schützen kann.

§. 86.

Wenn im Civilprocesse eine Partei den Gegenbeweis unterlässt, oder ihn nicht genügend liefert, so bleibt das Gutachten für den Richter bindend, und er muss, selbst in dem Falle, wo er von der Widersinnigkeit des Gutachtens überzeugt ist, ja sogar im Stande wäre, selbst den Beweis der Unwahrheit des Inhalts zu liefern, gerade so urtheilen, wie das Gutachten nach seinem vorliegenden Inhalten, und wie wenn dieser wahr wäre, es bedingt.

§. 87.

Dem Nichtjuristen kommt dies nun oft sonderbar vor, aber es ist durchaus nothwendig; denn die Parteien führen unter einander, und nicht mit dem Richter Process; die Parteien sind daher schuldig, dem Richter ihre Beweise und Gegenbeweise vorzulegen, deren Werth oder Unwerth der Richter nur nach den in der Gerichtsordnung vorgeschriebenen Formen beurtheilen kann. Sind bei einem Beweismittel die Formen in der Ordnung, so ist es Sache der Gegenpartei, die Unrichtigkeit des Inhalts, wenn sie kann, zu beweisen.

*) Vgl. Fr. v. Ney, gerichtliche Arzneikunde. Wien. 1847. Bd. I. S. 2. —

§. 88.

Um in Gutachten bei Civilprocessen den Zweck in rechtlicher Beziehung zu erreichen, ist es dem Gerichtsarzte noch mehr als im Strafprocesse nothwendig, genau den Sinn und die Worte des Gesetzes zu kennen. Vorzüglich gilt dies aber für das s. g. streitige Verfahren, bei dem der Richter gar nicht einmal einen Einfluss nehmen darf. Hier hat der gerichtliche Arzt Niemanden, welcher ihm zur Seite steht, als die Parteien, und einer von diesen Parteien ist gewöhnlich vielmehr daran gelegen, dass der Befund so ausfalle, dass sie den Process gewinne, als dass die objective Wahrheit an den Tag komme; es kann daher geschehen, dass es einer Partei gerade darum zu thun ist, dass das Gutachten in seinen Ausdrücken eine solche Wendung nehme, welche dem Gesetze, dessen Anwendung sie eben vermeiden will, nicht entsprechen, damit sie, welche die objective Wahrheit gegen sich hat, doch durch den Mangel im formellen Ausdrucke des Gutachtens den Process gewinne, oder wenigstens nicht verliere.

BESONDERER THEIL.

Erstes Capitel.

Von der Zeugungsfähigkeit.

§. 89.

Die früheren, auf Hypothesen und mystischen Ansichten beruhenden Theorien der Zeugung konnten für die gerichtliche Medicin nur nachtheilig einwirken. Die in neuerer Zeit befolgte richtigere Bearbeitung der Physiologie auf der Grundlage von Beobachtung und Erfahrung, mit Ausschluss einer unfruchtbaren philosophischen Speculation, hat bereits ihre reichen Früchte getragen, und wie vieles Dunkel auch noch zu erhellen sein mag, so viel bleibt gewiss, dass die neuere Physiologie eine reiche Quelle von Wahrheiten für die gerichtliche Medicin theils positiv, theils auch dadurch geworden ist, dass Irrthümer beseitigt worden sind.

§. 90.

Ob wir gleich im Besitze solcher Beobachtungen und Erfahrungen sind, die uns einen tiefgehenden Blick in den innern organischen Vorgang der Zeugung gestatten, so ist es doch höchst schwierig, ja man darf wohl sagen, zur Zeit noch unmöglich, eine befriedigende Definition von Zeugung, im physiologischen Sinne, zu geben. Nichtsdestoweniger fordert aber die gerichtliche Medicin eine Definition, weil ohne einen festen Begriff von Zeugung, von der Fähigkeit und den physischen Bedingungen zu derselben in Foro nicht die Rede sein könnte.

§. 91.

Unter Zeugung verstehen wir, zum gerichtlich-medicinischen Zwecke, denjenigen Act und organischen Vorgang zwischen einem männlichen und weiblichen menschlichen Individuum, dessen Effect die Entstehung eines weitern menschlichen Individuums ist. Speciell vermitteln die Zeugung zwei Momente: der Beischlaf und die Befruchtung.

§. 92.

Der Beischlaf — *Coitus*, *Cohabitatio* — besteht bei normalem Vollzuge in der Einführung des erigirten männlichen Gliedes in die weibliche Scheide, und in der hierauf erfolgenden Ejaculation des männlichen Samens in die Vagina, und bisweilen in den äusseren Muttermund, welche Ejaculation in Folge geschlechtlicher psychischer Aufregung und durch Friction der Nerven des Penis stattfindet, indem sich in den die Samenwege umlagernden gestreiften und glatten Muskelfasern lebhafte Reflexbewegungen einstellen.

§. 93.

Unter Befruchtung — *Foecundatio* — versteht man jenen Vorgang, wo in Folge geschlechtlicher Vereinigung des Mannes mit dem Weibe, der von jenem in die Geschlechtstheile des letzteren entleerte Same mit dem Ei in unmittelbare Berührung kommt und dieses belebt, d. h. in eine Thätigkeit versetzt, welche in der Regel die Entwickelung eines menschlichen Individuums zur Folge hat.

Anmerk. Strenge genommen ist die Befruchtung nie von Beischlaf zu trennen; überhaupt weiss man eigentlich nicht, was im rechtlichen und gesetzlichen Sinne unter „Beischlaf" zu verstehen ist, um die physiologischen Merkmale dafür mit Bestimmtheit aufstellen zu können, und doch kann dieser Punkt beim Verbrechen der Nothzucht, des Nothzuchtsversuches, der Unzucht, von grosser Erheblichkeit sein. So setzt z. B. die badische Strafgesetzgebung zum vollendeten Verbrechen der Unzucht (Thilo, Strafgesetzb. für d. Grossh. Baden Karlsruhe 1845. S. 304) naturgemässe Vereinigung der Geschlechtstheile voraus Abgesehen sogar von individuellen physiologischen Anschauungen, wird leicht der Begriff „naturgemässer Vereinigung der Geschlechtstheile." wie ihn die Physiologie auffasst, von der rechtlichen Auffassung differiren Wie es aber überhaupt mit den objectiven Merkmalen einer naturgemässen Vereinigung der Geschlechtstheile in der Praxis aussieht, weiss jeder erfahrene Gerichtsarzt. Die Frage der Gesetzesinterpretation von Seiten des Gerichtsarztes muss auch hier practisch werden und zwar in dem von uns aufgestellten Sinne. Vgl. oben §. 70. Anmerk.

§. 94.

Die Zeugung setzt die Fähigkeit der zeugenden Individuen voraus, und diese Fähigkeit ist an gewisse körperliche und psychische Bedingungen geknüpft, deren Erforschung und Beurtheilung, hinsichtlich ihres thatsächlichen Verhaltens, Gegenstand der gerichtlich-medicinischen Thätigkeit werden kann.

Anmerk. In physiologischer Beziehung können wir als Bedingung der Conception betrachten: das Vorhandensein eines guten Samens, für den wir aber keine verlässigen physischen Kriterien haben — vgl. §. 95 — von Seiten des Mannes, und die Entleerung desselben in die weiblichen Geschlechtstheile. Von Seiten des Weibes wird ein reifes, unverdorbenes, zum Austritte aus dem Eierstocke bereites, oder sich schon in der Tube befindliches Ei vorausgesetzt. Ei und Same müssen bis zum Augenblicke der gegenseitigen Einwirkung in guter Beschaffenheit bleiben und die Möglichkeitsbedingungen für die Entleerung des Saamens in die weiblichen Geschlechtstheile vorhanden sein, sowie auch die Wege offen stehen, auf welchen der Same bis zum Ei vordringt, nämlich: aus der Scheide in den Uterus, und aus diesem in die Tuben. Unterstützend müssen hier höchst wahrscheinlich, den peristaltischen ähnliche Bewegungen oder Thätigkeiten der weiblichen inneren Genitalien wirken, sowie auch die Absonderung schleimartiger Flüssigkeiten in der Scheide. Ob diese Bedingungen vorhanden seien, ist in den meisten Fällen aus physischen Merkmalen gar nicht zu entscheiden und gar oft wird man nur Vermuthungen oder Wahrscheinlichkeiten aufstellen können. Ebensowenig wird es gelingen, im einzelnen Falle den Grad der Energie der Zeugungsorgane zu erforschen und festzustellen, welcher für die Zeugungsfähigkeit als Minimum erfordert wird. Die allgemeine Körperbeschaffenheit kann dabei jedenfalls nie maassgebend sein, indem bekanntlich anscheinend wohlgenährte und kräftige Personen von schwächlichen, kranken und verkrüppelten übertroffen werden oder entgegengesetzte Pole bilden.

a. Männliches Geschlechtsvermögen.

§. 95.

Der Zeitpunkt der entwickelten Zeugungs- oder Geschlechtsfähigkeit, bei normaler körperlicher und geistiger Bildung des Mannes, lässt sich nicht genau nach der äusseren Form des Körpers und des Alters bestimmen. Die entscheidende physiologische Bedingung zur Zeugungsfähigkeit ist vor Allem das Vorhandensein von normalem Samen in den Samenbläschen, was man jedoch bei einer Untersuchung des Körpers nicht wahrnehmen kann. — Der Zeitpunkt der beginnenden Geschlechtsreife fällt in unserm Clima im Allgemeinen zwischen das fünfzehnte und achtzehnte Jahr und ist in der Regel von folgenden äusseren Erscheinungen begleitet: Tieferwerden der Stimme, Haare an den Geschlechtstheilen, krauserer Hodensack, derbe Hoden, Eintritt von nächtlichen Samenergiessungen. Das Urtheil des Gerichtsarztes kann bei Fällen unter 18 Jahren immer nur Anspruch auf Wahrscheinlichkeit, nie aber auf Gewissheit machen, und häufig wird sich gar kein bestimmtes Urtheil geben lassen.

Anmerk. Es ist hier nur von der Geschlechtsreife als Fähigkeit zur Zeugung im Allgemeinen die Rede, ohne Rücksicht, welchen rückwirkenden Einfluss etwa die fortdauernde Ausübung des Beischlafes für die Gesundheit des Individuums habe. Was die civilrechtliche Geschlechtsreife betrifft, so besteht sie, beim männlichen und beim weiblichen Geschlechte, ihrem Wesen nach in dem Vermögen des Menschen, bei der vollkommensten Selbsterhaltung sein Geschlecht fortzupflanzen. Hier kommen dann nicht bloss die körperlichen, sondern auch die geistigen Fähigkeiten in Anbetracht. — Die Gesetzgebungen bestimmen bereits alle den Zeitpunkt, von wo an die Geschlechtsreife, sowohl beim männlichen als weiblichen Geschlechte, hinsichtlich der Ehestandsfähigkeit anzunehmen ist. — Die Samenfäden sind das bedingende Element seiner Fruchtbarkeit und soll eine Befruchtung zu Stande kommen, so muss ihnen eine zureichende active Bewegungsfähigkeit inwohnen und ein directes Eindringen derselben in das Ei statthaben. Das Eindringen durch die Zellenmembran in das Innere des Eies geschieht mit dem s. g. Kopfe und gleich nach geschehenem Contact. Wie viele solcher Spermatozoen zu einer Befruchtung erforderlich sind, wissen wir nicht, doch scheint eine gewisse Anzahl hiezu nöthig zu sein. Ein guter oder normaler Same muss desshalb nicht bloss reich an Spermatozoen sein, sondern es müssen diese auch, um bald und in gehöriger Tiefe in das Ei eindringen zu können, eine intensive Bewegungsfähigkeit besitzen. Der Mangel der letztern scheint den Grund zu enthalten, dass der Same im Greisenalter weniger befruchtend wirkt. Wie lange der entleerte Same befruchtungsfähig bleibt, lässt sich mit Schärfe nicht bestimmen, doch ist es wahrscheinlich, dass diese, wie beim Ei, zwar einige Zeit fortdauert, allmählig aber abnimmt. Es lässt sich hieraus auch erklären, warum das Ei, das unmittelbar nach der Menstruation die grösste Belebungsfähigkeit zeigt, doch auch in einem späteren Zeitpunkt nach der Menstruation noch Befruchtung zulässt. — Wenn wir nach dem gegenwärtigen Standpunkte unseres Wissens annehmen müssen, dass erst mit dem Erscheinen von Spermatozoen der Same befruchtende Eigenschaft erhält, so wird das wahre Criterium für die eingegangene Geschlechtsreife das Vorhandensein eines solchen Samens. Wie soll aber der Gerichtsarzt im concreten Falle zu dieser Diagnose gelangen, namentlich wo es sich um Schwängerungsvermögen handelt? Hier müssen darum die übrigen Eigenschaften der Geschlechtsreife in Erwägung gezogen werden.

§. 96.

Noch weniger bestimmt als der Eintritt der Zeugungsfähigkeit lässt sich der Zeitpunkt constatiren, wo beim Manne die Zeugungsfähigkeit aufhört, ja wir haben, wenn eine Diagnose der Samenbeschaffenheit nicht zu stellen ist, gar keine verlässigen Criterien hiefür, daher in dieser Hinsicht die gerichtsärztliche Untersuchung zu gar keinem Resultate führen kann, wenn wir auch gleich aus der Erfahrung wissen, dass das Geschlechtsvermögen im Allgemeinen in den höheren Jahren allmählig abnimmt und am Ende ganz erlischt.

Anmerk. Mangeln der Samenflüssigkeit eines Greises die Spermatozoen, so muss die Zeugungsfähigkeit aufgehört haben. Aber auch bei dem Vorhandensein derselben kann möglicherweise doch keine Zeugungsfähigkeit mehr bestehen, weil eine gewisse Intensität von Bewegungsfähigkeit der Samenfäden vorhanden sein muss, wenn diese befruchtende Eigenschaft haben sollen. Die Spermatozoen hat man übrigens bei hochbetagten Greisen noch vorgefunden. — Oft beginnt die Abnahme des Zeugungsvermögens schon gegen das fünfzigste Jahr, und erhält sich in anderen Fällen bis über das neunzigste hinaus. (Vgl. Haller, Vorles. über gerichtl. Arzneiwiss. Bd. I. Cap. 15. und die Zusätze hiezu. S. 394). Mende (Handb. d. ger. Med. Thl. 4. S. 404) beobachtete einen Fall, wo ein Mann, der in seiner Ehe neunzehn Kinder erzeugt hatte, dennoch im 89sten Jahre eine Jungfrau von 18 Jahren zum Beischlaf zwang, und sie schwängerte. Sie gebar einen gesunden und starken Knaben. Bekanntlich wurde der Engländer Parre in seinem 118ten Jahre gerichtlich des Ehebruchs überwiesen. — Mit der Möglichkeit der Zeugungsfähigkeit im höheren Alter darf nicht verwechselt werden die habituelle Fähigkeit zum Beischlafe. Es kann ein betagter Mann wohl im Stande sein, ein und das andere Mal einen fruchtbaren Beischlaf zu vollziehen, nicht aber den ordentlichen Geschlechtstrieb seiner jüngeren Ehefrau zu befriedigen, da namentlich zur Berücksichtigung kommt, dass der Geschlechtstrieb älterer Leute durch besondere äussere Anlässe aufgeregt werden kann, woher es auch kommen mag, dass man häufig alte Männer in das Verbrechen der Nothzucht und der Knabenschändung fallen sieht. Was man von Stärkung und Auffrischung alter Männer durch den Beischlaf und Umgang mit jungen lebensfrischen Mädchen behauptet, ist Mystification und lässt sich durch den aussergewöhnlichen Reiz erklären, den diese jugendlichen Subjecte auf die noch nicht ganz erloschene Anlage zu Geschlechtsaufregungen alter Männer zu üben vermögen.

§. 97.

Ob einem körperlich gut entwickelten, zwischen dem Jünglings- und höheren Mannesalter stehenden gesunden Manne, dessen äussere Zeugungstheile eine normale Bildung und keine Krankheit wahrnehmen lassen, die Zeugungsfähigkeit in Foro medico zuerkannt werden müsse: ist eine noch unentschiedene Frage. Es kann im Allgemeinen bloss die Möglichkeit zugegeben, im concreten Falle aber bloss die Wahrscheinlichkeit ausgesprochen werden, da die Möglichkeit einer Zeugung auch von der geschlechtlichen Aufregung und der hierauf beruhenden Beiwohnung abhängt, diese aber nicht bloss von den körperlichen Fähigkeiten, sondern auch von psychischen Einwirkungen bedingt ist, wovon gleich die Sprache sein wird.

§. 98.

Die Ursachen, welche die Zeugungsfähigkeit eines Mannes aufzuheben vermögen, sind psychische und körperliche.

Anmerk. Die Unterscheidung der Ursachen in solche von Unfähigkeit zur Beiwohnung und in solche zur Befruchtung, halte ich nicht für practisch, da der Begriff der Beiwohnung wie bereits vorhin §. 93. Anmerk. bemerkt worden ist, ein verschiedener sein kann, und nach unseren wirklichen physiologischen Kenntnissen eine Befruchtung als möglich angenommen werden muss, wenn der Penis auch nicht in die Mutterscheide eingedrungen war, sondern, wenn nur männlicher Same in die Scheide gelangte.

§. 99.

Unter den psychischen Ursachen verstehen wir keine solchen, die in einer Geistesstörung begründet sind, sondern die vielmehr eine Art Idiosyncrasie darstellen, oder von moralischen Gemüthsaffecten ausgehen. Hieher gehören: Abneigung gegen die Ehegattin ohne äussere Gründe, in Folge deren keine Geschlechtslust entsteht; Abneigung wegen eckelerregenden Fehlern. Gebrechen oder überhaupt Krankheitszuständen der Gattin; Hass gegen dieselbe; Misstrauen des Mannes in seine eigene Kraft, besonders, wenn er sich vorausgegangener geschlechtlicher Ausschweifungen und habituell gewordener Masturbation bewusst ist. Vorübergehend sind wohl die Wirkungen einer durch Geistesonanie oder durch Schwärmerei und Empfindelei überspannten Phantasie, so wie die der Furcht, dass der Beischlaf schädliche Folgen haben könne, endlich die aus überspannter und angestrengter Geistesbeschäftigung hervorgehende Abneigung gegen den Beischlaf überhaupt. Dass Uebermaass von Zuneigung mehr als vorübergehende Impotenz bewirke, ist sicher ein Irrthum.

Anmerk. Mit dem Vorschützen solcher psychischer Ursachen von Seiten eines Ehegatten ist natürlich für den Gerichtsarzt noch kein Grund vorhanden, die Unfähigkeit zum Coitus und die Zeugungsunfähigkeit zu folgern, es ist vielmehr zu ermitteln, ob und in wie weit die vorgeschützten oder zu vermuthenden psychischen Zustände als Thatsachen vorhanden und glaubwürdig sind. Eine solche Untersuchung ist schwierig und wird häufig erfolglos bleiben, so dass der Gerichtsarzt kein bestimmtes und kein entscheidendes Urtheil wird geben können. — Auffallende Abnormitäten am weiblichen Körper können allerdings vollständige Unfähigkeit für Geschlechtslust begründen, wie namentlich aus einem in Horn's, Nasse's und Henke's Archiv. 1819.

Juli und Aug S. 170. mitgetheilten Falle hervorgeht, wo die Zuneigung des Ehegatten plötzlich schwand, als er bei seiner jungen, sonst wohlgebildeten und aus Neigung geehlichten Frau entdeckte, dass sie von den Brüsten bis zu den Knieen mit schwarzen, dichten und borstigen Haaren, wie ein Pudel, bewachsen war. Fälle, wo psychische Ursachen ein relatives Geschlechts-Unvermögen bedingten, finden sich in Pyl's Aufsätzen. Bd. III. S. 180. und Bd. V. S. 140. — Experimente, wie sie übrigens bei Pyl vorkommen, sind verwerflich.

§. 100.

Physische Ursachen, die absolut zeugungsunfähig machen, können für den gerichtsärztlichen Begriff nur solche sein, welche die Bereitung des Samens mit der erforderlichen Beschaffenheit und die Ergiessung desselben beim Beischlafe aufheben. Dahin gehören: Mangel der männlichen Ruthe, oder bedeutende Verstümmelung und Verbildung derselben, so dass eine Erection und Samenergiessung nicht mehr möglich wird; habituelle, in der Regel von Krankheiten des Rückenmarks ausgehende Lähmung der Geschlechtstheile, was sich dann durch die ungewöhnliche Erschlaffung und das Zusammenschrumpfen derselben ausspricht; lange dauernde und bedeutende Allgemeinleiden des Körpers; Mangel oder Desorganisation beider Hoden.

Anmerk. Das Zurückbleiben eines oder beider Hoden in der Bauchhöhle *(Cryptorchides, Testicondi)*, so wie das Vorhandensein von bloss einem Hoden, *(Monorchides)* bedingt durchaus keine Zeugungsunfähigkeit, wenigstens ist der Gerichtsarzt nicht berechtigt, auf diese Thatsache hin allein Zeugungsunfähigkeit auszusprechen. Aber das darf in Anbetracht kommen, dass nach den Ergebnissen der Leichenuntersuchungen von Cryptorchiden, man die Hoden derselben oft mangelhaft entwickelt findet, was auf die Art der Samenbereitung von Einfluss sein kann. Weil jedoch in solchen Fällen der Zustand der Hoden für uns unbekannt bleibt, so sind wir nicht im Stande, ein bestimmtes Urtheil zu geben. — Die Frage: ob ein Mann kurze Zeit nach der der Castration eine Frau schwängern könne? wird kaum jemals practisch werden, und ihre Lösung noch von anderen Umständen abhängig sein. Der gerichtliche Arzt muss sie, so weit sie von der Physiologie abhängig ist, als unlösbar erklären, wenn gleich jetzt die Unmöglichkeit in Abstracto nicht mehr behauptet werden will — Was die Anwendung von Untersuchungsmitteln zur Erhebung der Zeugungsfähigkeit betrifft, so ist ausser der örtlichen Exploration und dem gerichtlich-medicinischen Krankenexamen durch den Gerichtsarzt, kein anderes zulässig. Ebenso unzuverlässig als anstössig erscheint die Beigabe eines Wundarztes zur Beaufsichtigung bei Nachtzeit nach dem Vorschlage von Brück. (Vgl Henke's Zeitschr. f. d. St. A. K. 1825. Heft 1. S. 94.) Rechts- und sittlichkeitswidrig sind die im 16. Jahrhunderte in Frankreich eingeführten Ehestandscongresse. — Bei der Zwitterbildung oder dem zweifelhaften Geschlechte kommt bei Ehescheidungsklagen nicht so fast die Frage wegen Zeugungsfähigkeit in Betracht, als die Thatsache der Abneigung der Ehegatten, die sich auf diese Missbildung stützt. Dass die entschiedene Zwitterbildung Zeugungsunfähigkeit begründe, unterliegt keinem Zweifel. (Vgl. auch §. 141.)

§. 101.

Zu denjenigen physischen Ursachen, welche nur relativ Zeugungsunfähigkeit bedingen, zählt man: krankhafte Geschwülste und Auswüchse an der Eichel des Penis, grosse Hodensackbrüche, Anschwellungen und Verhärtungen der Vorsteherdrüse, die Steinkrankheit, Hypo- und Epispadiasis, einen gewissen Grad von Zwitterbildung u. A. m. Da hier überhaupt solche Gebrechen und Krankheiten in Anbetracht kommen, welche die Zeugungsfähigkeit nur unter Umständen aufheben, so hat immer die Erforschung, Constatirung und Beurtheilung dieser Umstände im concreten Falle den entschiedensten Werth. Oft wird die Unfähigkeit auch nur vorübergehend sein, und der Gerichtsarzt kann in keinem Falle sein Urtheil mit einem höhern Grade von Verlässigkeit, als dem der Wahrscheinlichkeit, aussprechen.

Anmerk. Dass eine abnorme Grösse des Gliedes bei einer abnormen Enge der Mutterscheide ein Hinderniss zum vollständigen Coitus sein könne, unterliegt keinem Zweifel, aber die Zeugungsfähigkeit wird dadurch nicht nothwendig aufgehoben, weil bei dem Begattungversuch eine Samenentleerung statthaben und der Same sogar bei Fortbestehen des Hymens in die Scheide gelangen kann, wodurch dann physiologisch die Möglichkeit der Befruchtung gegeben ist. Fälle von Schwängerung bei unverletztem Hymen sind mehrere bekannt geworden.

b. Weibliches Geschlechtsvermögen.

§. 102.

Das Alter, in welchem das Weib zeugungsfähig wird, lässt sich im Allgemeinen nicht genau bestimmen; Clima, Lebensart und individuelle körperliche Beschaffenheit bedingen ansehnliche Schwankungen, und die inneren organischen Verhältnisse, worauf die physiologische Fähigkeit der Zeugung beruht, sind theils noch unbekannt, theils können sie während des Lebens nicht sinnlich erforscht werden. Das zeugungsfähige Alter dürfte in unserm Clima im Allgemeinen zwischen das fünfzehnte und achtzehnte Jahr gestellt werden.

Anmerk. Moralische und physische Verhältnisse verschiedener Art üben einen entschiedenen Einfluss auf die Pubertätsentwickelung und insbesondere auf den sehr frühen oder sehr späten Eintritt der Menstruation. Ueberhaupt kommt die frühzeitige Pubertätsentwickelung bei dem weiblichen Geschlechte häufiger vor, als bei dem männlichen. – Der Umstand, dass weibliche Kinder selbst unter 14 Jahren zum Beischlafe missbraucht werden können, beweist nichts für die Geschlechtsfähigkeit und ihr mögliches Vorhandensein, auch können die Beispiele, dass Mädchen von 9 und 10 Jahren empfangen uud glücklich geboren haben, keine Norm geben.

§. 103.

Für die eingetretene Zeugungsfähigkeit besitzen wir keine ganz verlässigen Merkmale. Als äusserliche Kennzeichen dienen: eine klare Stimme, angemessene Ausbildung der Brüste, jungfräuliche Rundung des Bauches, Wölbung des Schamhügels, Behaarung der Geschlechtstheile, eine gewisse Entwickelung des ganzen Habitus, der nicht mehr den eigenthümlichen Character des kindlichen hat, und eingetretene Menstruation. Vereinzelt haben diese Merkmale keinen oder geringen Werth. Wo aber der monatliche Blutfluss noch nicht eingetreten und seine Periodicität nicht bewährt hat, ist Zweifel an der Zeugungsfähigkeit gerechtfertigt, ohne deren Möglichkeit auszuschliessen.

Anmerk. Als wahre Function der Menstruation erscheint die Reifung und Abtrennung des Eichens, welches dann den Eierstock verlässt, in die Fallopische Röhre und von da in die Gebärmutter gelangt, wo es auf der durch den Vorgang der Menstruation turgescirenden Schleimhaut eine Keimstätte findet. Da aber blutige Absonderung der Gebärmutter als ein blos symptomatischer Process ausnahmsweise fehlen kann, so ist es wohl erklärlich, dass auch ein anscheinend nicht menstruirtes Weib empfangen könne. Hieher gehören denn auch insbesondere die beobachteten Fälle, wo ganz junge, noch nicht menstruirte Mädchen geschwängert wurden und geboren haben. – Die Zeugungsfähigkeit darf nicht mit der Geschlechtsreife verwechselt werden. Letztere schliesst immer nur das Vermögen ein, die Geschlechtsverrichtungen ohne Schaden für die eigene Gesundheit vollziehen, ein zum selbstständigen Leben fähiges Kind ausbilden und gebären, und demselben auch nach der Geburt die zu seiner Erhaltung nöthige Unterstützung leisten zu können.

§. 104.

Der Zeitpunct, wo beim Weibe die Zeugungsfähigkeit aufhört, lässt sich ebenfalls nicht genau bestimmen: für die gerichtliche Medicin gilt im Allgemeinen als Gränze das Verschwinden der Menstruation ohne krankhafte Ursache, also in Deutschland beiläufig das fünfzigste Lebensjahr.

Anmerk. Ausnahmen von dem Aufhören der Menstruation weit vor und weit nach dem 50. Jahre sind so ganz selten nicht, indem Fälle bekannt sind, wo das Aufhören schon in den zwanziger Jahren statt hatte und wo man die Menstruation noch im Greisenalter beobachtete Ebenso kann ein periodisches Ausbleiben bis über die 50ger Jahre hinaus eintreten. Im Bernstein'schen Falle (Salzburger med. Zeitung 1812.) dauerte die Menstruation bis ins 99. Jahr, das erste Kind wurde im 47.. das siebente und letzte im 60. Lebensjahre geboren. — Weil Conception auch ohne blutige Absonderung der Gebärmutter vor sich gehen kann, so darf die Möglichkeit der Empfängniss bald oder einige Zeit nach dem mittleren Zeitpunkte des Aufhörens der Menstruation nicht geläugnet werden. Nach Nevermann's statistischer Berechnung kamen von 10,000 Geburten eine auf ein Frauenalter von 54 Jahren.

§. 105.

Die Krankheiten, welche beim Weibe Zeugungsunfähigkeit begründen und von uns als solche erkannt werden können, sind bloss örtliche und beziehen sich auf die Geschlechtstheile, indem sie den Beischlaf und das Eindringen des männlichen Samens in die Mutterscheide oder in den Uterus, überhaupt die gegenseitige Berührung von Ei und Samen unmöglich machen. Hieher gehören: Verwachsung der Wände der Scheide, bedeutende Geschwülste in der Scheide, krebshafte und andere Entartung des Uterus u. s. w. Martini *) zählt unter den Ursachen von Unfruchtbarkeit auf: schiefe Lage der Gebärmutter, abnorme Anschwellung der vordern Muttermundlippe, Schwielen und Verhärtungen des Muttermundes und der Vaginalportion, so wie Erweichung desselben, Erweichung des Gewebes des Gebärmutterkörpers, Fibroide der Gebärmutter, wenn sie dem Samen den Fortschritt unterbrechen; aus der Schleimhaut der Gebärmutter hervorgehender Fluor albus. Die Muttertrompeten sind erfahrungsgemäss selten krank und verhältnissmässig selten das Hinderniss der der Befruchtung. Nicht mehr leitungsfähig sind sie, wenn die innere Oberfläche der Gebärmutter an chronischem Catarrh leidet, oder wirklichen Eiter ausscheidet. (Martini**) In wie weit psychische Ursachen auf die Zeugungsfähigkeit zu influiren im Stande sind, kann der Gerichtsarzt nicht bestimmen; jedenfalls ist das Verhältniss hierin beim Weibe ganz anders, als beim Manne, da auch bei entschiedenem Widerwillen des Weibes gegen den Mann, Conception möglich ist, wenn sonst keine körperlichen Hindernisse bestehen.

Anmerk. Eine häufige Quelle der Sterilität liegt gewiss in chronischer Endometritis und in dem Mangel der Veränderungen, welche die Schleimhaut der Gebärmutter durch den Menstruationsprocess erhalten soll. Dass im Allgemeinen bald nach der Menstruation Conceptionen am leichtesten und häufigsten erfolgen und amenorrhoische Weiber in der Mehrzahl unfruchtbar sind,

*) Die Unfruchtbarkeit des Weibes. Erlangen, 1860.

**) Ebendaselbst S. 35. —

steht fest. Auch während der Menstruation kann Befruchtung eintreten; dagegen erscheint der Mangel der Menstruation nicht unbedingt als Ursache der Unfruchtbarkeit. Ueber die Heilbarkeit einzelner Zustände, welche Sterilität bedingen, muss die Individualität des Falles entscheiden. (Vgl. Martini i. a. W. S. 38.) — Weder Bewusstsein, noch Gefühl von Wollust sind Bedingungen zur Empfängniss beim Weibe, wie aus den Fällen hervorgeht, wo weibliche Individuen im Zustande des Schlafes, der Ohnmacht und sogar im Scheintode geschwängert wurden. (Vgl. hierüber die Fälle von Klein in Kopp's Jahrb. der St. A.K. Jahrg. 10. Zittmann *Med. forens. Cent. V. Cas.* 21., Alberti, *System, jurispr. med. T. II. p.* 200. Osiander, Handb. d. Geburtshülfe. S. 286., Klose, System der gerichtl. Physik. S. 309., Bernstein, Kleine medicinische Aufsätze. S. 127., Voigtel in Schmidt's Jahrb. d. Med. Bd. 5. S. 73.)

In wieferne eckelhafte Krankheiten und Missbildungen der Geschlechtsorgane des Ehegatten dem weiblichen Ehetheile Berechtigung geben, Ehescheidung zu verlangen, hat die Gesetzgebung zu bestimmen und der Gerichtsarzt wird nur die Aufgabe haben, den Thatbestand solcher krankhaften Zustände zu bestimmen und zu verificiren.

§. 106.

Der erste Beischlaf einer Jungfrau schliesst als solcher die Möglichkeit der Schwängerung so wenig aus, als das Wochenbett, die Säugungsperiode und das längere Zeit stattgehabte Ausbleiben der Menstruation; auch ist sie während der Zeit des Flusses der letzteren Schwangerschaft möglich, und ebenso ist das Unverletztsein und das Vorhandensein des s. g. Jungfernhäutchens durchaus kein Beweismittel, dass keine Befruchtung stattgefunden habe.

Anmerk. So begünstigend einige Momente, welche die intensivere Aufnahme des Samens in die weiblichen Geburtstheile fördern, für die Befruchtung sein mögen, wie z. B. tieferer Stand der Gebärmutter, Stand des Vaginaltheils derselben möglichst in der Medianlinie, weiterer Muttermund, Benutzung der Schenkel und Anstrengung der Bauchpresse im Acte der geschlechtlichen Aufregung, wodurch die ganze Gebärmutter tiefer in das Becken getrieben und so dem Penis näher gebracht wird: so ist doch Thatsache der Erfahrung, dass in einzelnen Fällen der Beischlaf auch ohne Immisio penis in die Vagina, fruchtbar gewesen ist, wenn nur einzelne Tropfen des Spermas in den untersten Theil der Scheide eingedrungen waren. Vielleicht wirken hier auch lebhafter auftretende Contractionen der Vagina, die das Sperma dem Muttermunde rascher und vollständiger zuführen, günstig. Kiwisch (Geburtshilfe I. Abthl. S. 104.) beobachtete zwei Fälle, wo bei unvollständiger Atresie der Vagina Befruchtung stattfand. In dem einen Falle, wo die Atresie durch ein stark hypertrophirtes Hymen bewirkt war, erschien die vorhandene, in schiefer Richtung verlaufende Oeffnung nur für die feinsten Sonden durchgängig, so dass offenbar nur eine höchst geringe Menge Samens in die unterste Partie der Scheide eindringen konnte. — Auffallend ist, dass öffentliche Dirnen so selten geschwängert werden; die Thatsache lässt sich zur Zeit noch nicht befriedigend erklären. — Zu bemerken ist hier noch, dass wegen Enge der Theile und wegen der Beschaffenheit des Schambogens die vollständige Einführung des männlichen Gliedes und die Zerstörung des Hymens nicht zu Stande kommen kann, wo dann wiederholte Versuche der Beiwohnung die Folge haben, dass das Jungfernhäutchen und die zur Scham gehörigen Theile einwärts gedrängt werden. Es bildet sich dann auf Kosten des Schamcanales eine Art Trichter, der das Ende des Penis aufzunehmen geeignet ist. Am Boden dieses Tichters liegt das Hymen und bildet manchmal einen vorspringenden Wulst mit centraler Oeffnung und befranzten Rändern; häufiger ist es verdünnt, zurückgezogen und in eine Art von Ring oder Kreisfalte umgewandelt (Vgl. Tardieu, die Vergehen gegen d. Sittlichkeit. Weimar. 1860. S. 30.)

§. 107.

Wenn im einzelnen Falle nicht aus den angeführten Gründen die Zeugungsunfähigkeit des Weibes mit Gewissheit hervorgeht, so kann die Möglichkeit der Empfängniss nicht in Abrede gestellt werden, in so ferne nur bewahrheitet ist, dass Same des Mannes in die weibliche Scheide gelangt sein konnte.

Zweites Kapitel.

Von dem abnorm erhöhten Geschlechtstriebe.

§. 108.

Die Lehrbücher der gerichtlichen Medicin haben diesem Gegenstande ihre Aufmerksamkeit gewidmet, weil er allerdings Anlass gerichtlich-medicinischer Untersuchung werden kann, in soferne die Ehegatten darüber bei Gericht Klage führen und selbst auf Ehescheidung dringen, oder auch bei verübter Nothzucht, wo von Seiten des Angeschuldigten, krankhaft erregter, abnormer Geschlechtstrieb zur Frage kommt. Die Klagen können in Fällen ersterer Art gegenseitig sein, indem sich der eine Theil über das zu Viel, der andere über Verweigerung ehelicher Pflichten beschwert. Das Urtheil des Gerichtsarztes wird aber hier, wenn es sich nicht um Concurrenz eines krankhaften psychischen Zustandes handelt, wenig helfen, denn wenn Untersuchungen über übermässigen Trieb gepflogen werden sollen, so muss das darauf beruhende Factum zuerst hergestellt sein; dies wird aber schwer zu constatiren sein. Und wenn die Thatsache eines übermässigen Begehrens der Begattung als Gewissheit dasteht, d. h. wenn sie durch Zeugen und Umstände dem Richter als bewiesen erscheint, bedarf es da noch der Constatirung des Gerichtsarztes? Wenn diese Thatsache aber nicht rechtlich erwiesen ist, wie und auf welche Weise soll sie der Gerichtsarzt erweisen? Er wird sich aus Gründen der Wissenschaft ausser Stand befinden, den objectiven Beweis als Sachverständiger zu liefern. Sind Krankheitszustände vorhanden, welche erfahrungsgemäss den Geschlechtstrieb abnorm zu steigern vermögen, so kann der Gerichtsarzt zwar ein Urtheil geben, dass die präsumtive übermässige Steigerung des Geschlechtstriebes davon herrühren könne, mit Gewissheit vermag er aber nicht zu entscheiden, nicht einmal immer mit Wahrscheinlichkeit. Practisch aber kann die Frage sein, ob ein solches Uebel Heilversuche zulasse. Wo ein Krankheitszustand der Geschlechtstheile vorhanden ist, der zugleich geeignet ist, dem anderen Ehegatten Eckel und Abneigung gegen den Beischlaf einzuflössen, da involvirt er in dieser Richtung den Grund zur Ehescheidungsklage. Was übrigens im concreten Falle als übermässiger Begattungstrieb gegenüber dem Recht und den Forderungen der Erhaltung der Gesundheit und der Wahrung vor Gesundheitsbeschädigung anzusehen ist, ist schwer zu bestimmen, und weder der Arzt noch der Gerichtsarzt wird jemals in der Lage sein, hier das richtige Maass treffen zu können und sich desshalb, wenn er verständig ist, lieber bescheiden, sein Unvermögen einzugestehen. — Bei Fällen der zweiten Art wird eine psychische Untersuchung nöthig und es handelt sich dann um das Maass der Zurechnungsfähigkeit.

Drittes Capitel.

Von dem abnorm verminderten Geschlechtstriebe.

§. 109.

Die Klagen über ungenügende Geschlechtsbefriedigung können nur bei Ehegatten vorkommen. Wo nicht die bereits angeführten krankhaften Zustände (so weit sie hieher bezogen werden können) vorliegen, die Unvermögenheit zur Zeugung begründen, vermag der Gerichtsarzt kein Urtheil, wenigstens kein entscheidendes oder befriedigendes zu geben.

Viertes Capitel.

Von der Ueberfruchtung.

Superfoetatio.

§. 110.

Obgleich man der Untersuchung über die Möglichkeit der Ueberfruchtung in der gerichtlichen Medicin grosse Aufmerksamkeit zugewendet hat, so hat die Frage: ob und unter welchen Umständen dieselbe möglich und wirklich sei, für die Rechtspflege doch nicht das practische Interesse, wie manche Lehrer der gerichtlichen Medicin glauben mögen, und dieses Interesse wird um so geringer, als die Entscheidung von Seiten des Gerichtsarztes im günstigsten Falle doch nur im Allgemeinen auf die Möglichkeit hinweisen könnte.

Anmerk. Wir wissen aus der Physiologie der Zeugung, dass nur durch Berührung zwischen Samen und Ei eine Befruchtung möglich sei. Diese Ansicht ist jetzt wohl von allen Physiologen anerkannt, und bei Säugethieren haben es auch schon ältere Versuche gezeigt, dass eine Gebärmutter nicht schwanger wird, wenn man dieselbe künstlich so schliesst, dass der Same von der einen und das Ei von der andern Seite nicht mit einander in Berührung kommen können. Wenn also der menschliche Uterus verschlossen, wenn er durch Ei und die Tunica decidua ausgefüllt und sein Ostium ausserdem sowohl enge zugezogen, als auch durch den sich hier bildenden Schleimpfropf verstopft ist: so kann keine Befruchtung mehr erfolgen. Das in der Höhle der T. decidua in den früheren Zeiten der Schwangerschaft vorhandene Wasser setzt mit Nothwendigkeit den Schleimpfropf und die Verschliessung des Ostium uteri voraus. In späteren Zeiten mag er indessen, eben so wie das Wasser zwischen der das Ei überziehenden T. decidua reflexa, und der den Uterus überziehenden Decidua vera fehlen können. Dann sind aber natürlich diese beiden Blätter der Decidua durch das ganze Gewicht des festen und flüssigen Ei-Inhaltes an einander gepresst, so dass dann eben so wenig ein Hindurchdringen des Samens bis zu den Tubenöffnungen zu denken ist. Kiwisch (Geburtskunde. I. S. 198) anerkennt vom physiologischen Standpunkte aus die Möglichkeit der Ueberfruchtung; Scanzoni (Geburtshilfe. I. S. 188) hält dieselbe für nicht erwiesen und erwartet ihr baldes Verschwinden aus den Lehrbüchern. — Duncan (Assoc. Journ. 1853. May) behauptet auf seine Untersuchungen hin, dass die alcalische Uterinabsonderung bis zum dritten Schwangerschaftsmonate andauern und die Menstrualabsonderung ihren Weg durch den Muttermund wenigstens noch 2 Monate nach der Schwängerung finden könne. Bis der Muttermund durch den gallertartigen Schleimpfropf verschlossen sei, könne daher eine neue Empfängniss stattfinden und die Superfötation bis zum dritten Schwangerschaftsmonat vorkommen. Wenn der Gegenstand auch noch einiges Dunkle hat, so lassen sich doch fast alle bekannten Fälle, womit die Möglichkeit der Superfötation bewiesen werden soll, durch Zwillingsschwangerschaft erklären, wobei das eine Kind früher geboren wurde.

Dass bald auf einander folgende Coitus mehrere, gerade vorhandene Keime befruchten können, lässt sich nicht läugnen. Zwillingsschwangerschaft beruht wahrscheinlich öfter auf mehrfachem Coitus.

Fälle, wo Frauenzimmer mit doppeltem Uterus überschwängert wurden, sind bis jetzt zwar mehrere namhaft gemacht, aber von der Kritik noch nicht als solche anerkannt; denn wenn man auch die Schwängerung beider Uterushälften als Thatsache gelten lassen muss, so ist doch damit das noch nicht bewiesen, was man pro Foro mit Superfötation bezeichnen will. — Die Schwangerschaft scheint gewöhnlich nur in dem einen Uterushorne vor sich zu gehen. Wie übrigens aus dem von Boivin mitgetheilten Falle hervorgeht, wo eine seit 6 Monaten verheirathete Frau einen viermonatlichen Fötus und 40 Wochen nach der Hochzeit reife Zwillinge gebar und bei der Uterus und Scheide doppelt vorhanden war, — scheint doch eine zweifache Empfängniss vorkommen zu können.

Fünftes Capitel.

Von den Zeichen eines erlittenen Coitus.

§. 111.

Da die Schwangerschaft und ihre Möglichkeit vorerst von einem stattgehabten Beischlafe abhängig ist, so hat die gerichtliche Medicin schon aus diesem Grunde Anlass, von den Zeichen eines erlittenen Coitus zu sprechen; es kann dieser Gegenstand aber auch bei anderen begangenen rechtswidrigen Handlungen, dem gerichtlichen Arzte Aufgabe zur Beurtheilung werden, wie namentlich bei Fragen über verübte Nothzucht.

Anmerk. Was ist in rechtlicher Beziehung unter Coitus zu verstehen? Vom gerichtsärztlichen Standpunkte aus werden wir darunter das Einbringen eines erigirten männlichen Penis in die weibliche Mutterscheide verstehen müssen, wobei es nicht weiter darauf ankommt, ob dieses Einbringen relativ ganz oder theilweise geschieht, ob mit oder ohne Samenergiessung in die Vagina.

§. 112.

Bei Untersuchung und Beurtheilung eines fraglich erlittenen Coitus ist vorerst zu unterscheiden, ob der Fall ein weibliches Individuum betrifft, wo erwiesen schon früher Coitus stattgehabt hat, oder ob derselbe bei bestehender Jungfrauschaft verübt worden sein soll. Im ersten Falle vermögen wir weder Wahrscheinlichkeit noch Gewissheit zu geben, dass ein Coitus vorgegangen sei, wenn nicht zufällig entschiedene Zeichen von gewaltthätiger Einwirkung an den äusseren Geschlechtstheilen Aufschluss geben.

Anmerk. Die Folgen eines mit Gewalt vollführten Coitus bei einer Person, welche nicht mehr jungfräulich ist, oder gar schon geboren hat, bestehen naturgemäss in Quetschung der äusseren Geburtstheile durch die Versuche, den erigirten Penis in die Mutterscheide einzuführen. Wie gross auch der Widerstand von Seite des Weibes sein mag, die Quetschung kann doch nie sehr erheblich werden, und wenn auch sehr bald nach der verbrecherischen That eine ärztliche Besichtigung statt hat, so wird die Diagnose schon dadurch schwierig und unsicher, weil man den Zustand der Theile vor der Gewaltübung nicht kennt, eine mehr oder weniger augenscheinliche Röthung der Schleimhaut und einige Volumvermehrung der Schamlippen noch nicht als Quetschung constatirt werden können. Angebliche Schmerzhaftigkeit der Theile ist für sich werthlos. Endlich scheint schon eine erhebliche Gewaltseinwirkung stattfinden zu müssen, um augenfällige traumatische Reactionserscheinungen an den äusseren Geburtstheilen zu verursachen. Leichtere Insulte scheinen sich in ganz kurzer Zeit wieder auszugleichen und weil Fälle von Stuprum violentum selten gleich nach der That zur ärztlichen Untersuchung gelangen, so findet man in der Regel gar nichts Auffallendes oder auf angewendete Gewalt Hindeutendes an den Schamtheilen. Im Allgemeinen scheint das jugendliche Alter mehr Vulnerabilität zu besitzen, als das weiter vorgeschrittene.

Noch weniger lässt die Untersuchung der Mutterscheide ein aufklärendes Merkmal traumatischer Art entdecken. — Das Aufsuchen und Auffinden von männlichem Samen bei Lebenden lässt sich leicht in Vorschlag bringen: wer diesen Versuch aber schon practisch ausgeführt hat, wird mir beistimmen, dass die Arbeit, auch bei grosser Kunstfertigkeit, Beharrlichkeit und Umsicht, nicht nur höchst schwierig ist, sondern auch resultatlos zu bleiben pflegt. In letzter Beziehung mag der Grund zum größten Theile zwar in dem Umstande liegen, dass der Anlass zur Untersuchung verspätet eintritt; indessen würde der Mangel der Spermatozoiden so wenig ein negatives Moment des fraglich erlittenen Coitus sein, als die Abwesenheit gewaltsamer Merkmale an den äussern Geschlechtstheilen und an den Wandungen und dem Orificium vaginae.

In wiefern das Vorhandensein von Samenresten in der Umgebung der weiblichen Geschlechtstheile oder in den Kleidungsstücken u. s. w. Beweis oder Indicium eines stattgehabten Coitus sein können, vermag nur die Totalität der Umstände des einzelnen Falles zu entscheiden.

§. 113.

Es gibt weder aus dem Körper im Allgemeinen, noch aus einer besondern Beschaffenheit der Geschlechtstheile hervorgehende einzelne Zeichen, aus denen man einen unverletzten jungfräulichen Zustand annehmen kann. Das Vorhandensein oder der Mangel des Jungfernhäutchens (Hymen), worauf man zu allen Zeiten den grössten Werth gelegt hat, lässt für sich und mit vereinzelten andern Zeichen durchaus keinen sichern Schluss auf den verletzten oder unverletzten jungfräulichen Zustand zu, es kann im einen, wie im andern Falle fehlen, oder vorhanden sein. Wenn übrigens bei noch jugendlichen Mädchen die vorhandenen Brüste fest und elastisch, die kleinen Warzen von einem hellrothen Hofe umgeben sind, der elastische und mässig feste Unterleib über den Schambeinen sanft gewölbt ist, die derben, etwas röthlich aussehenden Schaamlippen an einander schliessen und die Nymphen bedecken, der Kitzler nur mit seiner Spitze unter der Vorhaut als kleines Knöpfchen hervorragt, dabei der Scheideneingang sehr eng, das Hymen unverletzt, die Scheide eng und mit vielen Runzeln versehen, der erforschbare Scheidentheil der Gebärmutter glatt und der Muttermund querspaltig ist, so haben wir freilich keinen Grund an dem jungfräulichen Zustande zu zweifeln. Die genannten Merkmale variiren aber bei den einzelnen Individualitäten und besonders bei dem vorgeschrittenen Alter. Auch kann ein einmaliger oder mehrmaliger, insbesondere mit Schonung ausgeführter Coitus die aufgeführten jungfräulichen Zeichen so unerheblich ändern, dass sie keinen Anlass geben, Defloration mit Wahrscheinlichkeit anzunehmen. Endlich können Krankheitszustände die sonstigen Merkmale der Jungfrauschaft zerstört haben. Die gerichtliche Medicin vermag daher über die Frage: ob der jungfräuliche Zustand noch in seiner physischen Integrität bestehe, nur mit Würdigung aller concreten Verhältnisse, und auch da nicht immer befriedigenden Aufschluss zu geben.

Anmerk. Die physischen Zeichen der Defloration können lediglich nur aus den Fol n hervorgehen, welche durch die mehr oder minder gewaltsame Ausdehnung des Scheideneinganges gesetzt werden und wobei namentlich das Hymen betheiligt sein kann. In der Regel wird letzteres beim normalen Vollzuge des ersten Coitus zerrissen und pflegt auch von Blutung begleitet zu sein; die Reste des zerrissenen Hymens schrumpfen dann zusammen und bilden am Scheideneingange 2—3, beiläufig erbsengrosse, wulstige oder lappige Erhabenheiten, die man *Carunculae myrtiformes* nennt. Bei grösserer Resistenz des Hymens kann diese Zerreissung schwierig werden, in und bei schonender Immissio penis kann endlich selbst nach vollzogenem Coitus das Hymen unverletzt erhalten sein *). Ebenso kann das Hymen durch das Einbringen jedes andern fremden Körpers und auch in Folge von Masturbation, wogegen übrigens noch Zweifel erhoben worden sind, zerstört werden, ja, es kann auch von Geburt aus gänzlich mangeln oder nur rudimentär vorhanden sein. — Wo Ausnahmsbedingungen nicht vorhanden sind, so gewährt die Integrität des Hymens übrigens dem Rufe der Jungfrauschaft einen bedeutenden Vorstand Von Krankheiten erfordert vorhandener chronischer weisser Fluss besondere Beachtung, weil dadurch bedeutende Erschlaffung der Schamlippen, des Scheideneinganges und der Scheide selbst verursacht werden kann. — Ueber die Veränderungen der Geschlechtstheile durch Nothzucht und Schamattentat, vergl. unten das Capitel über Vergehen gegen die Sittlichkeit. — Bei wiederholtem Coitus bildet sich auch Erweiterung des verengten untern Theils der Vagina, so wie man Verlängerung der Nym-

---

*) Vgl. §. 106. Anmerk.

phen und durch ihr Hervortreten und den dadurch begünstigten Luftzutritt, Missfarbigkeit derselben wahrnimmt. Aber auch diese Erscheinungen können durch andere Ursachen, als den Coitus vermittelt sein — Das *Corpus luteum*, welches man nach Leichenöffnungen als ein Zeichen von Defloration und von stattgehabter Conception und Schwangerschaft früher angesehen hat, verliert nach dem jetzigen Stande der Wissenschaft diese Bedeutung ganz, indem es bloss die Folge der Ruptur von Graaf'schen Bläschen ist, welche während jeder Menstruation erfolgen kann.

Sechstes Capitel.

Von der Schwangerschaft.

Von der Bestimmung des Anfanges einer Schwangerschaft.

§. 114.

Alle Forschungen, um den Anfangstermin einer Schwangerschaft nach objectiven Zeichen genau bestimmen zu können, sind bis dahin fruchtlos geblieben. Das gewöhnlichste Verfahren ist, dass man den Zeitpunkt der ersten ausgebliebenen Menstruation zu Grunde legt. Allein, abgesehen davon, dass man in den meisten Untersuchungsfällen der Art, auf die blosse Angabe der zu Untersuchenden hinsichtlich der letzten monatlichen Periode verwiesen ist, und diese nicht gerade als glaubwürdig angenommen werden darf, so gewährt dieser Zeitpunkt durchaus keinen sicheren Anhaltspunkt an sich und wird durch die Erfahrung, dass bei vorhandener Empfängniss die Menstruation regelmässig oder unregelmässig sich wiederholen kann, trügerisch. Andere objective Zeichen verdienen gar keiner Erwähnung, und die subjectiven sind ebenfalls durchaus unzuverlässig.

Anmerk. Wollte man unter der Bedingung, dass regelmässig schon die erste Menstruation nach einer Conception ausbliebe, dass man also mit Sicherheit jede Conception in den Zeitraum zwischen der letzten stattgehabten und der ersten ausgebliebenen Menstruation setzen könnte, und eben so viele Conceptionen in die erste als in die zweite Hälfte dieses Zeitraumes fielen, ein Mittel annehmen, so würde dasselbe in die Mitte der letzten eingetretenen und der ersten weggebliebenen Menstruation fallen. (Vgl. Bergmann, Med. forens. S. 185). Hiemit wäre aber für den concreten Fall durchaus nichts gewonnen, abgesehen von dem Umstande, dass nach einer Conception mehr oder weniger häufig die nächste Menstruation noch eintritt. Interessant ist übrigens das Ergebniss der Zusammenstellung mehrerer genauer Beobachtungen von Berthold (Vgl. dessen: Ueber das Gesetz der Schwangerschaftsdauer. Göttingen, 1844) über die Verhältnisse der Menstruationsperiode zur Schwangerschaft. Berthold fand nämlich, dass die Menstruationsperiode nicht regelmässig 28 Tage betrage, sondern gewöhnlich mehr, dass sie ferner bei einem und demselben Individuum nicht immer genau nach derselben Zeit wiederkehre, aber auch in demselben Verhältnisse die Schwangerschaftsdauer verschieden sei.

Von der mittleren Dauer einer normalen Schwangerschaft.

§. 115.

Die neuere Wissenschaft hat manche unrichtige Ansichten und Behauptungen über die natürliche Dauer der Zeit aufgeklärt, innerhalb welcher die Frucht im Uterus bis zur Reife entwickelt ist, was um so wichtiger erscheinen muss, als darauf Präsumtionen des Gesetzes über den möglichen, wahrscheinlichen oder gewissen Zeitpunkt, an welchem, oder innerhalb welchem, eine geborene reife Frucht erzeugt worden ist, beruhen. Wenn es sich aber, nachdem Irrthümer beseitigt sind, darum handelt, an deren Stelle positive Wahrheiten zu setzen, so sind wir nicht in der Lage, dieses mit der Schärfe und nach den Forderungen zu geben, wie sie die Rechtspflege an uns machen wird.

§. 116.

Die Bestimmung der mittleren Dauer der normalen Schwangerschaft kann nur das Resultat einer sehr grossen Zahl von Beobachtungen sein, die durch eine grosse Reihe von Jahren, ja man muss beinahe sagen, fortdauernd und bei den verschiedenen Völkern und unter den verschiedensten äusseren Umständen und Verhältnissen, angestellt werden. Nun sind wir noch gar nicht im Besitze solcher umfassender Beobachtungen, abgesehen von der Schwierigkeit, dieselben richtig anstellen zu können. Letztere besteht hauptsächlich in dem Umstande, dass bei weitem in den meisten Fällen keine Gewissheit über den Anfang der Schwangerschaft zu erlangen ist.

Anmerk. Wenn Henke und andere geachtete Lehrer der gerichtlichen Medicin von einer Regelmässigkeit der Schwangerschaft sprechen und sogar einen festbestimmten Zeitpunkt für die Niederkunft annehmen, so bleiben sie den Beweis dafür schuldig und reichen also mit ihrer Behauptung vor dem Forum der Wissenschaft nicht aus. — Wie unsicher und unrichtig selbst die Rechnung nach 9 Sonnen- und 10 Mondsmonaten ist, welche innerhalb der für die Schwangerschaftsdauer festgestellten 280 Tage liegen sollen, hat Berthold (i. a. W.) evident gezeigt. Da der Sonnenmonat im Allgemeinen 30 Tage $10^1/_2$ Stunden beträgt, so sind 9 Sonnenmonate nur 274 Tage, während hingegen 10 Mondsmonate, den synodischen Mondsmonat im Allgemeinen zu 29 Tagen $12^1/_2$ Stunden gerechnet, etwa 295 Tage betragen.

§. 117.

Zieht man hiebei noch in Erwägung, dass selbst bei der Voraussetzung einer festen Norm in der Dauer der Schwangerschaft, unseren Beobachtungen zufolge, Abweichungen wegen krankhaften Zuständen vorkommen, deren Gesetze wir zur Zeit noch gar nicht erkennen, so leuchtet die Schwierigkeit in der Bestimmung einer normalen mittleren Schwangerschaftsdauer noch mehr ein.

§. 118.

Was sich nach dem Stande der Wissenschaft mit Gewissheit sagen lässt, ist: dass die normalen Geburten in einen Zeitraum fallen, der von wenigen Wochen umschlossen ist, und als dessen Mittelpunkt man beiläufig 280 Tage annehmen kann, ohne dass wir jedoch im concreten Falle im Stande sind, mit einiger Gewissheit entscheiden zu können, ob die Zeitgränze vor oder nach dem 280. Tage bestehe.

Anmerk. Hiernach erledigt sich der Irrthum, den schon Paul Zachias bekämpfte, dass die Schwangerschaft des menschlichen Weibes an gar kein Gesetz gebunden sei, wornach also eine Frau über Jahr und Tag schwanger sein könne. — Ueber die Schwankungen in der Schwangerschaftsdauer geben die Beobachtungen, welche Merriman *(Med. chirurg. transact. publ. by the med. a. chir. Soc. of London. Vol. XIII. 1827. p. 340 ffg.)* an 114 reifen Kindern gemacht hat, unläugbaren Aufschluss Er fand, dass der Zeitraum von der letzten eingetretenen Menstruation (präsumtiver Anfang der Schwangerschaft) bis zur Geburt bei 3 Kindern 255, 256 und 259 Tage dauerte, bei 2=262, 2=263, 4=264, 1=265, 4=266, 1=267, 1=268, 4=269, 1=270, 2=271, 2=272, 3=273, 4=274, 2=275, 4=276, 8=277, 3=278, 3=279, 9=280, 5=281, 2=282, 6=283, 1=284, 4=285, 3=286, 1=287, 5=288, 2=289, 2=290, 4=292, 2=293, 1=295, 2=296, 2=297, 4=298, 1=301, 1=303, 1=305, 2=306. Die grösste Zahl der Geburten fiel hiernoch in die vierzigste Woche. — Nach Kilian's Ansicht, die in neuerer Zeit unter den Physiologen und Geburtshelfern viele Anhänger gewonnen hat, soll sich die Dauer der Schwangerschaft, namentlich bei dem regelmässig menstruirten Weibe nicht nach dem Tage der Conception, sondern nach dem der Conception zunächst gelegenen, entweder da gewesenen oder erwarteten Menstruationstermine richten und, von solch einem Termine gerechnet, beinahe 280 Tage dauern, d. h. sie endet ungefähr an dem Tage, wo das Weib, wäre es nicht schwanger gewesen, zum 10. Male seine Menstruation bekommen haben würde. Dieser Ansicht, welche wissenschaftlich nicht festzustellen ist, steht besonders die Erfahrungsthatsache entgegen, dass die Fälle sehr häufig vorkommen, wo die Menstruation regelmässig schon vor der vierten Woche eintritt.

§. 119.

Die Abweichungen von der als beiläufige angenommenen mittleren Schwangerschaftsdauer können auf mehr oder weniger in die

Augen fallenden, oder überhaupt erkennbaren krankhaften Zuständen beruhen. In diesen Fällen darf der Gränzpunkt der Schwangerschaft mehrere Wochen über den 280. Tag gesteckt werden. Unter keinen Umständen darf aber von einer, mit den Zeichen der Reife geborenen Frucht behauptet werden, dass sie einige Monate vor dem 280sten Tage geboren worden sei.

Anmerk. Es ergiebt sich hieraus die Schwierigkeit für die Gesetzgebung in der Bestimmung des Zeitraums, innerhalb welchem eine Geburt als rechtmässig anzusehen sei. Wenn die bestehenden Gesetzgebungen in der Annahme des Minimums etwas zu weit giengen, so scheint nach den Ergebnissen der Gerichtspraxis hinsichtlich des Maximums, sie ebenso wenig der Vorwurf einer mit der Wissenschaft nicht harmonirenden Engherzigkeit zu treffen. Von Früh- und Spätgeburten sollte aber die Gesetzgebung und Rechtspflege gar nicht sprechen, da diese Begriffe zu vag und unbestimmt sind und bei dem Mangel einer ganz bestimmten Schwangerschaftsdauer im Allgemeinen, keinen reellen Werth haben können. — Mit dem Namen: *Graviditas praecox* bezeichnet man jene Schwangerschaften, welche, obgleich sie nicht die normale Dauer zeigen, dennoch ein vollkommen ausgebildetes und reifes Kind liefern. Es scheint in solchen Fällen die Ausbildung des Fötus schnellere Fortschritte zu machen, als gewöhnlich, und umgekehrt scheint sie dann gehemmt oder verzögert worden zu sein, wenn bis zur Ausstossung der Frucht ein auffallend langer Zeitraum (300—308 Tage) verstreicht. — Obgleich, besonders in Bezug auf die letzteren Fälle, sehr leicht ein Irrthum unterlaufen kann, und man daher mit der Bezeichnung *Graviditas serotina* sehr vorsichtig zu Werke gehen muss, so sind dafür doch zu glaubwürdige Männer vorhanden, als dass man an dem wirklichen Vorkommen solcher Schwangerschaften zweifeln dürfte. — Mende hat als Gränze der Verspätung der Geburt den 322. Tag angenommen, über welchen hinaus die Wahrscheinlichkeit einer Schwangerschaft gänzlich erlischt. — Das römische Recht (*Digest. Lib. I. Tit. V. L. 12. — Dig. Lib. XXXVIII. Tit. XVI. L. 3. §. 11. 12. — Nov. XXXIX. Cap. 2. —*) setzt den Termin von 182 Tagen für die Anerkennung lebensfähiger Geburten fest. Jedes an und nach dem 182. Tage seit der Hochzeit oder nach einem eingestandenen Beischlafe geborene Kind, welches lebend zur Welt kommt, wird civilrechtlich als ein lebensfähiges erkannt, und ebenso wird jedes lebensfähige und am Leben bleibende Kind, wenn es nach dem 181. Tage, oder vor Beendigung des 10. Monats nach einem gewissen Beischlafe geboren ist, als aus diesem Beischlafe erzeugt, betrachtet. Diese Bestimmungen gelten also in allen Fällen, wo über Erbschaftsrechte, Vaterschaft und Rechtmässigkeit des Kindes entschieden werden soll. — Der Code Napoleon (*Lib. I. Tit. VII.* §. 312) stimmt mit dem römischen Rechte zusammen, wenn er festsetzt, dass ein Kind, welches während der Ehe empfangen wurde, den Ehegatten zum Vater habe. Dieser ist jedoch berechtigt, das Kind für das seinige nicht anzuerkennen, wenn er beweist, dass er in der ganzen Zwischenzeit von dem 300. bis zum 180. Tage vor der Geburt des Kindes, sei es wegen Entfernung oder durch die Folgen eines Zufalls, sich nicht in dem Zustande befunden hat, seiner Gattin ehelich beizuwohnen. — Das österreichischische Gesetzbuch bestimmt (Th. III. §. 135) im Allgemeinen, dass Kinder, die im siebenten bis zehnten Sonnenmonate nach geschlossener Ehe von der Gattin geboren werden, für rechtmässig zu erkennen sind. Die nach dem zehnten Monate geborenen, unterwirft es der Untersuchung der Kunstverständigen. Wie aber die Ansichten und Urtheile der Sachverständigen hier auseinander gehen können, zeigt die Praxis in England, wo ein Termin vom Gesetze nicht bestimmt ist. — Das allgemeine Gesetzbuch für Preussen (Bd. III. S. 143. §. 19) erklärt ein bis zum 302. Tage nach dem Tode des Ehemannes geborenes Kind für rechtmässig.

§. 120.

Bei dem Mangel bestimmter Merkmale über die mittlere Dauer und den Umfang der Schwangerschaft im Allgemeinen, wird es desshalb im concreten Falle nicht möglich, ein hieher bezügliches, bestimmtes gerichtsärztliches Urtheil zu geben; bei den günstigsten Indicien kann dasselbe höchstens mit einiger Wahrscheinlichkeit ausgesprochen werden. Nur wo die Fälle Frühgeburten der ersten Monate und noch etwas weiter betreffen, und die Zeichen aus der Beschaffenheit des geborenen Kindes zu entnehmen sind, da lässt sich die stattgehabte Dauer einer Schwangerschaft, je nach Umständen, sogar mit an Gewissheit gränzender Wahrscheinlichkeit feststellen.

Anmerk. Scanzoni ist der Ansicht, dass es wohl in sehr vielen Fällen möglich sei, durch eine genaue Untersuchung der Schwangern ein der Wahrheit ziemlich annäherndes Urtheil über die Dauer der Schwangerschaft fällen zu können und empfiehlt die von Nägele angegebene Methode, die sich ihm als ziemlich zuverlässig und leicht anwendbar gezeigt habe. Sie besteht in Folgendem. Ist es möglich, mit Bestimmtheit den Tag zu eruiren, an welchem der letzte Menstrualfluss zum ersten Male erschienen ist, so kann man hierin, indem man sich gleichzeitig auf den Erfahrungssatz fusst, dass die Conception am häufigsten unmittelbar nach der Menstruation stattfidet, ein Moment für die Berechnung der Schwangerschaftsdauer finden. Man zählt von diesem Tage 3 Monate zurück, zählt dann sieben Tage hinzu, und der so gefundene Tag ist annähernd derjenige, an welchem die Entbindung bevorsteht. — Diese Berechnungen können keine Anwendung finden, wo es sich nach der Geburt um die Bestimmung der normalen Schwangerschaftsdauer handelt; es giebt aber für den Gerichtsarzt nicht selten Anlässe, sich gutachtlich über eine concrete Schwangerschaftsdauer schon vor der Geburt äussern zu müssen. Bei solchen Fällen berücksichtige dann der Gerichtsarzt auch noch die ersten, von der Mutter gefühlten Bewegungen des Fötus, die sich in der Regel um die Mitte der Schwangerschaft — in der 18.—20. Woche — einzustellen pflegen.

Von den Merkmalen der Schwangerschaft.

§. 121.

Ein Urtheil über eine fraglich bestehende Schwangerschaft lässt sich von Seiten des Gerichtsarztes nur dann mit Gewissheit geben, wenn sowohl durch das Befühlen des weiblichen Unterleibs von aussen, als durch die Exploration durch die Mutterscheide, Kindestheile im Mutterleibe wirklich wahrgenommen worden sind. Ohne diese Zeichen sind alle übrigen nur von der Art, dass sie im günstigsten Falle, mit einem grösseren oder geringeren Grade von Wahrscheinlichkeit, Schwangerschaft annehmen lassen und dann erst deutlich in die Sinne fallen, wenn die Schwangerschaft so weit vorgeschritten ist, dass die innere Untersuchung Gewissheit zu geben vermag. Hiebei versteht es sich von selbst, dass der untersuchende Gerichtsarzt oder Geburtshelfer diejenige technische Fertigkeit und Ausbildung besitzen müsse, um richtig seine Tastorgane in Anwendung setzen und richtig fühlen zu können, damit nicht schon dadurch ein irriges Urtheil veranlasst wird.

Anmerk. Ausser der Untersuchung durch mittelbares Befühlen der Kindestheile wird als Erforschungsmittel der Schwangerschaft das Stethoscop in Anwendung gezogen. So lange die Kindestheile nicht durch Befühlen wahrzunehmen sind, d. h. so lange das Kind nicht eine Entwickelung hat, dass durch die Exploration verlässige Wahrnehmungen zu machen sind, so sind die Resultate des Hörrohrs theils unsicher, theils nicht vor Täuschungen geschützt; sind aber Kindestheile zu fühlen, so wird das Hörrohr überflüssig, oder kann bloss zur Unterstützung der Diagnose dienen. — Belehrend ist in dieser Beziehung ein von Wald (Gerichtl. Medicin. Leipzig, 1858. II. 121) mitgetheilter Fall. — Was die Diagnose der Schwangerschaft und die Mittel und Art ihrer Feststellung betrifft, so gehört dies als rein technischer Act nicht weiter hieher, wesshalb auf die neuern Hand- und Lehrbücher der Geburtshilfe verwiesen wird.

Von der Selbsttäuschung bei Schwangerschaft.

§. 122.

Die Täuschung über Schwangerschaft kann in einer doppelten Richtung hervortreten: einmal, dass sich eine Schwangere nicht für schwanger hält, und fürs zweite, dass sich eine nicht Schwangere für wirklich schwanger hält. Zunächst hat die Entscheiduug der Frage: ob das Eine oder das Andere aus Gründen der Wissenschaft im Allgemeinen als möglich anzunehmen sei, practisches Interesse für die gerichtliche Medicin. — Wenn wir nur allein auf die Thatsache Rücksicht nehmen wollen, dass selbst geübte Geburtshelfer sich in beiderlei Richtung getäuscht haben, so erwächst uns hieraus schon ein Recht und eine Verpflichtung, in Abstracto die Möglichkeit der Selbsttäuschung nicht in Abrede zu stellen. Aber auch in den Fällen, wo die Möglichkeit und Wirklichkeit der Selbsttäuschung in Anfrage kommt, wird der Gerichtsarzt vielleicht nie im Stande sein, das Gegentheil so zu erweisen, dass die vorgeschützte Behauptung des betreffenden Frauenzimmers vom Richter als entkräftet anzunehmen wäre, wenn nicht die übrigen Umstände gleichzeitig, so weit sie bestätigend oder negirend einwirken, mit sachkundiger und scharfer Prüfung berücksichtiget werden.

§. 123.

Bei der Beurtheilung ist übrigens zu unterscheiden, ob es sich um Täuschung in den ersten fünf bis sechs Monaten der Schwangerschaft, oder in den letzten derselben handelt. Je näher die normale Schwangerschaft ihrem normalen Ende steht, um so weniger ist unter gewöhnlichen Umständen die Selbsttäuschung wahrscheinlich. Bis beiläufig zum fünften und sechsten Monate ist aber ohne entschiedene Gegengründe des concreten Falles, die Möglichkeit der Täuschung vom Gerichtsarzte aus Gründen der Wissenschaft und der Erfahrung nicht zu widersprechen. Besondere Rücksicht verdient die extrauterine Schwangerschaft, wenn ein solcher Fall jemal Gegenstand gerichtlicher Verhandlung werden sollte.

Anmerk. Wie Täuschungen der Schwangern auch in der zweiten Hälfte der Schwangerschaft möglich seien, dafür theilt Devergie mehrere beweisende Fälle mit. Freilich dürfen solche Fälle nur als seltene Ausnahmen angesehen werden und man hüte sich Folgerungen daraus für concrete Fälle zu weit auszudehnen.

§. 124.

Die Möglichkeit der Täuschung ist um so eher anzunehmen, wenn eine Person, namentlich als erstmal Geschwängerte, mit den Zeichen und Verhältnissen der Schwangerschaft, besonders bei geistiger Beschränktheit oder bei einem jugendlichen Alter, welches bereits noch die Gränze der gesetzlichen Zurechnungsunfähigkeit berührt, nicht bekannt ist; die Schwangerschaft sich etwa nicht stark ausprägte; wenn Schwangerschaft mit erheblicher Störung des Körpers vorkommt, oder selbst unter dem Scheine einer bestimmten Krankheitsform sich darstellt; wenn eine Schwängerung in bewusstlosem Zustande vorgegangen ist, oder über die Möglichkeit der Schwängerung unter gewissen Umständen, irrige Ansicht obwaltet. Dagegen ist die Täuschung als höchst unwahrscheinlich oder selbst als unmöglich anzunehmen, wenn bei gesunden Sinnen die Verstandeskräfte entsprechend ausgebildet sind, die bisherige Art der Erziehung, der Beschäftigung und des socialen Verkehrs, Kenntniss von dem, was man im gemeinen Leben unter Schwangerschaft begreift, voraussetzen lässt; der Körper so weit normal gebaut ist und die Entwickelung desselben dem bestehenden Alter entspricht; im Allgemeinen eine relative Gesundheit besteht; körperliche oder krankhafte Zustände fehlen, wenigstens nicht glaubwürdig nachgewiesen werden können, welche geeignet wären, nach der geistigen Befähigung und der Bildungsstufe der Betreffenden die Erkennung der Schwangerschaft schwierig zu machen oder mit wirklichen Krankheitszuständen verwechseln zu lassen; endlich, wenn die Schwangerschaft nicht die erste ist.

Anmerk. Erwiesenes Binden und Zusammenschnüren des Unterleibs, so wie Handlungen überhaupt, welche dahin zielen, den grösseren Umfang des Bauches zu verdecken und den Verdacht von Schwangerschaft abzuhalten, sind für den strafrechtlichen Beweis hier wichtige Thatsachen, aber der Gerichtsarzt, der zwar immerhin Kenntniss davon erhalten soll, darf sie doch nicht als einen Grund für sein Arbitrium anführen Es wird bloss von der Eigenthümlichkeit des Falles abhangen, wenn er in die Lage kommen soll, im Zusammenhange mit andern, seiner Competenz unterstehenden Thatsachen, auch diese Handlungen seiner Erörterung zu unterwerfen. —

In der Mehrzahl der Fälle angeschuldigter Kindestödtung pflegen die Angeschuldigten mit der Behauptung vorzutreten, ihre Schwangerschaft nicht gekannt zu haben. Angehende Gerichtsärzte werden dabei leicht bestimmt, aus Vorurtheil, den hier so nothwendigen Standpunkt der Unpartheilichkeit zu verlassen und, anstatt in eine gründliche und umsichtige Untersuchung und Prüfung aller Thatsachen pro et contra einzugehen, bieten sie einseitig Alles auf, die Behauptung der Angeschuldigten zu widerlegen Ein solches Verfahren verfehlt nicht, bei dem Richter Misstrauen zu erwecken. — Im Allgemeinen darf man einer Frauensperson, die sich eines Beischlafsvergehens bewusst ist, zutrauen, dass sie nicht aufmerksamslos gegen früher oder später nachfolgende Befindens- und Körperveränderungen, namentlich in und an ihrem Bauche, ganz besonders aber bezüglich des Verhaltens ihrer Menstruation, sein werde. Anderseits ist es aber auch wieder eine psychologische Erfahrungs-Thatsache, dass gerade solche Personen das nicht gerne hoffen oder erwarten. was sie befürchten und jede Erscheinung, die geeignet ist, den befürchteten Zustand zu unterstützen. anders zu deuten bestrebt sind — Der Kindestödtung Angeschuldigte geben auch gerne vor, dass entweder ihre Menstruation gar nicht ausgeblieben sei, sondern regelmässig fortgedauert habe, oder dass sie in Unterbrechungen ausgeblieben und wiederkehrt sei, wodurch sie zu dem Glauben bestimmt worden sein wollen, nicht schwanger zu sein. Solche Angaben, wo sie einflussreich sind, müssen im concreten Falle hinsichtlich ihrer Möglichkeit oder Wahrscheinlichkeit, einer strengen wissenschaftlichen Prüfung unterworfen werden. Dabei darf nicht unberücksichtigt bleiben: 1) dass Weibspersonen, die an Unregelmässigkeit der Menstruation leiden, 2 bis 3 und noch mehr Monate nach der letzten Menstruation erst concipiren können, was sich, wie Kiwisch meint, dadurch erklären lässt, dass die Menstruation vor ihrem Eintritte durch stattgefundenen Coitus und gleich anfangs eingetretene Befruchtung mehr oder weniger unterdrückt wurde. Ist diese Unterdrückung eine unvollständige, so ergiebt sich in solchen Fällen die eigenthümliche Erscheinung, dass früher Amennorrhoische erst während der Schwangerschaft menstruirt sein können. — Bei einzelnen Individuen wirkt der Coitus so aufregend, dass beträchtlichere Congestionen gegen die Genitalien und auch blutige Ausscheidung der Gebärmutter erfolgt. Meist wird aber diese Erscheinung eine Folge krankhafter Veränderungen der Gebärmutter sein. — 2) In seltenen Fällen findet während der ersten 2—4 Monate, zur gewöhnlichen Menstruationszeit, 1—2 Tage hindurch, eine blutig wässerige Uterussecretion statt. 3) Die Menstruation wiederholt sich regelmässig nach ihrer frühern Weise durch 5--6—7 Monate, — eine Erscheinung, die nach den Beobachtungen von Kiwisch unter 10,000 Fällen kaum einmal zur Beobachtung kommt. 4) Die Menstruation kehrt, nachdem sie in den ersten Monaten ausgeblieben ist, erst im spätern Verlaufe der Schwangerschaft regelmässig wieder. Diese Fälle sind die allerseltensten. 5) Die Menstruation kehrt nach geschehener Conception noch einmal und zwar ziemlich reichlich wieder, worauf dann eine vollständige Unterdrückung derselben erfolgt. Diese Anomalie ist weniger selten. 6) Die Mehrzahl der vermeintlichen Menstruationen während der Schwangerschaft hat einen pathologischen Grund, indem sich in unregelmässigen Zeitabschnitten Blut oder blutiges Serum aus der Gebärmutter ergiesst.

Von der Mola-Schwangerschaft.

§. 125.

Unter Mola-Schwangerschaft versteht man denjenigen Zustand der Gebärmutter, wo deren Inhalt in einem degenerirten Ei besteht. Die Missbildung beruht hier auf einer Abnormität der Eihäute. Im Innern dieser häutigen Hülle findet man wohl noch einen, wenn auch verhältnissmässig kleinen, mehr oder weniger deutlichen Embryo; in manchen Fällen sind die Molen nichts, als von einer grossen Masse geronnenen Blutes umgebene, ganz gesunde Eier. Sie bilden sich durch den Act des Abortirens, mit welchem sie hervorkommen. Der Vorgang des Ausstossens eines Eies in den früheren Monaten ist schwierig und geschieht sehr langsam. Dabei finden nun Blutungen im Uterus statt; das Blut drängt sich zwischen Uteruswand und Chorion überall in das Gewebe der *Tunica decidua* und fliesst theils durch das *Ostium uteri*, indem es sich den Weg bahnt, herab; theils bleibt es coagulirt in dem genannten Gewebe hängen, so dass dieses nun mit dem eingeschlossenen Blute einen unförmlichen Klumpen bildet, in welchem aber das Ei, öfter noch ziemlich gesund, angetroffen wird. Da aber über der Ausstossung des Eies zuweilen viel Zeit hingeht, so kann auch der Embryo, wenn er noch sehr zart war, bis zur Unkenntlichkeit oder bis zum gänzlichen Verschwinden verändert sein, bis das Ei wirklich geboren wird, so dass alsdann das entartete Ei nicht mehr mit Sicherheit als Ei erkannt werden kann.

Anmerk. Man hat von jeher mehrere Arten von Molen angenommen; ür die gerichtliche Medicin bleibt die Unterscheidung wahrer und falscher Molen von practischem Werthe. Erstere sind immer mit einem fruchtbaren Beischlafe in ursächlichem Zusammenhange, letztere nicht. Die Bedingung der Entstehung einer wahren Mole ist stets das Absterben des Fötus in der frühesten Bildung und die fortdauernde Ernährung seiner Eihüllen. Die Veränderungen, welche sie nach ihrer Ausstossung darbieten, geben Aufschluss über die zu Grunde liegenden pathologischen Processe, und da diese meist in Blutandrang, Bluterguss und Ausschwitzung in Folge von Entzündung mit allen ihren Metamorphosen bestehen, so lässt sich auch annehmen, dass sie die häufigste Ursache des Absterbens des Fötus und daher die entferntere Bedingung der Molenbildung sind. Ist aber der Fötus einmal abgestorben, so kann er durch Auflösung und Aufsaugung eben so spurlos verschwinden, wie wir dies bei andern organischen Stoffen, z. B. den Wasseransammlungen, den Afterproducten u. s. w. beobachten. — Bei den wahren Molen müssen sich immer Theile eines Fötus, oder wenigstens Eihäute, wenn auch mehr oder weniger verändert auffinden lassen, und dies ist dann pro Foro als ein Criterium derselben anzusehen. — Man unterscheidet bei den wahren Molen verschiedene Arten: a) Das Abortivei, welches ein wirkliches Ei darstellt, das aus Theilen des durch Krankheit zu Grunde gegangenen Embryo sammt den Eihüllen besteht. b) Fleischmolen, sie sind eine Metamorphose des Abortiveies, dessen Häute bei längerm Verweilen im Uterus hypertrophisch werden, und sich in ein, dem Mutterkuchen ähnliches aber dichteres, blutreiches Gewebe verwandeln. Die Anfangs mit Flüssigkeit gefüllte Höhle wird nach Aufsaugung der erstern verkleinert oder aufgehoben und die Mole bildet dann eine compacte fleischige Masse von birnförmiger Gestalt mit Resten der Decidua. Bei längerm Verweilen im Uterus bilden sich darin durch weitere Veränderungen ihres Inhaltes, vielleicht auch durch entzündliche Ablagerungen, sehnen-, kalk-, brei- und knochenartige Concremente, und stellen dann die s. g. Flechsen-, Haar- und Horn-, Brei. Stein-, Kalk- und Knochenmolen dar. c) Blasenmolen entstehen dadurch, dass die Zotten des Chorions sich frühzeitig erweitern und an ihren kolbigen Enden zu zahllosen Blasen ausdehnen. Die Chorionhülle ist dabei nicht, wie bei der Fleischmole, verdickt, sondern verdünnt, daher sie durch die Zusammenziehungen der Gebärmutter zerrissen und die Mole nicht als geschlossener Sack ausgestossen wird. — Falsche Molen sind immer nur das ausschliessliche Product eines krankhaften Processes ohne Ei. Nach den trefflichen Untersuchungen von Mikschik lassen sich dieselben auf folgende Krankheiten zurückführen: 1) Blutmolen, aus angesammeltem coagulirtem Blute bestehend, 2) Wassermolen, und zwar a) Schleim- oder Zellpolypen; b) vergrösserte Follikel des Gebärmutterhalses; c) Fibroiden mit verworrener Faserung. 3) Blasenmolen, und zwar: a) Hydatiden der Gebärmutter; b) hypertrophirte Follikel; c) Hydrometra, als Ansammlung seröser Flüssigkeit im Uterus; 4) Luftmolen, entstanden durch Zersetzung der enthaltenen Flüssigkeit, nach deren theilweiser Aufsaugung der übrige Raum mit Gas erfüllt wird. 5) Fleischmolen, und zwar: a) Gebärmutterpolypen; b) weiche succulente Fibroide und c) Pseudomembranen mit anhängenden Faserstoffgerinnungen. Dieselben Producte stellen in anderweitigen Metamorphosen und bei längerem Verweilen in der Gebärmutter 6) die sehnigten und 7) die Kalkmolen dar.

§. 126.

Die Mola-Schwangerschaft lässt sich nicht mit Gewissheit, nicht einmal mit Wahrscheinlichkeit erkennen, und die Schwierigkeit wird um so grösser, als ein gesundes Ei und eine Mola zu gleicher Zeit in der Gebärmutter vorhanden sein können; überdiess kann eine Mola eine Frucht enthalten.

Anmerk. Dass auch die Geburt einer Mole die gewöhnlichen Zeichen einer Geburt überhaupt darbieten könne, beweist der von Dr. Chowne mitgetheilte Fall, wo eine Frau eine Hydatidenmasse gebar, die etwa fünf Monate lang im Uterus verweilt hatte. Insbesondere hatte auch in den Brüsten die Milchabsonderung begonnen.

Siebentes Capitel.

Von der Geburt.

Von den Criterien einer überstandenen Geburt im Allgemeinen.

§. 127.

Wenn es sich um die Anwendung der Criterien einer überstandenen Geburt handelt, so muss unterschieden werden, ob die Geburt kürzlich oder längst stattgehabt hat. In den Fällen ersterer Art, wo nur wenige Stunden oder Tage seit der Geburt verflossen sind, kann meist mit Gewissheit der stattgehabte Vorgang der Geburt entschieden werden, so wie auch in diesem Zeitraume eine Frage negativer Art, immer mit Sicherheit zu erledigen ist. Anders verhält es sich aber da, wo die Geburt schon vor längerer Zeit vor sich gegangen ist, weil sich die physischen Merkmale hier so verwischen, dass selbst das werthvollste Zeichen, die Einrisse im Ostium uteri, schwindet, oder nicht mehr mit der erforderlichen Deutlichkeit hervortritt.

Anmerk. Die Diagnose einer Geburt während der Wochenzeit beruht auf folgenden Symptomen: Schwellung und Secretion der Brüste, relativ grosse Schlaffheit der Bauchdecken und s. g. Schwangerschaftsnarben; die braune Linie zwischen Nabel und Schamgegend, die sich fast immer bei vorgerückter Schwangerschaft bildet, wenn die Geburt nahe dem Schwangerschaftsende erfolgt ist; Anschwellung, Erschlaffung und Ausdehnung der äusseren Genitalien, besonders in der ersten Zeit; Abschürfung der Schleimhaut des Vorhofes; Entzündungen; Zerreissungen des Frenulum; Einrisse des Perinäum; runzelnlose oder erschlaffte und ausgedehnte Scheide; Vergrösserung des Uterus, den man nach Ausstossung des Mutterkuchens als eine runde harte Kugel durch die Bauchdecke fühlt; tiefer herabhängender, sich weicher und lockerer als sonst anzufühlender, mehr länglicher Scheidenabschnitt, bei dem der Muttermund noch ausgedehnt ist; Einrisse, Wulstung und unregelmässige Gestaltung des äussern Muttermunds; Blutabgang oder Lochiensecretion aus den innern Geburtstheilen, welch letztere man aus ihrem eigenthümlichen Geruche erkennt. — Diese Symptome haben ihren entschiedenen Werth innerhalb der ersten 5—10 Tage nach der Geburt.

Im weitern Verlaufe des Wochenbettes und nach demselben sind die Bauchdecken mehr oder weniger erschlafft und mit kleinen weissglänzenden sog. Schwangerschaftsnarben bezeichnet; die mehr oder weniger erschlafften äussern Genitalien dunkler pigmentirt; am Frenulum und Perinäum können Narben bestehen; die Vagina mehr oder weniger erweitert; die Vaginalportion nicht mehr so glatt und regelmässig conisch gestaltet, sondern, vorzüglich wenn schon mehrere Geburten vorausgegangen sind, wulstig und höckerig; der äussere Muttermund erscheint nicht als rundes Grübchen, sondern als eine unregelmässige Querspalte. — Was die Diagnose einer vorhergegangenen Geburt während einer nachgefolgten Schwangerschaft betrifft, so ist dabei zu berücksichtigen, dass die erschlafften Bauchdecken gewöhnlich schon in der ersten Hälfte weisse Narben zu zeigen pflegen, zu welchen sich in der letzten Zeit auch noch neue hinzuzugesellen pflegen, die von röthlicher Farbe sind. Aus dem Fehlen der weissen Narben ergiebt sich jedoch kein sicherer Schluss auf nichtvorhergegangene Schwangerschaft, da namentlich Frühegburten die Bildung derselben unterbrechen können. Der äussere Muttermund ist wulstig, höckerig und lässt die an seinem Rande, vorzüglich nach den Seiten hin vorhandenen Einkerbungen bei fortschreitender Auflockerung immer auffälliger fühlen, so dass er wieder aus zwei Lappen gebildet erscheint, welche während des Vorrückens der Schwangerschaft immer weiter aus einander klaffen und am Ende derselben sehr weich und wulstig durch den Scheidengrund hereinragen. Der Cervicalcanal bietet vom Beginne der Eröffnung des äusseren Muttermundes an, stets die Gestalt eines Trichters dar, welcher seine weitere Oeffnung nach unten kehrt, daher die Vaginalportion nie eine regelmässig conische Form, wie bei Erstgeschwängerten hat, bei denen der äussere Muttermund entweder stets geschlossen bleibt, oder wenigstens ein weiterer ist, als der innere. — Besondere Verhältnisse können aber auch hier Abweichungen begründen. — Die Diagnose einer stattgehabten Geburt bei einer Leiche ist in den ersten Tagen, wo der Uterus noch einen grössern Umfang darbietet, Blutgerinsel oder blutige Flüssigkeit enthält, nicht schwierig und das Vorhandensein der Reste der Decidua schliesst jeden Zweifel aus. Was noch insbesondere den Uterus betrifft, so findet man die *Plicae palmatae* seines Cervicalcanals nicht mehr so regelmässig verlaufen, wie im jungfräulichen Zustande und seine Höhle bildet im senkrechten Querdurchschnitte ein Dreieck mit nach aussen convexen Rändern. — Der Mangel oder das Vorhandensein des Jungfernhäutchens als solchen, beweist nichts. Es hangt von den speciellen Eigenschaften desselben ab, ob es, sowie nach vollzogenem Coitus, auch hier, je nach Art und Verlauf der Geburt, sowie nach Beschaffenheit des Fötus oder Kindes in dieser oder jener Form erhalten worden sein konnte. —

Die Erkenntniss, dass ein Abortus stattgefunden habe, wenn das Product selbst bei Seite geschafft ist, lässt sich nicht aus der Beschaffenheit der Geschlechtstheile mit Sicherheit gewinnen; die ganze Art des Vorganges des verdächtigen Geburtsactes mit der dabei stattfindenden, gewöhnlich sehr heftigen Blutung müssen mit in Erwägung gezogen werden. Nie ist eine genaue Untersuchung des in Klumpen und geronnenen Stücken abgegangenen Blutes zu unterlassen, da man darin bei Aufmerksamkeit nicht selten das abgegangene Ei auffindet, wodurch der Thatbestand des Abortus zur Gewissheit erhellt. Vgl. auch §. 126. Anmerk. —

§. 128.

Aus dem Ergebnisse der Untersuchung genau den Zeitpunkt der stattgehabten Geburten zu bestimmen, hat mehr oder weniger Schwierigkeiten, und das Urtheil verliert in dem Verhältnisse an Sicherheit, als die Symptome sich verwischen oder vermindern, auf welche die Diagnose der stattgehabten Geburt selbst gegründet worden ist. Innerhalb der ersten sechs Tage der Wochenzeit gelingt die genauere Bestimmung meist in der Art, dass man wenigstens sagen kann, innerhalb wieviel Tagen die Geburt vor sich gegangen sein müsse oder gegangen sein konnte. Später hangt es von den individuellen Umständen ab, in wie weit ein Termin annäherungsweise ausgesprochen werden kann. Nach sechs und mehreren Wochen wird man auf chronometrische Aussprüche, die über das Gebiet gewisser Möglichkeiten sich ausdehnen, verzichten müssen.

Anmerk. Einen Fall von Täuschung bei einem geübten Geburtsarzte nach einer vor mehreren Wochen stattgehabten Geburt, habe ich in der vereinten deutschen Zeitschrift für d. St. A. K. Jahrg. 1847. Bd. II. Heft 1. S. 637. mitgetheilt.

Von den Criterien präcipitirter Geburten.

§. 129.

Die Constatirung einer präcipitirten Geburt kann, besonders bei Untersuchungen wegen Kindestödtung, für den Gerichtsarzt von entscheidender Wichtigkeit sein, daher der Gegenstand, obgleich streng technisch-obstetricischer Natur, doch hier noch einer besondern Würdigung werth sein dürfte.

§. 130.

Jede präcipitirte Geburt beruht auf einer krankhaft gesteigerten Wehenthätigkeit. Jede solche Geburt ist desshalb ein krankhafter Zustand, der mit folgenden Symptomen auftritt: rasche, gewaltsam ausgeführte, über das ganze Gebärorgan verbreitete Contractionen, bei welchen die Wände desselben in einen ungewöhnlich hohen Grad von Spannung und Härte versetzt werden, — Contractionen, die von einem sehr heftigen Schmerzgefühle, das zum wüthenden Jammer nöthigt, oder in Bewusstlosigkeit übergehen kann, begleitet sind, und nach einiger Dauer wieder nachlassen, um in kurzer Zeit mit erneuerter Kraft wiederzukehren. — Bei dem Umstande, dass der Körper und Grund der Gebärmutter viel reicher an Muskelfasern ist und daher auch viel kräftigere Contractionen zu entwickeln vermag, scheint es, dass jene Theile bald das Uebergewicht über die Kreisfasern des Muttermundes und unteren Uterinsegments gewinnen und die vollständige Erweiterung des Orificiums bewirken, so dass nun von Seite dieses letztern dem Austritte des Gebärmutterinhalts kein Hinderniss mehr im Wege steht. Wirken nun die Contractionen der oberen Uteruspartien mit unverminderter Kraft fort, so wird der Fötus, wenn sonst keine räumlichen Missverhältnisse vorhanden sind, in kurzer Zeit ausgestossen. — Der ganze Vorgang kann mit Krämpfen in andern Körpertheilen, ja sogar mit allgemeinen eclamptischen Convulsionen begleitet sein.

§. 131.

Der ganze Vorgang ist ein sehr bedeutender und daher auch von bedeutenden einzelnen Momenten zusammengesetzt, deren Erforschung und Erhebung für die Constatirung des ganzen Factums allein entscheidend werden kann. Die Einvernahme der fraglichen Person über den ganzen Vorgang muss aber darum auch unmittelbar von dem sachkundigen Gerichtsarzte und mit der grössten Sorgfalt und Umsicht vorgenommen werden.

§. 132.

Bei dieser Erhebung sind stets folgende Puncte zu berücksichtigen: 1) die Körperconstitution. Der Zustand kommt am häufigsten bei nicht sehr grossen aber muskelkräftigen, doch aber auch bei schwächlichen, durch schon länger dauernde Krankheiten herabgekommenen Individuen vor; in letzterer Beziehung selbst bei Tuberculösen und mit hysterischen Krämpfen Behafteten. Auch bei acuten Krankheiten, wie Lungenentzündungen, Blattern u. dgl. hat man ihn schon beobachtet. Eine bestimmte, aus der Constitution hervorgehende Disposition lässt sich aber zur Zeit noch nicht feststellen. 2) Verzögerung in der Erweiterung des Muttermundes. In solchen Fällen kann durch den, mittelst vorzeitigem Abfliessen der Fruchtwasser bedingten unmittelbaren Contact des Kindes mit der inneren Uteruswand ein Causalmoment gegeben sein (Scanzoni), weil der Fötus, dessen Austritt aus der Uterushöhle durch das Verschlossenbleiben des Orificiums gehindert ist, einen ungewöhnlich heftigen Reiz auf die Uterinalnerven ausüben muss. 3) Beschaffenheit des Beckens. Ein weites, wenig geneigtes Becken und eine hochgradige Nachgiebigkeit der weichen Geburtstheile stellt nur eine Verminderung der dem Austritte des Kindes entgegenstehenden Hindernisse, folglich bloss eine Bedingung zu einer leichteren Geburt, nicht aber ein Moment zu einer abnormen Steigerung der Gebärmuttercontractionen und somit keine begünstigende oder ursächliche Bedingung einer präcipitirten Geburt dar, wie fälschlich angenommen wird. 4) Etwaige mechanische Hindernisse für die Ausschliessung des Kindes und die leicht möglichen physischen Folgen davon. Hierher gehören die Zerreissungen des Gebärmutterkörpers, des untern Segments, der Vagina und des Perinäums, Senkungen und Vorfälle des Uterus, so wie Umstülpungen. 5) Heftige und grössere Blutungen in Folge einer vorzeitigen Lösung der Placenta durch die sich allzukräftig contrahirende Uteruswand. 6) Die Ein- und Rückwirkung auf den übrigen Organismus. Ein solcher bedeutender Vorgang geht nicht wohl leicht schnell und spurlos vorüber; von den verschiedenen secundären Zuständen im Gefäss- und Nervensysteme, die hier möglich sind, dürfen die bezüglichen eigenthümlichen Zufälle erwartet werden.

§. 133.

Eine scharfe Kritik aller erhobenen Thatsachen wird dann zeigen, welcher Werth ihnen als Anzeichen einer präcipitirten Geburt im vorliegenden Falle zukomme, und aus ihrem Zusammenhalten und

Vergleichen unter einander und mit allen übrigen factischen Umständen und Verhältnissen wird sich dann das Urtheil des Gerichtsarztes in den meisten Fällen mit Bestimmtheit geben lassen, wenn anders die Fälle auch noch rechtzeitig zur gerichtlichen Untersuchung gelangt sind.

§. 134.

Der Einfluss einer präcipitirten Geburt auf die Gesundheit und das Lebens des Kindes ist nicht nothwendig ein schädlicher, er kann es aber leicht möglich sein. Gefährdet wird das kindliche Leben möglicherweise, durch die schnell auf einander folgende und verhältnissmässig lange anhaltende Circulationshemmung in den Gefässen des Uterus, durch die Compression der Nabelstranges, durch die oft erfolgende vorzeitige Trennung des Mutterkuchens, durch den plötzlichen Druck, den der Kindeskopf bei nicht ganz günstigen relativen Durchmessern beim Durchgange durch das mütterliche Becken erleidet und durch das Hervorstürzen aus den mütterlichen Geburtstheilen an und auf vorhandene Gegenstände, wobei auch Zerreissung des Nabelstranges herbeigeführt werden kann.

Von der Selbsttäuschung über den begonnenen Eintritt der Geburt und das Nichtbewusstwerden des ganzen Vorganges einer solchen.

§. 135.

Dass sich Schwangere, die sich ihres Zustandes bewusst sind, über den begonnenen Eintritt der Geburt eine Zeit lang täuschen können, muss unter Umständen als möglich oder wahrscheinlich angenommen werden. Diese Umstände sind: Beschränkungen aller Art in der geistigen Verfassung, grosse Jugend, grosse Unwissenheit in dem ganzen Vorgange des Gebärens, was mit der ganzen Erziehung und Bildung des betreffenden Individuums in Uebereinstimmung steht; Unwissenheit oder Täuschung über die bisherige Dauer der Schwangerschaft, Frühgeburt, gleichzeitiges zufälliges Bestehen von Krankheiten, die den Wehen ähnliche Schmerzen hervorzubringen geeignet sind, auch die blosse stattgehabte Einwirkung von Ursachen, die solche Krankheitszustände, Uebelbefinden oder Schmerzen hervorzubringen pflegen, wie z. B. plötzliche Erkältungen des Unterleibs, Genuss verschiedener unzweckmässiger Speisen. Wie lange diese Täuschung, welche immer die schärfste Prüfung erfordert, als möglich zugegeben werden darf, hangt ganz von der Individualität des Falles ab; bei gewissen psychischen Zuständen, die mit Störung des Bewusstseins auftreten, kann sie sich auf den ganzen Geburtsact ausdehnen. Solche

Zustände gehören übrigens zu den höchst seltensten und sind mit Umständen verbunden, welche leicht Aufklärung geben. Der Kindestödtung Angeschuldigte schützen gerne derartige Täuschungen vor, und es kann dann zur Erklärung durchaus nöthig werden, dass der untersuchende Gerichtsarzt die Angeschuldigte darüber unmittelbar verhöre.

§. 136.

Von ganz besonderer Wichtigkeit erscheint auch die Frage der Möglichkeit dieser Täuschung bei den präcipitirten Geburten.

§. 137.

Dass eine Geburt vor sich gehen kann, ohne dass die Gebärende sich des Vorgangs bewusst wird, muss als möglich eingeräumt werden. Wenn auch nicht glaubwürdige Beobachtungen hierüber vorlägen, so müssten unsere Erfahrungen über die Wirkung des Chloroforms bei Geburten uns zu dieser Ansicht führen. Die bis jetzt bekannten Fälle derartiger Geburten erscheinen aber als seltene Ausnahmen von der Regel und machen es geradezu unwahrscheinlich, dass ein solcher Zustand bei übrigens gesunden Personen und Erstgebärenden nach einer normal verflossenen Schwangerschaft einzutreten pflegt. Es müssen desshalb in den Fällen, wo ein derartiger Zustand vorgeschützt wird, Anzeichen vorliegen, welche die Ausnahme von der Regel so weit unterstützen, dass die Möglichkeit eingeräumt oder die Angabe für glaubwürdig erklärt werden kann.

Achtes Capitel.

Von den Krankheiten des Fötus.

§. 138.

Die Krankheiten des Fötus haben in zweierlei Rücksicht Interesse für die gerichtliche Medicin. Einmal kann das Gesetz in vorkommenden Fällen die Frage durch den Gerichtsarzt entschieden haben wollen: ob eine s. g. Missgeburt als eine einfache oder mehrfache Persönlichkeit anzusehen sei? Ehe aber eine richtige Entscheidung hierüber möglich ist, muss das Gesetz erst bestimmt haben, was unter geistiger und körperlicher Persönlichkeit in rechtlicher Beziehung zu verstehen ist, sonst können die Urtheile des Gerichtsarztes, je nachdem er sich auf einen Standpunkt stellt, verschieden ausfallen. In Erwägung muss immer dabei gezogen werden, dass während des Lebens eine innere anatomische Untersuchung nicht stattfinden kann, daher eine wichtige Quelle der Entscheidungsgründe verschlossen bleibt. Die gerichtliche Medicin wird übrigens durch derartige Fälle nicht oft in Verlegenheit gesetzt werden, und wir können der Gesetzgebung zur Zeit nur den Rath ertheilen, wenn sie sich nicht der Gefahr aussetzen will, dass sie der einsichtsvolle Gerichtsarzt möglicherweise unbefriedigt lässt, nicht nur feste Bestimmungen darüber zu geben, was unter körperlicher Persönlichkeit in rechtlicher Beziehung zu verstehen sei, sondern auch was sie unter Missbildung begriffen haben will, und welche Genera der Missbildung, nach äusserer Form, den rechtlichen Begriff der körperlichen Persönlichkeit ausschliessen.

Anmerk. Man scheint es als Grundsatz angenommen zu haben, jedes zweiköpfige Monstrum für zwei verschiedene Wesen und beziehungsweise Persönlichkeiten, dagegen jede einköpfige Missgeburt, wenn dieselbe auch zwei Rumpfe besitzt, nur als eine Persönlichkeit anzusehen. Die Physiologie kann hiegegen um so weniger etwas einwenden, als bei vorgekommenen Fällen von zwei Köpfen, wo das Leben ausnahmsweise Jahre lang erhalten wurde, auch zwei verschiedene, von einander unabhängige Bewusstseinsarten und Willen äusserten.

§. 139.

Was eine weitere Frage betrifft, welche auf Grund der Gesetzgebung gestellt werden könnte, ob nämlich eine von einem menschlichen Weibe geborene Frucht, als ein menschliches Individuum anzusehen sei: so kann die gerichtliche Medicin jetzt in allen Fällen nur die Antwort geben, dass jede aus einem befruchteten Ei hervorgegangene Frucht, welche Bildungsform sie immerhin haben möge, der menschlichen Natur angehöre.

§. 140.

Das erheblichste Interesse pro Foro bieten aber die Missbildungen und Krankheiten des Fötus in Bezug auf die Lebensfähigkeit desselben. Und hier entsteht die Frage: ob der Arzt nach wissenschaftlichen Gründen befugt ist, eine Distinction zwischen Missbildung und eigentlicher Krankheit zu machen. Bei der unbestreitbaren Thatsache, dass über die primären Ursachen der allermeisten dieser Krankheits- und Missbildungsformen zur Zeit noch ein unlösbares Dunkel schwebt, müssen wir die Frage verneinen und der Gesetzgebung den Rath ertheilen, bei der Entscheidung über Lebensfähigkeit eines Neugebornen, die Distinction von Krankheit und Missbildung auszuschliessen, beziehungsweise alle Abweichungen von der Normalität lediglich unter die Bezeichnung „Krankheit" zu bringen.

§. 141.

Einer besondern Berüchsichtigung aber würdig sind auch diejenigen Missbildungen, welche sich auf das Geschlecht beziehen, und bei welchen in einem und demselben einfachen Individuum die Geschlechtsorgane beider Geschlechter — des männlichen und weiblichen mehr oder weniger vollständig vereinigt vorzukommen scheinen. Solche sind nun seit alten Zeiten her oft und mannichfach beschrieben worden, das Meiste aber, sogar bis in neuere Zeit hinein Mitgetheilte, muss als zweifelhaft und unzuverlässig angesehen werden. Wie dem sein möge, so bleibt es Thatsache, dass die Form in der Bildung der äusseren Geschlechtstheile so abweichend werden könne, dass es, für den Laien wenigstens, zweifelhaft wird, ob das Geschlecht des fraglichen Individuums weiblich oder männlich sei. Da aber in solchen Fällen eine anatomische Untersuchung der innerlichen Geschlechtstheile nicht möglich ist, folglich die anatomisch-physiologischen Eintheilungsprincipien, wie sie die Wissenschaft uns darlegt, hier keine Anwendung finden können, so ist der Gerichtsarzt mit seinem Urtheile lediglich auf die äusserlich am Körper wahrnehmbaren Formen verwiesen. Je mehr und entschiedener sich der Character der Männlichkeit oder Weiblichkeit darin ausspricht, desto mehr Grund ist vorhanden, sich für das Eine oder andere zu entscheiden. Indessen kann es in einzelnen Fällen, namentlich bei Kindern, gar nicht möglich sein, ein Urtheil mit Gewissheit zu geben, weil sich die beiderseitigen Charactere zu sehr vermischen. Die Beschaffenheit des übrigen Körperhabitus kann dabei nicht entscheidend werden, ebenso wenig die etwa bekannt gewordene geschlechtliche Neigung, da bei Individuen, welche ihr eigenes Geschlecht nicht wissen, es vom Zufall abzuhängen scheint, ob sie ihre Neiguug diesem oder jenem Geschlechte zuwenden, wie sehr evident aus einem Falle von männlichem Hermaphroditen hervorgeht, der sich für ein Frauenzimmer hielt und keine Neigung gegen Weiber, wohl aber gegen Männer empfand.

Die Geschlechtsorgane werden bekanntlich beim Fötus erst im vierten Monate unterscheidbar. In Folge von Hemmungsbildung kann aber die Abnormität in der Bildung der Geschlechtsorgane einen so hohen Grad von Missbildung erreichen, dass eine Unterscheidung, ob männlich oder weiblich unmöglich wird, zumal man für das weibliche Individuum das wichtigste und entscheidende Erkennungszeichen, die Ovarien, im lebenden Zustande nicht constatiren kann. Finden sich Hoden vor, so ist damit die Diagnose der Männlichkeit constatirt. Ob es einen Hermaphroditismus lateralis gibt, bei dem die innern Geschlechtsorgane auf der einen Seite männlich und auf der andern weiblich gebildet sind, ist noch nicht mit Sicherheit entschieden und wird sich durch blosse äusserliche Untersuchung nie mit Bestimmtheit erkennen lassen. — Bleibt bei männlichen Individuen der Hodensack in Folge von Hemmungsbildung gespalten und vereinigen sich seine Hälften nicht in der Raphe, so erhält die Bildungsform den Anschein von Schamlippen mit dazwischen liegender Schamspalte. Die Täuschung wird noch grösser, wenn der Penis in seiner Enwickelung zurückbleibt oder ganz fehlt Diese Art der Zwitterbildung scheint die häufigste zu sein. — Der blosse Mangel der Hoden im Hodensacke hebt die Männlichkeit noch nicht auf. —

Bei der Missbildung der weiblichen Geschlechtstheile erreicht bisweilen die Clitoris das Ansehen und die Grösse eines Penis, ist aber meist an der Spitze nicht durchbohrt. Wo letzteres statt hat, kann sie nicht nur der Ausgang der Harnröhre, sondern auch zugleich der Scheide sein, durch welche dann die Menstruation erfolgt. — Zu den seltensten Fällen gehört das Vorliegen der Eierstöcke in den Schamlippen. —

Die eigenthümlichste Form der Missbildung der Geschlechtsorgane stellt das gänzliche Fehlen derselben dar, was durch neuere Beobachtungen gewiss zu sein scheint.

Neuntes Capitel.

Anomalien des Nabelstrangs und der Placenta und deren Einfluss auf das Leben des Fötus.

§. 142.

Die gewöhnliche Länge des Nabelstranges eines reifen Fötus beträgt zwischen 19—22 Zollen, und die Dicke variirt zwischen der eines kleinen Fingers bis zu jener eines starken Daumens. In erster Hinsicht zeigten sich in der Länge Abweichungen bis zu 60 Zollen, und gegentheilig solche Verkürzung, dass der Fötus mit seinem Nabelringe bereits unmittelbar auf der Placenta oder den Eihäuten aufsass. — Wie die Länge, so zeigt auch die Dicke, welche einzig und allein von der grösseren oder geringeren Anhäufung der Wharton'schen Sulze abhängig ist, bedeutende Differenzen, so dass man nicht selten Nabelstränge von 12—14 Linien im Durchmesser beobachtet hat.

§. 143.

Weder die regelwidrige Länge des Nabelstranges, noch dessen Kürze, übt in der Regel einen nachtheiligen Einfluss auf die Erhaltung der Frucht und den regelmässigen Verlauf der Schwangerschaft. Bei völligem Mangel kann zu frühzeitigen Lostrennungen der Placenta, zu Blutungen und Abortus Veranlassung gegeben werden. Die übermässige Länge ist eine häufige Ursache der Umschlingungen derselben um den Fötus, der Knoten und des Vorfalles. — Die anomale Dicke oder Dünnheit des Nabelstranges übt nach den bisherigen Erfahrungen keinen nachtheiligen Einfluss auf den Fötus.

§. 144.

Falsche Knoten des Nabelstranges gehören zu den häufigsten Abnormitäten dieses Gebildes und bieten für den Gerichtsarzt kein weiteres Interesse. Dagegen vermögen die wahren Knoten, wenn sie feste geschürzt sind, durch mechanische Behinderung des fötalen Kreislaufes, frühzeitiges Absterben der Frucht und vorzeitige Ausstossung derselben herbeizuführen.

§. 145.

Auf das Leben des Kindes wirken selbst mehrfache Umschlingungen des Nabelstranges nur äusserst selten schädlich ein; doch können sie, besonders wenn die Nabelschnur etwas kürzer ist, zu Lostrennungen der Placenta, profusen Blutungen und Frühgeburten möglicherweise Veranlassung geben, und müssen in geeigneten Fällen als eine Ursache der s. g. spontanen Amputationen angesehen werden.

§. 146.

Aus der Anomalie der Insertion der Nabelschnur kann bei der marginalen Insertion, wenn die einzelnen Gefässe am untern Umfange des Eies verlaufen, einestheils durch Compression derselben von Seite des darauf ruhenden Fötus, anderntheils durch ihre, während des Blasensprunges erfolgende Zerreissung, dem Leben der Frucht Gefahr erwachsen.

§. 147.

Das Vorkommen der Entzündung der Nabelschnurgefässe ist eine constatirte Thatsache, und ihr Einfluss auf den Fötus muss jedenfalls ein sehr bedeutender sein. — Die Varicositäten der Nabelvene, welche zuweilen das Volumen eines Taubeneies erreichen, können nur in äusserst seltenen Fällen bersten und dadurch zu tödtlichen Blutungen in die Amnionhöhle Veranlassung werden. — Grössere Cysten vermögen wahrscheinlich durch die mechanische Compression der Nabelschnurgefässe das frühzeitige Absterben des Fötus zu bedingen.

§. 148.

Der Mutterkuchen — *Placenta* — hat am reifen Ei einen

Durchmesser von etwa 6—8 Zollen, ist an der stärksten Stelle nahe an $1^1/_2$ Zoll dick und zwischen 1 und $1^1/_2$ Pfund schwer. Dass die Placenta ohne rudimentäre Bildung gänzlich mangeln könne, ist nicht anzunehmen; die Folgen einer solchen blossen rudimentären Bildung für den Fötus sind leicht einzusehen. — Die regelwidrige Kleinheit der Placenta kann ihren Grund in einer mangelhaften primären Bildung haben; es giebt aber auch eine Volumsabnahme, die ihren Grund in einer allmähligen Obliteration der Placentargefässe hat, in deren Wände grössere oder geringere Mengen kohlensauren Kalkes, der sich als solcher durch das Mikroskop erkennen lässt, abgelagert werden, und vorzüglich an der Uterinalfläche, seltener im Parenchym selbst zu beobachten ist. Diese Verkalkungen, wenn sie nicht gar zu massenreich sind, üben keinen schädlichen Einfluss auf das Leben des Kindes. Bedecken sie aber eine grössere Partie der Uterinalfläche der Placenta, oder verwandeln sie gar das ganze Organ in ein steinigtes Concrement, so ist der Tod der Frucht eine nothwendige Folge.

§. 149.

Die Blutergüsse in das Parenchym der Placenta — *Apoplexia placentae* — welche die häufigsten Placentarkrankheiten darstellen und unter den verschiedenen Ursachen auch mechanische Insulte des Uterus in sich schliessen, können in der zweiten Hälfte der Schwangerschaft durch beträchtlichere Blutung, und wenn der Mutterkuchen in weitem Umfange gelöst wird, durch eine nach aussen tretende Metrorrhagie das Leben der Mutter und des Kindes bedrohen.

§. 150.

Die Entzündung der Placenta — *Placentitis* — mit ihren verschiedenen Ausgängen in Hepatisation, Induration, Verwachsungen, Vereiterungen und Ablagerungen von phosphorsaurem und kohlensaurem Kalke, s. g. Verknöcherungen, kann ebenso wohl im fötalen, als im mütterlichen Gefässsysteme sich entwickeln und ist die Folge innerer, zum Theil uns unbekannter Ursachen; aber auch äussere gewaltthätige Einwirkungen, wie Schläge, Stösse u. s. w. auf den Bauch, Erschütterungen, können sie veranlassen. Die für den Fötus daraus hervorgehenden Wirkungen sind uns noch nicht so genau durch zahlreiche und sorgfältige Beobachtungen bekannt; immerhin aber können sie bei grösserer In- nnd Extensität mangelhafte

Ernährung und sogar den Tod desselben, so wie auch Frühgeburt zur Folge haben.

§. 151

Das Oedem der Placenta veranlasst bei höherm Grade mangelhafte Ernährung der Frucht. Nicht selten wird dabei auch der Fötus in hydropischem Zustande geboren, sowie bei gleichzeitiger allzugrosser Menge der Fruchtwasser Frühgeburten entstehen können.

Zehntes Capitel.

Von den Zeichen des Lebens und des Todes des Fötus.

§. 152.

Zeichen des Lebens der Frucht sind: das Vernehmen der fötalen Herztöne mittelst der Auscultation, die objective Wahrnehmung der Kindesbewegung und das Fühlen widerstrebender kleiner Kindestheile bei der äussern Exploration. Diese Zeichen haben jedoch keine unbedingte Verlässigkeit, so wie aus ihrer Negation der Tod der Frucht noch nicht hervorgeht.

Anmerk. Kiwisch (Geburtskunde I. S. 254) bemerkt ganz richtig: „So unbedingt wir aus dem Vernehmen der Herztöne auf Schwangerschaft und auf das Leben der Frucht schliessen können, so ist doch der gegentheilige Schluss selbst bei Hochschwangern nur mit grösserer Reservation gestattet.“ Auch Scanzoni (Geburtshilfe I. S. 390) sagt: „Man hat die gewöhnlich heftigen, plötzlich schwächer werdenden, und endlich ganz ausbleibenden Bewegungen des Fötus, eine auffallende Langsamkeit und Schwäche seiner Herztöne als diagnostische Zeichen für das Absterben der Frucht hervorgehoben; aber abgesehen davon, dass sie nur für die zweite Schwangerschaftshälfte Gültigkeit hätten, müssen wir erinnern, dass nichts veränderlicher ist. als die Intensität der Kindesbewegungen, und dass es auch sehr viele Momente giebt, welche einen wesentlichen Einfluss auf die Frequenz und Stärke der Herztöne des Fötus üben. Wir würden uns, auf diese zwei Zeichen allein gestützt nie ein Urtheil über das Leben oder den Tod der Frucht erlauben, weil wir uns zu oft von ihrer Unhaltbarkeit und Wandelbarkeit überzeugt haben. Erst mit dem Eintritte anderer objectiver Erscheinungen am Körper der Mutter kann man dem plötzlichen Schwächerwerden der Bewegungen und Herztöne des Fötus einigen diagnostischen Werth einräumen. Solche im mütterlichen Organismus auftretende Erscheinungen sind: das Schwinden der bekannten, in functionellen Störungen begründeten Schwangerschaftszeichen; mehr oder weniger intensive Fieberbewegungen, ungewöhnliche Abgeschlagenheit und Schwäche; erdfahle Blässe des Gesichtes; das Gefühl einer unangenehmen Kälte, von Ziehen, Drängen und Pressen nach abwärts im Becken, oder jenes, als kollerte eine Kugel von einer Seite des Unterleibes zur andern; ein plötzliches Schlaffer- und Welkerwerden der früher tumescirenden Brüste. Umgekehrt beobachtet man aber auch zuweilen gleichzeitig mit den oben erwähnten Fieberbewegungen kurz nach dem Absterben der Frucht ein Anschwellen und Vollerwerden der Brüste, welches öfters erst nach der Ausstossung des Fötus schwindet. Bleibt der Fötus nach seinem Tode noch längere Zeit in der Uterushöhle, so kann die auffallend langsamere, mit der bekannten Schwangerschaftsdauer im Missverhältnisse stehende Volumsvermehrung der Gebärmutter einen Anhaltspunct für die Diagnose abgeben. Treten endlich Blutungen, selbst nur der Ausfluss einer blutig serösen, dem Fleischwasser ähnlichen Flüssigkeit hinzu, erwachen Contractionen der Gebärmutterwände: so kann kein Zweifel mehr über das erfolgte Absterben des Fötus zurückbleiben."

§. 153.

Bei dem geborenen Kinde hat man die Zeichen seines stattgehabten Absterbens vor der Geburt aus der vorhandenen Fäulniss ableiten wollen. Dies ist aber unrichtig. Wirkliche Fäulniss des todten Fötus kann nur in dem Falle eintreten, wenn durch eine vorausgegangene Ruptur der Eihäute der Zutritt der atmosphärischen Luft gestattet wurde. Bei einer solchen Fäulniss müssen sich dann in ihrem Verlaufe die Kohlen-, Schwefel- und Phosphorwasserstoffgase bilden, die den eigenthümlichen Fäulnissgeruch constituiren. Wo aber diese Ruptur der Eihäute, wie in der Regel, nicht erfolgt, so können die Verhältnisse, unter welchen sich der abgestorbene Fötus in der Gebärmutterhöhle befindet, den Eintritt des eigentlichen Fäulnissprocesses nicht begünstigen, wozu noch kommt, dass der bedeutende Salzgehalt der Fruchtwasser ein die Fäulniss sehr hintanhaltendes Moment ist. Die an einem solchen Fötus wahrnehmbaren Erscheinungen beruhen dann auf dem Processe, der in einer innern und äussern Maceration der Weichtheile durch die sie umspülenden Flüssigkeiten mit gleichzeitiger Zersetzung des in den Gefässen enthaltenen Blutes besteht, welch letzteres alle Gewebe durchdringt und so zum Theil aus den Gefässen verschwindet. Am schnellsten erfolgt die Maceration der Hautoberfläche, von der sich die Epidermis losstösst. Dies tritt bei der hohen Temperatur des mütterlichen Leibes schon in sehr kurzer Frist ein, so dass schon einige Stunden nach eingetretenem Tode kleinere oder grössere Partien der Epidermis löslich erscheinen. Von der Oberfläche dringt die Maceration tiefer, die Cutis schwillt an, wird weich und feucht und durch Blutimbibition roth. Gleichzeitig beginnt die Maceration im Innern, es treten die flüssigen Bestandtheile mit dem gelösten Farbstoff des zersetzten

Blutes zum Theil in die Körperhöhlen, zum Theil in die Gewebe, welche weich, welk und missfarbig werden. Am raschesten pflegt dieser Process das Gehirn zu ergreifen, welches zu einem grauröthlichen Bei umgewandelt wird. In kurzer Zeit können selbst die fibrösen Verbindungen der Knochen und namentlich die der Schädelknochen gleichsam zerfliessen, so dass schon nach Verlauf von 2 bis 5 Tagen die einzelnen Schädeltheile vollkommen von ihren Verbindungen gelöst, sich unter der Schädelhaut frei hin und herschieben lassen. Liegt der Kopf unter diesen Umständen nach abwärts, so infiltriren sich seine Integumente durch einfache Senkung der Flüssigkeiten, und es nimmt der Kopf bisweilen einen monströsen Umfang an. Diese Infiltration der Schädelhaut kommt übrigens auch bei Steisslagen, nur minder beträchtlich vor. Schreitet die Maceration noch weiter, so lösen sich auch andere Knochenverbindungen, Muskeln werden leicht zerreisslich, es treibt sich die Bauchhöhle durch die angesammelte Flüssigkeit auf und die erweichte Haut berstet. Ebenso wie die Frucht werden auch ihre Anhänge von der Maceration ergriffen, der Nabelstrang wird welk und morsch, der Mutterkuchen verändert sich in gleicher Weise und es schwindet aus demselben das fötale und später auch das mütterliche Blut. Am längsten widerstreben der Maceration die Eihäute, doch auch diese werden mit der Zeit morsch und durch Imbibition aufgelockert und verdickt. Das Fruchtwasser wird durch den Austritt des Meconiums in Folge des relaxirten Sphincters, durch die abgestossene Oberhaut und durch exsudirte Blutbestandtheile aus der erweichten Körperoberfläche grünlich und bräunlich gefärbt und nimmt bisweilen in Folge chemischer Zersetzung eine scharfe Beschaffenheit und einen eigenthümlichen Geruch an. (Kiwisch). Der Geruch eines derartig macerirten Fötus ist eigenthümlich unangenehm, fade und jenem ähnlich, welchen Substanzen, die der schleimigen Gährung unterworfen sind, von sich geben.

Anmerk In den ersten Wochen geschicht es nicht selten, dass man in dem abortirten, unverletzten Eie keine, oder nur unbedeutende Reste des Embryo vorfindet; die Amnionflüssigkeit erscheint dicker und getrübt, so dass es mehr als wahrscheinlich ist, dass der Embryo eine mehr oder weniger vollkommene Auflösung in der ihn umgebenden Flüssigkeit erlitten hat. Im 3., 4. und 5. Monate zeigt der Fötus ganz dieselben Charactere, als wenn er durch längere Zeit in einer wenig concentrirten Salzlösung aufbewahrt worden wäre; er erscheint etwas eingeschrumpft, die Haut faltig, die Muskeln verdichtet und härter, der ganze Fötus in jenem Zustande, welchen man mit dem Namen Mumification bezeichnet. (Scanzoni).

§. 154.

Das Zeitmaass, innerhalb welchem eine todte Frucht im Uterus getragen werden kann, lässt sich nicht genau bestimmen, da der Eintritt der Geburt von verschiedenen Ursachen abhängig sein kann. Er kann schon wenige Stunden nach dem Tode des Fötus erfolgen, sich aber auch auf Wochen und selbst Monate erstrecken. Letzteres pflegt bei Zwillingsschwangerschaft der Fall zu sein, wo die eine Frucht in den ersten Monaten abstirbt. Aber auch bei einfacher Schwangerschaft kommt bisweilen eine 4—8 Wochen anhaltende Retention der todten Frucht zur Beobachtung.

Elftes Capitel.

Von den Lebensaltern.

§. 155.

Die Bestimmung des Lebensalters eines Menschen kann in vielen Fällen für die Rechtspflege von höchster Wichtigkeit werden, wenn sie mit einer gewissen Schärfe und Verlässigkeit möglich ist. Leider ist die Wissenschaft aber nicht immer in dem Falle, hier den Anforderungen auch nur annähernd zu entsprechen, in so ferne sich das Urtheil auf eine ziemlich genaue mathematische Bestimmung in der Zeit ausdehnen soll; doch ist es immerhin noch einflussreich, und oft auch dem Interesse der Rechtspflege genügend, mit Gewissheit oder Wahrscheinlichkeit ein Urtheil zu geben, welches eine Negation oder das „circa" eines fraglichen Zeitpunktes ausspricht.

§. 156.

Um für die Praxis allgemeine Anhaltspuncte zu geben, haben die verschiedenen Schriftsteller der gerichtlichen Medicin es versucht, das menschliche Lebensalter in gewisse grössere Epochen oder Perioden einzutheilen. Da aber in den Grundsätzen der Gesetzgebung und der Rechtspflege im Allgemeinen keine festen leitenden Principien für eine solche Eintheilung zu finden sind, so ist es begreiflich, dass diese Eintheilungen sehr verschieden ausfallen mussten; einzelne Schriftsteller haben dabei auch zu wenig das eigentliche Interesse der Rechtspflege berücksichtigt. Wenn es aber nun immerhin practisch sein wird, für die Bestimmung des Lebensalters einige grössere Anhaltspuncte zu geben, so werden wir auch hier versuchen, mit vorzüglicher Rücksicht auf das Bedürfniss der Rechtspflege eine Eintheilung zu geben, deren Gränzen sich jedoch in Concreto nicht scharf festhalten lassen und immerhin nur als ein Mittel zum Zwecke dienen sollen.

Anmerk. Vollkommen muss ich Friedreich (Handb. der gerichtsärztl. Praxis Bd. I. S. 112) beistimmen, wenn er bei der Eintheilung der Lebensalter sagt: „Da das Leben des Menschen mit dem Momente der Zeugung und Empfängniss beginnt, und von da an bis zum natürlichen Tode im höchsten Greisenalter eine ununterbrochene Reihe von Evolutions- und Revolutionsprocessen statt hat, und auch der ungeborne Mensch in rechtlicher Beziehung in Betracht kommt, so ist es irrig, die Lebensalter des Menschen erst mit der Geburt beginnen zu lassen." Bei Bestimmung des Alters, man mag irgend einer Eintheilung folgen, darf für die Praxis nicht ausser Acht bleiben, dass verschiedene besondere Zustände, die entweder in der Individualität liegen, oder unter deren Einfluss die Individualität steht, mehr oder weniger grosse Modificationen zu bewirken vermögen, welche im concreten Falle berücksichtiget werden müssen. Hieher gehören: Krankheiten, krankhafte Anlagen, volksstämmliche und familiäre Eigenthümlichkeiten, Clima, Lebensart, Erziehung u. dgl.

§. 157.

Das menschliche Leben zerfällt bei natürlichem Gange desselben in zwei grosse Perioden: Entwickelung (Evolutio) und Rückbildung (Involutio), die nahezu den gleichen Zeitraum von Jahren umfassen, und zwar in der Art, dass die Periode der Rückbildung unmittelbar an die höchste Stufe der Entwickelung anknüpft und unter immer merklicher werdender Abnahme organischer Kraft und Thätigkeit mit dem Aufhören des Organismus als solchem, mit dem Tode endet.

§. 158.

Die Ausbildung des Organismus erreicht im Medium mit dem 35. Lebensjahre ihren Culminationspunkt. Von hier an nimmt die Athmungscapacität der Lungen, welche das unzweifelhafteste Merkmal beginnender Rückbildung darstellt, ab und fällt von Jahr zu Jahr, in gewissen Verhältnissen, bis in das höchste Lebensalter, wie sie sich von der Geburt an, bis in das 35. Lebensjahr unausgesetzt erweitert hatte.

Anmerk. Hutchinson *) fand durch seine Versuche, dass die Athmungscapacität zwischen dem 30. und 35. Jahr am grössten sei, und dass sie von da ab falle und zwar in dem Verhältnisse $1^1/_2$ Kubikzoll für jedes

*) Von d. Capacität d. Lungen u. von d. Athmungsfunctionen etc. A. d. Englischen von Samosch. Braunschw. 1849.

hinzukommende Lebensjahr. Vom 15.—35. Lebensjahre dagegen steigt die Athmungscapacität im Verhältniss der hinzutretenden Jahre. — Geist *) ist durch seine zahlreichen und sorgfältigen Versuche zu dem Resultate gelangt, dass die Athmungscapacität der Lungen bei beiden Geschlechtern in der Evolutionsperiode des menschlichen Lebens bis zum 35. Lebensjahre steigt, mit welchem sie ihren höchsten Stand erreicht, von da aber wieder abnimmt, und zwar in gewissen, mit dem allgemeinen Rückgang des Lebensprocesses in Zusammenhang stehenden Verhältnissen, wobei der messbare Ausdruck dieser rückgängigen Bewegung zur Zeit nach jedem Jahrzehnt der Involution erfassbar wird.

§. 159.

Im Verlaufe der zwei genannten, nach ihrem physiologischen Ausdrucke wesentlich verschiedenen Hauptperioden, markiren sich, nach gewissen körperlichen und Lebens-Erscheinungen, besondere Lebensabschnitte, welche für die gerichtliche Medicin und Psychologie practisches Interesse darbieten. Wir unterscheiden hiernach: 1) Fötusperiode, 2) Kindheitsperiode, 3) Knaben- (Mädchen-) Alter, 4) Jünglings- und Jungfrauenalter, 5) männliches Alter, 6) Höheres oder Greisenalter.

1) Fötus-Periode.

§. 160.

Die Fötus-Periode umfasst den Zeitraum des normalen Aufenthaltes des Menschen in der Gebärmutter, objectiv also die Periode während der mittleren Dauer der Schwangerschaft, die man, auch für den gerichtlich-medicinischen Zweck, zweckmässig in neun Monate eintheilen kann. Da diese ganze Periode verschiedene Entwickelungsgrade darstellt, so sollte man erwarten, dass die characteristischen physischen Merkmale dieser Entwickelungsperioden in Grösse und Schwere jeweils besonders sich aussprechen müssten, ebenso, dass die Gewebe des Körpers, je nach ihren Entwickelungs-Schritten, eigenthümliche feste Kennzeichen darbieten sollten. Dem ist aber nicht so. Die Erkennung irgend eines bestimmten Entwickelungsgrades kann nicht so geschehen, dass man für jedes einzelne Organ, für jede Dimension, eine bestimmte Maassangabe besitzt, mit welcher der individuelle Fall zu vergleichen ist; vielmehr ist zu diesem Behufe jedes Einzelne, was zur Bestimmung beizutragen vermag, als nur

*) Klinik d. Greisenkrankheiten. Erlangen, 1857.

innerhalb gewisser Gränzen gelegen anzusehen, und es wird eine bedeutende Abweichung von der Mitte und Annäherung an diese Gränzen nur dann an dem Stattfinden des fraglichen Entwickelungsgrades zweifelhaft machen, wenn es in allen Punkten in gleichem Sinne entweder gegen das Minimum oder gegen das Maximum derselben vorhanden ist.

§. 161.

Was die Merkmale betrifft, welche die Fötusperiode characterisiren, so giebt es deren mehrere und verschiedene; theils sind dieselben aber nur durch anatomische Untersuchung herzustellen, theils gehören sie nicht der ganzen Entwickelungsgeschichte des Fötus an und sind desshalb nicht als constant für alle Entwickelungsperioden und unter allen Umständen zu benützen. Das einzige practische physische Merkmal ist der, in seiner Verbindung mit dem mütterlichen und kindlichen Organismus bestehende Nabelstrang. Das Merkmal fällt hinweg in der früheren Zeit des Lebens des Embryos und nachdem das Kind zur Welt geboren, doch kann es hier noch kurze Zeit mittels der Nabelschnur mit der Mutter verbunden sein. Diese Fälle lassen sich aber leicht ausscheiden.

§. 162.

Das Ei am Ende des ersten Monats hat einen Durchmesser von beiläufig 8 bis 10 Linien, und der Embryo einen solchen bis zu 5 Linien. Letzterer ist stark gekrümmt und sein Kopf stellt sich als eine hügelige Anschwellung dar. Die obern und untern Extremitäten beginnen als stumpfe Hervorragungen, das Auge als schwarzer Punkt, das Ohr als seichte Vertiefung an den Seitentheilen des Kopfes. Obgleich Hoden und Eierstock in ihrer ersten Anlage vorhanden sind, so ist doch das Geschlecht noch indifferent.

§. 163.

Am Ende des zweiten Monats hat das Ei einen beiläufigen Durchmesser von 2 bis $2^1/_2$ Zoll, und der Embryo eine Länge von 10 bis 11—12 Linien und eine Schwere von ungefähr einem Viertel-Quentchen. Seine äussere Form lässt schon die menschliche Gestalt erkennen. Der Kopf überwiegt bedeutend durch seine Grösse den Rumpf und hat eine rundliche Gestalt. Am Auge bilden sich die Augenlider, und am Gehörgange zeigen sich die ersten Andeutungen des äusseren Ohres; die Nase bildet schon eine kleine Hervorragung. Nase- und Mundhöhle sind noch nicht geschieden. Die

Kiemenbogen sind verschwunden und der ganze Rumpf nach vorn ist bis auf den Nabelring geschlossen. Der Nabelstrang, in der Nähe des untern Rumpfendes entspringend, ist gewöhnlich $1^1/_2$ bis 3 Zoll lang. Die Extremitäten sind schon so weit entwickelt, dass sich die Gliederung derselben, sowie die Finger- und Zehenbildung erkennen lässt. Die Geschlechtsorgane bilden eine konische Hervorragung, das Geschlecht ist noch nicht zu unterscheiden.

§. 164.

Am Ende des dritten Monats hat das Ei eine sehr wandelbare Grösse, am häufigsten die einer kleinen Orange. Meist an dem obern Umfange haben sich die Zotten des Chorions mit den embryonalen Gefässen zur Placenta in einem Durchmesser von 2 bis 3 Zollen und einer Dicke von 2 bis 3 Linien entwickelt. Mit dieser eingetretenen Placentabildung wird der Embryo jetzt Fötus genannt. Er hat vom Scheitel bis zum Steiss eine Länge von 22—25 Linien und eine beiläufige Schwere von einer halben Unze. An dem Kopfe sind Mund- und Nasenhöhle jetzt vollkommen getrennt; der Mund ist durch Lippen geschlossen, im Auge bildet sich die Pupillarhaut, es tritt Verwachsung der entwickelten Augenlider ein, die Nasenlöcher sind deutlich vorhanden und das äussere Ohr ist schon im ganzen Umfange des Gehörganges sichtbar. Der Rumpf wird im Verhältnisse zum Kopf etwas grösser, die Insertion der Nabelschnur erhebt sich etwas über das untere Viertheil der weissen Bauchlinie; die Extremitäten zeigen deutlich die Finger- und Zehenbildung und es beginnt die erste häutige Anlage der Nägel. Das Geschlecht kann unterschieden werden.

§. 165.

Am Ende des vierten Monats zeigt der Fötus vom Scheitel bis zum Steiss eine beiläufige Länge von 5 Zollen und eine Schwere von 5—6 Unzen. Die äusseren Theile sind grossentheils formirt, der zum grössten Theile verknöcherte Schädel ist deutlich mit Nähten und Fontanellen versehen, durch die Augenlider schimmert die dunkle Iris, das äussere Ohr ist deutlich entwickelt, besitzt knorpelige Consistenz und das Kinn tritt deutlich hervor. Der Nabel erhebt sich bis zum untern Dritttheil der weissen Bauchlinie.

§. 166.

Ende des fünften Monats ist der Fötus vom Scheitel bis zum Steiss ungefähr 9 bis 11 Zoll lang und 8 bis 10 Unzen schwer.

Man bemerkt jetzt die erste Haarbildung als s. g. Wollhaar am Schädel und Rumpfe und später auch an den Extremitäten. Die Haut bekommt die s. g. Hautschmiere, *Vernix caseosa* — einen grösstentheils aus Epidermisblättchen, Fett, etwas Albumin und Salzen bestehenden weisslichen Ueberzug —, die Haut wird undurchsichtiger und mit lockerem Fette unterpolstert und die Nägel nehmen eine hornartige Beschaffenheit an. Das Gesicht noch von gealtertem Ansehen.

§. 167.

Das Ende des sechsten Monats characterisirt sich vom Scheitel bis zur Ferse durch eine Länge von 11 — 13 Zoll und ein Gewicht von 10—20 Unzen. Der Kopf ist noch verhältnissmässig gross, das Gesicht verliert durch den Fettgehalt der Haut mehr das gealterte Aussehen, an den Augenlidern entstehen die Augenwimpern, die Pupillarmembran ist deutlich vorhanden, der Nabel erhebt sich etwas über das untere Drittheil der weissen Bauchlinie, die Geschlechtstheile sind vollkommen entwickelt, die Nymphen über die grossen Schamlippen hervorragend, der Hodensack noch leer. Dunkler gefärbtes Meconium findet sich auch schon im Dickdarme. Die Farbe der frischen Leiche ist eine schmutzig-zinnoberrothe.

§. 168.

Zu Ende des siebenten Monats ist der Fötus vom Scheitel bis zur Ferse zwischen 13 — 15, vom Scheitel bis zum Steiss $7^1/_2$—11 Zoll lang und zwischen $1^1/_4$—$2^1/_4$ Pfund schwer. Die Pupillarmembran ist verschwunden, es öffnen sich die Augenlider; gewöhnlich findet man einen Testikel am äussern Leistenring. Die erkaltete Leiche bekommt ein bläuliches Ansehen, bleibt welk und es bilden sich keine wahren Todtenflecken.

§. 169.

Am Ende des achten Monats ist die Frucht vom Scheitel bis zur Ferse beiläufig 15—17 Zoll lang und 40—60 Unzen schwer; die untere Extremität hat eine beiläufige Länge von 5 Zoll. Das dichter stehende Kopfhaar kann 3 bis 5 Zoll lang und mehr oder weniger gefärbt sein. Die Haut ist noch zart, die Nägel fangen an fester zu werden und freie Ränder zu bekommen und im Hodensacke findet sich meist schon ein Testikel; der Nabel steht noch etwas unterhalb der Mitte der weissen Bauchlinie. Die Clitoris ist noch stark hervorspringend.

§. 170.

Mit dem Ende des neunten Monats hat die Frucht vom Scheitel bis zum Steiss eine Länge zwischen 16—18 Zollen und eine beiläufige Schwere zwischen 50 und 80 Unzen. Die Fontanellen und Nähte sind im Laufe dieses Monats enger geworden, das Kopfhaar hat sich vermehrt, ist länger und dunkler geworden, während sich das Wollhaar mehr und mehr abstösst. Meist sind jetzt beide Hoden in den Hodensack, der sich zu runzeln anfängt, herabgetreten, die letzten Spuren der Pupillarmembran sind verschwunden; die Kehlkopf- und Luftröhrenknorpel sind fester und das Gehirn hat deutliche Windungen, die man im Laufe des achten Monats noch als Vertiefungen und Spalten antrifft.

Von der Reife und dem Ausgetragensein der Kinder.

§. 171.

Der Begriff des Ausgetragenseins eines Kindes kann sich strenge genommen nur darauf beziehen, dass dasselbe während der normalen Dauer einer Schwangerschaft sich lebend in der Gebärmutter aufgehalten hat. Daraus folgt aber nicht, dass dasselbe ein vollständig reifes oder entwickeltes Kind sei, und eben so wenig kann man aus der Reife eines Fötus allein den Schluss ziehen, dass dessen Aufenthalt im Mutterleibe genau der normalen Dauer einer Schwangerschaft entsprochen hat. Das Alter eines Fötus sucht man aus den physicalischen Zeichen zu bestimmen, welche derselbe in sich schliesst, und was die Dauer der Schwangerschaft betrifft, so wird sich ihr genaues Verhältniss zu der concreten Entwickelung des Fötus nur höchst schwierig, und bloss mit Berücksichtigung aller bezüglichen Umstände prüfen und bestimmen lassen.

§. 172.

Die wichtigsten Merkmale der Reife eines Fötus gehen aus dessen Gewichts- und Längenverhältnissen hervor. Diese sind sehr varirend und es haben sich auch die Schriftsteller über ein genaues Medium bisher nicht einigen können. Ueber die Länge haben Elsässer, Devergie, Moreau und Chaussier sehr genaue Untersuchungen angestellt, aus welchen hervorgeht, dass die mittlere Länge 16 bis 18 Zolle betrage. Andere haben etwas weniger und mehr angenommen, doch dürfte die Mitte am verlässigsten um 17 angenommen werden. Das mittlere Gewicht für beide Geschlechter fällt beiläufig auf 6 Pfund und 28 Loth (österreichisches Civilgewicht), für die Knaben 7 Pfund 2—3 Loth, für die Mädchen 6 Pf. 20 Loth (Scanzoni). Kiwisch nimmt 3—3½ Kilogrammes an. Das Mehr der Länge und des Gewichts macht die Reife nicht zweifelhaft, wohl aber wird dieselbe im Allgemeinen zweifelhaft, wenn erstere unter 15 Zolle und, in Verbindung hiemit, letzteres unter 5 Pfund fällt Mad. Lachappelle fand unter 7430 Kindern 1 von 3 Pfund, 427 bis 4 Pf., 1445 bis 5 Pf., 2996 bis 6 Pf., 1981 bis 7 Pf., 477 bis 8 Pf., 90 bis 9¾ Pf. und 13 bis zu 10 Pf.

Anmerk. Nach den angestellten Untersuchungen sind die durchschnittlichen Maasse einer reifen Frucht folgende: Vom Scheitel des Kopfes bis zum Nabel 10″ . 5‴; vom Scheitel bis zum Steiss 12″; vom Nabel bis zur Fusssohle 7″ . 7‴; vom Scheitel bis zum Schamberge 11″ . 8‴; vom Schamberge zur Fusssohle 7″ . 4‴; von einer Schulterhöhe zur andern 4″ . 2‴; von der Mitte des Brustbeins zum Dornfortsatze des gegenüberliegenden Brustwirbels 3″ . 4‴; von dem convexesten Theile des einen Darmbeinkammes zum andern 3″ . 4‴ bis 3‴ . 9‴; von einem *Trochanter major* zum andern 3″ . 4‴. Die beiläufige Länge der obern und untern Extremitäten beträgt 8″, der quere Kopfdurchmesser 3″ . 5‴, der gerade 4″ . 5‴ und der diagonale 4⅞′. Nach den Messungen von Kölliker beträgt im vierten Monate die Länge des Oberarms: 8‴, des Radius und der Ulna: 8‴, des Femur: 4—5‴ und der Tibia und Fibula: 4—5‴; im fünften Monat der Oberarm 13—15‴, der Radius 12‴, die Ulna 13‴, der Oberschenkel 12‴, die Tibia und Fibula 12‴. Im sechsten bis siebenten Monat Oberarm: 16‴, Radius 16‴, Ulna 17‴, Femur und der Unterschenkel jedes 17.‴. Im achten Monat Oberarm 20—22‴, Radius 17‴, Ulna 18‴, Femur, Tibia und Fibula je 19—21‴. Im Anfang des neunten Monates Oberarm 23—24‴, Radius 18—19‴, Ulna 22—23‴, Tibia und Fibula je 21—23‴.

§. 173.

Die übrigen Kennzeichen der Reife bestehen in Folgendem: stärkere Fettauspolsterung, Stand des Nabels mitten zwischen dem obern Schambeinrande und der Herzgrube (7—10‴ unter der Mitte des Längendurchmessers des ganzen Körpers), stärkere Entwickelung der Horngebilde (Haare und Nägel); feste knorpelige Beschaffenheit der Ohren, die vom Kopfe abzustehen pflegen; beim männlichen Geschlechte das Herabgestiegensein der Hoden in das Scrotum, beim weiblichen Geschlechte eine stärkere Entwickelung der grossen Schamlippen und weiteres Vorgeschrittensein der Knochenbildung.

Anmerk. Mehrere für die Reife der Kinder als bezeichnend angenommene Erscheinungen zeigen eine grosse Wandelbarkeit und verlieren dadurch an Werth; so die Grösse der Fontanellen, welche nicht selten im geraden Verhältnisse zur Grösse des Kopfes stehen und desshalb um so grösser sind, je reifer das Kind ist, was namentlich von der grossen Fontanelle gilt. Nebstbei ergeben sich in Bezug auf letztere Fontanelle bei demselben Grad der Reife auch noch gar nicht unbeträchtliche Grössenverschiedenheiten. Ebenso ist die Entwickelung der Haare eine höchst wandelbare, und es werden bisweilen ganz kräftige Kinder mit höchst spärlichem Kopfhaar geboren, während nicht ganz reife Kinder mit dichtem dunklem Haar versehen sein können. Auch der Körper ist bisweilen mit reichlichem Wollhaar und mit einer starken Schichte der *Vernix caseosa* bedeckt, welche Erscheinung in der Regel als Zeichen der Unreife angesehen wird. Ebenso sind die Hoden bei kräftig entwickelten Kindern bisweilen noch im Leistenkanale enthalten. Was die Gegenwart eines Knochenkerns in der untern Epiphyse des Oberschenkelbeins betrifft, so kann derselbe nach den bisherigen Beobachtungen in allen Schwangerschaftsmonaten, selbst bei reifen und nach der Geburt gelebt habenden Früchten fehlen, desshalb kann aus letzterm kein Schluss auf das Alter der Frucht gezogen werden Er pflegt sich zwar in den letzten Schwangerschaftsmonaten, doch bisweilen auch erst nach der Geburt zu bilden; aus der Grösse seines Durchmessers ist jedoch kein verlässiger Schluss auf den Grad der Reife zulässig, wenn gleich in der Regel ein Kern von über 3''' Durchmesser bei reifen Früchten vorzukommen pflegt. — Ueber den Einfluss der Verwesung auf die Veränderung des Knochenkerns hat Böhm Versuche angestellt und dessen lange Erhaltung im trockenen Raum nachgewiesen, während feuchte, humusreiche Gartenerde ihn aufzulösen vermag.

§. 174.

Bei der Trüglichkeit einzelner Zeichen und bei der Thatsache der Erfahrung, dass, besonders für weniger Geübte, irrige Schlüsse möglich sind, so kann bei der Beurtheilung der Reife Neugeborner, dem Gerichtsarzte nur die grösste Vorsicht anempfohlen werden, insbesondere aber auch die stete Berücksichtigung des Grundsatzes, das Urtheil zwar nur auf das Uebereinstimmen aller Merkmale, doch mit Berücksichtigung der erfahrungsgemäss begründeten Ausnahmen zu geben.

Unreife Kinder.

§. 175.

Als Kennzeichen, welche die Unreife characterisiren, wobei aber doch noch Lebensfähigkeit möglich ist, stellt man folgende auf: 1) Körperlänge 14—17 Zoll. 2) Gewicht 4—5 Pfund. 3) Der Kopf ist im Verhältniss zum Rumpfe gross, der Brustkorb kurz, die Lebergegend stark hervorgetrieben, die Gliedmassen sind unverhältnissmässig lang, schwach und mit kleinen oder sehr seichten Einkerbungen versehen. 4) Der Körper ist mehr oder weniger abgemagert, die Haut schlaff, runzelig, welk, die Epidermis sehr zart und mit sehr feinen wolligen Haaren besetzt. 5) Das Gesicht weniger voll, länglich, die Gesichtsminen weinerlich; wenn auch nicht ältlich, doch selten heiter. 6) Die Augenbraunen und Augenwimpern sind bloss schwach angedeutet, die Nasen-, Ohren- und andere Knorpel häutig, die Nägel schwach, kaum die Spitzen der Finger und Zehen erreichend. 7) Die vordere Fontanelle steht noch weit offen, die hintere und die seitlichen sind noch nicht geschlossen. 8) Das Kopfhaar ist sparsam, kurz, wollig. 9) Die Hoden sind bei Knaben noch nicht in dem Hodensacke zu fühlen, bei Mädchen ragen die Nymphen noch über die Schamlippen hervor. — Während der Geburt kommen diese Kinder gerne in unzerrissenen Eihäuten zur Welt oder der Mutterkuchen trennt sich, ohne krankhaft zu sein, nur schwer und meist mit grösserem Blutverlust von der Gebärmutter, oder aber der Nabelstrang fällt spät ab. Das Athmen hebt nach der Geburt nur schwach und mühsam an; das Saugen und Schlingen geht sehr schwer von Statten; die Entleerung des Urins und Kindespeches tritt später ein; die Munterkeit und Lebhaftigkeit ist gering; die Gliedmassen nehmen, wo möglich, die Lage an, welche sie in der Gebärmutter hatten; die Kinder schlafen anhaltend und viel, halten die Augen geschlossen und sind gegen äussere, selbst gewöhnliche Reize sehr empfindlich. Das Weinen gleicht mehr einem Wimmern, die Stimme ist schwach.

Lebensfähigkeit der Neugebornen.

§. 176.

Unter Lebensfähigkeit der Früchte verstehen wir im gerichtlich-medicinischen Sinne denjenigen Zustand derselben, wo sie vermöge der vorhandenen körperlichen Eigenschaften im Stande sind, selbstständig und nach wahrscheinlicher normaler Dauer das Leben fortzusetzen; es darf daher weder der allzuzarte Zustand der Organe, wenn diese genöthiget werden, ihre eigenthümlichen Functionen zu vollziehen, noch irgend eine Krankheit in den Organen zur Todesursache werden.

Anmerk. Die Aufstellung der Lebensfähigkeit als Requisit zum Thatbestande des Kindsmords hat bei der Unmöglichkeit, durch die Wissenschaft und die Praxis eine feste objective Gränze ihres Anfanges und ihres Vorhandenseins zu geben, die entschiedensten Gründe gegen sich, und die Strafrechtspflege wird sich daher in ihren Erfolgen mehr oder weniger von subjectiver Willkühr abhängig machen müssen. Die gerichtliche Medicin, die Verantwortlichkeit hiefür den Gesetzgebern überlassend, muss aber das Thema so lange aufnehmen und behandeln, als Gesetzbücher darauf Werth legen und wissenschaftliche Entscheidung in den concreten Fällen auferlegt wird. Bei der letztern bleibt dann nur übrig, dass der Gerichtsarzt so viel als möglich in den Geist des Gesetzes eindringt. Die Möglichkeit der Lebensfähigkeit des fötalen Organismus vor der vollständigen Reife, ist eine Thatsache der Erfahrung und beruht auf der Einrichtung, dass die Natur nirgends so karg ist, um ein Organ bloss mit denjenigen Kräften auszustatten, deren es sonst nur bei ganz normalen Verhältnissen bedarf, wofür jede Krankheit schon als Beleg dienen mag.

Die Bestimmung „wahrscheinlich normale Dauer" erscheint mir für den gerichtlichen Begriff der Lebensfähigkeit ganz wesentlich, weil mit der Fähigkeit der selbstständigen Lebensfortsetzung, doch strenge genommen nur gesagt ist, dass eine künstliche Unterstützung hiezu nicht nothwendig sei; auch hat man dabei das Aufhören der Wirksamkeit der bisher zum Leben nothwendig gewesenen fötalen Apparate im Auge. Das Leben kann auf diese Weise selbstständig sein und voraussichtlich doch in ganz kurzer Zeit, in Folge obwaltender körperlicher Zustände, untergehen müssen. Eine wahrscheinlich normale Dauer des Lebens ist aber dann anzunehmen, wenn keine Zustände vorliegen, welche vom Augenblicke der Geburt an, die organischen Thätigkeiten in abnormer Weise in Anspruch nehmen und dadurch mit Erschöpfung drohen. Es handelt sich daher hiebei um die Frage: ob im Körper der Neugebornen ein Zustand thatsächlich vorliege, der von der Geburt an eine Krankheit bedinge, deren Ausgang zweifelhaft sei, oder wahrscheinlich mit Genesung oder Tod ende. Im ersten Falle ist die normale Lebensdauer zweifelhaft, im zweiten ist sie anzunehmen und im dritten mangelt sie. Zufällige äussere Einflüsse, welche erst in weiterm Verlaufe des Lebens des Neugebornen oder des folgenden Alters, das Leben zu gefährden vermögen, können nicht in Betracht kommen.

Die normale Dauer des Lebens lässt sich hier nicht in Zahlen ausdrücken; sie kann mit einem Monate so gut eine normale sein, als mit 80 Jahren; der Entscheidungsgrund liegt nach dem Obigen lediglich darin, dass der Körper des Kindes von Geburt aus, d. h. angeboren, einen Zustand in sich trage, der nach Gründen der Wissenschaft und Erfahrung ununterbrochen und mit steigender Gefahr das Leben vernichte Je näher dieser Ausgang der Geburt liegt, desto gewisser hebt er die normale Dauer des Lebens und folglich die Lebensfähigkeit auf.

Grade der Lebensfähigkeit giebt es nicht. Der Ausspruch „lebensfähig oder nicht" schliesst alle rechtlichen Folgen in sich.

§. 177.

Die Reife der Früchte ist für sich unstreitig ein entscheidender Grund für die Lebensfähigkeit derselben, aber nicht der einzige und auch nicht ein unbedingter, indem es krankhafte Zustände gibt, welche auch bei der Reife der Früchte die Lebensfähigkeit aufzuheben vermögen. Es kommt bloss auf die Bestimmungen der Gesetzgebung an, in welchem ausschliesslichen Sinne der Begriff und die physischen Bedingungen der Lebensfähigkeit vom Gerichtsarzte aufzufassen sind.

Anmerk. Die amtlichen Anmerkungen zum bayerischen Strafgesetzbuche Bd. II. S. 34, 35 sagen: „Ein unzeitig und unreif geborenes Kind kann lebendig zur Welt gekommen sein, sogar einige Zeit ausser dem Mutterleibe gelebt haben, und dennoch nicht lebensfähig sein, wenn es nicht reif genug ist, um das Leben fortsetzen zu können; dagegen kann ein Kind wegen Krankheit oder eines organischen Fehlers die Ursache eines ganz nahen Todes mit zur Welt gebracht haben und dennoch lebensfähig sein, wenn es die gehörige Reife und Zeitigung im Leibe der Mutter erlangt hat: nicht also Gesundheit, sondern die zum Fortleben ausser der Mutter nöthige Reife entscheidet über die Lebensfähigkeit des Kindes." Das badische Strafgesetz (§. 219) unterscheidet eine Lebensunfähigkeit aus Missbildung und lässt in solchen Fällen von Kindestödtung eine bedeutende Strafmilderung zu Wenn daher der Gerichtsarzt im Falle ist, die mangelnde Lebensfähigkeit auf den Grund individueller Zustände hin aussprechen zu müssen, so wird er nie unterlassen, den Grund speciell namhaft zu machen. — Dass die Gesetzgebung nicht alle Krankheiten des Fötus als mögliche einflussübende für die Lebensfähigkeit gelten lassen will, dafür giebt es keinen haltbaren Grund.

§. 178.

Wie der ganze menschliche Organismus, vom Augenblicke seiner Entwicklung im Ei, Stufen darstellt, welche er in seinem Entwickelungsgange in der Bildung der Organe einnimmt, und wie er seine Integrität nur allmählig erlangt: eben so verhält es sich mit der Lebensfähigkeit. Sie bildet sich allmählig, und zwischen dem nicht lebensfähigen Zustande des Fötus und dem entschieden lebensfähigen des bereits ausgebildeten Kindes, liegt eine Breite, die je nach der Individualität mehr oder weniger auf die eine oder andere Seite hin sich verlängert, so dass sich im Allgemeinen keine feste und scharfe Gränze aufstellen lässt, wo die Lebensfähigkeit anfängt. Es giebt desshalb, wo die Entwickelungsstufe des kindlichen Organismus in die gedachte Breite fällt, durch das Alter kein Merkmal für die Lebensfähigkeit. Diese Breite liegt im Allgemeinen zwischen dem sechsten und achten Monat des Fötus-Alters, und als leitender, nicht aber als entscheidender, kann dem Gerichtsarzte der Grundsatz dienen: dass Kinder unter sieben Monat — den Monat zu 30 Tagen gerechnet — in der Regel nicht lebensfähig sind.

§. 179.

Um ein richtiges Urtheil zu gewinnen, muss der Gerichtsarzt alle Verhältnisse des Kindes sorgfältig prüfen und da, wo die Frage der Lebensfähigkeit solche Kinder betrifft, welche noch in die Breite zwischen Fähigkeit und Unfähigkeit fallen, ist die Entscheidung meist nicht auf objective Gründe allein hin möglich, sondern es legt sich die subjective Bildung und Erfahrung des Gerichtsarztes mit Berücksichtigung des Geistes der Gesetzgebung noch in die Wangschale und gibt so die Entscheidung. Oft wird eine Entscheidung überhaupt wissenschaftlich gar nicht gerechtfertigt sein und die Lebensfähigkeit daher zweifelhaft bleiben. Hat aber das Kind erwiesen ein Lebensalter von acht Monaten erreicht und liegen keine in der Bildung der Organe enthaltene Abnormitäten, überhaupt keine Krankheitszustände vor, — ist auch die körperliche Entwickelung die in dieser Lebensperiode gewöhnliche und normale: so darf der Gerichtsarzt immer auf Lebensfähigkeit erkennen.

§. 180.

Bei krankhaften Zuständen*) und insbesondere bei Missbildungen kommt bei Beurtheilung ihres Einflusses auf die Lebensfähigkeit im Allgemeinen in Anbetracht: 1) der Grad der Störung, den der erkrankte oder missbildete Theil auf die zum Leben nothwendigen organischen Verrichtungen überhaupt ausübt, und 2) der höhere oder niederere Grad der Schwäche, welcher sich in der Gesammtbildung des Körpers ausspricht, und sich als eine Folge mangelhafter Ernährung des Fötus darstellt. Letzteres Moment kommt insbesondere auch bei den eigentlichen Missgeburten zur Berücksichtigung.

§. 181.

Missbildungen, welche die Lebensfähigkeit aufheben, sind: *Pseudoacephalus*, *Aprosopus*, *Phocomelus*, das Fehlen einzelner Organe der Brust- oder Bauchhöhle, *Cyclopia*, *Monotia*, *Monopodia*, *Hemicephalia*, *Spina bifida*, die grössern Spaltungen an Brust und Bauch, höherer Grad der mangelhaften Entwickelung der Scheidewand der Herz- und Vorkammer. Andere Missbildungen sind nach Maassgabe ihrer In- und Extensität, so wie nach ihrem Verhältnisse zu den übrigen Qualitäten des Körpers, *in Concreto* zu beurtheilen.

§. 182.

Krankheiten des Fötus, welche die Lebensfähigkeit aufheben, und im concreten Falle mindestens zweifelhaft machen, sind alle Hirnkrankheiten. Ferner gehören hieher pneumonische Affectionen, Tuberculose der Lungen, Pleuresien mit Verwach-

*) Vgl. §. 140.

sungen der Pleura costalis mit der Pleura pulmonalis, Wasserergiessung in den Pleurasäcken, abnorme Vergrösserung der Thymusdrüse in hohem Grade oder Vereiterung derselben; allgemeine und partielle Peritonäitiden, seröse, blutig seröse und jauchigte Exsudate im Peritonäalsacke, die aber nicht mit Leichenproducten zu verwechseln sind, Bauchfelltuberculose, bedeutende Hyperämien der Darmschleimhaut mit und ohne Blutextravasate im Lumen des Darmrohrs, Folicularentzündung und croupöse Entzündung der Darmschleimhaut, perforirende Verschwärung des Darmrohrs, Rupturen der Leber, Fett-, Wachs- und Speckleber, Milztumoren; Hyperämien der Nieren, Rupturen, Verengerungen und Verschliessungen derselben; Entzündungen des Endo- und Pericardiums; organische Fehler des Herzens, Entzündung der grössern Gefässe, *Hydrops pericardii.*

§. 183.

Bei vielen Zuständen des Neugebornen, welche dessen Lebensfähigkeit in Anfrage stellen können, kann es eben so wichtig als aufklärend sein, auf den Zustand der Nabelschnur und der Placenta Rücksicht zu nehmen, daher diese Objecte, wenn sie anders vorhanden sind, stets einer sorgfältigen, nicht wie leider häufig zu geschehen pflegt, bloss oberflächlichen Untersuchung unterworfen werden müssen *).

2) **Kindheitsperiode des Menschen.** *Infantia.*

§. 184.

Man begreift hierunter diejenige Periode des Lebens, welche gleich nach der Geburt eines Menschen anfängt und bis zum Knaben- (Mädchen-) Alter dauert. Darin unterscheidet man practisch die Periode des Neugeborenseins, welche die ersten Tage nach der Geburt in sich fasst.

a) Die Periode des Neugeborenseins.

§. 185.

Ein Kind ist ein neugebornes, sobald es mit allen seinen Körpertheilen zur Welt geboren ist. Wir müssen den Begriff so aufstellen und festhalten, und den verschiedenen Gesetzgebungen gegenüber geradezu erklären, dass wir practisch nichts Anderes unter Neuge-

---

*) Ueber die Krankheiten des Nabelstranges und der Placenta vergl. oben §. 142.

borensein verstehen können. Der Zustand des Neugeborenseins beschränkt sich aber nicht auf den Zeitmoment, wo das Kind in die Welt getreten ist, sondern man hat denselben, ohne durch einen physiologischen Vorgang im kindlichen Organismus hiezu berechtigt oder bestimmt worden zu sein, geradezu willkührlich verlängert, ohne aber eine, durch physische Merkmale ausgedrückte Gränze angeben zu können, wo der Zustand des Neugeborenseins wieder aufhören soll. Ausser dem Nabelstrange und seiner Beschaffenheit gleich nach der Geburt, haben wir kein physisches Merkmal, um das Alter eines Kindes für die ersten paar Tage nach der Geburt im Allgemeinen und annäherungsweise bestimmen zu können. Je mehr der Nabelstrang, und beziehungsweise der noch vorhandene Theil desselben, sich in seiner Beschaffenheit dem Zustande nähert, wie er sich gleich nach der Geburt darzustellen pflegt, desto näher steht das Kind noch dem Geburtsacte, desto mehr hat es noch den Character des Neugeborenseins. Da übrigens der Veränderungs-Process im Nabelstrange auch von der Individualität des Kindes und äusseren Einflüssen abhängig sein kann, so lässt sich daraus kein bestimmter Schluss auf das Alter des Neugeborenen machen und es ist nur eine annähernde Schätzung möglich, die immer unverlässiger wird, je mehr und je weiter die Veränderungen am Nabel vorschreiten. Die Gesetzgebung muss desshalb immer bestimmt aussprechen, wie lange sie ein Kind für ein neugebornes angesehen wissen will, und der Gerichtsarzt vermag dann nur aus den physischen Zeichen am Kinde zu schliessen, ob das Alter desselben noch in die vom Gesetze festgesetzte Zeit falle.

Anmerk. Der Begriff von Neugeborensein kommt wohl vorzüglich bei Untersuchung wegen Kindestödtung in Anbetracht, wo er ein Moment des Thatbestandes je nach den verschiedenen Strafgesetzgebungen bildet. Soll und will aber der Gerichtsarzt nicht eiteles und vermessenes Spiel spielen, will er sich nicht dem Vorwurfe subjectiver Anmassung blosstellen, so bleibt ihm nur die wahrheitsgemässe Erklärung übrig, dass die Doctrin bisher keinen festen Begriff von Neugeborensein aufgestellt habe; man weiss insbesondere nicht, wie lange man ein Kind nach den Forderungen des Criminalrechts aus physischen Merkmalen für neugeboren erklären solle. Die Ansichten der Lehrer der gerichtlichen Medicin gehen hierin ganz verschieden auseinander. (Vgl. Hergt in den Annalen der St. A. K. Jahrg. IV. Heft 3. S. 15 nnd meine gerichtl. med. Klinik. Karlsruhe 1846. S. 854). Es bleibt unter diesen Umständen nichts übrig, als dass die Strafgesetzgebungen beim Verbrechen der Kindestödtung insbesondere, wie es die neue Badische gethan, den Ausdruck „neugeboren" verlassen, und genau den Zeitraum bestimmen, innerhalb welchem an einem zur Welt geborenen Kinde das Verbrechen der Kindestödtung verübt werden könne.

§. 186.

Wo die Gesetzgebung eines Landes die Entscheidung der Frage über den Zustand des Neugeborenseins von dem Gerichtsarzte fordert, und wo sich derselbe auf diese Entscheidung einlassen will, da lasse er sein subjectives Urtheil wenigstens nicht bloss durch die von den verschiedenen Lehrern der gerichtlichen Medicin gegebenen physischen Merkmale leiten, sondern berücksichtige alle vorliegenden Umstände und Verhältnisse des Factums.

§. 187.

Das von der Geburt noch anhängende Blut ist ein ganz werthloses Zeichen des Neugeborenseins, obgleich es im Justinianischen Codex *) als gesetzliches aufgestellt wurde. Ebenfalls unzuverlässig als Zeichen ist der Kindesschleim — Käseschleim, *Vernix caseosa* — der nach Elsässers Beobachtungen bei 600 Fällen von reif und lebend geborenen Kindern, 353 mal gar nicht vorkam. Wo er vorhanden ist, vermag er bloss für ein Maximum des Alters von einigen Tagen zu sprechen, weil der Abgang dieses Hautüberzuges gewöhnlich mit dem dritten Tage beendigt ist. Die Art der Hautfarbe und die Beschaffenheit der Haut selbst beweisen für sich durchaus nichts, und was die in der Regel zwischen dem fünften und siebenten Tage auftretende Hautabschuppung betrifft, so fand sie Elsässer in mehreren Fällen schon bei der Geburt ziemlich vorangeschritten. Das Vorhandensein von Kindespech steht zwar im Allgemeinen mit dem Zustande des Neugeborenseins während der ersten Tage in Verbindung, doch lässt sich daraus kein specieller Schluss auf das Alter des Kindes machen.

§. 188.

Als wichtigstes und am meisten Anhalt gewährendes Zeichen bleibt desshalb der Zustand der Nabelschnur. Der Rest der Nabelschnur, welcher am Körper des Kindes zurückbleibt, stirbt ab, jedoch nicht durch Fäulniss, wie man von einer so weichen Masse erwarten möchte, sondern durch Eintrocknung. Das Studium der Veränderungen der Nabelschnur am lebenden Kinde, und bald nach eingetretenem Tode, gibt daher Gründe für das Urtheil über das Alter des Kindes, wie wir bereits vorhin bemerkt haben.

---

*) *Lib. IV. 43. 2.*

Anmerk. Das Eintrocknen des Nabelschnurrestes beginnt in den ersten zwölf bis vierundzwanzig Stunden nach der Geburt damit, dass die weissbläuliche Nabelschnur ein mattglänzendes Ansehen bekommt, trocken, welk, runzelig, und der ursprünglich cylindrische Strang, vom Verbande platt gedrückt wird. In demselben Verhältnisse, als die Sulze abnimmt, scheinen die Gefässe an der Oberfläche der Nabelschnur in Gestalt von dunkeln, blauen oder schwarzen Streifen durch. Das Welkwerden und Vertrocknen der Nabelschnur geht immer von dem abgetrennten Ende aus, und erstreckt sich in den ersten vierundzwanzig Stunden nicht bis zum Nabel hin. Auch pflegt die Bauchhaut erst gegen das Ende dieser Zeit hin, an der Gränze einen rothen deutlich entzündeten Saum oder Rand zu bekommen und etwas anzuschwellen, wodurch die Nabelschnur-Insertion von der Bauchfläche gleichsam als weggedrängt erscheint. Der rothe Nabelsaum kann nach den Beobachtungen von Wald *) und Meklenburg **) schon 1—2 Stunden nach der Geburt auftreten. Der Rand dieses Bauchhautcylinders, der nach der Geburt einwärts gestülpt erscheint, wird nach und nach dicker, wulstiger, auswärts gebogen, vorzüglich dessen oberes Segment, röther und stärker entzündet. Am zweiten Tage wird der Rest der Nabelschnur allmälig trockener, gekrümmt, völlig platt und bandartig; der hinterste Theil der Nabelschnur aber ist noch rundlich, dick, saftig und von saftgelbem Ansehen. Derselbe endigt gewöhnlich mit einer flachconvexen, hornartigen, gelb- oder schwarzbraunen Scheibe, welche auf der Nabelgrube aufsitzt und diese bedeckt. Den Zusammenhang dieser Scheibe mit der Nabelgrube bildet eine rundliche, schmierige, schmutzigsweisse oder dunkelgelbe, zuweilen theilweise blutig aussehende und übelriechende Masse oder Pulpe, welche das eigentliche Ende des Nabelschnurrestes ist. Am dritten Tage ist der Nabelschnurrest ganz vertrocknet und man bemerkt an ihm blaue oder schwarze Stellen, oder der Nabelschnurrest sieht ganz schwarz aus. Am vierten Tage ist der Nabelschnurrest, wenn er noch nicht abgefallen ist, bald braungelb, bald braunschwarz, und an den Stellen, wo keine Gefässe sind, wie Leim durchsichtig geworden. Während die eiternde Portion der Pulpe deutlich von dem wulstig hervorragenden inneren und oberen Rand des Bauchhautcylinders wegeitert, wird durch die faulige Zersetzung der andern Portion das Abfallen des Nabelschnurrestes zunächst bewirkt. Letzteres geschieht an diesem Tage häufiger, als am dritten. Am fünften bis achten Tage beobachtet man keine wesentlich verschiedene Veränderungen von denen, welche unter denen des vierten Tages angeführt worden sind, ausgenommen, dass je nachdem der Ablösungsprocess langsamer oder schneller von Statten geht, der Rest der Nabelschnur an dem einen oder dem anderen dieser Tage abfällt. Nach Elsässer erfolgte in 130 Fällen der Abfall des Nabelschnurrestes am 4 Tage 10 mal, am 5. Tage 40 mal, am 6. Tage 55 mal, am 7. Tage 16 mal, am 8. Tage 5 mal, am 9. Tage 3 mal, und am 10. Tage 1 mal. —

---

*) Gerichtl. Medicin. II. 4.

**) Casper's Vierteljahrschrift. II. 1.

Bei Frühgeburten pflegt der Abfall des Nabelschnurrestes später zu geschehen, und sehr fette Nabelstränge trocknen bisweilen nicht, sondern werden schon zwei Tage nach der Geburt schmierig. missfarbig und faulen unter Gestank weg. —

In den meisten Fällen ist der Nabel bis zum vierzehnten Tage nach der Geburt trocken und vernarbt, obgleich auch hie und da Abweichungen vorkommen, die besonders auch von der Dicke und Saftigkeit der Nabelschnur und individuellen krankhaften Anlagen und Zuständen abhängig sind. (Vergl. Friedreich, Handb der gerichtsärztl. Praxis. Bd. I. S. 144). —

Henke (Lehrbuch der gerichtlichen Med.) stellt die ersten 3 - 6 Tage nach der Geburt als Zeitraum des Neugeborenseins auf. Die von ihm aber angegebenen Merkmale halten die Kritik der Wissenschaft nicht aus, und geben durchaus keinen sichern Anhaltspunkt. - Ebenso verhält es sich bei Müller (Entwurf d. gerichtl. Arzneiw. Thl I. §. 197). — Mekel (Lehrb. d. gerichtl. Med. §. 290) stellt den Zeitraum sogar bis zum 14. Tage, ohne aber entscheidende und stichhaltige Merkmale und Gründe anzugeben. — Mende's Bestimmung ist noch schwankender und vieldeutiger, wenn er (Ausf. Handb. d. gerichtl. Med. Bd. 3 §. 433) sagt: neugeborne Kinder sind solche, die eben zur Welt gekommen sind, bereits geathmet haben, und noch die Merkmale ihres Zusammenhanges mit der Mutter an sich tragen. Diese Merkmale gibt der Nabel, an dem der Nabelstrang entweder noch ganz mit dem Mutterkuchen befestiget ist, oder an welchem noch ein Ueberrest desselben, der von sehr verschiedener Länge sein kann, sitzt, oder der wenigstens noch von dem Abfallen des Nabelstranges wund, und nicht vollkommen geheilt ist." — Bereits gleicher Ansicht ist Niemann (Taschenb der Staatsarzneiwissenschaft Thl I. §. 30) — *Olivier d'Angers (Annal. d'hygien. p. et de med. leg.* 1836. Oct.) beschränkt sein Criterium lediglich auf das Abfallen der Nabelschnur. Wildberg (Lehrb. der gerichtl Arzneiw. Erfurt, 1821) will ein Kind so lange für neugeboren gehalten wissen, als das am Nabel befindliche Ende der Nabelschnur noch frisch, oder doch nur erst wenig vertrocknet gefunden wird. Froriep (Caspar's Wochenschrift für d. ges. Heil. 1835 Nr. 47) betrachtet ein Kind so lange als neugeboren, als dasselbe nicht von den ihm von der Geburt her anhängenden Feuchtigkeiten gereiniget ist. — Hergt (a. a. O.) will ein Kind so lange als neugeboren gehalten wissen, als es noch keine Nahrung von der Mutter empfangen hat. (Vgl. auch Elsässer in Henke's Zeitschr. f. d. St. A. K. 1842. Heft 2. S. 220 flg.).

b) Zeitraum vom Ablaufe der Neugeburt bis zum Eintritte des Knaben- (Mädchen-) Alters.

§. 189.

Es ist nicht möglich, solche feste und scharfe Criterien aufzustellen, nach welchen in jedem einzelnen Falle das Alter eines, in diese Lebensperiode fallenden Individuums immer genau bestimmt werden könnte, wenn es gleichwohl nicht zu läugnen ist, dass sich die Altersperiode im Allgemeinen durch einzelne eigenthümliche Charactere ausspricht. Am besten stellt man daher ein Bild auf, in welchem für den gerichtlich medicinischen Zweck die characteristischen Züge enthalten sind, die meist in einander sanfte Uebergänge bilden. In practischer Hinsicht ist es zweckmässig, die characteristischen Erscheinungen, wie sie aus dem lebenden Körper hervorgehen, von denen zu unterscheiden, die nur ein Ergebniss der Necroscopie sein können.

§. 190.

Die wagerechte Lage des Körpers auf dem Rücken mit gebogenen Armen, in Fäuste geschlossenen Händen mit eingeschlagenen Daumen, an den Leib gezogenen Knieen und einwärts gekrümmten Plattfüssen, bezeichnet das Kind sehr scharf in einer Richtung im ersten Monate. Aufrecht getragen sinkt es zusammen. Im zweiten Monate fängt das Kind an, das Gesicht zum Lächeln zu verziehen. Nach dem zweiten Monate richtet das Kind den Kopf in die Höhe, und erst nach dem dritten kann es in der Regel aufrecht sitzend erhalten werden. Im vierten Monat beginnt das Kind zu lallen und mit seinen Sprachorganen zu spielen. Zwischen dem fünften und achten Monate beginnt der Ausbruch der Zähne. Im achten und neunten Monate versucht das Kind gewisse, ihm vorgemachte Töne nachzuahmen, es bildet sich schon eine Art Sprache. um sich Andern verständlich zu machen; das gesunde, wohlgebildete Kind kriecht auf dem Boden, und im zehnten und eilften Monate richtet es sich in die Höhe, während es in den zwei folgenden Monaten zu gehen anfängt. In derselben Zeit fängt es an, articulirte Töne zu bilden, durch die es seine Empfindungen ausdrückt. Bis dahin haben sich die Fontanellen immer mehr verkleinert und dem Schlusse nahe gebracht; auch bemerkt man jetzt, besonders die Schneidezähne im Munde entwickelt. So wie das Wachsthum, nimmt auch die Schwere des Säuglings mit jedem Monate, und Anfangs mit jeder Woche merklich zu; ein Kind das bei der Geburt fast sieben Pfund wog, hat am Ende des ersten Monats schon ein Gewicht von zehn Pfunden, am Schlusse des sechsten Monats von mehr als 14 Pfunden, und nach Verlauf des ersten Jahres 21 Pfunde. Grösse und Gewicht variiren übrigens in den einzelnen Fällen bedeutend; besonders wenn krankhafte Einflüsse statthaben.

§. 191.

Das weitere Kindesalter bis zum Zahnwechsel, oder bis zum

siebenten Jahre characterisirt sich hauptsächlich durch die zunehmende Ausbildung der körperlichen und geistigen Kräfte. Der Körper wächst bedeutend in die Länge, aber die Knochen sind noch immer weich, nachgiebig und unausgebildet, die Muskeln schwach und haben noch keine bestimmten und scharfen Umrisse. Die Kopfhaare sind weich und zart, das Gesicht ist noch ohne bestimmte Züge, der Kehlkopf noch nicht hervorragend, die Stimme noch hell und fein. Die Sinne sind für äussere Eindrücke sehr empfänglich, die Einbildungskraft ist sehr lebendig; das Gedächtniss nimmt die Eindrücke leicht auf, lässt sie aber auch leicht wieder erlöschen. Der Trieb zur Bewegung, zum Spiel, zu unbestimmter Thätigkeit und zur Nahrung ist gross; der Geschlechtscharacter aber noch unausgebildet.

§. 192.

Den allgemeinen psychischen Character dieser Lebensperiode hat Platner treffend mit folgenden Worten gezeichnet: wir finden das Kind nicht in einer Welt, der es angehört, sondern nur des kleinen Kreises der es umgebenden Dinge sich bewusst, und eine moralische Welt gar nicht ahndend; bei der Fähigkeit Allerlei zu fassen und zu erlernen, practisch nichts im Ganzen übersehend, nichts mit weiterer Hinsicht auf die Folgen überlegend; keinen allgemeinen Zweck, sondern nur einzelne auf den Willen des Augenblickes gerichtete Begehrungen habend; immer nur durch physische, nie durch moralische Nöthigung bestimmt, ja kaum den physischen, viel weniger den moralischen Unterschied seiner Handlungen bemerkend, und somit des Einflusses der Vernunft noch beraubt, und in allen seinen Willensäusserungen, besonders in den bösartigen Affecten, näher an die Thierheit, als an die Menschheit gränzend.

§. 193.

Die durch Necroscopie zu erforschenden Momente sind: a) das Gehirn, welches gleich nach der Geburt noch eine sehr weiche Beschaffenheit hat. Die Marksubstanz geht fast unmerklich in die Rindensubstanz über und auf der Uebergangslinie spielt die Farbe ins Gelbliche, welche in dem Grade abnimmt, als das Gehirn mit dem fortschreitenden Alter fester wird. Die Furchen drücken sich um so weniger deutlich aus, als der Säugling noch jung ist. b) Die Ausdehnung der vorderen Augenkammer ist geringer, die durchsichtige Hornhaut weniger gewölbt, die Feuchtigkeiten sind trübe, und die Glasfeuchtigkeit hat eine röthliche Farbe. Nach der 4ten bis 6ten Woche verschwindet diese Beschaffenheit. c) Das ganze oder theilweise Vorhandensein von Fötusorganen: Nabelgefässe, Botall'scher Gang, eirundes Loch, Ductus venosus Arantii, Thymusdrüse. Die gänzliche Verschliessung der Nabelblutader erfolgt in der Regel bis zur dritten Woche, die Verschliessung des Botall'schen Ganges meist mehrere Tage nach der Geburt; die des eirunden Loches ist unbeständig, gerne tritt sie zwischen dem zwölften und fünfzehnten Monate ein. Die Abnahme und das Verschwinden der Thymusdrüse geht oft sehr allmählig von Statten, und man hat sie nach Wochen und Monaten nach der Geburt sehr umfangreich angetroffen. Der Magen ist gleich nach der Neugeburts-Periode rundlicher als zuvor; die Leber ist gleich nach der Geburt gross und auch beim Säuglinge noch stärker von Blut ausgedehnt, als bei älteren Kindern Die Milz liegt beim Neugebornen mehr nach vorwärts, und wird im Säuglingsalter durch die Ausdehnung des Magens und der Gedärme zurück in das linke Hypochondrium geschoben; im Verlaufe des ersten Jahres verdoppelt sich schon ihr Gewicht. Die Nieren sind im Neugebornen verhältnissmässig zu den anderen Theilen grösser, als bei Erwachsenen, und bestehen noch aus vielen einzelnen Stücken, die mit jedem Monate aber näher mit einander vereinigt werden. Die Nebennieren sind im Verhältnisse grösser, als bei Erwachsenen.

§. 194.

Das Längenmaass des Körpers betreffend, so ergiebt sich für das zweite Jahr ein solches von ungefähr 2 Fuss 8—10 Zoll, nach dem dritten Jahre von 3 Fuss, nach dem vierten von 3 Fuss 1—2 Zoll, im fünften und sechsten von 3 Fuss 2—4 Zoll.

3) Das Knaben- (Mädchen-) Alter *Pueritia.*

§. 195.

Es beginnt mit dem Zahnwechsel, umfasst den Zeitraum vom siebenten Jahre bis zur eintretenden Mannbarkeit. Alle Formen bekommen etwas Gedehntes und der ganze Körper wird schlanker und magerer; die Kopfhaare werden stärker und nähern sich schon mehr der Farbe, die sie nachher behalten. Mittlere Grössen lassen sich nicht wohl aufstellen, nur hinsichtlich der relativen Grösse der einzelnen Theile zu einander, ist es für die Eigenthümlichkeit dieser Lebensperiode bezeichnend, dass der Brustkasten an Länge und Umfang so wenig zunimmt, die Wirbelsäule sich dagegen ganz gleichmässig fortbildet; vom 8. bis zum 13. Jahre nimmt im Durchschnitte die Länge des Brustbeines etwa um einen halben Zoll zu und der Umfang kaum um einen ganzen; nach der Hälfte des 13. Jahres aber dehnt sich der Brustkasten zuerst in der Länge aus und dann auch etwas später seinem Umfange nach. Anfangs hat der Unterschenkel, von dem Schienbeine bis zur aufstehenden Ferse gemessen, das Uebergewicht, hernach der Oberschenkel; späterhin aber, gegen die Zeit des Aufhörens des Wachsthumes, ist das Verhältniss wieder umgekehrt. Im 7. und 8. Jahre beträgt die Körperlänge ungefähr 3 Fuss 4 — 8 Zoll und vom 8. — 13. Jahre $4^1/_2$ bis 5 Fuss. Gegen Ende dieses Alters werden die Geschlechtsunterschiede in dem ganzen Aeusseren, in dem Verhältnisse der Theile zu einander, sowie in der Haltung und Bewegung der Theile immer deutlicher. Die Geschlechtstheile nehmen zwar einigermassen an dem allgemeinen Wachsthume Antheil, ohne sich jedoch im Anfange in Bezug auf ihre künftigen Verrichtungen besonders auszubilden, obgleich es auch Ausnahmen gibt, wo mit frühzeitiger Ausbildung der Geschlechtstheile auch die Sexualfunction entwickelt ist. Ueberhaupt geht die ganze Entwickelung in diesem Zeitraume auf die Vorbereitung zur Geschlechtlichkeit hin, von der sich gegen das Ende derselben immer deutlichere Spuren zeigen.

§. 196.

Im Knabenalter ist zwar das Psychische immer mehr entwickelt, als in der Periode der Kindheit, allein es ist jene, erst einer späteren Altersperiode eigene Willensfreiheit, noch nicht zugegen; die ganze Lebensperiode characterisirt sich durch vorherrschenden Begehrungstrieb.

4) Das Jünglings- und Jungfrauenalter. *Adolescentia. Pubertas.*

§. 197.

Es ist das Alter der eintretenden Mannbarkeit, und beginnt mit der eintretenden Selbstständigkeit des Geschlechtlichen, also beiläufig mit dem dreizehnten bis siebenzehnten Jahre und reicht bis zum Anfange des Mannesalters, dem 21. bis 24. Jahre. Als somatische Characterzüge treten hauptsächlich hervor: der Brustkasten erweitert sich und nimmt seine bleibende Gestalt und Ausdehnung an; die Stimme wird bei Jünglingen gröber, bei Jungfrauen klarer; an Theilen, die bisher unbehaart waren, treten Haare hervor, wie an den Geschlechtstheilen, unter den Armen u. s. w.; die Kopfhaare werden dichter, stärker und nehmen mehr die bleibende Farbe an; bei den Jünglingen werden die Hoden grösser und fester, der Hodensack bekommt

Runzeln und ist in die Höhe gezogen, die Samenbereitung hat begonnen, das Glied nimmt immer mehr seine eigenthümliche Form und Grösse an. Bei Jungfrauen wird der vorhin mehr glatte Bauch rundlich, die Brüste schwellen an und heben mehr sich empor, der monatliche Blutfluss — die Menstruation —, oder wenigstens die Vorboten derselben, stellen sich ein.

Anmerk. Die Abweichungen hinsichtlich der Zeit des Eintretens der Menstruation sind nach den geographischen und anderen Verhältnissen bedeutend; so erscheint auf den Inseln des griechischen Archipelagus der Monatsfluss schon im zehnten Jahre, während er in Manchester im 15. und in Göttingen im 16. Jahre. im Durchschnitte, zu Stande kommt.

§. 198.

In psychischer Hinsicht hat sich zwar in dieser Lebensperiode das Wahrnehmungs- und Anschauungsvermögen erweitert, das Gedächtniss Festigkeit erlangt und der Verstand an Umfang und Schärfe gewonnen; allein es ist das Psychische immer noch in der Entwickelung begriffen und muss selbst eine neue Richtung nehmen, so dass es noch nicht in dem gehörigen Gleichgewichte stehen und auch noch nicht in allen seinen einzelnen Theilen. die zu einer auf Vernunftthätigkeit gegründeten Willensfreiheit nöthige Uebereinstimmung haben kann.

5) **Das männliche — stehende — Alter.** *Aetas virilis.*

§. 199.

Auf der Gränze zwischen Evolutions- und Involutionsperiode, gehört das männliche Alter beiden an und repräsentirt ebenso die höchste Stufe organischer Entwickelung, wie es die ersten Anfänge der Rückbildung einschliesst. Eine schärfere Markirung des Beginns der Involutionsperiode in hervorragendern Veränderungen des Organismus findet hier weniger mehr statt und schon der Uebergang des Jünglingsalters in das frühere Mannesalter geschieht ohne schärfer hervortretende Begränzung beider. Mit dem fünfunddreissigsten Lebensjahre hat das Mannesalter seinen Culminationspunkt erreicht*); die vor ihm liegende Abtheilung beginnt in den zwanziger Jahren und die nachfolgende endet in den fünfzigern. Im Ganzen spricht sich das Mannesalter, besonders um die Zeit seines Culminationspunk-

*) Vgl. oben §. 158.

tes durch vollendete körperliche und geistige Kraft aus. Je nach Racen und nationaler Verschiedenheit, je nach dem Geschlechte, der Familienabstammung, den Einflüssen des Klimas, des Wohnorts, des Standes, der Lebensverhältnisse und der Lebensweise haben die vitalen Elemente, welche den Organismus zu seiner einheitlichen Form zusammensetzen, in ihrem gegenseitigen Wechsel und Abhängigkeitsverhältniss die verschiedenartigsten Modificationen erfahren, und begründen in vielfach anders gestalteten Wechselbeziehungen die s. g. Constitution des Menschen und insoferne diese in der ganzen Erscheinung desselben einen Gesammtausdruck erhält oder in gewissen unterscheidenden äusserlichen Beschaffenheiten des Körpers erkannt werden kann, den Habitus. Beim Weibe fällt in die zweite Abtheilung dieser Altersperiode, und zwar in der Regel gegen das Ende derselben, das Aufhören der Menstruation, welchen Zeitpunct man klimacterische Jahre zu nennen pflegt.

6) Das höhere Alter — Greisenalter *Senectus*.

§. 200.

Das männliche Alter geht in der Neige der fünfziger Jahre in das Greisenalter, mehr oder weniger deutlich über. Sind bisher die Haare des Kopfes nicht grau geworden, so nehmen sie jetzt diese Farbe an und allmählig werden die bekannten Symptome der Abnahme der körperlichen und geistigen Lebensenergie deutlicher bemerkbar: verminderte Ernährung des Körpers, Steifheit und Schwäche der Muskeln, Krümmung des Rückgrates, Runzeln der Haut, Abnahme der äusseren und inneren Sinne, des Gedächtnisses, der Urtheilskraft und des Zeugungs- und Geschlechtsvermögens. Diese Erscheinungen treten mit dem höheren Greisenalter der s. g. *Senectus decrepita* immer deutlicher und intensiver hervor, bis entweder der natürliche oder durch Krankheit herbeigeführte Tod diese letzte Periode des menschlichen Lebens schliesst.

Anmerk. Von der Mannbarkeit an erfolgt der Eintritt der übrigen Lebensalter weniger nach einem bestimmten Typus, und climatische Verhältnisse, Lebensart und manche andere zufällige Umstände, so wie nicht minder eigenthümliche körperliche Anlagen, üben einen bestimmenden Einfluss, so dass Abweichungen bis zu zehn und noch mehr Jahren vorkommen können. Auch findet sich im stehenden Alter und in seiner Abgränzung vom Greisenalter eine merkliche Verschiedenheit zwischen dem männlichen und weiblichen Geschlechte. Denn die Geschlechtsthätigkeit hört bei dem ersteren sehr allmählig auf und findet sich oft noch im hohen Alter nicht ganz erloschen. Beim Weibe dagegen erlischt sie weit früher und in der Regel mit einer bestimmt zu bezeichnenden Erscheinung, dem Aufhören des Monatsflusses. Diess pflegt in den vierziger, seltener zu Anfang der fünfziger Jahre stattzufinden. Hier folgt nun bei dem weiblichen Geschlechte eine eigenthümliche Lebensperiode, deren Eintritt sich oft durch einige körperliche Erscheinungen ausdrückt, welche eine gewisse Mannähnlichkeit bewirken: Schwinden der Brüste, Aenderung der Stimme, häufig ein leichter Anflug von Bart u. s. w. —

Das Greisenalter ist zu verschiedenen Zeiten in mehr oder weniger Abschnitte abgetheilt worden; eine eigenthümliche und von den bisherigen am meisten abweichende Ein- und Abtheilung machte Flourens. Auf den Grund der von Haller gesammelten Beispiele eines sehr langen Lebens bis zu 152 und 169 Jahren, vindicirt er dem Menschengeschlechte die Fähigkeit, sehr alt zu werden. Die Dauer des Lebens ist nach ihm durch die Dauer des Wachsthums bedingt, und es handelt sich darum, zu bestimmen, wieviel Mal die Dauer des Wachsthums in der Dauer des Lebens enthalten ist. Das wahre Kennzeichen für den Endpunkt des Wachsthums findet Flourens in der Verwachsung der Knochen mit ihren Ansätzen oder Epiphysen. So lange die Mittelstücke der Röhrenknochen noch nicht mit den Endstücken verwachsen sind, wächst das Thier, sobald es aber geschehen, hört das Wachsthum des Thieres auf. Diese Vereinigung der Knochen mit den Ansätzen findet bei dem Menschen um das zwanzigste Jahr statt. Nach Buffon lebt nun aber jedes Thier ungefähr 6 oder 7 Mal so viel Zeit, als es zum Wachsen braucht, nach Flourens 5 Mal. Der Mensch lebt daher 5 $\times$ 20, d. i. 100 Jahre. Die Dauer des Wachsthums ist aber wieder bedingt durch die Dauer der Tragezeit, die Dauer der Tragezeit durch Grösse, Gestalt u. s. w. Dieses ist das gewöhnliche Leben; ausser diesem gibt es aber noch ein aussergewöhnliches, welches sich bis zu dem doppelten des gewöhnlichen Lebens verlängern kann. Wie die Dauer des Wachsthums mit einer bestimmten Zahl, mit fünf multiplicirt, die gewöhnliche Lebensdauer ergibt, ebenso ergibt diese gewöhnliche Dauer mit einer bestimmten Zahl, mit zwei multiplicirt, die höchste Lebensdauer Ein erstes Jahrhundert gewöhnliches Leben, und fast ein zweites, wenigstens ein halbes Jahrhundert aussergewöhnliches Leben, das ist die Ansicht, welches die Wissenschaft dem Menschen eröffnet, freilich mehr in der Möglichkeit, als in der Wirklichkeit. Diesen Prämissen zufolge zerfällt nach Flourens das Leben in zwei einander ungefähr gleiche Abschnitte, den des Zunehmens und den des Abnehmens. Jeder dieser beiden Abschnitte zerfällt wieder in zwei andere, und so entstehen die vier Lebensalter: Kindheit, Jünglingsalter, Mannesalter, Greisenalter. Jedes dieser Alter zerfällt wieder in zwei Alter. Es gibt eine erste und zweite Kindheit, ein erstes und zweites Jünglingsalter, ein erstes und zweites Mannesalter, ein erstes und zweites Greisenalter. Das erste Kindesalter dauert von der Geburt bis zum zehnten Jahre, das zweite Zahnen ist vollendet; das zweite Kindesalter dauert bis zum zwanzigsten Jahr; die Entwickelung der Knochen, das Wachsthum des Körpers in die Länge hat ihr Ende erreicht; das Jünglingsalter dauert bis in das vierzigste Jahr; das Wachsthum des Körpers in die Breite hört auf, weitere Zunahme an Masse ist nichts als Fettanhäufung; das Mannesalter dauert bis zum siebenzigsten Jahr; es ist der Kräftigungsprocess des Körpers, vorzugsweise mächtig vom vierzigsten bis zum fünfundfünfzigsten Jahr, und von nachhaltiger Wirkung bis zum fünfundsechzigsten oder siebenzigsten Jahr; das Greisenalter beginnt mit siebenzig Jahren, die *„vires in posse,"* die Kräfte des Körpers im Rückhalt, nehmen ab, die *„vires in actu,"* die Kräfte im Gebrauch, sind allein noch thätig. Dabei fängt der Rückgang des Lebens nicht bei einem Organ an, er ist eine allgemeine Erscheinung, alle Organe altern zusammen. Das zweite und letzte Greisenalter beginnt mit 95 Jahren. —

Die gerichtlich-psychologische Bedeutung der Altersperioden sehe man unten beim Cap. „Gerichtliche Psychologie."

Zwölftes Capitel.

Von der Körperverletzung.

§. 201.

Um Missverständnisse und irrige Folgerungen in der gerichtlichen Praxis zu vermeiden, darf der gerichtlich-medicinische Begriff von Körperverletzung nicht aus blossen heilkundigen Kenntnissen und Principien constituirt werden; vielmehr müssen hier die criminalistischen und strafgesetzlichen Grundsätze leitend sein, nach denen sich dann mit Hilfe der ärztlich-naturwissenschaftlichen Kenntnisse, der gerichtlich-medicinische Begriff einer Körperverletzung bildet.

§. 202.

Eine Verletzung erhält strafrechtliches Interesse durch ihre positiven und negativen Folgen. Nach den gegenwärtigen verschiedenen deutschen Strafgesetzgebungen bestehen diese Folgen, welche wesentlich den objectiven Thatbestand einer Körperverletzung begründen, in Krankheit, Arbeits- und Berufsunfähigkeit, Geisteszerrüttung, Verstümmelung, Verunstaltung, Beraubung oder Beschränkung eines Sinnes, Beraubung der Sprache, der Zeugungsfähigkeit, Verlust einer Hand, eines Fusses, Beschränkung im Gebrauche eines der Glieder, Beschränkung eines der Sinneswerkzeuge, bleibendem Schaden, Lebensgefährlichkeit.

§. 203.

Von den Bestimmungen der einzelnen Landesgesetzgebungen hangt es ab, in wie weit der Gerichtsarzt sich in seiner Begutachtung der thatsächlichen Verletzungsfolgen an der Gesetzesinterpertation im einzelnen Falle, betheiligen darf. So viel ist gewiss, dass der

Richter die Beihilfe des Gerichtsarztes nicht in Anspruch nehmen würde, wenn er vermöge seiner Berufssphäre im Stande wäre, in vorkommenden Verletzungsfällen das Gesetz allein für den concreten Fall zu interpretiren. Wenn der Gesetzgeber von Arbeitsunfähigkeit, Krankheit etc. spricht, so muss er auch sagen können, was darunverstanden werden soll. Vergebens sehen wir uns aber nach solchen Definitionen um; die krankhaften Zustände mit ihren Bezeichnungen wurzeln im Gebiete der ärztlichen Wissenschaft und gehen oft so unmerklich in das strafrechtliche und strafgesetzliche Gebiet über, dass das rechtliche Bedürfniss unbefriedigt und der Gerichtsarzt in seiner Befähigung Aufklärung zu geben, beschränkt werden muss, wenn man nach scharfen Begränzungen forscht. Wie wenig eine blosse Schilderung des fraglichen Zustandes, und wenn sie noch so genau ist, dem Richter in der Regel dient, weiss jeder erfahrene Gerichtsarzt. Es fehlt die Brücke, welche ins Rechtsgebiet führt. Das Gutachten des Gerichtsarztes bleibt nichts mehr und nichts weniger als ein Gutachten, an das der Richter ja nicht weiter gebunden ist, und wenn es auch seine Gränze oder die Breite, welche zwischen richterlichem und gerichtsärztlichem Gebiete liegt, mehr oder weniger überschreitet, so ist dies etwas ganz Unerhebliches. Ist der Richter hier dem Gerichtsarzte gegenüber zu ängstlich oder zu pedant, so wird das Ergebniss nur zu seinem Nachtheile ausfallen und dies um so leichter, da manche Zustände in ihrer Gradation ganz von dem subjectiven Ermessen des Gerichtsarztes abhangen und auch der Richter an den dehnbaren Begriff von „Erheblichkeit" gebunden ist, der nur durch ein richtiges Schätzen erledigt wird, wofür beim Richter, wie beim Gerichtsarzte, die Bürgschaft im Reichthum der Erfahrung, gesundem Menschenverstand, gutem Willen und Gewissenhaftigkeit liegt. Das subjective Schätzen des Gerichtsarztes verfällt um so weniger in das Gebiet der Willkühr, wenn dabei der Zweck desjenigen, welcher die Schätzung bedarf, erkannt und berücksichtigt werden darf. Richter und Gerichtsarzt begegnen sich auf dem vorliegenden Felde so nahe, dass nur durch gegenseitige Verständigung nach Maasgabe des Geistes des Strafgesetzes im concreten Falle der objective Thatbestand möglichst richtig festgestellt und eine feste Norm für die Praxis allmählig erreicht werden kann. — Dieses Verhältniss hindert aber nicht, in der gerichtlichen Medicin den Stoff im Allgemeinen doctrinär zu behandeln und so Begriffe, aber nicht etwa Gesetze aufzustellen. Die daraus hervorgehenden leitenden Grundsätze werden sich dann nur um so leichter den Forderungen der einzelnen Strafgesetzgebungen anpassen lassen.

9 *

§. 204.

Was unter Krankheit im ärztlichen und bezw. physiologischen Sinne zu verstehen sei, liesse sich vielleicht nothdürftig definiren. Wie befriedigend aber auch eine solche Definition ausfallen möchte, für die Strafrechtspflege ist sie unbrauchbar, weil alle die Zustände, welche die Strafgesetzgebungen als Folgen von Verletzungen oder Beschädigungen und als besondere Arten der Körperverletzung distinguiren, immer noch unter den allgemeinen ärztlichen Begriff von „Krankheit" fallen würden. Und doch hat die Strafgesetzgebung neben den verschiedenen krankhaften Zuständen, die sich als Folgen von Verletzungen entwickeln können, die „Krankheit" als einen besondern Zustand bezeichnet und als besonders strafwürdig hervorgehoben. Es entsteht daher die Frage: was ist Krankheit im strafgesetzlichen und darauf basirenden gerichtsärztlichen Sinne? Die Antwort lässt sich nicht in einer erschöpfenden einheitlichen Definition geben; die Criterien sind vielmehr mit practischem Erfolge nur vereinzelt aufzustellen. Als erstes Criterium erscheint: ein aus Verletzung — Beschädigung — des Körpers hervorgegangener Zustand mit Störung körperlicher Functionen, der unter keine andere der vom Strafgesetze vorgesehenen Arten der Körperverletzung, also nicht unter Arbeits- oder Berufsunfähigkeit, Verstümmelung u. s. w. zu begreifen ist. Als zweites Criterium stellt sich die Intensität der körperlichen (Gesundheits-) Störung dar, die eine „erhebliche" sein muss. Den Maassstab für den Erheblichkeitscharacter giebt der Begriff von Arbeitsunfähigkeit, neben welche die Krankheit von der Strafgesetzgebung gestellt und womit ihr Dignitätsgrad bezeichnet wird.

§. 205.

Nach Maassgabe dieser Criterien kommt bei Körperverletzung „Krankheit" als selbstständige Art der letztern nicht in Anfrage, wenn Arbeitsunfähigkeit besteht, von welcher sie durch pathologische Merkmale in der Regel nicht zu unterscheiden wäre. Wo aber weder diese noch eine der übrigen Arten der strafgesetzlichen Körperverletzung besteht (die Lebensgefährlichkeit begründet eigentlich keine besondere Art von Körperverletzung, sondern nur eine Eigenschaft, welche zu der einen oder der andern Art hinzutreten kann*), und

---

*) Vgl. auch §. 226 des Badischen Strafges. B.

der Verletzte ist nicht gesund, so besteht Krankheit im Sinne des Gesetzes, in so ferne der Zustand von Erheblichkeit und die Wirkung und Folge der Verletzung ist. Um hiernach den Thatbestand der Krankheit als Körperverletzung zu constatiren, bedarf es zwar ärztlicher und bezw. pathologischer Kenntnisse, nicht aber einer doctrinären Definition von Krankheit. Wann dieselbe als vorhanden in Anfrage sei, geht mit Bestimmtheit aus der Strafgesetzgebung selbst hervor; an den Gerichtsarzt ergeht zur Constatirung des Thatbestandes nur die Aufgabe, zu erforschen und nachzuweisen: ob die auf blosser Angabe des Verletzten beruhende Gesundheitsstörung wirklich begründet, und, sowie auch der etwa sinnlich wahrnehmbare Zustand der Gesundheitsstörung, die Wirkung und vollendete Thatsache der Folge der Verletzung sei; ferner: ob der Zustand der Gesundheitsstörung nach der In- und Extensität der dabei gestörten körperlichen Functionen, den Character der Erheblichkeit besitze? Sind diese Bedingungen wirklich vorhanden, so besteht Krankheit im strafgesetzlichen Sinne.

Anmerk. Eine Gesundheitsstörung, die demnach nicht die analogen Wirkungen oder den Werth der Arbeits- oder Berufsunfähigkeit in sich schliesst *), ist als eine unerhebliche anzusehen, die nicht mehr unter die strafgesetzliche Kategorie der „Kranhheit" gehört. Als solche unerhebliche oder leichte Krankheit kann sie nach ihrem individuellem Grade und den subjectiven Verhältnissen des Thatbestandes u. s. w., doch noch Gegenstand gesetzlicher Bestrafung sein. (Vgl. §. 239.). — Misshandlungen und Verletzungen können Anlass zu Krankheiten werden, ohne aber den Character als „physisch wirkender Ursache" derselben zu besitzen. So kann z. B. die Misshandlung einer mit hysterischen Krämpfen Behafteten, Anfälle von solchen hervorrufen, die möglicher Weise einige Zeit dauern und den Gesammtorganismus in Mitleidenschaft ziehen. Hier war es aber die durch den Streit und die Misshandlung hervorgerufene Gemüthsalteration, welche die hysterischen Anfälle verursachte; die Ursache ist folglich keine physische, sondern eine „moralisch-psychische" und die Krankheit steht mit der Verletzung und bezw. Misshandlung in keinem ursächlichen Verbande im strafgesetzlichen Sinne. Die etwa vorhandene Wunde, Quetschung u. s. w. muss dann lediglich nach ihren übrigen Verhältnissen und den etwaigen thatsächlichen physischen Folgen beurtheilt werden. — Die Störung der Gesundheit muss nicht gerade eine allgemeine, den Gesammtorganismus ergreifende sein; eine solche wird in der Regel mit Arbeitsunfähigkeit concurriren. — Mit den Begriffen dieser aus Verletzungen hervorgehenden Krankheiten darf aber die „Geisteskrankheit" als eine vom Strafgesetze besonders aufgestellte Folge von Verletzungen nicht

*) Vgl. unten §. 211.

confundirt werden und das Gesetz setzt bei einer Geisteskrankheit die Arbeitsunfähigkeit offenbar schon voraus, legt aber der Krankheit selbst eine höhere Bedeutung bei, als der Arbeitsunfähigkeit.

§. 206.

Mittheilung einer Krankheit, wenn die That aus Vorsatz oder Fahrlässigkeit geschieht, kann den Character eines Verbrechens annehmen. Für den Gerichtsarzt wird auch hier der Begriff von Krankheit keine Verlegenheit bereiten, es handelt sich vorerst darum, die contagiöse Natur der Krankheit oder die physische Möglichkeit ihrer Uebertragung von einem Körper auf den andern festzustellen, und die weitern concreten Verhältnisse werden ihre Bedeutung und Folgen mit genügender strafgesetzlicher Befriedigung darlegen lassen.

§. 207.

Wo es sich um beigebrachte Stoffe handelt, die der „Gesundheit eines Menschen schädlich werden oder „wie Gift" wirken können, kann das Urtheil des Gerichtsarztes ebenfalls nicht von einer doctrinären Definition von Krankheit abhängig sein. Kennt man den Stoff, so kennt man auch seine wesentlichen Wirkungen und die Natur der thatsächlichen Abweichungen von dem frühern relativen Gesundheitszustande, wird zeigen, ob die Störung in die Wirkungssphäre des schädlichen oder giftigen Stoffes fällt. Wenn z. B. Jemanden Brechweinstein in gewisser Gabe beigebracht worden ist, so wird man mit der Deutung des darauf erfolgten Erbrechens und der damit verbundenen Uebelkeit nicht zweifelhaft sein. Auch der Grad der Störung der Gesundheit wird sich nach dem richterlichen Bedürfnisse, welches hier ein sehr verschiedenes sein kann, bestimmen oder schätzen lassen. Kennt man den beigebrachten Stoff nicht, so sind die vorhandenen Symptome oder Störungen, unabhängig von allen Krankheits-Definitionen, zur Stellung einer Diagnose über die mögliche, wahrscheinliche oder unwahrscheinliche Ursache eines schädlichen und bezw. giftigen Stoffes zu verwerthen.

Anmerk. Obgleich die unter §. 206 und 207 aufgeführten Körperbeschädigungen mit dem Verbrechen der „Vergiftung" concurriren, so scheinen sie mir doch hier am Platze zu sein, da es sich bei der Vergiftung nicht immer um Tödtung und bezw. um die Absicht hiezu, sondern auch um Körperbeschädigung handelt und es bei den schwankenden und unsichern Definitionen, welche über „Gift" aufgestellt werden, doch in concreten Fällen zweifelhaft bleiben könnte, ob man den zur Beschädigung verwendeten und schädlich gewordenen Stoff noch als Gift erklären oder annehmen dürfe. Dies würde namentlich bei Mittheilung von Krankheit durch „syphilitisches Gift" der Fall sein, von dem man nur sehr bedingt annehmen kann, dass es „den Tod bewirken könne." Ob übrigens eine Vergiftung mit dem Contagium der Syphilis in strafrechtlichem Sinne ausgeführt werden könne, weiss ich nicht. —

Es könnte die Frage aufgestellt werden: ob es nicht auch Verletzungszustände gebe, bei denen sich nicht bloss Eine der §. 202 aufgeführten Arten als vollendete Thatsache der Verletzungsfolge darstellt? Ohne dass die §. 204 aufgestellten Criterien der Krankheit verrückt werden, müssen wir diese Frage bejahen. Es kann Jemand an zwei verschiedenen Körperstellen zwei verschiedene Verletzungen erhalten, die sogar möglicher Weise von zwei verschiedenen Urhebern herrühren können. Die eine dieser Verletzung z. B eine Brustwunde, kann Krankheit zur Folge haben, während die Verletzung einer Hand, den Verlust dieser bedingt.

§. 208.

Die Dauer einer Krankheit oder Gesundheitsstörung haben die neuern Strafgesetzgebungen als ein Moment für die Strafausmessung angenommen, und im Allgemeinen vorübergehende oder temporäre und bleibende (unheilbare) Krankheiten unterschieden. Die hier auf „Krankheit" bezüglichen Grundsätze finden ihre Anwendung auf alle Verletzungsfolgen. In der Bestimmung der Dauer der vorübergehenden Krankheiten, die auch einen längern Zeitraum in sich schliessen können, sind die Gesetzgebungen, wo sie selbst feste Gränzen aufstellen, sehr auseinander gegangen, zwanzig oder dreissig Tage, sechs Wochen oder zwei Monate. Damit ist für den Gerichtsarzt jedenfalls nur scheinbar ein objectiv fester Anhaltspunkt gegeben.

§. 209.

Krankheiten, welche innerhalb des vom Gesetze bestimmten Termins fallen oder denselben mit Wahrscheinlichkeit nicht weit oder nicht für immer dauernd überschreiten, fallen unter die Kategorie der vorübergehenden Krankheiten. Die gerichtliche Praxis scheint die strafgesetzlich bestimmte Dauer einer vorübergehenden Krankheit dem Gerichtsarzte nicht so absolut bindend für seine Beurtheilung aufzulegen, es müssen vielmehr die wesentlichen und erheblichen Merkmale oder Aeusserungen der Krankheit zur Zeit des festgesetzten Termins noch fortdauern. Eine Krankheit, welche z. B. kurz vor zwei Monaten schon in das Stadium der Genesung eingegangen ist, wobei der Kranke sich aber noch geschwächt fühlt, von Tag zu Tag aber an Kräften zunimmt und in kurzer Zeit seiner Rückkehr in den früheren Zustand seiner Gesundheit entgegensehen darf, kann nicht für eine zwei Monate oder darüber dauernde Krankheit erklärt werden.

§. 210.

Bleibend ist der Gegensatz von Vorübergehend. Bei Krankheiten, welche sich den gesetzlich vorübergehenden nicht mehr einreihen lassen, kommt die Qualität des „bleibend" in Anfrage. Unter bleibend ist nicht zu verstehen: lebenslänglich, sonst würden die Strafgesetze sich dieser Bezeichnung bedienen. Ein mit Gewissheit oder Wahrscheinlichkeit lebenslänglich fortdauernder Zustand, ist unzweifelhaft ein bleibender; aber als bleibend ist hier auch derjenige Zustand anzusehen, welcher bezüglich seiner Dauer in einem grossen Missverhältnisse zu dem höchsten Grade des gesetzlich normirten Vorübergehenden steht und von dem es aus wissenschaftlichen, thatsächlichen und Erfahrungsgründen zweifelhaft oder unwahrscheinlich bleibt, ob derselbe je wieder ganz oder theilweise sich bessern werde, sei es mit oder ohne Zuziehung und Einfluss der Kunsthilfe. Das Urtheil des Arztes beruht hier immer auf einer eigentlichen Prognose und man pflegt dasselbe, wenn nicht das Causalitätsverhältniss zwischen Verletzung und Endfolge anatomisch und physiologisch sehr klar und fest vorliegt, wie z. B. Lähmungen in Folge einer unterbrochenen Leitungsfähigkeit eines Nervenstammes, mit Widerwillen und Aengstlichkeit, daher auch gerne so unbestimmt zu stellen, dass der Richter unberathen bleibt. Wenn der Gerichtsarzt aber berücksichtigt, dass die Strafrechtspflege die durch Beobachtung zu constatirende vollendete Thatsache nicht abwarten kann, ohne das Strafurtheil ungebührlich zu verzögern oder bei Lebzeiten des Angeschuldigten gar nicht mehr geben zu können, dass ferner die Basis solcher Gutachten nicht die Wissenschaft und Erfahrung überhaupt, sondern nur der jetzige Zustand bildet und dass nicht gerade Gewissheit, sondern bloss ein höherer oder niederer Grad von Wahrscheinlichkeit und bezw. Unwahrscheinlichkeit gefordert wird; so wird er sein Urtheil stets mit mehr Vertrauen und Entschiedenheit geben, auch die Zeit der Beobachtung des Zustandes nicht unnöthig weiter und nur so weit ausdehnen, bis die erforderlichen Anhaltspunkte zu einem Urtheile der vorliegenden Art gegeben sind.

§. 211.

Arbeits- und Berufsunfähigkeit. Die Arbeitsunfähigkeit ist entweder eine *allgemeine*, oder sie äussert sich nur als *Aufhebung* der Arbeitsthätigkeit *in einer besondern Richtung*; betrifft diese Richtung die Berufsthätigkeit des Beschädigten, so entsteht Arbeitsunfähigkeit in der Berufsthätigkeit, oder die *Berufsunfähigkeit im strafgesetzlichen Sinne.* Soll eine Prüfung der körperlichen Functionen in ihrer Beziehung zur Arbeit statthaben, so muss die Arbeit als Object bekannt oder festgestellt sein. Diese Arbeit kann nur das sein, was das staatsbürgerliche Leben in allen den verschiedenen Formen und Graden als Arbeit und Erwerb in sich schliesst. Wenn man sich diese Arbeit in Berufsfächer getheilt vorstellt, so umfasst der hier zu Grunde zu legende Begriff „Arbeit" aber nicht bloss das dem einen oder andern oder auch mehreren dieser Berufsfächer zukommende, sondern allen möglichen Berufsfächern inhärirende Material. Die Befähigung zu diesem Gesammtmaterial der Arbeit muss bei *jedem Menschen* vorausgesetzt werden, soll das Merkmal „Arbeitsunfähigkeit" für den strafgesetzlichen Begriff von Körperverletzung Sinn haben. *Arbeit und Arbeitsfähigkeit erscheinen hier zwar als ideale Voraussetzungen*; dadurch allein wird es aber möglich, in der Praxis von einer Arbeitsunfähigkeit zu sprechen, sie als Realität im gegebenen Falle zu constatiren und von der Berufsunfähigkeit zu unterscheiden. Keine Strafgesetzgebung nimmt von der Arbeitsunfähigkeit gewisse Alter, Körperzustände u. s. w. aus, sie spricht unbedingt von Arbeitsunfähigkeit, in so ferne sie eine *allgemeine* und dadurch von der Arbeitsunfähigkeit in der Berufsthätigkeit unterschieden ist; sie sagt damit, dass *die Arbeitsunfähigkeit auf alle menschlichen Individuen ohne Ausnahme Anwendung finden könne und müsse.* Ihr gerichtsärztliches Merkmal liegt daher im concreten Falle in der aus einer Verletzung hervorgegangenen realen vollständigen Beschränkung oder Aufhebung derjenigen körperlichen Organe und Functionen, die für den idealen Begriff von Arbeit vorausgesetzt werden. Ein Kind und ein altersschwacher Greis, ein Kranker, ein körperlich Gelähmter, ein schon vorher Arbeitsunfähiger, können daher in Folge einer Verletzung in den *Zustand der Arbeitsunfähigkeit* als *gesetzliches Merkmal des Verbrechens der Körperverletzung* versetzt werden und zwar aus dem Grunde, weil das Strafgesetz die Arbeitsbefähigung bei jedem Menschen ideal voraussetzt. Es kommt nur darauf an, dass die *Bedingungen der Arbeitsunfähigkeit in der* Verletzung selbst unzweifelhaft vorhanden sind. So auffallend diese Interpretation von Arbeitsunfähigkeit manchem Gerichtsarzte erscheinen mag, so wichtig wird sie sich in der Praxis bewähren. Wenn ein Greis oder ein Kind eine Verletzung erhält, welche entweder durch sich schon oder wegen der für die Heilung nothwendigen Ruhe des ganzen Körpers, die für jede Arbeit erforderlichen körperlichen Functionen suspendirt; wenn ein durch Schlagfluss Gelähmter so verletzt wird, dass die Verletzung nach physikalischen Gesetzen ebenfalls Lähmung und darauf beruhende Suspension der für die ideale Arbeit nöthigen körperlichen Functionen zur nothwendigen Folge haben müsste; wenn ein Gelähmter oder ein Säugling einen Fuss- und Armbruch erleiden würde: so liegt der Thatbestand der Arbeitsunfähigkeit vor. Insbesondere haben ja auch die Kinder eine Zukunft der Arbeit. Geht man nicht von diesem Principe aus, so wird man ohne Verstoss gegen die Wissenschaft und das Strafgesetz, in manchen Fällen gar nicht im Stande sein, den objectiven Thatbestand einer Körperverletzung nach Massgabe des §. 202 zu constatiren. Diese Anschauung darf aber in der Praxis nicht zu spitzfindigen Consequenzen führen; sie muss cum grano salis verstanden werden. Die Arbeit ist für das bürgerliche Leben doch nur dann etwas, wenn sie noch einen gewissen Umfang in ihrem practischen Werthe hat. Wenn ein Mensch in Folge einer Verletzung im Bette liegen muss, man ihm aber dabei noch zumuthen kann, dass er sich täglich einige Charpie zum Verbande seiner Wunde zupfe, so ist diese Befähigung und die Arbeit selbst von solcher Unerheblichkeit, dass man das nicht mehr Arbeitsfähigkeit nennen kann. Eine beschränkte Arbeitsfähigkeit kennt das Strafgesetz nicht, bleibt daher als Folge der Verletzung noch ein Rest von Arbeitsfähigheit, so muss seine Bedeutung für das bürgerliche und das Leben des Individuums durch die Art und Grösse des noch möglichen Erwerbs umsichtig gewürdigt und dabei berücksichtigt werden, ob letzterer noch von einiger Erheblichkeit sei. Ist er dies, so besteht keine Arbeitsunfähigkeit und der Fall eignet sich dann sicher unter die eine oder andere der übrigen Kategorien der Körperverletzung. Ist der Rest der Arbeitsfähigkeit dagegen ein unerheblicher, so besteht Arbeitsunfähigkeit.

§. 212.

Aus dieser Auffassung ergiebt sich aber auch, welche Dignität die Strafgesetzgebung dem Factum der Arbeitsunfähigkeit beilegt und von welch entschiedener Erheblichkeit ein Verletzungszustand sein müsse, wenn er Arbeitsunfähigkeit begründen soll. Wenn sich die Gränzen dieser Erheblichkeit objectiv auch nicht genau festsetzen lassen und der subjectiven Schätzung des Gerichtsarztes ein mehr oder weniger grosser Spielraum gegeben ist, so wird doch auch der minder befähigte oder weniger erfahrene Gerichtsarzt zu der Erkenntniss gelangen, dass eine Menge von Verletzungen, denen man Arbeitsunfähigkeit beizulegen versucht ist, gleich von vorne herein hinwegfallen und einer anderen Kategorie der Körperverletzungsmerkmale zu unterstellen sind; man wird insbesondere leichter den Weg finden, in den so häufig vorkommenden concurrirenden Fällen, die Diagnose für die Arbeitsunfähigkeit in der Berufsthätigkeit richtig zu stellen. Ganz unpractisch ist, wie wir bereits in §. 203 angedeutet haben, die Ansicht, dass der Arzt sich nicht darüber aussprechen dürfe, ob im concreten Falle Arbeitsunfähigkeit vorhanden sei. In so ferne er das physiologische Gebiet festhält, muss er sich sogar darüber aussprechen, er ist allein hiezu befähigt; er allein kann sachverständig entscheiden, ob der Verletztgewordene vermöge seines Zustandes diese oder jene Arbeit nicht mehr oder welche er noch verrichten kann; oder ob er endlich zu keiner Arbeit mehr befähigt erscheint. Bloss mit Rechtskenntnissen ausgestattet und mit dem Gesetzbuch in der Hand kann man doch nicht entscheiden, ob z. B. N. N. mit einem ganz oder halbgelähmten Gliede noch dieses oder jenes Gewerbe betreiben oder nicht betreiben könne; ob die Verrichtung dieser oder jener Arbeit den etwa bestehenden abnormen Zustand zu einem lebensgefährdenden oder die Gesundheit noch weiter beschädigenden steigern werde. Die badische Gesetzgebung scheint die gerichtsärztliche Competenz positiv zu bestätigen. (Vgl. Thilo, Strafgesetzbuch f. d. Grossh. Baden. Karlsr. 1845. S. 235). Die Arbeitsunfähigkeit ist wie Geisteszerrüttung der Wesenheit nach lediglich durch ärztliche Entscheidung zu einer dem Richter dienlichen Aufklärung zu bringen. Wollte der Gerichtsarzt in ängstlicher und spitzfindiger Competenzbefangenheit dem Richter z. B. nur die Symptome einer Krankheit schildern und das Maass angeben, innerhalb welchem sie diese oder jene körperliche Function aufheben oder beschränken, so wüsste der Richter mindestens nicht, ob „Krankheit" oder „Arbeitsunfähigkeit" vorliegt. Will man dem Gerichtsarzte die Competenz zu diesem Urtheile absprechen, so dürfte er consequenter Weise auch nicht sagen, „N. N." ist eines Fusses, oder der Zeugungsfähigkeit beraubt;" er dürfte lediglich nur eine Beschreibung dieser Zustände geben!

Anmerk. Was nach dem badischen Strafgesetze unter Arbeitsunfähigkeit zu verstehen sei, ist in dem §. 33 der badischen Wund- und Leichenschauordnung ausgedrückt, wonach die Arbeitsunfähigkeit eine Unfähigkeit zu jeder Erwerbsthätigkeit voraussetzt. Nach dieser Bestimmung kommt nicht bloss die aufgehobene körperliche Befähigung zu Arbeit im Allgemeinen in Anbetracht, sondern die noch vorhandene körperliche Thätigkeit muss zu jedem Erwerbe in irgend einer der Richtungen, welche das bürgerliche Leben darbietet, unzureichend sein.

§. 213.

Die Arbeitsunfähigkeit unterscheidet sich nach dem strafrechtlichen Bedürfnisse in eine vorübergehende und in eine bleibende. Für ihre Beurtheilung kommen die in den §§. 209 und 210 angeführten Grundsätze in Anwendung, wobei zu berücksichtigen ist, dass die Fälle entschiedener bleibender Arbeitsunfähigkeit zu den seltnern gehören.

§. 214.

Die vorübergehende Arbeitsunfähigkeit kann nicht bloss durch den Zustand der Organe, welche die für Arbeit nöthigen Functionen zu übernehmen haben, bedingt sein, sondern auch durch das zur Heilung oder Besserung des Zustandes und zur Verhütung von Verschlimmerung und Eintreten drohender Lebensgefahr nothwendige und wissenschaftlich gerechtfertigte Enthalten von aller Arbeit, — ein Moment, welches auch bei der Beurtheilung vorübergehender Krankheiten und Berufsunfähigkeiten zur Berücksichtigung kommt. Hieher gehören auch alle dem Heilzwecke dienenden und durch die Verletzung geforderten chirurgischen Operationen.

§. 215.

Unter Beruf ist im Allgemeinen Alles anzusehen, worauf die Hauptthätigkeit eines Menschen gerichtet ist. In der practischen und engern Auffassung der Berufsthätigkeit im bürgerlichen Leben, versteht man darunter das zur ständigen Ausübung erwählte Gewerbe, so wie auch ein wissenschaftliches oder Kunstfach, wobei es zwar nicht darauf ankommt, dass die betreffende Person von dem Ertrage des Geschäfts ganz oder theilweise ihr Leben fristet, aber doch dasselbe ernstlich oder vorzugsweise zum Gegenstand ihrer Thätigkeit und Fortbildung bestimmt hat. Bei allen Handwerken und licencirten Fachgeschäften ist die Sache nicht zweifelhaft, wohl aber in Fällen, wo eine gewisse Beschäftigung als Nebenberuf oder als Beruf im weitern Sinne besteht, z. B. wenn ein Sänger zugleich Fechtunterricht ertheilt, an dem einen oder andern Arme aber eine Verletzung erhält, die ihm die Führung der Waffen nicht möglich macht. Die Schwierigkeit berührt übrigens hier mehr den Richter als den Gerichtsarzt, welcher es ersterm überlassen wird, das Factum der körperlichen Störung, dessen Einfluss auf die erwählte Thätigkeit unschwer zu würdigen ist, noch für Beruf zu entscheiden, oder nicht. —

§. 216.

Die Berufsunfähigkeit darf nicht als Krankheit *), insoferne letztere die Ursache derselben bildet, aufgefasst werden, so wie sie auch nicht mit Arbeitsunfähigkeit zugleich auftritt, indem Arbeitsunfähigkeit auch die Berufsunfähigkeit in sich schliesst. So wie Krankheit und Arbeitsunfähigkeit, kann auch die Berufsunfähigkeit eine bloss vorübergehende oder bleibende sein, was im Allgemeinen nach den §. 209 und 210 aufgestellten Gesichtspunkten zu beurtheilen ist. Bei der vorübergehenden und bleibenden Berufsunfähigkeit muss diese eine vollständige und nicht bloss theilweise oder einigermassen beschränkte sein. Die Strafgesetzgebung kennt nur erstere; nur bei einer Entschädigungsfrage, die aber nicht hieher gehört, kann die auf verminderter Arbeits- oder Berufsfähigkeit beruhende und beeinträchtigte Erwerbsfähigkeit in Anbetracht kommen und besonderes sachverständiges Gutachten in Anspruch nehmen.

§. 217.

Geisteszerrüttung. Die Strafgesetzgebungen zählen die Körperverletzungen zu den schwersten, bei denen sich eine Geisteskrankheit als endliche oder primäre Folge entwickelt hat, unter der wir aber hier etwas Anderes zu verstehen haben, als da, wo es sich um Zurechnungsfähigkeit handelt. Also nicht der Grad der vorhandenen Willensfreiheit wird hier zum Criterium, sondern die Frage geht nur dahin: ob die geistige Gesundheit des Verletzten im Vergleiche mit dem Zustande vor der That, gestört erscheine. Ist demnach irgend eine geistige Fähigkeit, z. B. das Gedächtniss wesentlich afficirt, so besteht eine Geisteskrank-

---

*) Ueber die Entscheidung ob Krankheit oder Berufsunfähigkeit, vergl. §. 205.

heit, es bedarf nicht des Vorhandenseins einer der doctrinär angenommenen Formen von Geisteskrankheit.

§. 218.

Die Constatirung einer Geisteszerrüttung, wo sie wirklich vorhanden und ohne grossen Zwischenzeitraum auf die Verletzung gefolgt ist, — bei Vergiftungen tritt sie wohl immer in dieser Art hervor —, dürfte in der Regel keine so grossen Schwierigkeiten bereiten, als es den Anschein hat; anders verhält es sich aber bei fraglichen Simulationen. Längere Zeit fortgesetzte ärztliche Beobachtung und gründliche Würdigung des möglichen ursächlichen Verhältnisses und Zusammenhangs der Verletzung, welche die Geistesorgane in ihren Bereich gezogen hat, werden, wenn der Zustand anders die erforderliche Erheblichkeit besitzt, in den Stand setzen, wenigstens mit einem zureichenden Grad von Wahrscheinlichkeit, ein Urtheil zu geben. Mit dem Ausspruch blosser Möglichkeit ist das richterliche Interesse nicht befriedigt.

§. 219.

Die grösste Schwierigkeit bietet aber die Entscheidung über die Wahrscheinlichkeit der Heilbarkeit oder Unheilbarkeit oder des Bleibens der Geisteszerrüttung. Die Störung wurzelt in einem Organe, welches bezüglich der durch die Verletzung erlittenen anatomischen Veränderungen für unsere sinnliche Beobachtung so gut als nicht zugänglich ist und dessen Physiologie für uns des Räthselhaften noch genug enthält. Die kranhhaften Processe bieten gegen die in andern Organen, so viel Abweichendes und Eigenthümliches, namentlich auch bezüglich ihrer Dauer und des Einflusses auf andere Organe dar, dass die Diagnosen der Gehirnkrankheiten zu den schwierigsten in der Heilkunde gezählt werden müssen. Es wird kaum Fälle geben, wo über die Heilbarkeit einer solchen Geisteszerrüttung mit oder ohne Kunsthilfe, ein die Wahrscheinlichkeit übersteigendes Urtheil zulässig erscheint. Die Untersuchung und Begutachtung derartiger Fälle durch mehrere tüchtige Sachverständige ist immer sehr zu empfehlen und es wird in vielen Fällen der Beizug eigentlicher Irrenärzte nicht zu umgehen sein, zumal Gesetzgebungen wie z. B. die Badische, auf die nicht unwahrscheinliche Wiederherstellung einen entschiedenen Werth legen.

§. 220.

Nicht immer treten Geisteszerrüttungen als Folgen von Verletzungen des Kopfes, die von den verschiedenen Körperverletzungen fast allein als Ursache in Anfrage komme, so bald wahrnehmbar hervor: ein längerer oder kürzerer, vermeintlich gesunder Zeitraum kann sich dazwischen legen, wie aus vielen mit Sorgfalt beobachteten Fällen hervorgeht. Man ist dann auch gar nicht im Stande, den spätern Eintritt einer derartigen Verletzungsfolge aus körperlichen Anzeichen zu vermuthen und auf den Grund allgemeiner Möglichkeit hin, wäre eine solche Vermuthung, welche bei jeder Kopfverletzung nach ihrer Heilung eine noch sehr lange fortgesetzte Beobachtung und dadurch Verzögerungen im Strafprocesse bedingen würde, nicht zulässig. In keinem Falle kann den Arzt und bezw. Gerichtsarzt ein Vorwurf treffen. Die ärztliche Pflicht muss als erfüllt und das Factum als abgeschlossen angesehen werden, wenn die Wunde geheilt erscheint und keine weitern Zufälle mehr bestehen. Tritt später doch eine Geistesstörung hervor, so kann die gerichtsärztliche Untersuchung, wenn es der Richter zulässig findet, ohne Vorwurf eines verschuldeten Irrthums, immerhin wieder aufgenommen werden.

§. 221.

Solche, wenn auch selten vorkommende Fälle, machen immer ein ärztliches Urtheil höchst schwierig und, wenn der Zwischenraum sehr gross ist, kaum mehr möglich, weil insbesondere auch fördernde Umstände oder zufällig schädliche Einflüsse anderer Art concurriren und incidiren können. Der Verletztgewesene war während des freien Zwischenraums der ärztlichen Aufsicht entzogen, der Arzt konnte z. B. nicht den schleichenden Reizungs- oder Entzündungsprocess überwachen, der sich vielleicht unter der Narbe in den verletzten Geweben nachträglich entwickelte und unter der Gunst anderer Einflüsse sich über benachbarte Gebilde verbreitete, Anlass zu Congestionen, Gefässerweiterungen, Gewebsverdichtungen, Ausschwitzungen, Verwachsungen u. s. w. und endlich zum Ausgangspunkt für Störungen der physischen Functionen wurde. So viel diene dem Gerichtsarzte bei allen Verletzungen, welche eine directe Einwirkung auf die Centralorgane des Nervensystems in sich schliessen, und geeignet sind, die physicalischen Verhältnisse derselben zu stören, also namentlich bei Erschütterungszuständen des Gehirns und penetrirenden Kopfwunden, zur Norm, den Verletzten nach dem Eintritte der anscheinenden Heilung, noch einige Zeit aufmerksam zu beobachten, ehe er sein Schlussgutachten abgiebt. Leider ist aber der Gerichtsarzt nicht immer Herr dieses Moments und ein Hinderniss pflegen selbst Verordnungen der Staatsverwaltungsbehörden aus finanziellen Rücksichten entgegen zu stellen.

§. 222.

Die Verstümmelung ist begründet in Substanzverlust, folglich in bleibendem Verlust eines Körpertheils. Da aber hiemit eine weitgehende Gradation eingeschlossen ist, so würde ohne eine nähere Bestimmung oder Beschränkung die Anwendung des Strafgesetzes in concreten Fällen eine unverhältnissmässige Härte nach sich ziehen. Der Verlust des betreffenden Körpertheils muss desshalb eine Erheblichkeit in sich schliessen, die im Verhältnisse mit der Erheblichkeit anderer Merkmale des Thatbestandes der Körperverletzung stehen. Die sich hier eignenden Vergleichungspunkte bilden wohl am richtigsten die Krankheit, die Arbeits- und Berufsunfähigkeit. Es versteht sich dabei von selbst, dass die Verstümmelung nicht eine Beschaffenheit habe, die bereits von dem Strafgesetze schon besonders ausgezeichnet ist. So erscheinen z. B. im badischen Strafgesetzbuche der Verlust einer Hand oder eines Fusses *) neben der Verstümmelung als eine besondere Qualität der Körperverletzung, während sie im Wesentlichen in gänzlichem Verluste eines Körpertheils bestehen.

Anmerk. Die Verkrüppelung — Deformatio — stellt eigentlich den höchsten Grad der „Verstümmelung" dar und kann ohne gleichzeitige „Verunstaltung" nicht gedacht werden, wie sie überhaupt bei der Verstümmelung immer mehr oder weniger influirt. Das badische Strafgesetzbuch stellt §. 225. Ziff. 3 die Verstümmelung, worunter auch die Verkrüppelung begriffen sein muss, in die gleiche Kategorie der „auffallenden Verunstaltung" und der „Beraubung eines Gliedes oder Sinneswerkzeuges," was geeignet ist, die gerichtsärztliche Beurtheilung zu erleichtern.

§. 223.

Erheblich ist eine Verstümmelung, wenn die Functionen des äussern Organs oder Gliedes an dem sie vorkommt, entweder ganz aufgehoben, oder doch in einem relativ hohen Grade beschränkt oder beschwerlich gemacht werden; wenn die Grösse — Umfang und Tiefe — des Substanzverlustes ansehnlich ist; wenn sie sich namentlich auf Glieder der Hände und Füsse, auf einen Theil des

---

*) §. 225.

Penis, der Verlust eines Hodens, beim weiblichen Geschlechte auf Verlust einer oder beider Schamlippen oder Brüste, auf den Verlust des grössern Theiles oder des Ganzen einer oder beider Ohrmuscheln, eines Theiles der Nase, ausdehnt; mit Verunstaltung besonders an Stellen, die dem Sehen leicht zugänglich sind, sich verbinden, beschränkte Arbeits- oder Berufsfähigkeit damit in ursachlichem Verbande steht.

§. 224.

Unerheblich ist eine Verstümmelung, wenn sie den im vorhergehenden §. angedeuteten Grad nicht erreicht. So wird z. B. der Verlust einer kleinen und nicht sichtbaren Partie eines Zahnes noch keine erhebliche Verstümmelung ausmachen, während dies durch den gänzlichen Verlust eines Zahnes, namentlich aber eines Schneidezahnes der Fall sein wird. Aehnlich verhält es sich mit dem bleibenden Verlust von Haaren. Ist der Verlust durch die Lage und Stellung der übrigen Haare nicht bemerkbar, so erscheint er als ein unerheblicher; fällt er dagegen auf und besteht etwa nebenbei noch eine grössere sichtbare Narbe oder Substanzverlust der Kopfhaut, so ist die Verstümmelung eine erhebliche.

Anmerk. Bei der Verwandtschaft, welche bei den Begriffen von Verstümmelung und Verunstaltung besteht, wäre es kaum möglich ohne confundirenden Einfluss, namentlich die erstere festzustellen, wenn man nicht auf das entscheidende Moment des Substanzverlustes ausschliessliche Rücksicht nehmen und bei der Beurtheilung seiner Erheblichkeit, das Verhältniss der Grösse des Verlustes zu dem Theile oder Organe und seines Einflusses auf die Functionen und Dauer der letztern mit in Anrechnung bringen würde, was wohl ganz im Geiste des Strafgesetzes liegen dürfte. Hiernach wird man keinen Anstand nehmen, den Verlust eines Zahnes, gleichviel ob er einen dem Ober- oder Unterkiefer angehörenden, Schneide-, Eck- oder Backenzahn betrifft, worüber unter den Gerichtsärzten die Ansichten bis in die neuste Zeit auseinander gehen, als eine erhebliche Verstümmelung zu erklären. Nur wo der Fall ein Unerwachsenes vor dem Zahnwechsel betrifft und der Ersatz mit letzterm zu erwarten ist, fehlt begreiflich der Thatbestand einer Verstümmelung. Der Verlust eines Zahnes, z. B. Schneidezahnes, kann für den betreffenden einen sehr differenten Werth für seinen Erwerb oder Beruf haben; darin liegt aber hier nicht der Entscheidungsgrund für das Vorhandensein oder den Umfang des Thatbestandes der Körperverletzung und bleibt desshalb für die gerichtsärztliche Beurtheilung vorerst ganz ausser Betracht. Die hässliche Dienstmagd hat auf den Besitz eines Zahnes als Körpertheil den gleichbedeutenden Anspruch wie die gefeierte Sängerin, die Strafwürdigkeit des Verbrechens ist caeteris paribus dieselbe, wenn auch der Erfolg für das Lebensgeschick der beiden als ein sehr verschiedener sich gestaltet.

§. 225.

Aus der speciellen Darstellung der Verstümmelung, dieselbe mag eine erhebliche oder unerhebliche sein, wird der Richter den Grad, wie er für die Strafausmessung einflussreich sein kann, mit zureichender Bestimmtheit entnehmen können. Im Uebrigen muss der Zustand der Verstümmelung ein wahrscheinlich bleibender sein, wobei es, für den Gerichtsarzt wenigstens, nicht weiter darauf ankommt, ob die Kosmetik ihn ersetzen oder verbessern kann.

§. 226.

Verunstaltung ist jede widerliche Veränderung der menschlichen Gestalt in einzelnen oder mehreren hervorstehenden oder untergeordneten Theilen. Sie gründet daher nicht wie die Verstümmelung auf Substanzverlust, sondern auf nicht zu verhüllende vollendete und wahrscheinlich bleibende Umwandlung der Form und Gestaltung eines Körpertheils, der dem Auge anderer Menschen leicht zugänglich und geeignet ist, einen widerlichen Eindruck zu machen. Stand, Beruf, Geschlecht und Lebensalter haben bei der Beurtheilung, die eine ganz objective sein muss, keinen Einfluss. Zu den Zuständen, welche vorzüglich und häufig geeignet sind, Verunstaltung zu verursachen, gehören die verschiedenen Arten von Narben, sodann Abweichungen der Glieder und der Wirbelsäule aus der normalen Directionslinie, Lähmung oder Verziehung einzelner Muskeln, daher auch das Schielen u. s. w.

§. 227.

Auch bei der Verunstaltung wird eine Unterscheidung in erhebliche und unerhebliche nothwendig, da die Grade eine sehr grosse Ausdehnung in sich schliessen, und es muss der Schätzung des Gerichtsarztes hier noch mehr Spielraum eingeräumt werden, als eine Beschreibung der Vernnstaltung doch nicht den aus der Anschauung selbst gewonnenen Eindruck auf das Gefühlsvermögen ersetzen kann und der Verletztgewordene nicht immer Gegenstand der eigenen Anschauung des Richters wird. Ueberdiess erscheint der Arzt hier als derjenige Mann, bei dem man Fähigkeit in Beurtheilung der Schönheit menschlicher Formen in den einzelnen Körpertheilen und deren Negationen in Abweichungen und Modalitäten, durch Uebung und Erfahrung im Allgemeinen in einer grösseren Ausbildung voraussetzen muss.

Anmerk. Das badische Strafgesetzbuch — §. 225. Ziff. 3 und 5 — spricht von „sehr auffallender" und „weniger auffallender Verstümmelung." Unter letzterer ist aber nicht eine unerhebliche Verstümmelung zu verstehen, indem diese vielmehr unter den §. 36 C. der gerichtlichen Wundschauordnung fällt; die weniger auffallende Verstümmelung kennzeichnet sich theils durch geringere Augenfälligkeit, theils durch einen niedereren Grad, den man Entstellung nennen kann, im Allgemeinen aber immer ein hässliches Denkzeichen eines gewaltthätigen Zusammenstosses in sich schliesst.

§. 228.

Beraubung und Beschränkung eines Sinnes haben strafrechtlich nach ihren Folgen für die Grösse der Strafe eine sehr verschiedene Bedeutung, obgleich sie sich physiologisch sehr nahe stehen können, indem ein sehr hoher oder der höchste Grad von Beschränkung, schon nahezu dem Verluste des Sinnenorganes selbst gleich kommt. Es ist daher gerichtsärztlich immer bestimmt zu entscheiden, ob der eine oder der andere Zustand vorliegt. Die Bezeichnung Sinn bezieht sich immer auf das ganze Organ, also nicht etwa bloss auf ein Auge oder ein Ohr, indem der Verlust des Sehvermögens an einem Auge und des Gehörs an einem Ohre, nur eine, wenn gleich sehr erhebliche Sinnesbeschränknng in sich schliesst. Der Thatbestand des Sinnesverlustes setzt bezüglich des Sehens oder Hörens, den Untergang der Sinnesthätigkeit an beiden Augen oder an beiden Ohren und zwar in der Art voraus, dass die Wiederherstellung oder Besserung unwahrscheinlich oder mindestens zweifelhaft erscheint.

§. 229.

Dass mit dem Verluste oder der Beraubung eines Sinnes, bleibende Berufsunfähigkeit verbunden sein kann, ändert nichts an der Beurtheilung des Zustandes an sich, der von der Strafgesetzgebung besonders ausgezeichnet ist, so wie es auch auf das Factum des Sinnenverlustes keinen Einfluss übt, wenn derselbe durch die nöthige und gerechtfertigte heilkünstlerische Einwirkung vermittelt worden ist.

§. 230.

Die höhern und höchsten Grade der Sinnesbeschränkung bereiten dem gerichtsärztlichen Urtheile weniger Verlegenheit, dagegen ist die Feststellung für die niederern Grade wegen der schwankenden Gränze der Erheblichkeit und den oft spärlichen objectiven Anhaltspunkten für die Diagnose sehr erschwert. Für die Erheblichkeit kommt namentlich in Anbetracht, ob die Beschränkung sich, wie bei dem Gesichte und dem Gehör, bloss auf eines der Sinneswerkzeuge, oder auf beide ausdehne. Der erstere Fall mindert die Erheblichkeit oder hebt sie bei niedern Graden ganz auf. — So wie die Beraubung eines Sinnes ausschliesslich des Einflusses auf die Berufsfähigkeit zu beurtheilen ist, so verhält es sich auch bei der Sinnesbeschränkung *).

§. 231.

Die Sinnesberaubung und Sinnesbeschränkung kann wohl als Gegenstand möglicher Diagnosen nur beim Gehör und Gesicht vorkommen, indem beim Geschmack- und Geruchsorgan, wo eine „Verstümmelung" concurrirt, die Kategorie der Verletzungsfolge eine andere und mit Bestimmtheit feststellbare wird. So weit zur Erkenntniss bei Verletzungsfolgen des Auges das Gesicht des Untersuchenden zureicht, mag es immerhin geschehen, wird aber in den wenigsten Fällen ausreichend sein, es muss vielmehr der Augenspiegel in Anwendung kommen, wodurch es nur gar zu oft allein möglich wird, über den Grund und die Richtigkeit der Angaben des Verletzten zu entscheiden. — Aus vermeintlichem Mangel an verlässigen diagnostischen Hilfsmitteln hat man häufig angebliche Aufhebung oder Beschränkung des Hörvermögens als nicht erkennbar oder zweifelhaft hingestellt. Das ist aber ganz unrichtig. Wenn, wie nicht zu bestreiten ist, bei den in der Privatpraxis vorkommenden Gehörkrankheiten, die Diagnose schon dadurch erfolgreich gefördert wird, dass der Kranke über die Art und den Grad der Functionsstörung uns glaubwürdige Angaben macht, während solche Angaben bei einem Verletztgewordenen erst durch die zu machenden Erhebungen über den Zustand des Hörorgans unterstützt oder negirt werden sollen; so vermag eine sachkundig gründliche und umsichtige Untersuchung mit den uns jetzt zu Gebot stehenden diagnostischen Hilfsmitteln, in Verbindung mit der Kenntniss der Beschaffenheit der vorhergegangenen Verletzung und ihren erfahrungsgemässen schädlichen Einflüssen auf das Hörorgan, den Zweck ganz oder annähernd fast immer zu erreichen**).

---

*) Vgl. auch §. 236.

**) Als ein trefflicher practischer Leitfaden bei den Untersuchungen über die Störungen der Functionen des Gehörorgans ist „Erhard, Rationelle Otiatrik. Erlangen, 1859" sehr empfehlenswerth.

§. 232.

Beraubung der Sprache. Vorerst ist die Sprache nicht bloss in ihrer physiologischen. sondern auch in ihrer psychologischen Eigenschaft und Bedeutung aufzufassen, wenn über ihren Verlust ein richtiges Urtheil zu Stande kommen soll; insbesondere darf der Begriff Sprache nicht mit dem der Stimmlosigkeit oder der Stummheit verwechselt oder vermischt werden, weil diese nur Modificationen des Verlustes der Sprache sind. Hätte die Gesetzgebung nur diese im Auge gehabt, so würde sie dieselben und als solche namhaft gemacht haben. Die gänzliche mechanische Zerrüttung des Sprachorgans ist ein Zustand, welcher für das, was die Gesetzgebung mit der Auszeichnung der Sprachberaubung bezweckt haben dürfte, gewiss eine sehr unpractische Voraussetzung wäre *). Ein Mensch, der nicht mehr im Stande ist, seine Laute und Töne verständlich zu articuliren, ist seiner Sprache so gut beraubt, als der Stimmlose. Laute und Töne, die keine Gedanken in sich schliessen und Andern verständlich machen können, sind keine Sprache mehr. Ein sehr hoher Grad von Heiserkeit, der für den gewöhnlichen Umgang mit andern Menschen eine Unverständlichkeit dessen, was der Betreffende ausdrücken will, zur Folge hat, ist so gut Sprachlosigkeit, als der denkbar höchste Grad des Stammelns. Es muss desshalb derjenige Zustand als Criterium für den Begriff der Sprachlosigkeit aufgestellt werden, in welchem der Betroffene vermöge einer aus einer Verletzung hervorgegangenen Störung im Sprachapparate selbst, oder in der Hemmung der hiefür erforderlichen Innervation unfähig ist, seine Gedanken für andere Menschen im Allgemeinen, verständlich auszudrücken. Es ist selbstverständlich, dass hiebei psychische Zustände und Störungen, wie z. B. Gedächtnissschwäche, ausser ursachlichem Einflusse stehen.

§. 233.

Alle Veränderungen oder Störungen in der Beschaffenheit der Stimme, soweit sie nicht das angegebene Criterium in sich schliessen, können wohl Berufsunfähigkeit oder bleibenden Schaden, nie aber Beraubung der Sprache begründen.

---

*) Das österreichische Strafgesetzbuch nimmt neben dem Verlust der Sprache, noch einen niederern Grad in der „bleibenden Schwächung" derselben (§. 156) an.

§. 234.

Die Beraubung der Zeugungsfähigkeit ist bezüglich ihres Begriffes klar und muss nach den Grundsätzen und physiologischen Verhältnissen beurtheilt werden, die wir oben §. 100 dargelegt haben. Als aus Verletzungen hervorgehend und beim Manne Zeugungsunfähigkeit begründende Zustände, hat die Praxis insbesondere gänzlichen Verlust der Ruthe oder der beiden Hoden zur Thatsache gemacht. Erschütterungen, welche die für die Zeugungsfähigkeit erforderliche Innervation beschränken oder aufheben, stehen wohl nie isolirt da, und der Verletzungszustand erhält dann desshalb einen andern strafgesetzlichen Character.

§. 235.

Der Verlust einer Hand oder eines Fusses ist unschwer zu constatiren. Schwieriger kann das Urtheil werden, wo es sich um gleichzeitige Mitwirkung anderer, von dem Urheber der Verletzung nicht verschuldeter Ursachen oder Einflüsse handelt, wohin insbesondere die geleistete Kunsthilfe gehört, z. B. wenn durch unrichtigen Verband einer Verrenkung oder Fractur eines Gliedes, Brand desselben und damit dessen Verlust herbeigeführt worden ist, oder aus nicht völlig gerechtfertigten Gründen ein Glied amputirt wurde. Räthlich wird es für die Richter in derartigen Fällen immer sein, von mehreren Sachverständigen Gutachten einzuholen und auch nicht den Gutachten aus dem Grunde Vertrauen zu schenken, weil sie von Professoren der Chirurgie oder von Medicinalcollegien ausgestellt sind, indem gerade hier möglicherweise Einseitigkeit und Befangenheit herrschen kann und der Schwerpunkt oft mehr in den Verhältnissen der pflichthaften und sorgfältigen Aufmerksamkeit des Heilkünstlers und andern Umständen, als in dem angewendeten technischen Verfahren und den Gründen zu seiner Anwendung liegt.

Anmerk. Den Verlust beider Füsse oder beider Hände oder eines Fusses und einer Hand, führt weder das badische, noch so viel mir bekannt ist, ein anderes Strafgesetzbuch in Deutschland als eine besondere Qualität der Körperverletzung auf. Ebensowenig wird des Verlustes eines ganzen Armes erwähnt. Letzteres dürfte unter dem Verluste einer Hand begriffen sein und Fälle der ersten Art eignen sich entschieden in die Kategorie der bleibenden Arbeits- (oder Berufs-) unfähigkeit.

§. 236.

Beschränkung im Gebrauche eines der Glieder oder der Sinneswerkzeuge*), kommt als besonderer Zustand nur dann

*) Vgl. auch §. 231.

in Anbetracht, wenn derselbe nicht von dem Umfange, der Bedeutung und der Art ist, dass er Berufsunfähigkeit begründet. Dieser Gesichtspunkt darf nicht aus dem Auge gelassen werden, und es ist dabei immer zu unterscheiden, ob die Beschränkung eine vorübergehende oder bleibende sei und ob ihr die erforderliche Erheblichkeit zukomme. In der Beurtheilung müssen die bisher angedeuteten bezüglichen Grundsätze leiten. Man wird z. B. bezüglich des Gebrauches des Sinnenwerkzeuges „Auge," eine Beschränkung in der Bewegung des einen oder andern Augenlides — wenn nicht etwa für „Verunstaltung" entschieden werden müsste —, welche das Schliessen der Augenlider noch erlaubt und das Einfallen des Lichtes in und durch die Pupille nicht hindert, für eine unerhebliche erklären, während die Verengerung oder Verschliessung des einen oder des andern äussern Gehörcanals als erhebliche Beschränkung für den Gebrauch des Gehörorgans erscheinen müsste; eine Ankylose des Ellenbogengelenkes, die im concreten Falle nicht Berufsunfähigkeit begründet, ist eine erhebliche Gliedesbeschränkung, unerheblich aber wird sie, wenn die Bewegungsfähigkeit des Armes im Ellenbogengelenke nur zu einem kleinen Theile aufgehoben ist.

§. 237.

Lebensgefährlichkeit einer Verletzung. Einige Strafgesetzgebungen sehen darin einen Erschwerungsgrund, wenn die Verletzung von der Art war, dass sie ohne Kunsthilfe oder die Dazwischenkunft von besondern, der Heilung günstigen Zufällen wahrscheinlich den Tod des Verletzten zur Folge gehabt hätte. Hiernach muss sich denn allein die gerichtsärztliche Auffassung lebensgefährlicher Verletzungen richten, und es können dies nur solche sein, welche das Leben entschieden bedrohen, und zwar in den Primärwirkungen selbst oder in deren nächsten aber nothwendigen und nicht etwa zufälligen Folgen. Die Verletzung muss also immerhin noch in so weit eine heilbare sein, als der tödtliche Erfolg abwendbar ist erscheint. Nach dem badischen Strafgesetzbuche *) wird diesem Heilerfolg nicht noch ein etwaiger weiterer incorporirt, so dass der Begriff der Heilbarkeit auf die Abwendung aller weitern Folgen, die eine Verletzung herbeiführen konnte, auszudehnen wäre. Der §. 226 des Strafgesetzbuches beschränkt vielmehr die Anwendbarkeit der Eigenschaft der Lebensgefährlichkeit einer Verletzung auf diejenigen

*) 226. 225. Nr. 4 und 5.

Fälle, wo es sich um eine vorübergebende, aber doch über zwei Monate dauernde Krankheit oder Berufsunfähigkeit, oder um eine unter zwei Monaten dauernde Krankheit oder Arbeitsunfähigkeit, oder aber, wo es sich um eine weniger auffallende Verunstaltung, um eine blosse Beschränkung im Gebrauche eines Gliedes, oder eines Sinnenwerkzeuges handelt. Bei allen übrigen Kategorien der Körperverletzung im badischen Strafgesetzbuch kommt also die etwaige Lebensgefährlichkeit der Verletzung gar nicht in Anbetracht, mit Ausnahme der Fälle des §. 56. I. 1. 6 der gerichtlichen Wund- und Leichenschauordnung. — Wenn bei der Beurtheilung die Möglichkeit entfernterer mittelbarer Folgen und Eventualitäten und namentlich eine ins Abstracte sich ergehende Behandlung der Sache seitwärts gehalten wird, so kann der Gerichtsarzt nicht leicht, wie leider oft geschieht, eine Verletzung für lebensgefährlich erklären, die es nicht ist. Das gerichtsärztliche Gutachten ist in gar vielen Fällen ein prognostisches; die Prognose lässt sich aber zur Zeit der Untersuchung, wie namentlich bei verschiedenen Arten von Kopfverletzungen, aus Mangel der erforderlichen Anhaltspunkte d. h. aus Mangel einer vollständigen Diagnose nicht immer stellen, daher der Gerichtsarzt auf einem rationellen Boden steht, wenn er erklärt, dass ein bestimmtes Urtheil über Gefährlichkeit der Verletzung, zur Zeit wenigstens, nicht möglich sei. Geht die Verletzung in Heilung über, so lege man in solchen Fällen auf die Wirksamkeit und den Erfolg der geleisteten Kunsthilfe nur den unzweifelhaft nachweisbaren Werth *).

§. 238.

Wenn die Strafgesetzgebungen von bleibendem Schaden sprechen und der Gerichtsarzt die Folgen der Körperverletzungen von seinem Standpunkte aus dahin subsumiren soll, so muss ihm gesagt oder erschliessbar gemacht werden, was er darunter zu verstehen habe. Sonst ist er genöthigt, eine jede der erheblichen Verletzungsfolgen, die einen bleibenden Character hat, d. h. von der es mindestens zweifelhaft ist, dass sie je wieder sich bessere oder ganz verliere **), für bleibenden Schaden zu erklären. Es wird daher jede derartige Verstümmelung und Verunstaltung, Sinnes-, Sprach- und Zeugungsfähigkeitsberaubung, Verlust eines Gliedes, einer Hand oder eines Fusses, und

*) Vgl. über Lebensgefährlichkeit auch oben §. 205.

**) Vgl. §. 210.

Beschränkung im Gebrauche eines der Glieder oder Sinneswerkzeuge hierher gehören.

Anmerk. Die badische Wund- und Leichenschauordnung hat im §. 34 interpretirt, was im Sinne des Strafgesetzes unter bleibendem Schaden zu verstehen sei, indem sie sagt; „Bleibender Schaden besteht entweder in einer Verunstaltung oder Verstümmelung, oder in nicht zu beseitigender Beeinträchtigung der Gesundheit." Dass solche Zustände aber den Character der Erheblichkeit besitzen müssen, um wirklich als „bleibender Schaden" erklärt werden zu können, geht sehr bestimmt aus dem Jnhalte des § 32 der Wund und Leichenschauordnung hervor. Vgl. auch oben §. 222. und 227.

§. 239.

Einige Strafgesetzungen wie z. B. die badische haben neben den genannten Kategorien eine, gleichsam niederste Klasse von Körperverletzungen aufgeführt, wohin alle diejenigen Verletzungen fallen, welchen die Erheblichkeit mangelt, um einer der andern Kategorien eingereiht werden zu können. Der hierauf bezügliche Artikel im Badischen Strafgesetzbuche (§ 227.) lautet: „Ist durch die einen Andern mit vorbedachtem Entschlusse zugefügte Verletzung weder ein bleibender Schaden, noch Krankheit oder Arbeitsunfähigkeit verursacht worden, so wird der Schuldige u. s. w. *)" Diese Bestimmung ist in der That sehr geeignet, dem Gerichtsarzte seine Aufgabe gegenüber den verschiedenen Qualitäten der Verletzungsfolgen sehr zu erleichtern, und die Praxis in den Gerichtssälen setzt ihn in den Stand, die richtige Gränze bald zu finden. Das Gesetz will offenbar mit seiner Bestimmung nicht sagen, dass eine gänzliche Negation von Krankheit, Arbeitsunfähigkeit oder bleibendem Schaden bestehen müsse, es darf einer oder der andere dieser Zustände, aber in einem geringern oder geringsten — unerheblichen — Grade vorhanden sein. Die etwa in Anwendung zu setzende Kunsthilfe vermag derartige Verletzungen auch nicht nur bedeutend schneller zu ihrer Heilung zu führen, sondern auch den etwas störenden oder beschränkenden Einfluss auf die Arbeitsfähigkeit und das Gesammtbefinden des Körpers oft fast auf den Nullpunct herab zu vermindern, was namentlich dann, wenn diese Thatsache wirklich vorliegt, von dem Gerichtsarzte Berücksichtigung erhalten darf. Beispielweise führen wir die so oft vorkommenden Fälle an, wo Jemandem

*) Vgl. auch d. Strafges. B. v. Württemberg Art. 260., v. Braunschweig §. 159., Hessen Art. 262.

eine einfache Hautschnittwunde zugefügt wird, die bei einem einfachen vereinigenden Heftpflasterverbande schon in den ersten 24 Stunden der Heilung wieder nahe gebracht ist. Der einsichtsvolle und verständige Gerichtsarzt kann in derartigen Fällen durch sein Gutachten die Gerichtsthätigkeit und gewiss nur zur Befriedigung der Gerichte selbst, sehr erleichtern.

§. 240.

Nicht immer werden die verschiedenen Folgen der Körperverletzungen durch diese allein vermittelt, so dass sie die letzteren zur alleinigen wirkenden physischen — Ursache haben; es können sich dabei ausser ihnen liegende mitwirkende Ursachen in der Art betheiligen, dass der grössere oder kleinere Theil der Folgen der Verletzung und bezw. der verletzenden Handlung diesen mitwirkenden Ursachen zugeschrieben werden muss. Es müssen dieselben unter den nämlichen Gesichtspunkt, wie bei den tödtlichen Verletzungen gestellt werden. Hiernach sind nur diejenigen Ursachen als mitwirkende für die Folgen einer Verletzung im Sinne der Strafgesetzgebung zulässig, welche es analog auch für den tödtlichen Erfolg sind *), und ihre Berücksichtigung geschieht nach den dort leitenden Grundsätzen.

§. 241.

Die Strafrechtspflege kann bei Körperverletzungen die gerichtsärztliche Thätigkeit auch bei Fragen, die für den subjectiven Thatbestand zu verwerthen sind, in Anspruch nehmen, so z. B. verlangt die badische Wundschauordnung, in §. 36 D. auch darüber gutachtliche Aeusserung: ob die eingetretene Körperverletzung als leicht mögliche Folge der Misshandlung vorauszusehen war oder nicht? Es gründet diese Frage zunächst auf den §. 234 des Strafgesetzes und kommt nicht bei allen Körperverletzungen, sondern in Bezug auf gedachten §. 234 bloss bei denen in Anbetracht, wo die Absicht des Thäters auf eine blosse Misshandlung, oder auf eine geringere, als die wirklich eingetretene Köperverletzung gerichtet, und diese letztere auch nicht als leicht mögliche Folge der Misshandlung vorauszusehen war. Ferner kann die Frage bei fahrlässigen Körperverletzungen (§. 237. des ba-

---

*) Vgl. §. 209.

dischen Strafgesetzbuches) provocirt sein. Zur Beantwortung und bezw. Berücksichtigung dieser Frage sollte desshalb immer der Anlass von dem Richter oder Untersuchungsrichter ausgehen und nicht dem Gerichtsarzte anheimgegeben sein, die Beantwortung dieser Frage immer selbstständig, d. h. ex officio aufzunehmen.

§. 242.

Gerichtsärzte verirren sich bisweilen bei der Beantwortung dieser Frage von ihrem Standpunkte in das Gebiet des Richters, indem sie ihr Urtheil nicht ausschliesslich an die gerichtsärztliche *Species facti* binden, oder confundiren diese Frage mit der der Zurechnungsfähigkeit. Mit der Stellung dieser Frage will der Richter von dem Gerichtsarzte nicht darüber Aufschluss: ob der Angeschuldigte die eingetretene Körperverletzung, wozu aber nicht bloss die vorhandene Wunde, Quetschung u. s. w., sondern die Beschädigung oder Verletzung mit ihrem ganzen thatsächlichen Erfolge gehört, — als leicht mögliche Folge der von ihm verübten Misshandlung vorausgesehen habe: sondern ob der Gerichtsarzt aus der Art der vorliegenden Misshandlung, diese mag nun in Schlagen, Stossen, Stechen u. s. w., mit diesem oder jenem Werkzeuge bestehen, den thatsächlich gewordenen, in der ganzen Beschädigung — Körperverletzung — liegenden Erfolg, objectiv nach den concreten Verhältnissen, als eine leicht oder nicht mögliche Folge ansehe. Dabei kommt daher die persönliche oder individuelle Befähigung des Angeschuldigten, die Folge seiner Handlungsweise vorauszusehen, vorerst noch gar nicht in Anbetracht; es ist für die Beantwortung der vorliegenden Frage ganz ohne Einfluss, ob der Thäter, resp. Angeschuldigte ein höchst intelligenter oder ganz blödsinniger oder gemüthskranker Mensch sei, ob er in nüchternem oder berauschtem Zustande gehandelt habe. Das Urtheil des Gerichtsarztes hat sich rein objectiv zu halten und er wird den concreten Fall erschöpfend behandeln, wenn es sich nicht bloss auf die Anwendung allgemeiner physischer Gesetze beschränkt, sondern neben den äussern Umständen, die Körperbeschaffenheit — eigenthümliche Leibesbeschaffenheit —, etwaige besondere Zustände des Verletzten *), die Art des verletzenden Werkzeuges und seiner Anwendung, so wie den Grad des Kraftaufwandes, welcher dabei entwickelt wurde, und die Nebenumstände berücksichtigt. In diesen concreten thatsächlichen Verhältnissen liegen dann die Gründe für das gerichtsärztliche Ur-

*) Vgl. §. 240.

theil, und nur ein so begründetes Urtheil hat dem Richter gegenüber Werth und lässt eine Prüfung seines Gehaltes zu, während allgemein gehaltene Aussprüche, die durch keine concreten thatsächlichen Gründe unterstützt oder nachgewiesen werden, wie leider nur gar zu oft geschieht, kein Vertrauen erwecken können. Die Angabe der speciellen thatsächlichen Gründe für das ausgesprochene gerichtsärztliche Urtheil sichert dasselbe allein gegen die sonst zulässige Vermuthung, dass der Gerichtsarzt auch einen andern Standpunkt, als den sachverständigen, eingenommen haben könne.

Anmerk. Von entschiedener Wichtigkeit sind unter den mitwirkenden Ursachen, die in einer besondern Leibesbeschaffenheit gründenden, weil sie dem Urheber der Verletzung bei der Misshandlung möglicherweise gar nicht bekannt sein konnten. Dieser Fall würde z. B. eintreffen können, wenn Jemand in der Absicht bloss einfach zu misshandeln — was aber nicht der Gerichtsarzt, sondern der Richter festzustellen hat —, einen Andern mit einem Stocke einen Schlag auf die Füsse versetzt, damit einen zufällig vorhandenen oberflächlich gelegenen Blutaderknoten — *Varix* — trifft, der durch seine Berstung eine heftige Blutung veranlasst. Die Blutung, und wenn sie selbst den Grad einer lebensgefährlichen erreicht hätte, kann hier so wenig als die leicht möglich voraussehbare Folge der Misshandlung erklärt werden, als die in einer Berstung des Blutaderknotens bestehende Verletzung, weil man nach den gewöhnlichen Verhältnissen von einem Stockschlage auf die Füsse eine Quetschung, nicht aber die Verletzung eines Blutaderknotens erwarten muss. Dass Jemand mit Blutaderknoten an den Füssen behaftet sein könne, muss freilich als eine Möglichkeit zugegeben werden; aber es ist doch nur ein Ausnahmszustand und die Möglichkeit daher eine entfernter liegende; der durch eine Misshandlung hieran knüpfende Erfolg kann dann aber auch nur ein entfernter stehender folglich nicht leicht möglicher sein. In diesem Falle würde der Gerichtsarzt die Entscheidungsgründe für sein Urtheil in dem verletzenden Instrumente, in der Art seiner Anwendung und in der besonderen Leibesbeschaffenheit des Verletzten suchen und finden, durchaus aber nicht in dem Umstande, dass dem Thäter der Zustand der besondern Leibesbeschaffenheit nicht bekannt war oder bekannt sein konnte. Dieses letztere Verhältniss, welches der Richter zu prüfen und zu verwerthen hat, muss als ein in der subjectiven Seite des Thatbestandes gelegenes, bei der Erledigung der vorliegenden Frage ganz bei Seite gelassen werden. Die Frage der Zurechnungsfähigkeit kommt erst nachher an die Reihe, insoferne sich Gründe oder Thatsachen ergeben, die gesunde Geistesverfassung des Angeschuldigten in Zweifel zu ziehen, oder wenn die incriminirte Handlung in einem besondern Zustande verübt wurde, der geeignet ist, die Zurechnungsfähigkeit zu mindern *). —

---

*) §. 71. und 153. des Strafges. B. für d. Grossherzogthum Baden.

§. 243.

Was das Gesetz als leicht möglich angesehen wissen will, sagt es nicht, sondern überlässt die Interpretation in den concreten Fällen dem sachverständigen Urtheile. Der Gerichtsarzt hat also die Gränzen zwischen leicht und nicht leicht möglich zu ziehen, was keine grossen Schwierigkeiten hat, wenn man den vom Gesetze dem Gerichtsarzte hier angewiesenen Standpunkt und Gegenstand richtig auffasst und festhält und auch bezw. die Gründe mehr für das negative und nicht für das positive Urtheil, d. h. für das „nicht als leicht möglich" prüft. Was nach gemeiner Einsicht und nach allgemeiner Erfahrung als möglich anzunehmen ist, kann der Richter als solcher selbst prüfen, hiezu bedarf es ja keiner Sachverständigkeit oder besonderer technischer Kenntnisse; diese können und werden vielmehr nur da erforderlich sein, wo es sich um einen Ausnahmszustand, folglich um etwas handelt, was man nicht erwarten muss, oder was nach der Sprache des Gesetzes „nicht leicht möglich" ist. Wenn z. B. Jemand mit einem schweren Prügel an den Kopf geschlagen wird und dadurch eine Körperverletzung von diesem oder jenem strafgesetzlichen Grad erhält, so wird es zur Begründung der leichten Möglichkeit der thatsächlichen Folge dieser Art der Misshandlung keiner sachverständigen Thätigkeit durch den Gerichtsarzt zur Feststellung der richterlichen Ueberzeugung bedürfen; wohl aber dann, wenn auf einen leichten Schlag mit einem leichten Stocke, eine schwere Kopfverletzung, etwa wegen äusserst dünner Schädelknochen erfolgte. Das ist ein nach gemeiner Erfahrung unerwarteter Erfolg; sein Verhältniss bedarf der Aufklärung durch die Sachverständigkeit und die Folgerung aus der aufgefundenen Thatsache des abnorm dünnen Schädelknochens, wird dem Urtheile über die Möglichkeit den negativen Character, d. h. den der nicht leichten Möglichkeit geben. — Ob und in wie weit der Angeschuldigte die Folge der Misshandlung in der eingetretenen Körperverletzung als leicht oder nicht leicht möglich voraussehen konnte, und vorausgesehen hat, gehört in die richterliche Competenz, und über die Befähigung dieser subjectiven Voraussicht tritt die gerichtsärztliche Mitwirkung als Begutachtung nur dann ein, wenn die vorhandenen Thatsachen Zweifel gegen die unbeschränkte Voraussicht wegen eines abnormen oder von dem gesunden abweichenden Seelenzustandes erheben lassen.

§. 244.

Als besondere Arten von Körperverletzung haben einzelne Strafgesetzgebungen längere Misshandlung oder Peinigung und

Misshandlung einer Schwangern ausgezeichnet. Für die erstere lassen sich bei der Möglichkeit der grossen Verschiedenheit der körperlichen Misshandlungen keine allgemeinen Grundsätze aufstellen; der besondere Fall muss ergeben, welche Anhaltspunkte etwa für das gerichtsärztliche Urtheil vorhanden sind, dass die körperliche Misshandlung längere Zeit fortgedauert habe. Unter Peinigen oder Martern kann der Gerichtsarzt nur die Zufügung solcher Verletzungen verstehen, die entweder schon für sich allein oder im Zusammenhange unter einander und bei fortgesetzter Zufügung, mit Erzeugung erheblichen körperlichen Schmerzes verbunden sind. Die Gesammtverletzung muss sich daher nebenbei durch eine besondere Schmerzhaftigkeit auszeichnen. — Bei der Misshandlung einer Schwangern kommt vor Allem in Anfrage, ob der Thäter die Schwangerschaft der Misshandelten kannte. Hierüber erfolgt nicht immer ein Geständniss, daher das Urtheil des Gerichtsarztes über die Art und Beschaffenheit der Schwangerschaft, namentlich hinsichtlich ihrer auffallenden Merkmale durch den Umfang des Unterleibes, dem Richter dienlich sein kann. Das weitere Urtheil des Gerichtsarztes erstreckt sich auf das Vorhandensein der Geburt mit einem todten oder unreifen und nicht lebensfähigem Kinde, und der Art des ursachlichen Zusammenhanges mit der erlittenen Misshandlung, welch' letzterer Punkt hinsichtlich seiner Constatirung zu den schwierigsten Aufgaben des Gerichtsarztes gehört und in den wenigsten Fällen eine befriedigende Lösung ergeben wird, indem meist nur ein blosses Möglichkeitsurtheil zulässig ist. Nicht anders verhält es sich bei der Entscheidung der Frage, ob bei dem nach der Geburt gestorbenen Kinde der Tod in Folge der zugefügten Misshandlung eingetreten sei.

§. 245.

Bei der Stellung der Diagnose des Alters einer vorhandenen Verletzung, die zu verschiedenen und wichtigen richterlichen Zwecken dienen kann, leiten den Gerichtsarzt ausser der speciellen Beschaffenheit der Verletzung selbst, die bestehende eigenthümliche Körperbeschaffenheit und die äusseren Umstände, unter denen sie bisher bestanden hat. Im Allgemeinen ist bezüglich der Lage einer Verletzung zu berücksichtigen, dass die an den obern Körpertheilen gelegenen Verletzungen schneller zur Heilung gelangen, als die an den unteren Extremitäten, und dass die Bewegung des Theiles, an dem sich die Verletzung befindet, wenn erstere nicht künstlich suspendirt worden ist, und letztere eine Wunde bildet, die Heilung verzögern wird. Quetschwunden, wobei die Ränder der Wunde in ihrer Vitalität sehr gestört wurden, so dass selbst die oberflächlichen Schichten der Wundfläche mortificiren, erfordern einen zwei- bis dreimal längern Zeitraum zur Heilung, als Schnittwunden. Besondere Rücksicht erfordern die Quetschwunden des Kopfes, wenn dabei das Pericranium verletzt worden ist. Sich selbst überlassen pflegen dieselben oft sich innerhalb der ersten acht Tage an ihren Rändern zu schliessen; es bildet sich dann in der Tiefe der Wunde Eiterung und der Eiter verschafft sich nicht immer gleich nach Aussen Bahn; die Heilung nimmt oft mehrere Wochen in Anspruch. Bei der Untersuchung findet die Sonde den entblösten Theil des Schädelknochens rauh. — Quetschungen der musculösen Weichtheile sind innerhalb der ersten Tage oft kaum oder gar nicht wahrzunehmen. Dann erst wird die Haut gelblich-grünlich oder bläulich und die Farbe kann Wochen lange dauern. — Je mehr eine Wunde Gewebe verletzt und je extensiver sie ist, um so länger dauert ihre Heilung, und leicht erstreckt sich letztere auf zwei bis mehrere Wochen. Im Durchschnitte kann man für grössere Wunden immer 4 — 8 Wochen annehmen. — Besondere Schwierigkeiten bieten für die Diagnose des Alters complicirte Schusswunden. — Nur bei Wunden, die erst einige Tage alt sind und namentlich bei Schnittwunden, lässt sich die Zeit ihrer Existenz noch am genauesten schätzen; je weiter sie in das Stadium der Granulation eingerückt und je näher sie der Heilung oder der Vernarbung stehen, desto grösser wird das Maass des „beiläufig.“ Das Bedürfniss des Richters kann übrigens manchmal schon dadurch befriedigt sein, dass der Gerichtsarzt ausspricht, die Wunde bestehe jedenfalls noch nicht so oder so lange, oder um so und so viel länger. Zum möglichst richtigen Schätzen gehört Erfahrung; ein theoretischer Wundarzt wird leicht in grosse Irrthümer fallen.

§ 246.

Narben bestehen aus einem neugebildeten Gewebe, welches man das Narbengewebe heisst, das immer dichter, fester und weniger ausgebildet ist, als das normale Bindegewebe. Bei jedem Narbengewebe ist dessen räumliche Ausbreitung kleiner, als die Wunde, durch welche es bedingt wurde und die Narbe kann bei ganz kleinen, reinen und oberflächlichen Schnittwunden der Haut sehr unmerklich werden. — Wo eine Narbe sich findet, da hat eine Wunde bestanden. Dass eine Narbe im Laufe der Zeit wieder verschwinden könne, ist nicht anzunehmen und trotz der aufgestellten Behauptungen selbst bei ganz kleinen oberflächlichen Hautwunden unwahrscheinlich, mit Ausnahme von s. g. Krätzen und

Excoriationen, die gleichsam nur das Epithelium abgestreift haben. Das aber ist richtig, dass die Merkmale solcher Hautnarben nach mehreren oder vielen Jahren, besonders wo eine dicke Epitheliallage besteht, immer schwerer zu entdecken sind, und dass man sich bei der Untersuchung der Loupe bedienen muss. — Nur in der ersten Zeit nach der Heilung einer Wunde, wo die Narbe noch weich ist und ein etwas röthliches Aussehen hat, kann man ihr Bestehen als erst seit kurzer Dauer, von einigen oder mehreren Wochen, mit Wahrscheinlichkeit annehmen; ist die Narbe aber fest und von weisser Farbe, röthet sie sich auch nach anhaltend geübten Drucke auf dieselbe nicht, so sind seit ihrer Entstehung freilich Wochen verflossen, aber ihr Alter ist nicht mehr mit einiger Verlässigkeit zu schätzen. Ich habe hunderte von Beobachtungen angestellt und Schätzungen versuchsweise vorgenommen; die Irrthümer waren oft sehr gross. — Häufig lässt sich aus der Narbe der ursprüngliche Charakter der Wunde, ob sie Schnitt-, Stich-, Quetsch- oder Schusswunde war, bestimmen; aber nicht immer. Abgesehen davon, dass schon verschiedene zufällige Einflüsse den Heil- und Vernarbungsprocess sehr modificiren können, so wird auch die Form der frühern Wunde durch die jeweils kleinere Narbe bedeutend geändert. Schnittwunden pflegen glatte und regelmässige Narben zu zeigen, die aber eine halbmondförmige Gestalt annehmen, wenn die Schnitte eine schräge Beschaffenheit hatten. Schwer oder gar nicht sind oft Quetschwunden-Narben der Kopfschwarte von Schnittwunden-Narben zu unterscheiden; leichter geschieht dies noch an den übrigen Körperstellen, wo die Quetschwunden-Narben sich dann gerne durch mehr unregelmässige Form und ungleiche Ränder auszeichnen. Bei Narben von Wunden mit Substanzverlust oder von solchen, die in hohem Grade gerissen und gequetscht zugleich waren, prägt sich die unregelmässige Form am deutlichsten aus. Stichwunden lassen sich gar oft und namentlich, wenn sie Jahre lange bestanden, durch die hinterlassene Narbe nicht mehr diagnosticiren. Sind sie sehr tief eingedrungen, so kann man die in die Tiefe gehende feste Narbe manchmal durch das sorgfältige Befühlen verfolgen und dadurch einigen Aufschluss erhalten. Uebrigens können Stichwunden-Narben auch mit solchen, die von Schusswunden herrühren, verwechselt werden. Schusswunden-Narben haben eine mehr rundliche Form mit weniger Vertiefung in der Mitte, von wo aus kleine Unebenheiten sich strahlenförmig nach der Peripherie ziehen. Wo von einer Kugel zwei Oeffnungen bewirkt wurden, so erkennt man die Narbe der Ausgangsöffnung in der Regel daran, dass sie im Verhältniss zu der des Eingangs merklich unregelmässiger und ihre Peripherie weniger scharf begränzt ist. — Vesicator-Narben stellen Monate und Jahre lang dauernde bräunliche Flecke dar, welche eine mehr oder weniger ausgeprägte Narbenbeschaffenheit besitzen, je nach dem die Vesicatorstellen längere oder kürzere Zeit geeitert haben. — Aetzwunden-Narben und Narben von Verbrennungen hangen bezüglich der Unregelmässigkeit, der Tiefe und der Hässlichkeit ihres Ansehens von dem Grade der Intensität ab, mit welchem das Aetz- oder Verbrennungsmittel eingewirkt hat. Leichte Aetzungen und Verbrennungen verursachen narbenartige weissliche oder auch ins Bräunliche spielende Flecke. — Narben von scrophulösen Geschwüren sind ungleich, gefurcht, faltig, strahlig, matt glänzend, haben vertiefte Punkte, harte und unebene Ränder und erscheinen meist an Stellen, wo scrophulöse Geschwüre gerne vorzukommen pflegen. — Scorbutische Narben sind anfangs empfindlich, weich und dunkelblauroth von Farbe; im Verlaufe wird ihre Farbe mehr braunroth und sie verflachen sich mehr. — Die gichtischen Narben kommen gerne in der Nähe der Gelenke vor; sie sind sehr uneben, blauröthlich oder braunröthlich, selbst von aschgrauer Farbe. Die nächste Umgebung zeigt bisweilen Varicositäten und erysipelatöse Hautaffectionen. — Narben von syphilitischen Geschwüren lassen den erlittenen Substanzverlust erkennen, und wenn sie Drüsennarben sind, verhalten sie sich uneben, wulstig, fühlen sich etwas hart an, sitzen gerne fest auf und haben eine rothbräunliche Farbe. — Die herpetischen Narben characterisiren sich durch ihre gewöhnlich weite Ausbreitung und durch ihren unregelmässig ausgeschweiften Umfang, so wie durch den allmähligen Uebergang in die gesunde Haut.

§. 247.

Die Werkzeuge, womit eine Verletzung zugefügt werden kann, sind sehr verschiedener Art, und ihre Bestimmung aus der Art und Beschaffenheit der Verletzung ist nicht immer leicht und bisweilen gar nicht möglich. Der Gerichtsarzt sei desshalb mit seinem Urtheile ebenso vorsichtig als präcis. Befinden sich bei Gerichtshanden Werkzeuge, die als verletzende in Anfrage kommen, so kann das gerichtsärztliche Urtheil nie dahin gehen, dass bei der genauesten Uebereinstimmung der Beschaffenheit der Verletzung mit der des Instruments, dieses mit Gewissheit als das in Anwendung gekommene erklärt wird. Man kann in einem derartgen Falle nur sagen: dass ein solches Instrument in Anwendung gekommen sein müsse. Ebenso wird man, wo Verletzung und vorliegende Instrumente nicht oder nicht vollkommen übereinstimmen, je nach dem Grade der Differenz, die Unmöglichkeit, die Unwahrscheinlichkeit oder die bedingte oder unbedingte Möglichkeit der stattgehabten Anwendung erklären. Wo zwei verschiedene mehr oder weniger ähnliche Instrumente als die möglich verletzenden erklärt werden müssen, wird der Richter in der Regel die Frage stellen: welches von den beiden möglichen die grössere Wahrscheinlichkeit seiner Anwendung in sich schliesse. Die Frage kann und darf nicht nach einem blossen subjectiven Meinen, sondern nur mit objectiven Gründen entschieden werden, wenn sie überhaupt entscheidbar ist. Die Entscheidungsgründe finden sich dann oft nicht allein in den Specialitäten der Beschaffenheit des Werkzeugs, sondern auch in der Art, wie dasselbe in Anwendung gekommen sein konnte und in dem Grade der Kraftentwickelung, die hier erforderlich war. Wo es sich um Wunden handelt, so können etwaige Blut- und andere Spuren von organischen Theilen an dem Instrumente, wohl für den Richter von Werth und Interesse sein, für das gerichtsärztliche Urtheil aber dürfen sie hier zu keinem Bestimmungsgrund werden *).

§. 248.

Wo keine fraglich verletzenden Instrumente sich bei Gerichtshanden befinden, so tritt der Fall ein, dass dieselben nach ihrer allgemeinen oder besondern Beschaffenheit aus den Verletzungs-Qualitäten erschlossen werden müssen. Es leuchtet darum ein, wie nothwendig es in allen Fällen ist, die physicalischen Verhältnisse einer Verletzung bis ins kleinste Detail zu untersuchen und bei der Wundschau zu Protocoll zu bringen. Viele Gerichtsärzte verstossen leider gegen diese wichtige Aufgabe und begnügen sich mit oberflächlichen Angaben und Bezeichnungen „Schnittwunde, Quetschwunde" u. s. w. Der Character einer Wunde als Schnitt- oder Quetschwunde fällt allerdings häufig leicht ins Gesicht, aber für exacte Folgerungen ist nur durch die einzelnen Merkmale, welche z. B. eine Schnitt- oder Quetschwunde constituiren, eine befriedigende Grundlage oder Thatsache gegeben. Bei allen Verletzungen, welche nur einigermassen Erheblichkeit oder Bedeutung in sich schliessen, unterlasse der Gerichtsarzt nie die gleichzeitige Untersuchung der Verletzung und ihrer Umgebung, so weit dies möglich ist, mit bewaffnetem Auge; auch werde zum Messen der Grössenverhältnisse ein guter Zirkel und verlässiger Maassstab verwendet. Man wird hierdurch manchem Einwurfe der Vertheidigung, der von

---

*) Ueber die Untersuchung fraglicher Blutflecke etc. vgl. §. 297.

wichtigen Folgen werden kann, zuvorkommen. Das exacte Messen ist übrigens nicht immer so leicht und muss in manchen Fällen einigemale und so lange wiederholt werden, bis keine Differenzen mehr erfolgen. — Unerlässlich ist bei jeder Verletzung die exacte Bestimmung ihrer Lage, Form, Grösse, und bei Wunden kommt noch der Abstand und die Beschaffenheit der Wundwinkel, Wundränder und Wundflächen, die Form und Richtung der Wundränder, die Richtung der Wunde nach dem Verhältnisse zu der Longitudinallinie des Körpers oder des betreffenden Körpertheiles; die Tiefe und die Richtung, die sie etwa nach der Tiefe der verwundeten Theile nimmt, in Anbetracht, da alle diese Momente für die Diagnose der Art der verletzenden Handlung und des verletzenden Werkzeugs einflussreich sind.

§. 249.

Die noch einigermassen frischen Schnittwunden bieten für den geübtern Beobachter, wenn er bei seiner Untersuchung eine gute Loupe zu Hilfe zieht, merkliche Verschiedenheiten der Wundränder, die von dem Grade der Schärfe des Schneidewerkzeugs abhängig sind. Diese feinere Diagnose der Wundränder ist aber in dem Verhältnisse erschwert oder erfolglos, als die Wunde durch die traumatische Reaction verändert wird. Aber auch in diesem Zustande untersuche man die Wunde mit der Loupe, besonders wenn dieselbe ihre Lage über einem Knochen ohne dichte Zwischenlage von Weichtheilen hat. Es giebt Quetschwunden der Kopfschwarte, die sich ohne dieses Hilfsmittel nicht mit Sicherheit von Schnittwunden unterscheiden lassen, wie ich mich häufig überzeugt habe.

§. 250.

Die Hiebwunden sind dem allgemeinen Character nach Schnittwunden, indem sie von schneidenden Werkzeugen herrühren und unterscheiden sich von letzteren bloss dadurch, dass dabei eine grössere Gewalt und das Werkzeug in Form eines Hiebes einwirkte, folglich eine hiezu geeignete Beschaffenheit haben muss.

§. 251.

Stichwunden nehmen bei ihrem Eingange auf der Haut die Form des verletzenden Werkzeuges immer mehr oder weniger deutlich an. War das Werkzeug mehrschneidig oder mehrkantig, so entstehen dadurch entsprechende Wundwinkel. Je schärfer und hervortretender die Kanten des Instruments, desto deutlicher pflegen sich die davon herrührenden Wundwinkel auszudrücken; beim Gegentheile verwischen sich aber letztere mehr und können bei Stechwerkzeugen von kleinem Durchmesser fast unmerklich werden, so dass die Wunde dann eine etwas rundliche Form annimmt. Bei scharfen zweischneidigen Stechwerkzeugen entspricht die Länge des Eingangs der Stichwunde, d. h. der Abstand der Wundwinkel ziemlich genau dem Durchmesser der Klinge; bei stumpfen Schneiden der Klinge und bei wenig scharfen Kanten eines mehrkantigen Werkzeuges, fällt die Stichwunde immer etwas kleiner aus, und zwar nach Verhältniss der Elasticität der Haut. Eine kleine Differenz pflegt sich oft auch bei einschneidigen Messern, namentlich wenn sie nicht sehr scharf geschliffen sind; einzustellen, die grösste Differenz kommt bei Stichwunden vor, die von rund spitzigen Werkzeugen herrühren. — Wenn bei Stichwunden, die auf ein messerartiges Instrument schliessen lassen, die beiden Wundwinkel hinsichtlich ihrer Schärfe übereinstimmen, so darf man daraus noch nicht folgern, dass die Klinge zweischneidig war, da sich bei einigermassen scharfer Spitze des Messers vollständig gleich scharfe Wundwinkel ausbilden können. Man findet bei Messerstichwunden selten, dass der eine dem Rücken des Messers entsprechende Wundwinkel etwas stumpfer und von leicht gerissener Beschaffenheit ist. — Hat ein Stechwerkzeug einen Körpertheil durchbohrt, so dass der Wundcanal einen Eingang und Ausgang besitzt, so ist ersterer in der Regel grösser, und wenn das Instrument hier beim Herausziehen Widerstand hatte, so erscheinen die Wundränder bei noch frischem Zustande etwas aufgeworfen. Bei Stichwunden mit scharfen messerartigen Klingen, welche die Extremitäten betroffen oder an andern Weichtheilen des Körpers eine sehr schiefe, von der Oberfläche nicht weit entfernte Richtung genommen haben, kann durch eine plötzlich veränderte und mit vieler Gewalt vollzogene Richtung in der Ausziehung des Werkzeuges, die Ausgangsöffnung des Stichcanals grösser werden, als der Eingang. — Was den Verlauf und die Richtung des Stichcanales betrifft, so geht aus meinen eigenen Beobachtungen hervor, dass bei penetrirenden Bauchwunden auf der Vorderseite des Bauches, sehr erhebliche Abweichungen vorkommen können, die sich nach Maassgabe der Umstände nur dadurch erklären lassen, dass im Momente, wo der Stich ausgeführt wurde, der Betroffene plötzlich eine vor- oder seitwärts neigende Körperbewegung machte. — Die Länge des Stichcanals kennen zu lernen, ist immer von grosser Wichtigkeit, hat aber bei penetrirenden Bauchwunden immer grosse Schwierigkeiten schon dadurch, weil bei der Section die in der Bauchhöhle befindlichen Gase und

Extravasate Veränderungen des wirklichen Abstandes der verletzten Theile bewirkt haben können und, wenn die Wunde in den Magen oder in einen Darm einmündet, ein materiell begränztes Ende des Stichcanals nicht vorliegt. Ist dann die Magen- oder Darmwunde, weil das messerartige Werkzeug in schiefer Richtung eindrang oder aus was immer für einem Grunde grösser, als der Eingang des Stichcanals, so hat die Combination zum Behufe einer idealen Construction des Verlaufs und Endes des letztern, keinen Anhaltspunkt mehr. Hat man bei der Obduction penetrirender und complicirter Bauchwunden die verletzten Theile in die möglichst naturgemässe Lage gebracht, so werden mit Hilfe eines Zirkels die Abstände zwischen Eingang der Wunde und den verletzten Theilen in der Bauchhöhle genau gemessen. Dadurch wird man bei Aufmerksamkeit und einiger Uebung zwar nie die ursprünglichen Maassverhältnisse exact ermitteln, aber doch ein annähernd richtiges Maass erhalten. Bei penetrirenden und tief eindringenden Stichwunden kann der Fall eintreten, dass der sehr sorgfältig und mit möglichst richtigem Resultate gemessene Stichcanal die Länge eines unzweifelhaft in Anwendung gekommenen Stechwerkzeuges unverhältnissmässig überschreitet. Der Sachverhalt kann dadurch seine befriedigende Erklärung finden, dass der elastische Bauch durch den Griff des Stechwerkzeugs oder die Hand des Stechenden sehr nach einwärts gedrückt wurde. Die Erledigung einer solchen Frage ist mir wiederholt beim Schwurgerichte vorgekommen. — Es ist von practischer Wichtigkeit, dass der untersuchende Gerichtsarzt bei penetrirenden Bauchwunden, wenn er frühe genug dazu kommt, immer den Umfang des Bauches misst und sowohl die Fettpolsterung des Bauches, als auch dessen Elasticitätsverhältniss genau untersucht. Die genaue Messung der Dicke der Decken bei penetrirenden Wunden der Brust- und Bauchhöhle werde überhaupt nie unterlassen, weil dadurch zur Bestimmung des Kraftaufwandes in der Führung des verletzenden Werkzeuges ein wichtiges thatsächliches Moment gegeben sein kann.

§. 252.

Die Quetschwunden setzen immer Werkzeuge von stumpfer Beschaffenheit voraus, deren specielle Eigenschaft aber nicht immer aus der Form der Wunde hervorgeht, so wie es sich auch nicht immer entscheiden lässt, ob eine Quetschwunde durch Schlag oder Stoss mit einem stumpfen Werkzeuge oder durch Anstossen an ein solches oder an irgend einen stumpfen Gegenstand zu Stande kam. Die Quetschwunden erscheinen in verschiedener Form, und weil diese von der Art und dem Grade der gewaltsamen Einwirkung abhängig ist, so hat die Eintheilung, wie sie die Chirurgie zu machen pflegt, auch für die gerichtliche Medicin practischen Werth. Nicht immer entsteht bei Einwirkung einer geeigneten äussern Gewaltthätigkeit auf die Oberfläche des menschlichen Körpers auch eine Wunde der Haut; die quetschende Wirkung kann sich vielmehr auf innere Organe und Theile erstrecken, selbst ohne dass man im Gewebe der Haut Sugillation wahrnimmt. So können Verrenkungen, Sehnenzerreissungen und Rupturen innerer Organe durch heftiges zu Bodenstürzen und zu Boden Schleudern entstehen. Beim Ueberfahren mit schweren Wagen werden nicht selten Eingeweide der Bauchhöhle im hohem Grade beschädigt, ohne dass man äusserlich die Spuren der eingewirkten Gewalt wahrnehmen könnte. Aehnlich kann es sich bei intensiven Quetschungen der Brust verhalten. Sollen Quetschwunden der Haut durch Schlag oder Stoss zu Stande kommen, so muss die Haut eine feste, Widerstand leistende Unterlage haben, daher dieselben leicht und häufig an den Schädeldecken vorkommen. Bei letztern pflegen stumpfe Werkzeuge mit breiter Fläche auch gerne ein- und mehrschenkelige Quetschwunden mit mehr oder weniger Lostrennung einzelner Schenkel vom subcutanen Zellgewebe zu verursachen.

§. 253.

Eine quetschende Gewaltthätigkeit ist immer auch eine erschütternde und es hangt von der Beschaffenheit des vermittelnden Werkzeugs, von dem Grade der Gewaltthätigkeit und von der physischen Befähigung des betroffenen organischen Theiles ab, ob der Zustand der Erschütterung in einem merklichen Grade zu Stande komme und die Erschütterung weiter fortgeleitet werde. Weil die erschütternde Gewaltthätigkeit auf der Stelle ihrer unmittelbaren Einwirkung oft keine, oft nur sehr unmerkliche Quetschungsmerkmale hervorbringt, entferntere Theile dagegen hochgradig beschädigt werden können, ohne dass man im Stande wäre, die Bahn des dazwischen liegenden erschütternden Stosses immer durch wahrnehmbare Alterationen in der Substanz der Theile nachzuweisen; so leuchtet die Wichtigkeit und die Schwierigkeit dieser Verletzungsformen für die gerichtsärztliche Praxis ein. Die häufigsten äussern physischen Ursachen der Erschütterungen, welche ohne örtlich quetschende Effecte wirksam sein können, sind: Schläge und Stösse mit fest weichen und fest elastischen Körpern, daher insbesondere Faustschläge, sodann Würfe mit schweren stumpfen oder platten Körpern, heftiges

Anstossen an solche Körper, namentlich durch Fall und Schläge oder Stösse mit harten Körpern auf Körpertheile, die mit Kleidungsstücken von dichtem und elastischem Stoffe bedeckt sind. Die für erschütternde Einwirkungen einflussreichsten Körperstellen sind ausser dem Kopfe und dem Bereiche der Wirbelsäule, die Brust, der Unterleib, bei letzterm namentlich die Präcordialgegend und das Gesässe. Immer ist es für die Aufklärung sehr einflussreich, durch die richterliche Untersuchung darüber Gewissheit zu erhalten, ob der Theil, auf den die quetschend-erschütternde Gewalt und bezw. das Werkzeug einwirkte, mit einem Zwischenkörper, z. B. Kleidungsstücken, bedeckt war und von welcher Art solche Zwischenkörper sind. — Auch der Theil oder das Organ, welches der Ausgangspunkt der erschütternden Gewaltthätigkeit ist, zeigt nicht immer wahrnehmbare Verletzungen der Substanz. Seine Blutgefässe befinden sich bisweilen im Zustande der Anämie oder der Hyperämie, doch sind die Grade davon nicht immer auffallend. Es giebt Fälle, wo der Gerichtsarzt durchaus nicht im Stande ist, die Erschütterung als wirkende Ursache des Todes zu constatiren*). — Was fragliche Erschütterungsfälle in ihrer Begutachtung ganz besonders schwierig machen kann ist der Umstand, dass apoplectische Zerreissungen in innern Organen, die sonst auch aus innern Ursachen zu entstehen pflegen — sogenannte apoplectische Herde —, in der Gehirnsubstanz, in den Lungen, in der Leber, der Milz, in den Nieren und im Herzen, sowohl bei anscheinend gesunder Beschaffenheit, als bei krankhafter Veränderung dieser Organe, in Folge quetschender und erschütternder traumatischer Einwirkung vorkommen können. Weniger schwierig ist die Entscheidung bei Rupturen von Organen in Folge eines bestandenen Verschwärungs- oder Erweichungsprocesses, wo der vorhergegangene

---

*) Ein interessanter Fall der Art ist mir wieder in neuester Zeit vorgekommen, wo ein körperlich und geistig ganz gesunder Mensch von 19 Jahren in Streithändeln einen Steinwurf erhielt. Der Thäter gestand, mit dem Steine nach seinem Gegner geworfen zu haben. Letzterer stürzt bewusstlos zusammen, wird von seinen Kameraden in ein nur wenige Schritte entferntes Haus getragen, woselbst er innerhalb weniger Minuten stirbt. Die Section zeigt alle Organe gesund, lässt am ganzen Umfange des Körpers in und unter der Haut und in den Weichtheilen nicht die geringste Spur einer Quetschung entdecken; Schädelknochen ganz intact und im Gehirne und in dessen Häuten ist keine Alteration wahrzunehmen; die Blutgefässe zwar wenig angefüllt, doch nicht in dem Grade einer wirklichen Anämie. Die Anklage auf Tödtung unterblieb.

Krankheitsverlauf und der pathologische Zustand des betreffenden Organs Aufschluss zu geben vermögen. Doch können auch Rupturen vorkommen, bei denen es sich nicht entscheiden lässt, ob sie durch innere körperliche Vorgänge, oder durch gewaltthätige äussere, also insbesondere erschütternde Vorgänge zu Stande gekommen sind.

Anmerk. Ich habe einen gerichtlich untersuchten Fall aus der neuesten Zeit vor mir liegen, welcher bekundet, wie leicht möglich bei inneren Rupturen irrige Urtheile über die veranlassende äussere Ursache entstehen könnten. Eine mit Weben beschäftigte, bis dahin gesunde, 24 Jahre alte, ledige Person, wurde bei der Arbeit plötzlich mit Schmerzen im Unterleibe und darauf folgenden Angst- und Ohnmachtsgefühle befallen; man brachte sie ins Bett, wo die Zufälle mit Schwächezunahme fortdauerten. Etwa 6 Stunden später starb sie. Ein Arzt wurde nicht beigezogen Die Menstruation war vor 8 Wochen zum letztenmale erschienen. Bei der Section zeigte sich der Muttermund durch einen Schleimpfropf geschlossen, der Uterus in seinem Umfange etwas vergrössert, sein Cavum ohne Inhalt; die rechte Tuba, etwa $1^1/_2$ Zoll vom Körper der Gebärmutter entfernt, war sackartig und beträchtlich erweitert und hatte eine Ruptur, die mit der Bauchhöhle communicirte. In dem entleerten Sacke befand sich nur noch weniges Blutgerinnsel, dagegen in der Unterleibshöhle über 8 Pfund (zwei badische Maass) Bluterguss. Die Verhältnisse und Umstände, unter denen die Section gemacht werden musste, waren äusserst ungünstig, daher der Inhalt der Tuba nicht aufgefunden wurde oder der Beobachtung entging. Ohne Zweifel bestand eine zweimonatliche Extrauterinschwangerschaft. Würde hier, was nicht der Fall war, eine Misshandlung vorausgegangen sein, so hätte nur eine umsichtige und vorsichtige Beurtheilung vor einem dem Angeschuldigten nachtheiligen gerichtsärztlichen Irrthum, schützen können.

§. 254.

Als eine für die gerichtsärztliche Praxis besonders wichtige Form der Quetschwunden, stellen sich die Bisswunden dar. In der Regel wird ihre Diagnose, besonders wo mehrere Zähne des Ober- und Unterkiefers eingewirkt haben, nicht schwierig und die Formen der menschlichen Zähne drücken sich dabei immer mehr oder weniger bestimmt ab. Schwierig kann das Urtheil werden, wo Substanzverlust besteht und die traumatische Reaction die Form der Wundränder alterirt hat. Was die mögliche Vergiftung solcher Bisswunden durch den Zorn und die Aufregung des beissenden — Menschen — betrifft, so halte ich dieselbe, obgleich noch entgegengesetzte Ansichten bestehen, wenigstens zur Zeit, für unbegründet.

§. 255.

Schusswunden, deren Diagnose als solche bei noch lebenden Verletzten immer leichter ist, können bei Leichen, die im Freien gelegen haben und daselbst dem Angriffe von Insecten ausgesetzt waren, Zweifel erheben lassen, wenn es sich um kleine Projectile oder Schrote handelt. Die durch solche Insecten-Angriffe veranlassten Oeffnungen, haben, wenn ihre Ränder durch Leichenerscheinungen noch etwas geröthet sind, viele Aehnlichkeit mit Schrotschusswunden. Die negative Diagnose wird gesichert, dass entgegenstehende Oeffnungen durch keinen Schusscanal correspondiren, in den Canälen keine Projectile aufgefunden werden und, wenn der Leichnam bekleidet ist, keine entsprechenden Schusslöcher in den Kleidungsstücken sich vorfinden, oder wenn Löcher vorhanden sind, so haben dieselben nicht die gerissene oder zerfetzte Beschaffenheit der Schusslöcher, sondern sind am Ein- und Ausgang rundlich und förmlich durchgefressen *). — Bei allen Schusswunden bieten sich der gerichtsärztlichen Untersuchung drei Hauptfragen dar: die Beschaffenheit des Projectils, wenn dasselbe in der Wunde nicht mehr aufgefunden wurde, die Entfernung, aus welcher geschossen wurde und die Richtung, in welcher das Projectil den Körper traf.

§. 256.

Für den gerichtlichen Zweck berücksichtigen wir hier nur die Projectile, welche aus Flinten, Büchsen und Pistolen geschossen werden, und diese unterscheiden sich in Kugeln und Schrote. Obgleich beide hinsichtlich ihrer Grösse unter sich sehr variiren, da es Kugeln und Schrote von sehr differentem Caliber giebt, so lässt sich doch im Allgemeinen aus den Durchmessern der Schusswunde der eine oder der andere Character des Projectils feststellen. Bei dem Umstande, dass der Umfang des Projectils dem Substanzverluste entspricht, den es durch die Wunde veranlasst hat und bei reinen Schusswunden der Schusscanal dem Umfange des Projectils nahe kommt, bei gewöhnlichen Schusswunden wenigstens der Durchmesser des Schusscanals niemals grösser, sondern eher etwas kleiner als der Umfang des Projectils ist — bei Spitzkugeln sollen die Oeff-

---

*) Meine gerichtsärztliche Praxis hat mir zwei sehr interessante Fälle dieser Art vorgeführt, wo die Personen im Walde todt aufgefunden wurden und der Verdacht, dass sie Schrotschusswunden erhalten haben mussten, sehr begründet zu sein schien In dem einen Falle war es sogar constatirt, dass ein Schrotschuss aus einiger Entfernung abgefeuert worden sei.

nungen merklich kleiner sein, was sich physicalisch allerdings erklären lässt —, bleibt dennoch für die Richtigkeit der Feststellung der Grösse des Projectils, immer die Eingangsöffnung des Schusscanales maassgebend, wenn zwei Oeffnungen vorhanden sind. Woran soll man aber den Unterschied der beiden Oeffnungen erkennen? Die frühern Beobachtungen, die man doch nicht immer als Täuschung erklären kann, liessen im Gegensatze zu den neuern, die Ausgangsöffnung immer grösser erscheinen. Unsere jetzigen Schiesswaffen und Projectile sind von den frühern verschieden, sollte man nicht veranlasst sein, hierin einen Erklärungsgrund zu suchen? Wenn man auf den Grund sorgfältiger neuerer Beobachtungen hin annehmen muss, dass bei einfachen Schusswunden, wie sie aus den zur Zeit bestehenden Schusswaffen hervorgehen, die Ausgangsöffnung entweder der Eingangsöffnung gleich oder sogar überwiegend kleiner ist: so darf für den einzelnen gerichtlichen Fall, in welchem die Schusswaffe unbekannt ist, die Möglichkeit des Gegentheils noch nicht als ausgeschlossen angenommen werden, abgesehen von zufälligen anderen Bedingungen, welche ohnedies ein solches Verhältniss herbeiführen können. Zu den letztern gehören Zersplitterung von Knochen, in deren Folge Splitter zur Ausgangsöffnung hinausgetrieben werden, wobei auch das Projectil in seiner Form und seinen Durchmessern eine Abänderung erleiden kann, und schiefes Austreten des Projectils, was der Oeffnung mehr eine ovale Form giebt. — Ein weiteres Merkmal der Diagnose der Eingangs- und Ausgangsöffnung liegt in der Form der Wundränder, so lange dieselben noch frisch und nicht durch pathologische Processe oder die Fäulniss verändert sind. Am Eingange gewöhnlicher Schusswunden sind sie dünn und stehen etwas nach innen, auch hat der ganze Hautsaum eine etwas nach einwärts gebogene oder eingestülpte Beschaffenheit, während der Ausgang eine weniger regelmässige Form zu haben pflegt, mehr ein Kreuz, Stern, eine Art Schlitz oder einen Brandsaum mit nach aussen stehenden Rändern darstellt. Zwischen den Rändern können einzelne abgerissene Muskelfasern hervorstehen. — Wenn sich hiernach die Grösse eines Projectils im einzelnen Falle nie exact, sondern nur annähernd feststellen lässt, so wird ein bestimmtes Urtheil über die specielle Form eines solchen noch schwieriger. Eine runde Form der Eingangsöffnung lässt allerdings auf den runden Durchmesser des Projectils nach der seitlichen Dimension schliessen, nicht aber darauf, ob dasselbe eine Rund-, Spitz- oder Ovalkugel war.

§. 257.

Die Entfernung, aus welcher ein Projectil abgeschossen worden ist, lässt sich mit Bestimmtheit nur dahin entscheiden, ob dieselbe eine ganz nahe sei, oder nicht. Sind die Wundränder geschwärzt, wie verbrannt, enthält die suggillirte Haut der Umgegend der Wunde Pulverkörner, oder zeigen sich die Kleidungsstücke an der der Wundstelle entsprechenden Partie geschwärzt oder verbrannt, so geschah der Schuss aus der Entfernung von wenigen Schritten, innerhalb deren sich die Entfernung nach der mehr oder weniger deutlichen Markirung der genannten Merkmale specieller bestimmen lässt. Es hangt von der Construction der Schusswaffe, der Art der Ladung und dem Grade der Güte des Pulvers ab, ob einzelne Körner etwas weiter getragen werden und noch an oder in die Haut dringen. Schussproben aus vorliegenden und in Anfrage kommenden Schiesswerkzeugen sind natürlich nie zu unterlassen, werden aber nicht immer mit der erforderlichen Sachkenntniss angestellt. Wo der Schuss mit einer Kugel ganz aus der Nähe geschah, pflegen die Wundränder mehr unregelmässig und zerrissen zu sein: sobald aber diese Entfernung überschritten ist, verhalten sie sich bei gewöhnlichen Schusswunden um so linearer und schärfer, je näher der Schuss abgefeuert wurde. Ist die Mündung der Schiesswaffe an den Körpertheil angelegt worden, so werden die zunächst getroffenen Theile zerrissen oder förmlich zerfleischt Je mehr die Kraft der Kugel abnimmt, um so weniger ist sie befähigt, die Ränder scharf abzuschlagen und mit ins Innere zu treiben; der mortificirte Hautsaum muss hiedurch proportionell grösser werden. Wo man daher die Schusswaffe nicht kennt, mit welcher die Schusswunde zugefügt wurde, und ihre Tragfähigkeit durch Versuche nicht erproben kann, muss jedes Urtheil über den Grad der Schussweite auf den Grund der Beschaffenheit der Wunde unzuverlässig werden, wenn dasselbe weiter geht, als wir oben bemerkt haben. Gar keinen Anhaltspunkt für die Beurtheilung der Entfernung giebt der Umstand, dass ein Projectil nicht weit eingedrungen sei oder an etwas entfernten Punkten seinen Eingang und Ausgang hat, indem dies lediglich von der Construction der Schiesswaffe, der Stärke der Ladung und der Güte des Pulvers abhangen kann. Kennt man die Schwere des Projectils, so kann man aber beiläufig das Maximum der Entfernung bestimmen, innerhalb welchem es möglicherweise noch einen gewissen Grad der Kraft besitzt, um in den Körper mehr oder weniger tief einzudringen. So weiss man ja ziemlich genau, auf welche Entfernung es noch möglich ist, mit Schrotschüssen erfolgreich ein Thier zu verwunden. Bei Schrotschüssen benützt man zur Bestimmung der Länge der Schusslinie die Grösse der Zerstreuung der Projectile, d. h. die Grösse der Entfernung der einzelnen Schusswunden von einander. Liegt nur eine Wunde vor und hat dieselbe eine kugelschussähnliche Form, so beträgt nach den gemachten Beobachtungen und Versuchen die Schusslinie nicht mehr, als beiläufig einen Fuss. Ist sie länger, so ist die Oeffnung nicht nur auffallend grösser als die von einer grossen Kugel herrührende, sondern die Ränder verhalten sich zugleich sehr unregelmässig und sehen sehr zerrissen aus. Bei einer Entfernung über $2^1/_2$ Fuss besteht keine förmliche Centralöffnung mehr. Je kürzer die Schusslinie, um so deutlicher treten Schwärzung und Verbrennung der Wundstelle hervor. Die Zerstreung der Schrotprojectile nach Proportion ihrer Entfernung hangt sehr von der Construction der Schiesswaffe ab. Bei Pistolen, die mit Schroten geladen worden sind, erfolgt die Zerstreuung schon nach einer Entfernung von 1—2 Fussen und geht bei wenigen Fuss Entfernung schon weit auseinander. Die zunehmende Grösse der Schrote begünstigt das Auseinandergehen derselben. — Es bedarf kaum der Bemerkung, dass matte Kugeln nur Quetschungen erzeugen; aus der Quetschung allein lässt sich aber die Schussentfernung noch nicht bestimmen. Zu einer aproximativen Bestimmung wird es erheblich beitragen, den Grad des Knalls zu kennen, den der Schuss verursacht hat, weil daraus ein Schluss auf stärkere oder schwächere Ladung der Schiesswaffe möglich wird. Gehörig geladene Schiesswaffen, wie klein auch das Caliber sein mag, bringen auf eine Entfernung von 30—40 Schritten als Minimum, insoferne nicht durch dichte Zwischengegenstände die Kraft des Projectils beschränkt wird, keine blossen Quetschungen hervor. — In der Mehrheit der Strafrechtsfälle, wo es sich um lebensgefährlichen oder tödtlichen Erfolg der Schusswunde handelt, pflegen die übrigen Umstände der That, ein bestimmtes Maass der Entfernung in Anfrage zu bringen, über dessen Möglichkeit oder Wahrscheinlichkeit die Wissenschaft dann eher befriedigende Aufschlüsse zu geben vermag, als wenn aus den Verletzungsverhältnissen das Maass der Entfernung direct bestimmt werden soll.

§. 258.

Zur Bestimmung der Richtung, in welcher das Projectil einwirkte, dient die Beschaffenheit der Eingangsöffnung der Schusswunde und die Richtung des Schusscanals. Bei Streifschüssen wird die Richtung des Wundstreifes, wenn derselbe sich genügend markirt, maassgebend. Ist das Projectil nur in wenig schiefer Richtung in die betreffende Oberfläche des Körpertheils eingedrungen, so lässt sich kein Unterschied zwischen einem in senkrechter Linie eingedrungenen Schusse, aus der Form des Eingangs der Wunde finden; je schiefer aber die Richtung war, desto mehr verliert die Wunde die kreisrunde Form und nähert sich der ovalären oder linienartigen. Durch eine Vergleichung der Eingangsöffnung mit der Ausgangsöffnung, wenn beide vorhanden sind, kann die Richtung der Schusslinie nur dann mit Sicherheit bestimmt werden, wenn der Schusscanal bekannt ist und geradelinigt zwischen Ein- und Ausgang verläuft, was aber nicht immer der Fall ist. Der Schusscanal bietet, er mag einen Ausgang haben oder nicht, oft, und gerne bei schief eingedrungenen Projectilen, die bedeutendsten und sonderbarsten Richtungen, so dass eine Kugel z. B. auf der einen Seite in die Weichtheile des Schädels eindringen und ohne letztern zu durchbohren, ihren Ausgang an der entgegengesetzten Seite aus den Weichtheilen nehmen kann. Die Bedingungen dieser Ablenkungen eines Schusscanals liegen allerdings in der Regel in den Widerständen, die ein Projectil in Knochen, Knorpeln, Sehnen u. s. w. findet, lassen sich aber manchmal doch nicht genügend allein hieraus erklären und scheinen auch von physischen Bedingungen des Projectils selbst abhangen zu können, die noch näher zu erforschen sind.

§. 259.

Dass von einem Schusse zwei und mehrere Kugel-Schusswunden zugefügt werden können, unterliegt keinem Zweifel, indem die Schiesswaffe entweder mit zwei Projectilen geladen war, oder dass ein Projectil, nachdem es in den Körper eingedrungen ist, daselbst aus irgend einer Ursache, z. B. durch Anprallen an einen Knochen, zerplatzt und die einzelnen Stücke dann neue Schusscanäle bewirken. Es können dann in einem solchen Falle eine Eingangsöffnung und mehrere Ausgangsöffnungen mit den mehr oder weniger characteristischen Merkmalen bestehen.

§. 260.

Nicht allein mit Projectilen, sondern auch mit Pfropf allein geladene Schiesswaffen können, wie die Erfahrung genügend bestätigt, tiefgehende Schusswunden erzeugen. Ist die Mündung des Rohrs dem verletzten Theile sehr nahe oder anliegend gewesen, so erfolgt nebenbei Zerreissung und Zertrümmerung der betreffenden Theile. Der Pfropf kann bei kräftiger Ladung und einiger Festigkeit und Masse, auf einige Schritte Entfernung, tief eindringen und z. B. in der Brust- oder Bauchhöhle gelegene Organe mit tödtlichem Erfolge verletzen.

§. 261.

Wichtig für die Aufklärung der Thatfragen bei Schusswunden ist, wie auch bei andern Verletzungen stets eine genaue Untersuchung der Kleidungsstücke des Verletzten, indem die Form der Oeffnungen und Einrisse mit den Wundverhältnissen in Correspondenz zu stehen pflegt. Die Eingänge bilden gewöhnlich rundliche substanzverlustige Oeffnungen, während die Ausgänge die Merkmale des Risses oder Schlitzes, wobei Reste vom Stoffe des Kleidungsstückes hervorstehen können. Der Grad der Elasticität des Stoffes, woraus die Kleidungsstücke gefertigt sind, hat Einfluss auf die Grösse der Oeffnungen, welche den Durchgang des Projectils gebildet hat.

§. 262.

Diagnose der Aetz- und Brandwunden der Haut *). Die Erscheinungen dieser beiden Arten von Verletzungen können in einzelnen Fällen, besonders durch die Form und Art der Ausbreitung eine Erkenntniss möglich machen, im Allgemeinen aber sind die characteristischen Merkmale, die man aufstellt, zur Constatirung der Gewissheit, wenn diese nicht auf dem Wege der Untersuchung über den Hergang ermittelt werden kann, nicht zureichend. Die Schwierigkeit der Diagnose wird aber erhöht, wenn sie an der Leiche, wo bereits die Verwesung schon Fortschritte gemacht hat, gestellt werden soll. Es ist bei derartigen Verletzungen zu berücksichtigen, dass die leichtern Fälle, welche in den Erscheinungen einiges Characteristisches haben können, wie z. B. die Bildung von Blasen bei Verbrennungen, pro Foro weniger in Anfrage kommen und weniger Interesse bieten, indem sie nicht leicht Todesursache werden. Eine verlässige Diagnose ist nur durch gleichzeitige microscopische und chemische Untersuchung zu gewinnen. Die Haare auf der verbrannten Hautfläche werden durch Feuer oder durch heisses Metall entweder verkohlt oder ihre Spitzen versengt, was sich aber nur durch das bewaffnete Auge wahrnehmen lässt. Verbrühung durch heisses Wasser, heisses Fett oder Oel wird die Haare mehr oder weniger unbeschädigt lassen. — Da die Salz-

---

*) Vgl. auch §. 342.

säure keine intensive Gewebsveränderung bewirkt, und Aetzungen durch Salpetersäure durch die orangegelbe Färbung der Haut schon auffallend werden, so wird man, wo diese Anzeichen mangeln, seine Untersuchung zunächst auf Schwefelsäure richten, welche zur Hervorbringung intensiver Aetzungen die geeignetste ist und wohl auch am häufigsten in verbrecherischer Richtung zur Anwendung gekommen ist. Durch die Einwirkung der Schwefelsäure erleiden die menschlichen Haare keine äusserlich sichtbare Veränderung, ihre Farbe wird bloss etwas blasser. Indem man befeuchtete Leinwandläppchen auflegt oder bei Leichen Substanz der fraglich geätzten Theile gewinnt, wird die chemische Untersuchung auf das Vorhandensein der Schwefel- oder Salpetersäure u. s. w. eingeleitet. Wo das Resultat der letztern Untersuchung negativ ausfällt, ist die Annahme von Beschädigung durch Säuren ausgeschlossen; jedoch berechtigt nach den Versuchungen von Maschka, das Vorhandensein von Spuren von Schwefelsäure noch nicht zu der Annahme, dass die Beschädigung dadurch verursacht worden sei, indem auch bei Verbrennungen der menschlichen Haut durch Feuer, bisweilen geringe Mengen von Schwefelsäure chemisch nachgewiesen werden können, und zwar in derselben Weise, wie auch in durch Feuer verbrannten Kleidungsstücken ein solcher Nachweis häufig gelingt. Die chemische Analyse muss sich desshalb in derartigen Fällen auch auf das Quantitative ausdehnen, und nur, wo sich grössere Mengen von Schwefelsäure in verbrannten Kleidern oder Hautgeweben chemisch nachweisen lassen, ist die Annahme der Beschädigung durch diesen Stoff gerechtfertigt und kann durch die Umstände noch weitere Bestätigung erhalten. — Dass die concentrirte Schwefelsäure mehrere Monate und selbst mehrere Jahre nach ihrer Vermischung mit organischen Substanzen noch zu erkennen sei, hat schon Orfila nachgewiesen und Büchner, der einen sehr lehrreichen Beitrag zur Diagnose der Brand- und Aetzwunden geliefert hat, fand Orfilas Resultate bestätigt *).

§. 263.

Von grossem Interesse für den Richter ist immer die Aufklärung über die Art und Weise, wie das verletzende Instrument in Anwendung kam und mit welchem Aufwande von Kraft. Das Urtheil über beide Punkte ist bisweilen mit keinen

*) Deutsche Zeitschr. f. d. St. A. K. VI. 1. 1855. S. 54.

grossen Schwierigkeiten verknüpft, meist ist es aber nur mit dem erforderlichen Grade von Wahrscheinlichkeit dadurch zu geben möglich, dass alle einschlägigen Verhältnisse der That berücksichtigt werden. Die Fälle sind so verschiedenartig und mannigfaltig, dass es nicht wohl möglich wird, leitende Grundsätze von practischem Werthe und gerade für die schwierigsten Fälle aufzustellen.

Anmerk. Es ist nicht möglich, eine vollständige Zusammenstellung der Bedeutung und Folgen der verschiedenen Wunden und ihrer Arten zu geben; doch werden hier in weiterer Uebersicht einige practische Bemerkungen am Platze sein.

Wunden der Haut und des Zellgewebes sind die einfachsten, und in ihren Folgen für die Gesundheit oder Function eines Theiles am wenigsten einflussreichen; oft kommt nur die Configurationsstörung durch die Narbenbildung bei ihnen in Anbetracht.

Wunden der Muskeln. Muskeln können durch ihre eigene Kraft zerreissen Starke und plötzliche Anstrengung der Muskeln bei Fehltritten und bei Krämpfen können Ruptur einzelner Fasern oder ganzer Muskeln bewirken. Die Muskeln sind um so zerreissbarer, je schwächer, länger und schmäler sie sind; krankhaft veränderte Muskeln zerreissen natürlich leichter, als gesunde, am leichtesten die Wadenmuskeln, die Extensoren des Unterschenkels, der Quadratus lumborum, der Psoas. Die nach Verwundung der Muskeln eintretende Entzündung ist gewöhnlich mässig, örtlich und mit geringer constitutioneller Reizung verbunden. Durchschnittene Muskeln, so wie der Substanzverlust, regeneriren sich nicht wieder, sondern vereinigen sich im ersteren Falle durch eine reizlose lederartige Substanz. —

Wunden der Sehnen, Aponeurosen, sehnigten Ausbreitungen und der fibrösen Organe überhaupt. Einfache Wunden sind von keinen erheblichen Zufällen begleitet, nur durch Ausdehnung und Zerrung, wie z. B. durch Stiche und Hiebe mit stumpfen Werkzeugen, durch Verstauchung und Verrenkung, werden sie schmerzhaft und entzündet Wunden der Muskelscheiden und der Knochenhaut, besonders Stichwunden, veranlassen gerne eine heftige, der erysipelatösen ähnliche Entzündung, welche sich durch eine sehr gespannte feste, wenig oder nicht geröthete Geschwulst auszeichnet, die sich auf die benachbarten Theile verbreitet. Der Eiter sammelt sich Anfangs in dem benachbarten Zellgewebe, ruht auf der verletzten Membran, und greift diese dann selbst an; der Knochen wird dadurch entblösst, stirbt aber nur oberflächlich ab, besonders wenn Luft hinzutritt, oder reizende Mittel auf ihn gebracht werden. — Wunden der Aponeurosen und Sehnen nebst ihren Scheiden bringen, wenn diese ein- und abgeschnitten, oder plötzlich abgerissen werden, keine Entzündung hervor. Sie vereinigen sich durch plastische Lymphe. Der verlorene Theil wird nicht regenerirt; es bildet sich ein dichtes Zellgewebe, welches später einen solchen Grad von Festigkeit annimmt, dass dasselbe zur ungeschwächten Fortpflanzung der Muscularaction genügt. Wenn keine schnelle Vereinigung, sondern Eiterung eintritt, so sterben die Enden der Sehne ab und exfoliiren sich. —

Wunden der serösen und Synovialhäute sind entweder in Höhlen eindringende oder gequetschte, und haben gar zu gerne Entzündung mit ihren Ausgängen zur Folge, besonders, wenn sie dem Zutritte der äusseren Luft ausgesetzt sind. Wunden der Synovialhäute kommen immer bei Verrenkungen — *Luxationes* — vor; jedoch ist es mehr die Verrenkung selbst, als die Verletzung der Synovialhäute, was den Gerichtsarzt hier interessirt. Krankhafte Anlagen können die Verrenkung begünstigen, überdiess giebt es auch eine auf inneren Krankheitszuständen beruhende, und ohne äussere gewaltthätige Einwirkung entstehende — spontane — Verrenkung. Die gewöhnliche äussere gewaltthätige Ursache ist stumpfe mechanische Gewalt in Form von Stoss. Fall, Schlag, welche auf das Glied einwirkt, und zwar am Gelenke selbst. oder am entgegengesetzten Ende des Knochens. Innere mechanische Gewalt durch Muskelactionen ist selten die alleinige Ursache einer Verrenkung, sie wird es meistentheils erst in Verbindung mit einer äusseren mechanischen Gewalt. Folgen der Verrenkungen können sein: Bildung eines neuen, mehr oder weniger beweglichen Gelenkes, Schmerzen, besonders rheumatische, an dem luxirt gewesenen Gelenke; Schwäche, Oedem, Atrophie und Lähmung des Gliedes, Contractur und Gelenksteifigkeit, Verschwärung, Caries und andere Gelenkskrankheiten. —

Wunden der Schleimhäute. Ist die schleimabsondernde Oberfläche durch die Verwundung zerstört, was gerne durch ätzende Stoffe veranlasst wird, so wächst die verwundete Stelle mit den angränzenden Theilen oft zusammen, wodurch dann Verschliessungen oder Verengerungen, wie z. B. im Schlunde, herbeigeführt werden können —

Wunden der Knorpel heilen nicht durch Vereinigung der getrennten Flächen, weder durch Entzündung, noch durch Granulation, sondern nur durch Verwachsung der Knorpeltheile, welche dann eine neue Substanz zwischen die Wundränder absondert. Die Luftröhre hat aber grössere Fähigkeit zur organischen Reaction und daher eine grössere Neigung zur Vereinigung.

Wunden der Knochen. Sie heilen durch die plastische Thätigkeit der Beinhaut und des Knochens selbst ohne Eiterung und Exfoliation, wenn nicht längere Zeit hindurch Luft oder äussere oder innere unzweckmässige Reize hinzukommen. Selbst getrennte, bald wieder vereinigte Stücke heilen wieder an. Von den eigentlichen Knochenwunden sind die Knochenbrüche zu unterscheiden. Sie bilden entweder blosse Spalten — Fissuren — oder durchdringende völlige Trennung der einzelnen entsprechenden Knochentheile, — eigentlicher Bruch — *Fractura*. Oberflächlich und hohl gelegene oder anderen zur Stütze dienende Knochen, sind den Fracturen am meisten ausgesetzt, doch besteht auch eine besondere Anlage in hohem Alter und durch s. g. Dyscrasien, wie gichtische, rheumatische, durch Hydrargyrosis und Rachitis herbeigeführte, so wie auch kranke Knochen überhaupt Anlage zu Fractur besitzen können. Eine äusserst geringe, äussere oder innere mechanische Gewalt, ein leichter Druck, das eigene Gewicht des Gliedes, die gewöhnliche Muskelcontraction reicht dann hin, Brüche hervorzubringen. Sonst sind die gewöhnlichen äusseren mechanischen Ursachen: stumpfe Gewalt, — Stoss, Schlag, Fall, anhaltender Druck. Spitze, mit grosser Schnelligkeit und unter einem rechten Winkel eindringende Gewalten verursachen einen directen Bruch, meistens mit geringer Erschütterung der umliegenden Theile, weil sich die Gewalt an dem Knochen bricht; stumpfe und weniger schnell einwirkende Gewalt verursacht bei grösserem Widerstand von Seite des Knochens immer Erschütterung der mit dem Knochen in Verbindung stehenden Theile. Ist der Knochen aber sehr fest am Orte der Einwirkung, oder fällt die Richtung der Gewalt in die der Axe des Knochens, so setzt sie sich von der getroffenen Stelle durch den Knochen, und selbst über ein oder mehrere Gelenke, bis zu einer schwächeren oder gebogenen Stelle eines Knochens fort, und bricht denselben gewöhnlich nach der Richtung der Krümmung; so bricht das Schlüsselbein oder der Humerus durch einen Fall auf die Hand oder den Ellenbogen, so das Femur in seiner Mitte oder an seinem Halse durch Fallen auf die Füsse u. s. w. Die innere mechanische Gewalt ist die Folge starker Muskelcontraction, besonders bei fixirten Knochen. Die Muskelcontractionen sind selbst oft in Fällen, wo die Fractur durch eine äussere Gewalt entstanden zu sein scheint, von grossem Einflusse. Am häufigsten brechen die Kniescheibe, der Ellenbogenhöcker und das Fersenbein durch die Contraction der sich an sie festsetzenden Muskeln, wenn sie fixirt sind. Die endlichen Folgen der verschiedenen Arten von Knochenbrüchen sind so manchfaltig und zahlreich, dass sie sich hier nicht wohl aufführen lassen. Die Narben — *Callus* — von Knochenbrüchen lassen sich, wenn der Bruch nicht mit merklicher Deformität geheilt ist, bei Lebenden zwar noch einige oder längere Zeit nach der Heilung, aber nicht für die ganze Lebenszeit diagnosticiren; im Leichname wird die Diagnose immer möglich.

Wunden der Nerven. Die Function verletzter Fasern ist so lange aufgehoben, bis die zwei von einander getrennten Enden wieder zusammengewachsen sind, was der Erfahrung zufolge möglich ist, wenn auch nicht immer mit dem vollständigen Erfolge, wesshalb dann nur eine beschränkte Wiederherstellung der bezüglichen Function eintritt. War z. B. nach Verletzung am Arme ein Theil der Hand anfangs ganz gelähmt und empfindungslos, so tritt nach Verhältniss der Vereinigung der g[illegible]nnten Nervenfasern allmählig wieder Gefühl und Functionsfähigkeit ein. Uebung in der Modification der Bewegung durch Gebrauch nicht gelähmter Muskeln, statt der leidenden, unterstützt die Functionsfähigkeit. Fast immer tritt Abmagerung des Theiles ein, dessen Nerven durchschnitten sind; die Organe werden welk, schrumpfen zusammen, die Temperatur sinkt, oft um einige Grade, und die natürlichen Farben verändern sich, indem entweder ungewöhnliche Blässe, oder blaurothe Flecke auftreten. Bisweilen verliert die Haut, deren Nerven durchschnitten sind, das Vermögen zu schwitzen, und äussere Reize bringen Veränderungen hervor, ohne die passenden Reactionen zu finden; dann erzeugt eine sehr mässige Hitze Brandblasen und das Auftreten auf den Fuss, dessen Nerven durchschnitten sind, erzeugt Excoriationen. In seltenen Fällen entsteht auch ohne äusseren Anlass eine Entartung der Theile; es bilden sich Geschwüre, welche mit vollkommener Zerstörung enden.

Wunden der Blutgefässe. Ausser der Blutung und ihren Folgen kommen noch bei Verletzung von Arterien die Bildung von Pulsadergeschwülsten — *Aneurysmata* — und die Atrophie von Theilen in Berücksichtigung, in welchen grössere arterielle Gefässe unterbunden worden sind.

Kopfverletzungen sind in Foro medico nicht bloss häufig vorkommend sondern auch hinsichtlich ihrer Prognose sehr schwierig, und doch ist der letztere Punct für den Untersuchungsrichter von grosser Erheblichkeit. Bei der grossen Mannigfaltigkeit der Kopfverletzungen, ihres Verlaufes und ihrer Folgen ist es eine nicht ausführbare Aufgabe, für die gerichtliche Medicin bis ins Einzelne gehende, leitende und sichere Grundsätze aufzustellen. Was uns der leitenden Uebersicht wegen von practischer Wichtigkeit zu sein scheint, werden wir hier in gedrängter Kürze zusammenstellen.

Wunden der Weichtheile des Schädels — der äusseren Haut sammt dem Unterhautzellgewebe, was man zusammen Kopfschwarte nennt. Nur wenn die Individualität der Körperbeschaffenheit oder der äussern Umstände Einfluss übt. oder wenn die Schnitt-und Hiebwunden zahlreich vorhanden, oder einzelne sehr gross sind, können sie eine erhebliche Gesundheitsstörung, namentlich auch durch gleichzeitig bestehende starke Blutung aus Arterien zur Folge haben. — Von mehr Bedeutung können Schnitt-und Hiebwunden des Schläfenmuskels durch die nachfolgende Entzündung und die dadurch gesetzte Spannung seiner einzelnen Theile, wobei nebst heftigen Schmerzen oft trismusartige Nervenzufälle hervorgerufen werden, so wie durch die damit verbundene Verletzung der *Arteria temporalis* sein — Die Quetschwunden, welche nicht Folge einer heftigen gewaltthätigen Einwirkung sind, und wobei daher die tiefer liegenden Theile nicht, oder nur ganz unbedeutend insultirt wurden. verhalten sich hinsichtlich ihrer Folgen, wie die Schnittwunden. —

Reine Schnittt- und Hiebwunden der sehnigten Haube und des Pericraniums kommen ebenfalls mit denen der Kopfschwarte überein, nur geschieht es bisweilen, dass die betreffenden Theile wegen ihrer faserigsehnigen Textur die Kraft des Schnittes, Hiebes oder Stiches mehr absorbiren, und so einem gewissen Grade von Quetschung unterworfen werden, in deren Gefolge sich dann leicht stärkere Blutunterlaufungen in den Wundrändern bilden. wodurch nicht bloss eine Heilung durch erste Vereinigung vereitelt, sondern selbst Anlass zu ausgedehnter Eiterung oder Verschwärung des Unterhautzellgewebes gegeben werden kann. — Zuweilen kommt selbst zu diesen einfachen Wunden. wenn sie durch die *Galea aponeur.* dringen, durch Anlegung von blutigen Heften. durch drückenden Verband, oder länger fortgesetzte kalte Ueberschläge ein über Kopf und Gesicht sich verbreitendes *Erysipelas*, mit starkem Fieber, gastrischen Störungen. wozu sich selbst Reizung des Gehirns mit Delirien und Sopor gesellen können. Zahlreiche Beobachtungen lehren. dass diese einfache Rose, namentlich bei hohem Grade von Gastricismus und Störung der gallenabsondernden Organe durch Propagation auf die Gehirnhäute und das Gehirn, selbst nachdem die Kopfwunde längst vernarbt war, in Tod übergehen können. —

Hiebwunden der Weichtheile und der Knochen, wenn keine Splitterung der gläsernen Tafel, keine erhebliche Erschütterung, überhaupt keine weitere Complication dabei besteht, können zwar längere Zeit — mehrere Wochen —, bei der besten wundärztlichen Besorgung, zur Heilung in Anspruch nehmen, diese kann aber, mit Ausnahme der Narbenbildung, ohne alle weitern gesundheitsnachtheiligen Folgen zu Stande kommen. Bei ungünstigem Ausgange kann besonders auch unzweckmässige chirurgische Behandlung als positiv schädlich mitwirkende Ursache in Anfrage kommen. —

Quetschungen an den Schädelbedeckungen ohne Trennung der äussern Haut bedingen die s. g Beulen. Die Härte an ihrer Circumferenz und die fühlbare Weiche in ihrer Mitte haben weniger Geübten schon Anlass zu Täuschungen in der Art gegeben, dass sie Schädelbruch mit Eindruck — Loch im Schädelknochen — diagnosticirten. Der Sitz des ausgetretenen Blutes, so wie der Grad der dabei stattgefundenen Contusion geben den Maassstab für die Beurtheilung der Bedeutung. Wenn das Blut nur unter die Haut oder die Aponeurose austrat, so ist der Verletzungszustand nur ein leichter; hat aber der Austritt unter der Beinhaut seinen Sitz, so kann heftige Entzündung und Eiterung mit Ablösung und Necrose der Beinhaut die Folge sein. — Bedeutendere Quetschungen des Schläfenmuskels stören oft die Thätigkeit dieses Muskels in erheblicher Weise, und sind leicht mit Schädelbrüchen complicirt. — Durch gewaltsames Ziehen an den Haaren können ausgedehnte Blutergiessungen mit erheblicher Gesundheitsstörung, unter der Knochenhaut bedingt werden —

Quetschungen der Schädelintegumente, die sich bis auf das Pericranium und den Knochen erstrecken, veranlassen bisweilen Entzündung, copiöse Eiterung und selbst Verjauchung des Unterhautzellgewebes, Entblössung und Necrose des Knochens, wobei selbst Verpflanzung der Entzündung auf die Gehirnhäute möglich ist In andern Fällen erfolgt die Heilung aber auch ohne alle weitern Zufälle — Bei intensivern Quetschungen der äussern Knochentafel kann auch die Diploë, besonders bei jugendlichen oder kräftigen Subjecten, mitgelitten haben, so dass Blutgefässe derselben zerreissen und Blutaustritt in das Knochengewebe erfolgt; dadurch werden dann Stockungen der Säfte in demselben, durch Aufhebung des organischen Zusammenhanges, zwischen Pericranium, Schädelknochen und *Dura mater*, und in weiterer Folge Lostrennung der harten Hirnhaut nebst Erguss von Flüssigkeiten zwischen dieser und dem Knochen, Zersetzung dieser Infiltrationen, endlich Entzündung des Knochens mit nachfolgender Caries oder Necrose bedingt. Dass der krankhafte Process leicht auf Gehirnhäute und Gehirn übertragen werden und so das Leben gefährden könne, ist eben so leicht einzusehen, als durch Erfahrung bestätigt Ist der Verlauf dieses krankhaften Processes meist schon chronisch, so ist dies noch mehr der Fall, wenn er sich aus einer Schwächung und Lähmung der Blutgefässe der Diploë hervorbildet. Derartige Fälle bieten die grössten Schwierigkeiten in der Entscheidung der wirkenden Ursache des Todes, wenn sie tödlich geendet haben. Heftige Contusionen können auch die harte Hirnhaut direct so treffen, dass durch Zerreissung einzelner Blutgefässe zwischen dieser und der Glastafel Blutextravasat gebildet wird. —

Stichwunden, welche in die *Galea* und den Knochen dringen, verursachen bisweilen Entzündung des unter der Galea und dem *Musc. occipito-frontal.* befindlichen Zellgewebes, mit heftigem Fieber und Gehirnzufällen, was Eiterung, Lostrennung und Zerstörung der Knochenhaut, Necrose der Schädelknochen, und sogar Propagation des Krankheitsprocesses auf die Hirnhäute und das Gehirn zur Folge haben kann. Fremde Körper in der Tiefe der Wunde, zufällige Erkältung, unzweckmässige Behandlung und besondere Körperbeschaffenheit, müssen bei der gerichtsärztlichen Beurtheilung nicht ausser Auge gelassen werden. — Dringen Stichwunden durch den Knochen bis in das Gehirn, so sind sie höchst gefährlich. Ist das verletzende Werkzeug durch den Knochen vollkommen hindurch gedrungen, ohne jedoch das Gehirn zu verletzen, die Spitze jedoch abgebrochen und in die Schädelhöhle hineinragend, so können erst, nach Verlauf längerer Zeit, sehr bedenkliche, das Leben gefährdende Erscheinungen durch chronische Entzündung der Gehirnhäute, die sich allmählich auch dem Gehirne mittheilt, veranlasst werden. Dagegen kommen auch Fälle vor, wo die abgebrochenen Spitzen der stechenden Werkzeuge Jahre lang, ohne bedeutende Gesundheitsstörung in der Schädelhöhle verblieben. —

Schusswunden der Weichtheile und der Knochen des Schädels zeigen im Allgemeinen dieselben Eigenthümlichkeiten, wie die Quetschwunden, nur ist meist eine bedeutende Erschütterung des verletzten Theiles, und selbst des ganzen Körpers damit verbunden, wodurch die nachfolgenden Zufälle, wie Fieber, Entzündung, Eiterung u. s. w., einen insidiösen Character anzunehmen pflegen. Das Steckenbleiben des Schussmaterials in der Wunde kann die Bedeutung der Verletzung sehr steigern. —

Eindrücke der Schädelknochen ohne Fractur können im Kindesalter und bei Schädeln Erwachsener vorkommen, die dem kindlichen ähnliche Textur und Structur, mithin Vorwiegen der Diploë haben. Dabei kann die Glastafel verletzt sein und durch Splitter anhaltende Reizung und Entzündung der Gehirnhäute und des Gehirns, und endlich den Tod herbeiführen. — Höchst selten ist die Verletzung der innern Tafel ohne Beschädigung der äussern und ohne Symptome der Depression. Der Tod tritt hier nach einiger Zeit unter den Erscheinungen von Hirnreizung und Vereiterung des Gehirns ein. —

Die Folgen der Eindrücke mit Fractur sind weder immer Lebensgefahr, noch bleibende Gesundheitsstörung; sie veranlassen oft gar keine üblen Zufälle, in andern Fällen aber die Symptome des Hirndrucks, Lähmung, entzündliche Reizung und Entzündung, und in der Nähe und Gegend der grossen Blutleiter können sie durch Hemmung der Blutcirculation noch besonders Gefahr bringen. In Berücksichtigung kommt dabei, dass sie gerne mit blutigem Extravasate verbunden sind. Fracturen mit ihren Folgen können ohne Wunden der Weichtheile des Schädels bestehen. —

Fracturen des Schädels überhaupt erhalten ihre Bedeutung von der Mitleidenschaft des Gehirns und seiner Häute, was sich durch die Erscheinungen der Erschütterung, des Drucks, der Reizung und Entzündung mit ihren pathologischen Entwicklungen kund gibt, und worüber die Art des verletzenden Instruments und die Kraftentwickelung bei der Anwendung desselben, zugleich Aufschluss zu geben vermögen — Eine absolut höhere Bedeutung für das Leben hat die Auseinanderweichung der Nähte, weil bei diesen, abgesehen von andern gleichzeitig möglichen Verletzungszuständen des Gehirns, eine sehr ausgebreitete Losreissung der *Dura mater* von den Knochen statthat. —

Von ganz besonderer Wichtigkeit wird, wie bei allen Kopfverletzungen, auch bei den Fracturen die Kenntniss der Art der gewaltsamen Einwirkung. Sie lässt sich häufig aus der Art und Beschaffenheit der Verletzung selbst und ihren Wirkungen, wenigstens annähernd, erschliessen. Trifft den Kopf ein fester Körper, so kann der Knochen brechen oder das Gehirn erschüttert werden, auch beides kann zugleich entstehen; ein weicher Körper ist nur für Bedingung einer Erschütterung geeignet. Wenn ein fester und breiter Körper den Kopf trifft, oder wenn der Kopf auf einen solchen fällt, so finden, ausser der Quetschung und quetschenden Verwundung der allgemeinen Bedeckungen, eher Erschütterung des Gehirns, Risse desselben und Zerreissungen der feinen Gefässe, Blutergiessungen in die Schädelhöhle, Risse des Knochens, in einiger Entfernung von der getroffenen Stelle, oder ihr gegenüber — Contrafissuren oder Contrafracturen — statt. Dagegen ergibt sich, wenn das verletzende Instrument mit einem Rande oder einer Ecke den Kopf traf, eher ein Bruch des Knochens mit oder ohne Eindruck. Doch kann sich auch bei Knochenbruch mit Eindruck eine Erschütterung, oder ein Gegenriss bilden. Trifft ein sehr fester Körper den Kopf mit einem mehr oder weniger scharfen Rande, z. B. ein stumpfer Säbel, schlagweise, oder mit hinreichender Gewalt, so macht er den Schädel wahrscheinlich zerspringen, Riss oder Spalt im Knochen, und je nach der Richtung, welche mehrere Trennungen des Knochens zusammen von einer Stelle aus nehmen, bildet sich ein Stern- oder Strahlenbruch. Ein fester kleiner Körper kann den Knochen brechen und eindrücken, ja selbst ein- und durchdringen, oder den Knochen bloss eindrücken, oder bloss die äussere Tafel des Knochens brechen und die Diploë eindrücken, oder beide Tafeln brechen. Bei einem Schlag auf den Kopf überhaupt können die Weichtheile wenig, der Knochen nichts, und das Gehirn doch viel leiden. — Bei Fracturen in der Stirngegend verwechsle man nicht den Bruch und Eindruck der vordern Wand der Stirnschleimhöhle mit solcher der Calvaria überhaupt.

Es ist sehr auffallend, dass die durch stumpfe Werkzeuge verursachten Verletzungen des Schädels in ihren Erscheinungen und Folgen etwas ganz Eigenthümliches besitzen, wenn sie gleich in der äussern Form die grösste Aehnlichkeit zeigen Neben dem Alter, dem Geschlechte, der Constitution und dem physischen und psychischen Zustande des Vulneraten zur Zeit der Verletzung, sucht Küttlinger *), und ich muss ihm beistimmen, in der

*) Auserlesene medic. gerichtl. Abhandl. von Schmidt und Küttlinger. Nürnberg 1813. Nr. III. S. 62. —

Conformation und Structur der knöchernen Schädelkapsel einen Erklärungsgrund. Wendet man auf die manigfaltigen Schädelwölbungen die aus der Mechanik gezogenen Gesetze des Widerstandes auf die Architectonik an, so vermag der stumpfkegelförmige Schädel den stärksten Widerstand gegen äussere Gewalt zu leisten; am wenigsten widerstandsfähig erscheint die plattgedrückte — cubische — Form; in der Mitte dieser beiden steht die eiähnliche und kugelige Schädelform Bei Berücksichtigung dieser Verhältnisse wird es *caeteris paribus* erklärbar, warum gleichkräftige Gewaltthätigkeiten bei Schädeln ungleiche Wirkungen hervorbringen. — Es ist auffallend, dass viele Gerichtsärzte bei Legalsectionen auf die Configurationsverhältnisse des Schädels so wenig, oder gar keine Rücksicht nehmen. Auf Erfahrung gestützt, kann ich dieses Moment als ein erhebliches empfehlen.

Besondere Rücksicht verdienen die Fracturen der *Basis cranii*, welche einen directen — unmittelbaren — und indirecten — mittelbaren — Ursprung haben können. Erstere werden stets nur durch Einwirkung stechender, schneidender oder quetschender Instrumente, welche entweder durch die natürlichen Oeffnungen des Gesichts eingedrungen sind, oder sich einen künstlichen Weg durch das Gesicht oder den Hals gebahnt haben, hervorgebracht. Hieher gehören namentlich auch Feuerwaffen. Das verwundende Instrument hat fast immer eine schräge Richtung von Unten nach Oben genommen. Mit Ausnahme der Schussverletzung, besteht immer nur ein geringer Grad von Hirnerschütterung. Mittelbar oder durch Irradiation entstehen diese Fracturen nur, wenn eine grosse Gewalt auf eine grosse Oberfläche des Kopfes einwirkte, z. B Fall auf den Kopf von einer Höhe herab oder Schläge auf denselben mit einem voluminösen Instrumente. Constant sind diese Brüche mit noch andern Fracturen des Schädelgewölbes begleitet, die sich immer und näher bis zur Grundfläche des Schädels hinziehen. Das Entstehen einer *Fractura Basis cranii* durch blossen Contrecoup ist noch zweifelhaft. Die Diagnose kann während des Lebens schwierig oder unmöglich sein. Von den äusseren Erscheinungen, wie Blutungen aus der Nase, dem Schlunde und dem Ohre, die man nebst Vorfall von Gehirnsubstanz durch den Gehörgang, als die werthvollsten Zeichen ansehen kann, deutet Blutung aus dem Ohre nicht immer auf Fractur der Schädelbasis, auch nicht auf nothwendig tödtlichen Ausgang —

Wunden des Gehirns und seiner Häute können durch Zerreissung bei Erschütterung desselben, durch Eindringen verletzender Instrumente in die Schädelhöhle und durch directe Einwirkung der fracturirten und abgesprengten Knochenfragmente verursacht werden. Sie sind immer mit Gefahr für das Leben verbunden, und bei der Stellung der Prognose sind folgende Momente zu berücksichtigen: Die Ausdehnung der Wunde sowohl in die Breite als Tiefe, die Beschaffenheit des Wundcanales wegen möglichem Abfluss von Blut und Wundsecret, der Ort oder die Partie des Gehirns, da Verletzungen, die zu den Ursprungsstellen der Hirnnerven gehen, immer eine höhere Bedeutung als im Gegentheile haben: Verletzung von Blutgefässen und heftigere Blutung: Zurückbleiben fremder Körper. —

Bei allen Kopfverletzungen gehört zu ihrer richtigen Würdigung hinsichtlich ihrer Folgen stets die Berücksichtigung der etwa gleichzeitig gesetzten Erschütterung des Gehirns und des Grades derselben, indem darin eines der vorzüglichsten Momente des ungünstigsten Ausganges enthalten ist. —

Ein Grund des so leicht möglichen und leicht intensiven Erschütterungszustandes des Gehirns, so wie der sehr geneigten Theilnahme an blossen Verletzungen seiner äussern Integumente, seiner Geneigtheit zu rasch verlaufendem Entzündungsprocesse und äusserst schneller Erschöpfung seiner Vitalität, scheint in einer von der gewöhnlichen Norm mehr abweichenden organischen Structur der Gehirn- und Nervensubstanz zu liegen, die wir jedoch zur Zeit weder durch das Microscop, noch durch die Chemie nachzuweisen im Stande sind. Es würde jedoch gewiss lohnend sein, zur Aufklärung dieser noch dunklen Thatsache, in vorkommenden Fällen genaue anatomische und chemische Forschungen anzustellen. —

Was die nach schweren und gefährlichen, so wie auch nach anscheinend unbedeutenden Kopfverletzungen zurückbleibenden Folgen und beziehungsweise Nachtheile im Allgemeinen betrifft, so beziehen sie sich auf Veränderungen, die sie in dem knöchernen Schädelgewölbe, in den dasselbe umkleidenden Gebilden, sowie in dem Gehirne selbst hervorgerufen haben, und die noch längere Zeit nachher entweder heilbar oder auch von ihrer Entstehung an unheilbar sind, im letztern Falle aber unausgesetzt das Leben bedrohen, gesundheitsgemässe körperliche und geistige Functionen beschränken oder aufheben, endlich in verschiedenen schmerzhaften Gefühlen den Lebensgenuss verkümmern und eine unglückliche Lebenslage begründen können. — Ein nahe liegendes Folgeübel ist nach Verlusten einer Partie des knöchernen Schädels im Allgemeinen, dass eine Anlage zur schnellern und öftern Erkrankung fortan im hohen Grade gegeben ist. Andere in den Knochen ihren Sitz nehmende und zurückbleibende besondere Nachtheile sind: schleichende Caries, varicöse Ausdehnung der Gefässe in der Diploë, wodurch oft förmliche Aufsaugung einer grossen Knochenpartie veranlasst wird. Diese letztern Uebel können lange bestehen, ohne sich gerade durch auffallende Zufälle bemerklich zu machen, da es meist nur Schwindel, und mehr oder minder heftige periodische Schmerzen im Kopfe sind, die als Reflexe derselben aufzutreten pflegen. — Im Gehirne selbst und dessen Ventrikeln kann eine normwidrige Absonderung wässeriger Theile statthaben, woraus sich allmählig Gehirnwassersucht bildet. Ebenso müssen periodische Kopfschmerzen, Schwindel, Lähmungen einzelner Theile, Verminderung oder gänzlicher Verlust der Sinnesthätigkeiten, Krämpfe aller Art, insbesondere Epilepsie, als wichtige und schwere Folgen bezüglicher Kopfverletzungen angesehen werden, zu deren Beseitigung alle Heilversuche so gerne scheitern. Ebenso können unheilbare psychische Störungen, wie Verlust des Gedächtnisses und der Urtheilskraft, Manie, Melancholie, Stumpfsinn und Blödsinn, bald, oder erst in späterer Zeit, als Folgen auftreten. — In den Weichtheilen des Schädels kommen insbesondere entstellende und schmerzhafte Narben zur Berücksichtigung. —

Die Verletzungen des Gesichts bieten wenig Eigenthümliches

und sind desshalb hinsichtlich ihrer Folgen nach den bereits angeführten Grundsätzen zu beurtheilen. Wegen der Entstellung kommen, insbesondere beim weiblichen Geschlechte, Narben in Anbetracht, so wie der Verlust von Zähnen. Verletzungen der Parotis haben erhebliche, und wenn sie tief gehen, selbst lebensgefährliche Blutung zur Folge, so wie Speichelfisteln aus ihnen hervorgehen können. Verletzungen in der Umgegend der Augen können Blindheit bedingen. Bemerkenswerth ist endlich, dass Gesichtsverletzungen leicht zu gastrischen Störungen Anlass geben.

Verletzungen der Augenlider und des Auges. Die Augenlider sind naturgemäss bereits in ständiger Bewegung, daher bei Wunden die Wundflächen und Wundränder nicht in gegenseitige Berührung gelangen können, was je nach Lage, Richtung und Tiefe der Wunde, entstellende Narben und *Coloboma traumaticum* bedingt. — Betrifft eine Verletzung den innern Augenwinkel, so kann bleibende Störung der Thränen leitenden Organe die Folge sein. – Erschütterungen des Augapfels, sie mögen mit Wunden complicirt sein, oder nicht, bedrohen immer das Sehvermögen und hinterlassen, je nach Intensität und individuellen Körperverhältnissen Gesichtsschwäche oder gänzlichen Verlust des Sehvermögens des betreffenden Auges, Verlust der natürlichen Form und Beweglichkeit der Pupille, Strabismus und Doppeltsehen. Zu berücksichtigen ist, dass die Erschütterung des Augapfels nicht bloss auf unmittelbar den Augapfel betreffende gewaltsame Einwirkungen, sondern auch dann erfolgen kann, wenn die Gewaltthätigkeit die nächste Umgegend des Auges trifft, oder wenn die Verletzung Zerrung des Supra- oder Infraorbital- oder auch der Ciliarnerven veranlasst. — In Folge der Quetschungen des Augapfels können die verschiedenartigsten organischen Veränderungen und Störungen im Auge und folglich auch Beschränkungen, so wie gänzlicher Verlust des Sehvermögens eintreten. — Wunden der Bindehaut heilen leicht und sogar ohne Narben, wenn nicht eine fehlerhafte Behandlung eintritt. Wunden der Hornhaut heilen immer nur mit Hinterlassung einer Narbe, die bei einer Lage gegenüber der Pupille, das Sehvermögen beschränkt. Penetrirende Hornhautwunden können Vorfall der Iris, der Linse und des Glaskörpers herbeiführen. — Reine Schnittwunden der Iris pflegen leicht und ohne besondere Zufälle und Folgen zu heilen; auf gerissene, gezerrte oder gequetschte Wunden aber folgt heftige Entzündung mit grosser Neigung zu Exsudationen und nachherigen Störungen des Sehvermögens. — Starke Erschütterungen der Augen durch Stoss u. dgl., auch Peitschenhiebe, welche Gewalten oft nur die Umgegend der Augapfel zu treffen brauchen, können Losreissungen der Iris vom Ciliarrande mit Blutextravasation in die Augenkammern bedingen. Durch theilweise oder gänzliche Aufhebung der Sehkraft wird eine besondere Qualität der Körperverletzung begründet (§. 202). – Kleine Schnittwunden der Sclerotica heilen leicht und ohne Nachtheil, grössere können dagegen Vorfall der Chorioidea, und wenn sie noch tiefer eindringen, Vorfall der Iris und des Glaskörpers verursachen. Gequetschte und gezerrte Wunden dieser Haut erzeugen gerne Nervenzufälle und convulsivisches Erbrechen. — Wunden der Chorioidea und der Retina sind immer mit Verletzungen anderer Häute des Auges verbunden, und die Qualität hängt dann von der Gesammtverletzung ab. An ihrer Peripherie und in der Nähe des Ciliarkörpers ist die Vulnerabilität geringer und reine Schnittwunden heilen da günstig; je näher dem *Nerv. opticus*, desto grösser wird die Bedeutung und ihre Folgen, die leicht in Amaurose bestehen kann — Verletzungen der Linse und ihrer Kapsel bringen gleich heftige Störung ihres Vegetationsprocesses und dadurch Trübungen dieser Organe zu Stande, was in förmlichen grauen Staar übergehen kann. Kapsel und Linse können nicht bloss durch directe Verletzung in diesen Zustand versetzt werden, sondern schon durch Schläge, Stösse, Wurf mit festen Körpern oder Peitschenhiebe, welche die Augenlider oder nächste Umgebung derselben treffen. — Verletzungen des Glaskörpers kommen immer nur mit Verletzungen anderer Augentheile vor, und die Bedeutung wird dann von dem Gesammtzustande der Verletzung abhängig. —

Verletzungen des Ohres haben *in Foro*, wie die der übrigen Sinnesorgane besondere Bedeutung. Es kommt desshalb hauptsächlich darauf an, ob die Verletzungsfolgen die Sinnesthätigkeit, hier die des Hörens, alteriren, beschränken oder ganz aufheben. — Schnitt-, Hieb-, Stich- und Quetschwunden des äusseren Ohres ziehen als solche keine Störung des Gehörsinnes nach sich, doch können sie ausser Störung des Allgemeinbefindens, durch Narben und Substanzverlust besondere Berücksichtigung erhalten. — Wunden des Gehörganges betreffen in der Regel noch andere benachbarte Theile und die Bedeutung geht dann aus der Gesammtverletzung hervor. Zerreissung oder Durchstechung des Trommelfells hat als solche keine erheblichen Nachtheile für das Gehör, es hangen vorkommenden Falles solche von andern Nebenumständen ab. Erschütterungen des Gehörorganes sind fast unzertrennlich von Erschütterungen des Kopfes überhaupt; ihre Folgen können Gehörschwäche und völlige Taubheit sein. —

Verletzungen des Halses können gesundheitsstörend und sehr leicht lebensgefährlich werden durch Blutung und durch Verletzung der grössern Nervenstämme. Der Bruch des Kehlkopfes kann auf der Stelle den Tod bewirken. Obgleich Schnitt- und Stichwunden der Luftröhre häufig wirksame Kunsthülfe zulassen, so können sie doch lebensgefährlich sein und den Tod herbeiführen. In letzter Hinsicht kommt nebst Entzündung und ihren Folgen besonders Emphysem und Erguss von Blut in die Luftröhre in Anbetracht. Völlige Durchschneidung der Luftröhre ist schon geheilt worden; doch würde sie ohne Kunsthülfe nothwendig den Tod herbeiführen, erscheint daher unter allen Fällen, so wie auch die bloss theilweise Durchschneidung, als eine lebensgefährliche Verletzung.

Verletzung der Kehlkopfnerven am Halse, sowie Verletzung der Luftröhre in der Nähe des Kehlkopfes und ebenso die Verletzung des letztern können partielle oder vollständige Stimmlosigkeit bedingen. Wunden, die den Larynx oder die Trachea weit öffnen, daher auch Quetschwunden mit Substanzverlust, können Fisteln hinterlassen, die eine verschiedene Bedeutung für die fernere Gesundheit und Lebenserhaltung besitzen. — Kleine Stichwunden des Oesophagus am Halstheile sind gerne mit einer erheblichen Gesundheitsstörung verknüpft, doch können sie, wenn sie ohne Nebenverletzung bestehen, ohne alle weitere Lebensgefährdung mit geringem Kunstaufwande, in Heilung übergehen Die Lage der Speiseröhre macht es sonst fast unmöglich, dass sie von aussen her in grösserem Umfange verwundet wird, ohne dass zugleich irgend ein anderer wichtiger Theil mit verletzt würde. Querwunden sind immer bedeutender, als Längenwunden, und die gänzliche Durchschneidung des Oesophagus hat unabwendbar den Tod zur Folge — Mit den Verletzungen des Oesophagus sind nicht zu vermischen die des Schlundes, welche gerne bei Selbstmordversuchen vorkommen, oft ohne erhebliche Nebenverletzungen bestehen und dann bei geringer Kunstunterstützung, nicht selten ohne alle weitere Gefährdung des Lebens heilen, gerne aber heisere Stimme und längere Zeit fortdauernde Schlingbeschwerden zurücklassen. — Bei Halsschnittwunden im Bereiche der *Vena jugularis* kommt die Möglichkeit oder Wirklichkeit des Lufteindringens in die Vene zur Berücksichtigung, was immer mit höchster Lebensgefahr verbunden ist. —

Verletzungen der Brust, wenn sie nur den Brustkorb betreffen und nicht penetrirend sind, werden nach den Folgen beurtheilt, die sie etwa für die Berufsfähigkeit haben. Nicht leicht werden sich dieselben weiter ausdehnen. — Quetschungen der Brust, wobei die erheblichsten innern Verletzungen bewirkt werden, können bestehen, ohne dass die äussere Haut dabei sichtlich verwundet ist — Penetrirende Brustwunden ohne gleichzeitige Verletzung der Organe der Brusthöhle sind an sich nicht lebensgefährlich, sie können dies aber werden: durch Blutung aus der *Art. mammaria* und den *Art. intercostales;* durch Lufteindringen in die Brusthöhle, wodurch Pleuresie bedingt wird, und es können fremde Körper in die Brusthöhle gelangt sein, deren Diagnose und Entfernung unmöglich ist. — Penetrirende Brustwunden mit Verletzung der Organe der Brusthöhle sind immer als lebensgefährlich anzusehen. — Eine weitere Folge penetrirender Brustwunden können Lungenfisteln sein — Die Heilung der Brustwunden kann oft Monate lang verzögert werden und dann erst mit bedenklichen bleibenden Zuständen der verschiedensten Art zu Stande kommen —

Unterleibsverletzungen. Durch quetschende und erschütternde Einwirkungen auf den Unterleib können bedeutende Verletzungen, namentlich Rupturen der Organe desselben, vorkommen, ohne dass an und in der Haut sich Merkmale der stattgehabten Gewaltanwendung zeigten. Schläge, Stösse, Fälle auf die Abdominalwandungen und starke Anstrengungen derselben, können Rupturen in ihrem Gewebe herbeiführen, wodurch dann in weiterer Folge sich gerne Brüche — *Herniae* — bilden. — Wenn die Abdominalwandungen erschlafft sind, so geben sie dem auf sie wirkenden Druck oder Schlag mehr nach, und bleiben desshalb oft dabei unverletzt, während unter ihnen liegende Abdominalorgane Risse bekommen können. Hatten die Abdominalwandungen nicht Zeit, sich zusammenzuziehen, und so die Abdominaleingeweide zu schützen, wurden sie von der gewaltsamen Einwirkung gleichsam überrascht, so entstehen Zerrissungen unter denselben ebenfalls leichter. Traf die äussere Gewalt die Medianlinie, und ein Eingeweide befand sich zwischen der Wirbelsäule und dem einwirkenden verletzenden Körper, so erleichtert dieser Zufall die innern Rupturen; diese können dadurch grösser und ausgedehnter geworden sein. Auch von der Beschaffenheit der Eingeweide selbst hangt theilweise die grössere oder geringere Möglichkeit der Zerreissung ab; die Harnblase z. B. und der Uterus können nur zerreissen, wenn sie über das Schambein hervorragen. Die Leber zerreisst um so leichter, je blutreicher, strotzender, voluminöser sie ist, je mehr sie über die Rippen hervorragt; die Gallenblase zerreisst leichter, wenn sie angefüllt und ausgedehnt ist, ebenso verhält es sich beim Magen und Darmcanale. — Die Wirkungen der Erschütterung des Bauches sind übrigens denen des Kopfes und der Brust ähnlich; höhere, und bei gewissen Anlagen des Nervensystems, selbst geringere Grade, können durch Erschöpfung der Nerventhätigkeit, schnellen, ja plötzlichen Tod veranlassen. — Schnitt- und Stichwunden der Abdominalwandungen können leicht Berufs- und sogar Arbeitsunfähigkeit, durch zurückbleibende Hernien aber bleibenden Schaden zur Folge haben. — Penetrirende Bauchwunden ohne Verletzung der Organe des Unterleibes, wenn sie nicht gross sind, bedingen an sich keine Gefahr für das Leben. Diese kann nur durch Blutung oder dadurch herbeigeführt werden, dass Darmpartieen vorfallen und längere Zeit eingeklemmt oder der Luft ausgesetzt sind. — Ist eine penetrirende Bauchwunde mit Verletzung von Abdominalorganen complicirt, so ist sie stets als eine lebensgefährliche zu betrachten. — Verletzungen des Zwerchfells involviren immer Lebensgefahr. —

Verletzungen der Genitalien. Stich- und Schnittwunden des Hodens können Eiterung, Degeneration und Verlust desselben zur Folge haben. Quetschungen derselben können heftige Schmerzen, Entzündung und deren hier eintretende Ausgänge bedingen. Berücksichtigt man die nahe Beziehung der so nervenreichen Hoden zum kleinen Gehirne, so ist es wohl erklärlich, wie nur einigermassen heftige Quetschungen durch das Uebermaass der Schmerzen Ohnmachten, Convulsionen, *Apoplexia nervosa* und den Tod verursachen können. — Wunden des Samenstranges mit Trennung der Nerven und Arterien bedingen Einschrumpfung und Atrophie des Hodens. — Gewaltthätigkeiten, welche die Scheidenhäute des Hodens treffen, wie z. B. Quetschung durch die eigenen Schenkel, vermögen Blutbruch — *Haematocele* - herbeizuführen. — Verwundungen der Urethra setzen gewöhnlich dadurch, dass der Harn die verwundete Stelle passiren muss, Harninfiltrationen. — Die Ruptur der Urethra kommt nach starken Quetschungen des Perinäums, wie z. B. bei Fall auf dasselbe, zu Stande. Entzündung, starke Geschwulst und Harninfiltrationen, Verengerungen der Harnröhre und Urinfisteln sind häufige Folgen. - Abschneiden des Penis allein, oder mit Scrotum, kann durch nicht stillbare Blutung den Tod herbeiführen; dass damit das Geschlechtsvermögen verloren geht, versteht sich wohl von selbst. — Bei Weibern kommen Verletzungen der Genitalien in der Regel nur bei Nothzucht vor. Bei unmannbaren Mädchen kann durch gewaltsames Einbringen des Penis Zerreissung der äusseren und inneren Geschlechtstheile, insbesondere der Scheide mit heftiger Blutung, durch die weitern Zufälle aber der Tod herbeigeführt werden. —

Verletzungen der Wirbelsäule und des Rückenmarks. Erhebliche Erschütterungen sind immer von bedeutenden Folgen begleitet. Bei Hieb- und Stichwunden, welche die Wirbelknochen betreffen und stets mit Verletzung der bedeckenden Weichtheile verbunden sind, kommt mindestens Arbeits- oder Berufsunfähigkeit in Anfrage. In die Wirbelhöhle eindringende Wunden sind, so wie die Luxationen und Brüche der Wirbel stets von höchster Bedeutung und lebenbedrohend. Wo die Verletzten mit dem Leben davon kamen, sind Lähmungen der unter der verletzten Stelle gelegenen Theile die traurige Folge. —

Verletzungen der Gliedmassen. Nur die Verletzungen der Gelenktheile verdienen besondere Rücksicht bei penetrirenden Hieb- und Stichwunden in die Gelenkhöhlen Das durch längere Zeit stattgehabte Eindringen von atmosphärischer Luft scheint die Entstehung von Entzündung und ihrer schlimmen Ausgänge sehr zu begünstigen. Die Prognose aller Gelenkwunden ist der schwer zu leitenden Entzündung wegen, immer zweideutig. Die schlimmsten Gelenkwunden sind immer die des Knies. Selbst die nicht in die Gelenke eindringenden Wunden sind der höhern Reizbarkeit des in der Nähe befindlichen Gelenkes und der Complication wegen, die irgend einen Bezug auf das Gelenk haben könnte, z. B Richtung, Gestalt der Wunde, Quetschung, fremde Körper, von grösserer Bedeutung als gewöhnliche Wunden. — Alles kommt bei Gelenkwunden darauf an, dass die eiterige Entzündung verhütet werde, weil man dann fast immer die Zerstörung der Knorpel und ankylotische Verwachsung zu fürchten hat. Bei den gösseren Gelenken ist aber schon die Gelenkentzündung und die Gelenkvereiterung an sich ein Zustand. welcher Lebensgefahr involvirt. Der Organismus leidet so sehr von einer solchen Entzündung und Eiterung, dass nicht selten bei grossen Gelenkwunden das Leben untergraben wird, ähnlich wie bei Peritonitis; auch besitzt die Gelenkmembran, wie andere seröse Membranen grosse Neigung zu rascher Ausbreitung und zum Diffuswerden der Entzündung und Eiterung, und auf dieser Neigung zur Diffusion beruht ein Hauptmoment der Gefahr. —

Dreizehntes Capitel.

Von der Tödtung und den Todesursachen.

§. 264.

Bei dem Umstande, dass sich der medicinische Begriff einer tödtlichen Verletzung mit dem strafgesetzlichen nicht immer vereinbaren lässt, erscheint es ebenso gerechtfertigt, als practisch, das Gebiet derjenigen Verletzungen oder Beschädigungen, welche Todesursachen werden können, von den Körperverletzungen getrennt, einer besondern Betrachtung zu unterstellen, wodurch es möglich wird, ihre speciellen Verhältnisse zu der Strafgesetzgebung richtig zu würdigen und dem Gerichtsarzte seine Aufgabe klar und praecis hervorzuheben. Um übrigens befriedigende gerichtlich-medicinische Untersuchungen in der Praxis anstellen und dem Bedürfnisse der Strafrechtspflege entsprechende Gutachten abgeben zu können, ist es erforderlich, dass sich der Gerichtsarzt mit den einschlägigen Theilen der Strafgesetzgebung vertraut mache.

§. 265.

Die Verletzung des Rechts auf das Leben geschieht durch Tötung — *Homicidium* —, worunter in criminalrechtlicher Hinsicht eine rechtswidrige Handlung (oder Unterlassung) verstanden wird, welche die zureichende Ursache des erfolgten Todes eines Menschen ist*).

§. 266.

Zergliedern wir den strafrechtlichen Begriff der Tödtung, so setzt er als wesentlich folgende Bedingungen voraus: 1) als objectives Moment ein Wesen, welches die Eigenschaften und Rechte des Menschen hat; 2) als subjectives Moment eine rechtswidrige Handlung oder Unterlassung; 3) als effectives Moment Beraubung des Lebens. Mit dem Dasein dieser Folge, die als Wirkung in der rechtswidrigen Handlung der Person gegründet sein muss, ist das Verbrechen erst vollendet.

§. 267.

Da jede rechtswidrige Unternehmung zur Beraubung des Lebens eines Menschen zunächst eine Störung der Integrität des Körpers und beziehungsweise der Gesundheit des Menschen herbeiführen muss, aus welcher dann erst der Tod als Folge hervorgehen kann, so liegt immer zwischen rechtswidriger Handlung oder Unterlassung und dem Tode als endlicher Wirkung, eine grössere oder kleinere Kette von Causalmomenten, deren thatsächliches Vorhandensein und Verhältniss nur mittels ärztlich-naturwissenschaftlicher Kenntnisse erforscht und aufgeklärt werden kann. Hierin ist für die Herstellung des Thatbestandes der Tödtung die Mitwirkung der gerichtsärztlichen Thätigkeit in der Form des Beweises durch Sachverständige begründet.

---

*) Feuerbach, Lehrb. d. peinl. Rechts §. 206.

§. 268.

Die erste Hauptaufgabe des Gerichtsarztes in allen Fällen, wo Tödtung in Anfrage kommt, ist daher eine doppelte: 1) die Untersuchung über das Vorhandensein der Thatsache des Todes, und 2) die Untersuchung und Aufklärung des ursachlichen Zusammenhanges zwischen dem Tode und der durch die rechtswidrige Unternehmung gesetzten körperlichen Beschädigung. Ueberdiess kann aber die gerichtsärztliche Thätigkeit noch für eine Menge von Fragen, welche Bezug auf den ob- und subjectiven Thatbestand haben, je nach der Individualität des Falles, in Anspruch genommen werden.

§. 269.

Die Untersuchung und Constatirung der Zeichen des wirklichen Todes kann bei den jetzigen Hilfsmitteln der Wissenschaft keinen Schwierigkeiten unterworfen sein. Der Stillstand des Herzens und des Blutkreislaufes mit seinen nothwendigen Folgen ist unschwer zu erforschen und in der Mehrzahl der zu untersuchenden Fälle trifft man auch schon die s. g. Leichenflecke und die Merkmale beginnender Verwesung.

§. 270.

Die Hilfsmittel zur Lösung der zweiten Aufgabe sind: a) die Kenntniss aller hierauf bezüglichen Thatsachen, so weit deren Erhebung und Erforschung ins Gebiet der richterlichen Competenz fällt, also vollständige Einsicht der Untersuchungsacten; b) eine glaubwürdige und erschöpfende Krankengeschichte, insoferne eine solche durch die Individualität des Falles möglich wurde, und c) die Obduction — Inspection und Section — des Leichnams und der physicalischen Mittel oder Werkzeuge, durch welche die Krankheit oder Verletzung bewirkt worden sein konnte.

Anmerk. Wichtig ist in allen Fällen, wo dem Tode eine Krankheit voransging, die gleichzeitige Beobachtung derselben durch den bestellten Gerichtsarzt, welcher alle einflussreichen Erscheinungen und Veränderungen etc. in ein besonderes Tagebuch — gerichtlich-medicinisches Diarium — einträgt. Solche Diarien müssen am Kranhenbette selbst niedergeschrieben, oder wenigstens die Notizen dazu aufgezeichnet werden. Sie sollen nicht zu weitläufig sein, sondern in erschöpfender Kürze alles Wesentliche und für den individuellen Fall möglicher Weise Einflussreiche enthalten. Ueber die gerichtliche Leichenöffnung vergl. Anhang.

§. 271.

Das Criminalrecht fordert als Bedingung für das vollständige Vorhandensein des Verbrechens der Tödtung, dass die durch die rechtswidrige Handlung entstandene körperliche Störung (Beschädigung, Verletzung) die wirkende Ursache des Todes gewesen sei*). Bereits haben alle neuere Strafgesetzgebungen diese Ansicht dem Verbrechen der Tödtung zu Grunde gelegt.

§. 272.

Der Tod muss hiernach die Folge der widerrechtlichen Handlung gewesen sein. Der Unterschied, welchen man früher je nach der Art der Tödlichkeit der Verletzungen machte, ist von der neuern Gesetzgebung verworfen worden. Es hat desshalb auf die rechtliche Beurtheilung der Tödtlichkeit der Verletzung (Beschädigung) keinen Einfluss, ob eine solche in andern Fällen durch Hilfe der Kunst etwa schon geheilt wurde, ob ihr tödtlicher Erfolg in dem vorliegenden Falle durch zeitige Hilfe hätte verhindert werden können, ob die Verletzung unmittelbar, oder durch eine andere, jedoch aus ihr entstandene Zwischenursache den Tod bewirkt hat, ob endlich dieselbe allgemein tödtlich sei, oder nur wegen der eigenthümlichen Leibesbeschaffenheit des Getödteten oder wegen der zufälligen Umstände, unter welchen sie ihm zugefügt wurde, den Tod herbeigeführt hat.

Anmerk. Der § 204 des badischen Strafgesetzbuches erklärt in Uebereinstimmung mit der übrigen Strafgesetzgebung in Deutschland: „Als tödtlich wird jede Beschädigung betrachtet, welche im einzelnen Falle als wirkende Ursache den Tod des Beschädigten herbeigeführt hat." Wenn daher eine andere, von der Verletzung unabhängige Todesursache hinzutritt, z. B wenn der Verletzte an einer epidemischen Krankheit stirbt, so ist der Tod weder unmittelbar noch mittelbar die Folge der Verletzung, daher liegt für den Richter keine Tödtung vor. Die Bestimmung dieses §. 204 wird aber in Fällen des §. 239 Ziff. 1 und 2 des badischen Strafgesetzbuches eine Modification erleiden müssen, als einzelne Verletzungen nicht nach ihrem factischen Erfolge, sondern nur nach den in ihnen enthaltenen Bedingungen zu einem tödtlichen Erfolge, mit Rücksicht auf die weitern Criterien des strafgesetzlichen Begriffs der Tödtlichkeit der Verletzung (Beschädigung), beurtheilt werden können.

---

*) Feuerbach, Lehrb. d. p. R. §. 208.

§. 273.

Um nun im gegebenen Falle eine Verletzung oder Beschädigung gerichtsärztlich richtig zu beurtheilen, müssen die Bedingungen scharf im Auge behalten werden, welche die Strafgesetzgebung in dem Ausschlusse der Kunsthilfe der Heilbarkeit einer Verletzung, ihrer unmittelbaren Tödtlichkeit, ihrer Tödtlichkeit durch Zwischenursachen, dann in der allgemeinen Tödtlichkeit, in der Tödtlichkeit wegen eigenthümlicher Leibesbeschaffenheit oder wegen der zufälligen Umstände, unter welchen die Verletzung zugefügt wurde, verlangt. Dabei darf aber gleich von vorne herein nicht übersehen werden, dass man unter wirkender Ursache des Todes gerichtsärztlich nicht bloss eine Wunde oder Verletzung begreifen dürfe, sondern es gehört hieher jede physische Potenz, welche im Stande ist, körperliche oder organische Functionen in der Art zu stören, oder aufzuheben, dass nach den gegebenen strafgesetzlichen Bedingungen der Tod die Folge davon ist. Daher ist das s. g. Ertrinken im Wasser, das Ersticken in irrespirabeln Gasarten, oder der Tod in Folge von Giften, ebenso gut eine gewaltsame Todesart, als wenn Jemand durch eine Kopfwunde stirbt.

§. 274.

Die Erfahrung lehrt, von wie vielen und verschiedenen zufälligen Bedingungen die Heilbarkeit einer Verletzung abhängig sein könne, und wie die Ansichten der Heilkünstler in Abstracto und in Concreto oft auseinander gehen. Es ist daher eine nicht geringe Erleichterung und Sicherstellung der gerichtsärztlichen Aufgabe, die thatsächliche Folge einer Verletzung in einem gegebenen Falle, mit Ausschluss der Heilbarkeit der letzteren, beurtheilen zu können. Es ist darum z. B. bei einer Wunde am Vorderarme, wobei die Arteria ulnaris verletzt wurde, und in deren Folge Verblutungstod eintrat, ohne Einfluss auf die Tödtlichkeit der Beschädigung, dass der Tod hier durch rechtzeitige und zweckmässige Kunsthilfe hätte abgehalten werden können, d. h. die Verletzung ist ungeachtet dieser möglichen, wahrscheinlichen oder gewiss rettenden Kunsthilfe, eine tödtliche im Sinne des Strafgesetzes, — sie ist die wirkende Ursache des Todes gewesen.

§. 275.

Unter die Kategorie der Kunsthilfe gehört auch die Diät und Lebensordnung, daher es die Tödtlichkeit einer Beschädigung ebensowenig, als bei der Kunsthilfe durch chirurgische oder pharmakodynamische Mittel, ausschliesst, wenn die passende Diät oder Lebensordnung nicht in Anwendung kam. Nur wenn die in Wirksamkeit getretene Kunsthilfe, Diät oder Lebensordnung in der Art schädlich eingewirkt hätten, dass sie für sich die wirkende Ursache des Todes in sich schlössen, wären sie im gegebenen Falle, und nicht die Verletzung, wie dieselbe auch immerhin beschaffen sein mochte, die Todesursache. Ein solcher Fall ist z. B. vorhanden, wenn bei der künstlichen Erweiterung einer Wunde, der Wundarzt aus Ungeschicklichkeit ein arterielles Gefäss verletzte, das einen raschen Verblutungstod verursacht, oder wenn der behandelnde Arzt aus Versehen eine grössere Gabe eines giftigen Stoffes, wie Morphium, verordnete, das eine schnell tödtlich endende Vergiftung herbeigeführt; oder aber, wenn der Verletzte so viele und unzweckmässige Speisen genossen hat, dass er dadurch zum Erbrechen gereitzt wurde, was Ruptur eines vorhandenen Aneurysmas und dadurch den Tod zur Folge hatte. Die schädliche Kunsthilfe oder Diät und Lebensordnung sind, wenn sie im einzelnen Falle die wirkende Ursache des Todes wurden, tödtliche Verletzungen und bezw. Beschädigungen, ohne Unterschied, ob ihr tödtlicher Erfolg in andern Fällen selbst wieder durch Hilfe der Kunst etwa schon abgewendet wurde oder nicht, ob sie unmittelbar, oder durch Zwischenursachen, die aus ihnen entstanden, tödtlich wurden, oder nur wegen der eigenthümlichen Leibesbeschaffenheit u. s. w.

§. 276.

Nicht immer ist das Verhältniss fraglich schädlicher Kunsthilfe zu einer bestehenden Verletzung so zu Tage liegend, dass ein entscheidendes Urtheil darüber, ob die wirkende Ursache des Todes in dem Einen oder Andern enthalten sei, — und nur das Eine oder das Andere ist anzunehmen zulässig — leicht wäre; das Urtheil wird aber um so schwieriger, weil die schädliche Kunsthilfe, Diät oder Lebensordnung, und wenn sie auch als solche zu constatiren sind, nie als mitwirkende Ursachen zum Tode angesehen werden dürfen. Indem man ihr diese Eigenschaft beilegte, wäre ja auch die Beschädigung nur eine mitwirkende Todesursache und folglich nicht mehr die den Tod bedingende im Sinne des Strafgesetzes. Die schädliche Kunsthilfe hätte dann auch gar nicht den Character einer strafgesetzlich zum Tode mitwirkenden Ursache; sie wäre ebensowenig eine aus der Verletzung hervorgegangene Zwischenursache, und kann auch nicht als durch die eigenthümliche Leibesbeschaffenheit des

Verletzten bedingt angesehen werden. Denn um **Zwischenursache** zu sein, fehlt ihr die Eigenschaft, physiologisches durch die Verletzung oder ihre Folgen gesetztes Product zu sein, und wenn die Kunsthilfe z. B. wegen abnormer Lage eines arteriellen Gefässes, das bei der unternommenen Erweiterung der Wunde durchschnitten worden ist, durch Verblutung Ursache des Todes wurde, so ist physisch unabhängig von der Verletzung, eigenthümliche Leibesbeschaffenheit als vermittelnde Todesursache, von der Kunsthilfe allein in Wirksamkeit gesetzt worden, die desshalb als eine selbstständige und nicht als eine zu der Verletzung mitwirkende Ursache des Todes erscheint.

§. 277.

Die Fälle, in denen es fraglich werden kann, ob die Veletzung oder die geleistete Kunsthilfe die wirkende Ursache des Todes sei, sind in der grossen Mehrzahl chirurgischer Art, indem bei einer schlimmen Prognose der Verletzung, eine tiefe eingreifende chirurgische Operation, wie z. B. Trepanation, Darmnaht u. d. gl. vollzogen wird. Obgleich hier tüchtige chirurgische Kenntnisse zu einem befriedigenden Urtheile vorausgesetzt werden, so berücksichtige der Gerichtsarzt dabei doch folgende Puncte: a) die **Schädlichkeit der angewendeten Kunsthilfe muss erheblich, augenscheinlich oder sehr bestimmt nachweisbar sein**, z. B. dass bei der künstlichen Erweiterung einer penetrirenden Bauchwunde mit dem Messer ein Darm verletzt wurde, was Erguss der Darmcontenta etc. und in weiterer Folge den Tod bewirkte. b) Je unerheblicher und zweifelhafter die Schädlichkeit der Kunsthilfe auf der einen Seite und je **gerechtfertigter die Indicationen für die in Anwendung gesetzte Kunsthilfe** bei der bedeutenden oder **gefahrdrohenden Verletzung** auf der andern Seite erscheinen, umsoweniger ist Grund vorhanden, die wirkende Ursache des Todes in der geleisteten Kunsthilfe zu suchen. c) Bei einer **an sich nicht gefahrdrohenden Verletzung**, die keine in der eigenthümlichen Leibesbeschaffenheit begründeten mitwirkenden Ursachen in Thätigkeit gesetzt hat, wird die schädliche Kunsthilfe um so wahrscheinlicher die wirkende Ursache des Todes enthalten. d) Die Schädlichkeit der Kunsthilfe muss schon an sich eine solche sein. Ein leichtes oder nicht heftig wirkendes Arzneimittel, eine kleine chirurgische und sonst kunstgerecht und richtig ausgeführte Operation werden der zureichenden Criterien für eine wirkende Ursache des Todes ermangeln. — Es kann übrigens Fälle geben, wo es zweifelhaft bleibt, ob der Tod durch die Verletzung oder durch die schädliche Behandlung einschliesslich der Diät und Lebensordnung herbeigeführt worden sei. — Bei bedeutenden und eingreifenden Operationen, wie deutlich und bestimmt auch die Gründe — Indicationen — für ihre Anwendung vorliegen mögen, ist es immer räthlich, den Rath und Beistand noch anderer und möglichst bewährter Heilkünstler beizuziehen.

§. 278.

Damit eine Verletzung oder Beschädigung im gerichtsärztlichen Sinne als wirkende Ursache des Todes erklärt werden könne, muss der Tod als letzte Folge unmittelbar oder mittelbar, und unter allen Umständen des concreten Falles, nach physiologischen Gesetzen hervorgegangen sein. Wo diese Bedingungen nicht vorhanden sind, ist die Verletzung keine tödtliche im strafgesetzlichen Sinne.

§. 279.

Strenge genommen geht der Tod nie als unmittelbare Folge aus der Verletzung hervor, d. h. es gibt keine unmittelbar tödtlichen Verletzungen, weil zwischen Verletzung und Tod immer noch ein physiologischer Vorgang statthat, auf welchem das Erlöschen der Lebensthätigkeit beruht. Wenn daher das Strafgesetz von unmittelbar tödtlichen Verletzungen spricht, so ist der Begriff nicht in so enger Begränzung aufzufassen. Es gehören hieher diejenigen gewaltsamen Todesarten, bei denen der Tod der Zeit nach, plötzlich oder sehr bald nach der eingewirkten Gewaltthätigkeit erfolgt, wie z. B. bei hochgradigen Hirnerschütterungen, Zerschmetterungen des Schädels, bei dem s. g. Ertrinken oder bei Strangulationen des Halses. Der Begriff solcher unmittelbar tödtlicher Beschädigungen hat in so ferne auch für den Richter practische Bedeutung, als die wirkende Ursache des Todes dabei, sowohl nach ihrer Intensität, als nach ihrem Erfolge, sehr augenfällig wird, was bei Verletzungen, wo der Tod oft erst nach vielen Monaten eintritt, nicht der Fall zu sein pflegt und für die richterliche Beurtheilung der Strafbarkeit der Handlung einflussreich werden kann.

§. 280.

Im Gegensatze zu diesen Verletzungen oder Beschädigungen, als unmittelbar den Tod bewirkender Ursachen, gibt es dann mit wirkende Todesursachen. Zu diesen gehört aber nicht jeder

Einfluss, den der Arzt als solcher dafür ansehen würde*). Die Gesetzgebung hat vielmehr indirect durch Aufstellung des Begriffes einer tödtlichen Beschädigung bezeichnet, welche Eigenschaft eine Ursache, wenn sie als mitwirkende im geseczlichen Sinne zulässig sein soll, haben müsse. Diese gesetzlich zulässigen mitwirkenden Ursachen haben nun einen dreifachen Gesichtspunct: es sind Zwischenursachen, Ursachen, die aus der eigenthümlichen Leibesbeschaffenheit des Beschädigten hervorgehen, oder solche, die in den zufälligen Umständen liegen, unter welchen die Beschädigung zugefügt worden ist.

§. 281.

Zwischenursachen sind für sich schon bedeutende und das Leben gefährdende Krankheitszustände, welche einerseits durch die Verletzung bedingt oder veranlasst, anderseits die nähere Ursache des Todes werden. In einem gegebenen Falle, können zwischen Beschädigung und Tod als Causalkette mehrere Zwischenursachen bestehen, die, einen zusammenhängenden Krankheitprocess bildend, doch im Sinne des Strafgesetzes, eigentlich nur eine Zwischenursache bilden. Dabei ist es gleichgültig, ob zur Entwickelung der Zwischenursache die eigenthümliche Leibesbeschaffenheit des Verletzten oder die zufälligen Umstände noch mitgewirkt haben; das entscheidende Merkmal liegt lediglich darin, dass die Zwischenursache ohne die Verletzung, wobei jedoch der ursachliche Zusammenhang ein physischer sein muss, nicht zu Stande gekommen wäre. Ist anzunehmen, dass die Zwischenursache ohne die Verletzung zu Stande kam, so ist die letztere keine tödtliche mehr; ist die Möglichkeit oder Wahrscheinlichkeit nachzuweisen, dass die Zwischenursache nicht durch die Verletzung in Wirksamkeit gesetzt wurde, so bleibt die Verletzung als wirkende Ursache des Todes mindestens im Zweifel. — Zwischenursachen sind z. B. Hirnabscesse, Lungenabscesse, Congestionsabcesse, Pyämie, Wundstarrkrampf, Pleuresie, Peritonitis. Die Zwischenursache verliert den Character und die Bedeutung einer strafgesetzlichen unbedingt, wenn ihr Ursprung nicht ein in der Verletzung selbst begründeter physischer ist. Der Wundstarrkrampf z. B., welcher entschieden nur eine Folge der angewendeten Kunsthilfe bei der nicht gefährlichen Verletzung war, ist keine gesetzliche

*) Vgl. auch unten §. 304.

Zwischenursache mehr, die den Tod vermittelt hat; dagegen kommt ihm diese Eigenschaft unzweifelhaft zu, wenn er durch die Verletzung, etwa durch Reiz, den diese auf einen Nerven übte, bedingt und in Wirksamkeit gesetzt ist. — Die Untersuchung und Entscheidung, ob eine solche Zwischenursache wirklich noch der Verletzung zuzuschreiben und von ihr bedingt sei, kann nicht nur grosse, sondern selbst unlösbare Schwierigkeiten haben, die insbesondere da aufzutreten pflegen, wo mehrere und verschiedene Ursachen der Leibesbeschaffenheit und der zufälligen Umstände so wie auch der schädlichen Kunsthilfe, Diät und Lebensordnung, bezüglich ihrer Einwirkung in Anfrage stehen. Obgleich im Allgemeinen eine ursprünglich an sich nicht gefährliche Verletzung durch Zwischenursachen einen tödtlichen Erfolg haben kann, so dass die Verletzung im strafgesetzlichen Sinne immer noch eine tödtliche wird, so wird der Gerichtsarzt in den genannten schwierigen Fällen doch gut thun, den Grad der Bedeutung der Verletzung an sich zu würdigen und diesem einen Einfluss auf sein Urtheil einzuräumen, das hier gar oft von einem subjectiven Schätzen abhängig gemacht wird.

§. 282.

Der Begriff der eigenthümlichen Leibesbeschaffenheit, den das Strafgesetz im Auge hat, darf nicht zu enge aufgefasst und nicht bloss von einem allgemeinen normalen Körperzustande, den man voraussetzt, abgeleitet werden. Zur besondern oder eigenthümlichen Leibesbeschaffenheit gehört hier das individuelle körperliche Sein des Beschädigten im ursachlichen Verhältnisse zu der erlittenen Beschädigung, und die Bedingung der Zulässigkeit oder Berücksichtigung als einer mitwirkenden Todesursache im Sinne des Strafgesetzes ist darin enthalten, dass das aus der eigenthümlichen und bezw. individuellen Körperbeschaffenheit resultirende Moment durch die Verletzung physisch in Wirksamkeit gesetzt worden sei. Man hat bei der eigenthümlichen Leibesbeschaffenheit einige Zustände noch besonders unterschieden und sie als besondere Zustände bezeichnet; so die badische Wund- und Leichenschauordnung §. 56 II. 2. Obgleich auch solche besondere Zustände sich strenge genommen mehr oder weniger auf die eigenthümliche Leibesbeschaffenheit zurückführen lassen, so hat die Unterscheidung doch einen practischen Zweck. Die besondern Zustände unterscheiden sich von der eigenthümlichen Leibesbeschaffenheit dadurch, dass sie vorübergehender Natur sind, nur während oder bei dem Verletzungs- und bezw. Beschädigungs-Vorgange bestanden haben, wie

z. B. Trunkenheit, ein zufälliger Congestions- oder Schwächezustand; während man in der eigenthümlichen Leibesbeschaffenheit mehr einen bleibenden und in der Individualität vorwiegend oder ausschliesslich begründeten Zustand annimmt.

§. 283.

Mitwirkende und in der eigenthümlichen Leibesbeschaffenheit begründete Ursachen sind: Geschlecht, Lebensalter, Constitution, abnorme oder abweichende Bildung und Lage von Organen oder organischer Theile, Allgemeinleiden und s. g. Dyscrasien, wobei namentlich die s. g. Säuferdyscrasie Berücksichtigung verdient. Als besondere Zustände können betrachtet werden: functionelle Störungen einzelner Organe oder organischer Theile, heftige Gemüthsaffecte, Berauschung, Narcose. Dann gehören hieher: Menstruation, Schwangerschaft, Wochenbett, Pubertätsentwickelung.

§. 284.

Zu den Umständen, was man wohl von dem frühern Accidens unterscheiden muss, gehören alle factischen, ausser dem Beschädigten gelegenen Verhältnisse, unter denen die Beschädigung verübt wurde und die auf den tödtlichen Erfolg einen Einfluss zu üben vermögen, nicht aber selbst die Ursache des Todes enthalten. Die Umstände müssen durch die Beschädigung in Wirksamkeit gesetzt worden sein, wenn sie die Eigenschaft mitwirkender Todesursachen enthalten sollen. Solche Umstände können enthalten sein in: Ort, Zeit, Jahreszeit, Witterung, Lufttemperatur, Bekleidung des Verletzten, Stellung des Thäters und des Beschädigten u. d. gl. m.

§. 285.

Nicht immer ist der Tod die Folge oder Wirkung einer Verletzung, sondern er kann auch durch das Zusammenwirken mehrerer Verletzungen bedingt worden sein. Strafgesetzgebungen, wie namentlich die badische, anerkennen für den Thatbestand der Tödtung ein derartiges thatsächliches Verhältniss *). Solche Verletzungen — Beschädigungen — haben nicht den Character „mitwirkender Ursachen", unterscheiden sich übrigens, bei einer Vergleichung der strafgesetzlichen Merkmale mitwirkender Ursachen, leicht von ihnen.

*) Vgl. Strafges. B. §. 239. Ziff. 3.

§. 286.

Bei fahrlässiger Tödtung, bei Vergiftung aus Fahrlässigkeit, bei Fällen fahrlässiger, durch vorsätzliche Körperverletzung verursachter Tödtung, und da, wo der Entschluss zu einer Misshandlung oder Beschädigung, welche ohne Absicht des Thäters den Tod verursachte, ohne Vorbedacht im Affect gefasst und ausgeführt wurde*), hat die Wund- und Leichenschauordnung im Grossherzogthum Baden, im Falle die wahrgenommenen Verletzungen oder Misshandlungen als die Todesursachen erkannt werden, dem Gerichtsarzte die Fragen vorgelegt: 1) ob und mit welchem Grade von Wahrscheinlichkeit der tödtliche Erfolg bei der Handlung des Thäters vorauszusehen war? und 2) ob die dem Angschuldigten zur Last gelegte Handlung schon ihrer allgemeinen Natur nach, oder wegen der eigenthümlichen Leibesbeschaffenheit, oder wegen eines besondern Zustandes des Verletzten, oder wegen zufälliger äusserer Umstände die tödtliche Verletzung verursacht habe? Diese Fragen werden nach meinen Wahrnehmungen häufig unrichtig aufgefasst und die Aussprüche haben dann ohne Zweifel die Richter schon irregeführt, oder doch unbefriedigt gelassen. Der Grund des Missverständnisses liegt, wie ich glaube, in Confundirung der Frage mit der der Zurechnungsfähigkeit und in der Auffassung der „Handlung" als Objectives und Subjectives zugleich. Beides scheint mir aber entschieden im Widerspruche mit dem Sinne der Strafprocessordnung zu stehen.

Anmerk. Der §. 105 Abs. II der badischen Strafprocessordnung sagt: „Im Falle das Gutachten erklärt, dass die wahrgenommenen Verletzungen oder Misshandlungen die Todesursache gewesen seien, hat dasselbe zur Unterstützung des Richters in Beurtheilung der Frage: mit welchem Grade von Wahrscheinlichkeit oder Unwahrscheinlichkeit der tödtliche Erfolg bei der Handlung des Thäters vorauszusehen war? sich zugleich darüber auszusprechen: „ob die dem Angeschuldigten zur Last fallende Handlung etc." Wenn die Wund- und Leichenschauordnung die dem Richter angehörige Frage, worin der Gerichtsarzt mit der Beantwortung der Frage 2 nach dem klaren Buchstaben der Strafprocessordnung den Richter nur unterstützen soll, dieselbe Frage auch dem Gerichtsarzte vorlegt, so kenne ich zwar das Motiv nicht und kann es auch nicht aus den Kammerverhandlungen entnehmen; allein dass für den Gerichtsarzt die subjective Seite der Handlung — vorerst wenigstens — ausgeschlossen sein müsse, geht

---

*) §. 211. 212. 213. 245. des Bad. Strafges. B.

schon aus der Bestimmung des §. 10 der Wund- und Leichenschauordnung hervor, wornach sich die Gerichtsärzte jedes Urtheils über die subjective Thatbeschaffenheit zu enthalten haben, in so ferne es sich nicht um den zweifelhaften Geisteszustand und die davon abhängige Zurechnungsfähigkeit des Angeschuldigten handelt. Nebenbei liegt es in der Natur der Sache, den Gerichtsarzt nicht über Dinge zu fragen, welche zu ihrer Lösung keine gerichtsärztlich sachverständige Kenntnisse erfordern, die vielmehr durch die richterlichen Kenntnisse und da wo Geschworne miturtheilen, vom Standpunkte gemeiner Einsicht und Erfahrung durch den gesunden Menschenverstand beurtheilt werden können und sollen. Dagegen liegt, wenn die Handlung nur von ihrer objectiven Seite aufgefasst wird, darin, d. h. in der Thatsache der Verletzung, in ihr und dem tödtlichen Erfolge, ein Verhältniss, welches mit gleichzeitiger Berücksichtigung der unter Abs. 2 des §. 56 II der Wundschauordnung enthaltenen Frage, sachverständige Thätigkeit zulässt und Aufklärungen zur Folge haben kann, die für die richterliche Beurtheilung der Handlung, welche das Subjective derselben mit dem Objectiven, also die Handlung in ihrer Totalität umfasst, hinsichtlich des Grades der Wahrscheinlichkeit des tödtlichen Erfolgs von Erheblichkeit zu werden vermag. In dieser Auffassung, bezw. dass der Gerichtsarzt nur die objective Seite der Handlung in ihrem Verhältnisse zum concreten tödtlichen Erfolge zum Gegenstande seiner Beurtheilung macht und aus den darin liegenden Gründen ein Urtheil über den Grund der Wahrscheinlichkeit oder Unwahrscheinlichkeit des tödtlichen Erfolgs ableitet, kann ich in der Bestimmung des §. 56 II 2 einen dem Geiste des Gesetzes entsprechenden Sinn erkennen, der dann auch keinen andern Zweck in sich schliesst, als den Richter, der immer von dem Standpunkte des Thäters und nicht etwa objectiv von einem gewissen allgemeinen Grade der Einsicht ausgehen soll *), in der Beurtheilung der Totalität der Frage zu unterstützen. Nicht also die geistige Befähigung des Angeschuldigten und bezw. Thäters hat der Gerichtsarzt bei seinem Ausspruche über den Wahrscheinlichkeitsgrund des tödtlichen Erfolges bei der in Anfrage stehenden Handlung zu berücksichtigen, sondern es dürfen lediglich nur Gründe der Thatsache, also objective, sein Urtheil bestimmen. Es kommt vorerst nicht darauf an, ob die Handlung in einem Zustande der Geistesbeschränktheit oder vorzüglicher Intelligenz, oder in einem Zustande der Trunkenheit, excessiven Affects u. s. w., verübt worden sei: dieses Verhältniss wird, wenn Anlass vorhanden ist, und die gerichtsärztliche Thätigkeit dabei für nöthig erscheint, später, und zwar entweder initiative durch den Gerichtsarzt selbst, oder auf eine besondere richterliche Frage an den Gerichtsarzt, mit Bezug auf die Bestimmungen §§. 71. 75. 76. 77. und 153. des Strafges. B., zur Sprache gebracht und erörtert. Da die thatsächlichen Gründe für das gerichtsärztliche Wahrscheinlichkeitsurtheil aber ganz vorzüglich auch in der Materie der Frage 2.: „ob die dem Angeschul-

---

*) Comm. Ber. d. II. Kammer. Zentner.

digten zur Last gelegte Handlung schon ihrer allgemeinen Natur nach u. s. w., die tödtliche Verletzung verursacht habe“? liegen, so erscheint mir die Beantwortung der Frage 1. über den Wahrscheinlichkeitsgrad, ohne gleichzeitige Berücksichtigung der Frage 2., nicht immer practisch, und ich kenne in der That den Grund nicht, aus dem die zwei Fragen in der vorwürfigen Ordnung und getrennt beantwortet werden sollen. Leicht möglich kann die getrennte Beantwortung dieser beiden Fragen in der vorgeschriebenen Ordnung, sehr von einander abweichende und sogar entgegensetzte Aussprüche zur Folge haben, deren Ausgleichung und Verwerthung man freilich dem Richter überlassen müsste, die aber, je nach den Umständen, geeignet sind, den Gerichtsarzt zu verwirren, oder sein Urtheil zu erschweren. In der Praxis im Gerichtssaale habe ich aber immer bemerkt, dass die Ordnung auch umgekehrt worden und so die Frage 1. der Frage 2 gefolgt ist, wenn Confusionen, Missverständnissen, offenbar irrigen und auch die gerichtsärztliche Competenz überschreitenden Urtheilen praevenirt werden sollte. Nur dann erscheint die von der Wundschauordnung aufgestellte Anordnung der zwei Fragen practisch sehr gerechtfertigt, wenn es sich gleich von vorne herein um die Zurechnungsfähigkeit auf den Grund eines zweifelhaften Geistes- oder Gemüthszustandes handelt, wo dann nach Feststellung etwa des Grundes der geistigen Befähigung u. s. w. die in den objectiven Verletzungsverhältnissen ruhenden Momente selbst wieder zur Aufklärung und Bestätigung des ersteren dienen können.

§. 287.

Die thatsächlichen Momente, welche in der genannten Frage 1. des Abs. II. des §. 56 der badisch. gerichtl. Wund- und Leichenschauordnung liegen und bei Erledigung dieser Frage in Anbetracht kommen, sind: die Art und Beschaffenheit der Verletzung und des verletzenden Werkzeuges*), die Art der Handhabung und Anwendung des letztern und der dabei stattgehabten Kraftentwickelung, Zeit und Ort der That, Stellungs- oder Situations-Verhältnisse des Verletzten und Angeschuldigten während oder im Momente der verletzenden Handlung, körperliche Verhältnisse des Angeschuldigten, namentlich bezüglich der Bedingung der Art und Kraft in der Führung des verletzenden Werkzeuges.

Anmerk. Wie wenig sich die erste Frage von der zweiten bei der Beurtheilung des Wahrscheinlichkeitsgrades practisch trennen lässt, geht aus folgendem Beispiele hervor: A, ein schwächlich constitutionirter Mensch, wirft den B. aus einer Entfernung von x Schritten mit einem x Loth schweren Steine, der bei einer sehr dünnen Hirnschale Fractur mit Eindruck bedingt, welche

---

*) Soweit die Frage sich auf die fahrlässige Vergiftung bezieht, wird sie unten besonders zur Sprache kommen.

Verletzung dann den Tod zur Folge hat. Die Handlung bestand in objectiver Auffassung im Werfen mit einem relativ nicht sehr schweren Steine, der bei der vorliegenden Entfernung bei einer normalen Dicke des Schädels, möchlicherweise nur eine erhebliche Quetschung der Weichtheile des Kopfes mit einiger Erschütterung bedingt hätte. Der Wahrscheinlichkeitsgrad lässt sich hiernach noch näher schätzen oder bestimmen. Neben den anderen physischen Thatverhältnissen, welche Bestimmungsgründe für den Wahrscheinlichkeitsgrad werden, besteht hier vorzüglich das in eigenthümlicher Leibesbeschaffenheit gründende Moment des abnorm dünnen Schädels. Die vorliegenden thatsächlichen Gründe werden sonach caeteris paribus den Gerichtsarzt, mit Ausschluss der geistigen Seite und Befähigung des Thäters, zu dem Urtheile bestimmen, dass der tödtliche Erfolg bei der Handlung des Thäters als ein sehr unwahrscheinlicher vorauszusehen war.

§. 288.

Für eine exacte Bestimmung des Grades der Wahrscheinlichkeit, lassen sich keine Regeln aufstellen, die Bestimmung beruht auf einer Schätzung, deren Richtigkeit hauptsächlich von dem Verstande und der Erfahrung des Gerichtsarztes abhängig ist*). Die Gesetzgebung nimmt zwei Grade in der Eigenschaft von sehr wahrscheinlich und sehr unwahrscheinlich an. Zwischen beiden liegt aber ein dritter Grad. Der Gerichtsarzt behalte bei seiner Beurtheilung im Auge, dass das richterliche Bedürfniss nur nach Wahrscheinlichkeit oder Unwahrscheinlichkeit geht; der Ausspruch von „Möglichkeit“ wie er in gerichtsärztlichen Gutachten hier öfter vorkommt, hat wenig oder gar keinen Werth, der Gerichtsarzt thut je nach Umständen besser, wenn er in solchen Fällen geradezu erklärt, es lasse sich nach seiner Ansicht der Grad der Wahrscheinlichkeit oder der Unwahrscheinlichkeit nicht feststellen. Aber die thatsächlichen Gründe, welche dafür und dagegen sprechen, ob der tödtliche Erfolg als ein wahrscheinlicher oder unwahrscheinlicher vorauszusehen war, werden dann zweckmässig neben einander aufgestellt, damit der Ausspruch des Gerichtsarztes nicht eben als ein willkührlicher erscheint. Würde der Gerichtsarzt in der Lage sein, an die Stelle der Wahrscheinlichkeit Gewissheit setzen zu können, so steht diesem Ausspruche nichts entgegen.

Anmerk. Bei dem Verfahren zur Stellung des Wahrscheinlichkeitsgrades sind in der ganzen Thatsache der verletzenden Handlung in der Regel mehrere Punkte und zwar auch nach chronologischen Verhältnissen zu be-

---

*) Ueber Wahrscheinlichkeits-Gutachten vgl. §. 75.

rücksichtigen. Handelt es sich z B um eine zugefügte Stichwunde, so kommt zuerst in Anbetracht, ob nach der Stellung des Thäters und des Verletzten, nach der Anfassung und Handhabung des Stechwerkzeuges leichter oder schwerer möglich war, den verletztgewordenen Körpertheil zu treffen, woraus sich dann ergiebt, ob die Entstehung der Verletzung an diesem Körpertheile mit grösserer oder geringerer Wahrscheinlichkeit vorausgesehen werden musste. Dann folgt in ähnlicher Weise die Beurtheilung der Richtung und der Tiefe der Stichwunde, wobei sich der Kraftaufwand, mit dem das Stechwerkzeug eingestossen wurde, erschliessen lässt. Je grösser derselbe sich darstellt, um so mehr muss sich der Wahrscheinlichkeitsgrad für den grösern Umfang der Wunde und die Störung, Destruction u s. w. von Organen mehren. Stichwunden, welche den Hals, die Brust und den Unterleib treffen und durch ihre Tiefe sich auszeichnen, eignen sich, wenn die übrigen Thatverhältnisse nicht entgegenstehen, für die Categorie des sehr wahrscheinlich tödlichen Erfolgs; während unter der gleichen Bedingung Stichwunden an den Extremitäten für die der Unwahrscheinlichheit oder der einfachen Wahrscheinlichkeit in Anfrage kommen Schwierig kann die Beurtheilung, je nach der Beschaffenheit des Werkzeugs und der Umstände, wobei namentlich auch Tag- oder Nachtzeit in Anbetracht kommt, von Stichwunden werden, welche durch die Wangen, durch die Mund- oder Augenhöhle in die Tiefe gedrungen sind. Doch sei der Gerichtsarzt bei seinen Aussprüchen hierüber nicht so leicht mit der Unwahrscheinlichkeit bei der Hand und habe die grössere oder geringere Gefährlichkeit des Stechwerkzeuges im Auge. — Im Allgemeinen sprechen Verletzungen, die ihrer allgemeinen Natur nach oder sehr unmittelbar den Tod zur Folge haben, für die grössere Wahrscheinlichkeit des tödtlichen Erfolgs, doch können die Umstände sehr modificiren. Ein mehr oder weniger kräftig nach dem Arme geführter Stich z. B., wobei das Werkzeug an einem hier zufällig vorhandenen harten Körper abgleitet, seine Richtung nach der Brust erhält, in diese eindringt und durch Verletzung eines der grossen Gefässe des Herzens rasch den Tod bedingt, involvirt noch keine Handlung, deren tödtlicher Erfolg als ein sehr wahrscheinlicher vorauszusehen war. — Die besondere Leibesbeschaffenheit und die Umstände stellen im Allgemeinen einen als unwahrscheinlich voraussehbaren tödtlichen Erfolg in Anfrage, der aber ebenfalls durch die Beschaffenheit der Verletzung und das verletzende Werkzeug modificirt werden kann. So wird die abnorme Dünne des Schädels bei einer Kopfverletzung, die schon ihrer allgemeinen Natur nach tödtlich geworden und durch einen kräftigen Schlag mit einem schweren Prügel zugefügt worden ist, nicht die Unwahrscheinlichkeit, wohl aber die Wahrscheinlichkeit und selbst hohe Wahrscheinlichkeit des tödtlichen Erfolgs in sich schliessen. — Es geht hieraus hervor, wie der Gerichtsarzt nicht einseitig in seiner Beurtheilung verfahren darf, sondern dass jedes einzelne Moment der Handlung vorerst besonders gewürdigt und dann erst in seinem Verbande mit den übrigen zu einem Gesammturtheil über den Wahrscheinlichkeitsgrad verwerthet werden soll, worauf ich angehende Gerichtsärzte aufmerksam machen wollte.

§. 289.

Die geistige Befähigung eines Angeschuldigten zur Beurtheilung der Folgen seiner Handlungen manifestirt sich nicht immer so bestimmt, und es wird oft recht schwierig, auf den Grund der vorliegenden Thatsachen und der mit dem Angeschuldigten gelegenheitlich seines Verhörs gemachten Wahrnehmungen, ein bestimmtes Urtheil zu gewinnen, obgleich darüber kein Zweifel besteht, dass eine eigentliche Geisteskrankheit nicht vorhanden sei. Dabei kann das Thatsächliche der Verletzung und bezw. der verletzenden Handlung von eigenthümlicher Art sein, so dass bezüglich des Verhältnisses zwischen der That, den Motiven derselben und dem psychischen Zustande, in welchem sich der Angeschuldigte während der Ausführung der That befand, Widersprüche bestehen oder sonstige Zweifel auftauchen. In solchen Fällen ereignet es sich bisweilen, dass dem Gerichtsarzte die Frage über den Grad der Wahrscheinlichkeit mit Einschluss der subjectiven Seite der Handlung vorgelegt wird. Wenn bei derartigen Verhandlungen im Schwurgerichtssaale der Präsident einen erfahrnen, befähigten und besonnenen Gerichtsarzt vor sich hat, so kann meines Erachtens für die Aufklärung des zweifelhaften Sachverhältnisses nur gewonnen werden; überdiess ist die Meinung des Gerichtsarztes, wie sehr sie auch durch Gründe der Thatsachen und der Wissenschaft unterstützt sein mag, nur eine gutachtliche, an welche der Richter in keiner Weise sich gebunden erachten wird. Sind die individuellen Verhältnisse des Gerichtsarztes aber nicht entschieden günstig, so kann die Aeusserung desselben doch nachtheilig wirken. — Als Zustände, die sich nicht als eigentliche Geisteskrankheit — Raserei, Wahnsinn, Verrücktheit, völliger Blödsinn und vorübergehende Verwirrung der Sinne oder des Verstandes*) — äussern, und die Beurtheilung des Gerichtsarztes bezüglich der Voraussicht der Wahrscheinlichkeit oder Unwahrscheinlichkeit des tödtlichen Erfolges der beschädigenden Handlung zweckmässig oder nothwendig machen, gehören: auf abnormen körperlichen Verhältnissen beruhende und excessive Affecte, Schwangerschaft, Geburt und Wochenzeit, Epilepsie und epilepsieartige Anfälle; Taubstummheit, Trunkenheit und Trunksucht, Jugend- und Greisenalter.

*) §. 75 des badischen Strafges B.

§. 290.

Gerade bei den schwersten Verbrechen dieser Art sind die kleinsten und unbedeutend scheinenden Umstände oft von hervorragender Wichtigkeit für die subjective Thatseite. Zur Zeit des Anfangs der Untersuchung lässt sich nicht immer ermessen, welche speciellen Umstände von Erheblichkeit sein können, man darf es desshalb als Regel annehmen, eher zu viel als zu wenig zu thun und in der Beschreibung möglichst klar und erschöpfend zu sein. Oft pflegen diese Umstände ausschliesslich oder grösstentheils von dem Untersuchungsrichter erhoben zu werden, was im Interesse der Sache nicht immer zu billigen ist; derartige Untersuchungen sollen vielmehr gemeinschaftlich mit dem Gerichtsarzte gepflogen werden. Ueberdiess kann die beste Beschreibung die Selbstschauung nicht ersetzen. Alle die möglichen und verschiedenartig gestalteten Umstände lassen sich hier nicht aufführen, es muss genügen, auf die Hauptgesichtspunkte aufmerksam zu machen.

§. 291.

Die Lage des Leichnams, welche nach allen ihren einzelnen Theilen zu berücksichtigen ist, anschaulich zu machen, ist oft gar nicht so leicht und es kann zweckmässig sein, dabei Messungen mit dem Maassstabe in Anwendung zu bringen. Dass eine so genaue Beschreibung der Lage nicht immer nöthig fällt, z. B. bei Personen, welche in Folge von Verletzungen einige Zeit nachher unter Wartung und Pflege im Bette verstorben sind, versteht sich von selbst. Dagegen erhält sie eine besondere Wichtigkeit bei angeblicher Nothwehr und fraglichem Selbstmord. Die verschiedensten einzelnen Thatverhältnisse können mit ihr im Zusammenhange stehen und ihre Erklärung und Deutung darin finden.

§. 292.

In oder an den Händen der Leiche können sich verschiedene Gegenstände befinden, welche kurz vor dem Tode angefasst wurden, wie Verletzungswerkzeuge, Haare, Theile von Kleidungsstücken u. s. w. Sowohl die Beschaffenheit dieser Gegenstände, als die Art, wie sie mit den Händen oder Fingern in Berührung stehen, erfordern die aufmerksamste und genaueste Untersuchung und Beschreibung. Dabei werde nie unterlassen, die Fingernägel genau zu betrachten, da an denselben Spuren von Kampf und Gegenwehr, sowie auch fremde Körper sich vorfinden können.

§. 293.

Die Kleidungsstücke enthalten oft nicht bloss die Spuren und Merkmale des Verletzungsmaterials, sondern auch Blutspuren. Die Quantität des Inhalts des letzteren muss bisweilen durch den Gerichtsarzt geschätzt werden. Selbst bei grosser Uebung in derartigen Schätzungen können erhebliche Irrthümer vorkommen. Wo eine genauere Kenntniss der Quantität des ergossenen Blutes einflussreich ist, lässt sich eine solche nur durch Versuche annähernd gewinnen. Die Dichtigkeit des Stoffes und die Art der Anfertigung der Kleidungsstücke ist wegen dem Widerstande, den dieselben dem verletzenden Werkzeuge entgegensetzen können, genau zu kennen nöthig. Besonders häufig kommt dieser Punkt bei Kopfverletzungen in Anfrage. Auch Flecken u. s. w. von andern Stoffen, z. B. Erde, vermögen bisweilen über gewisse Thatverhältnisse Aufklärung zu geben, ebenso Durchnässung der Kleidungsstücke.

§. 294.

Von höchster Wichtigkeit für die Bestimmung des eingetretenen Todes können in den Leichensymptomen enthaltene Merkmale werden. Hieher gehören Temperaturgrad der Leiche, die begonnene oder vollendete Entwickelung von Leichenflecken und die Leichenstarre. Letztere vermag auch noch über andere Verhältnisse Aufschluss zu geben und wird namentlich auch für ein sicheres Zeichen des eingetretenen Todes erklärt (Fouquet). Es giebt bis jetzt keinen exact constatirtern Fall, in welchem die Todtenstarre nach eingetretenem Tode gefehlt hätte*); dagegen ist aber erwiesen, dass sie zuweilen einzelne Körpertheile nicht befällt. Characteristisch ist für die Todenstarre die grosse Regelmässigkeit des Ganges, den sie einhält. Sie beginnt vom Nacken und Unterkiefer und schreitet nach abwärts, ergreift zuerst die obern und dann die untern Extremitäten. Die Erstarrung tritt fast immer unmerklich und allmählich ein, nimmt ebenso zu und ab. Wird ein leichenstarres Glied mit Gewalt gebogen, so hört die Starre auf und kehrt nicht wieder, wenn sie schon vollständig entwickelt war; dagegen erst in der Entwickelung begriffen, befällt sie diesen Theil, doch nur allmählig, wieder. Ihr Eintritt geschieht in einzelnen Fällen schon vor der 10. Stunde, im Mittel

---

*) Vgl. Kussmaul, Ueber d. Todtenstarre u. s. w. Prager Vierteljahrsschrift. Bd. 50.

zur 10.—12. Stunde und ihre Dauer ist unbestimmt, sie währt sogar bis über den dritten Tag hinaus; im Allgemeinen hält die Starre um so länger an, je später sie nach dem Tode auftritt. Stärke und Dauer der Todtenstarre steht immer in directem Verhältnisse zu der Stärke und Integrität der Muskeln des Leichnams, doch ist dabei zu berücksichtigen: 1) caeteris paribus ist bei Neugebornen und Kindern überhaupt die Starre schwächer und von kürzerer Dauer, als bei Erwachsenen; 2) weniger bestimmt gilt dieses von Greisen; 3) je rascher ein Individuum wegstirbt, desto stärker und anhaltender ist unter gleichen Verhältnissen die Starre, desto später pflegt sie aber auch gemeiniglich einzutreten; 4) je mehr etwa eine vorausgegangene Krankheit ihrer Natur nach die Muskelernährung beeinträchtigt, desto schwächer und kürzer fällt die Starre aus, und um so rascher pflegt sie einzutreten. Zur Behauptung seines Lebens bedarf der Muskel einer gewissen mittleren Temperatur; ist er einer Temperatur eine gewisse Zeit ausgesetzt, welche jene nach der einen oder der andern Richtung überschreitet, so verliert er seine Reizbarkeit und erstarrt, was aber um so rascher geschieht, je beträchtlichere Differenzen zwischen der Wärme des Muskels und des umgebenden Mediums bestehen. Die Gliedmassen pflegen in derjenigen Lage zu erstarren, welche sie zu allerletzt vorher eingenommen haben*). — Nach plötzlichem Tode robuster Personen ist eine Abkühlung der Haut schon nach 2—3 Stunden sehr merkbar; 10—12—15 Stunden nach dem Tode ist der Körper in der Regel, und wenn nicht grosse äussere Temperaturdifferenzen eintreten, an seiner nach oben gerichteten Fläche, kühl. Todesflecken können sich schon nach einigen Stunden nach dem Erlöschen des Lebens bilden, früher, wie es scheint da, wo der Tod asphyctisch, durch plötzliche Herz- oder Lungenlähmung erfolgt ist. Nach etwa 24 Stunden pflegt die Bildung der Todtenflecke nicht weiter zuzunehmen. Zwanzig bis dreisig Stunden nach dem Tode beginnen die Schleimhäute sich zu röthen. Der Blutfarbestoff erleidet dabei eine allmählige Zersetzung und Oxydation, geht vom Blutrothen ins Gelbe, Braune und Schwarze über, und ertheilt den damit imprägnirten Theilen eine analoge Färbung.

§. 295.

Die Oertlichkeit, wo der schwer Verletzte oder Getödtete aufgefunden wurde, so wie der muthmaassliche Kampfplatz über-

*) Vgl. auch über Todtenstarre: Pelikan, Beitr. z. gerichtl. Medic. S. 191. und: Kühne, Myologische Untersuchungen. Leipzig, 1860. S. 136. —

haupt, erfordern nach allen Richtungen und bis ins kleinste Detail, eine gründliche Erforschung und Beschreibung. Zweckmässig ist es immer, das Ganze noch durch einen Plan zu versinnlichen. Die Individualität des Falles wird entscheiden, welche ausgedehntere oder beschränktere Rücksicht derartigen Localitätsbeschreibungen zuzuwenden ist. — Das Werkzeug, womit die Verletzung verübt wurde oder als solches wenigstens in Anfrage kommt, findet sich bisweilen in der Nähe der Leiche. Die Art der Lage des Werkzeugs und seine Entfernung von der Leiche, können mit den übrigen Thatverhältnissen oft entscheidende Aufklärung über die Frage ob Mord oder Selbstmord. geben.

§. 296.

Flecke an Gegenständen, wie Kleidungsstücken, fraglich verletzenden Werkzeugen u. s. w., deren Substanz thierische Stoffe zu sein scheinen, können möglicherweise sehr täuschen. Die Constatirung soll desshalb in allen Fällen durch die Sachverständigkeit geschehen. Sind die Flecke noch frisch und von solcher Quantität, dass eine umfängliche physicalisch-chemische Untersuchung möglich ist, so wird das Resultat der letztern immer ein befriedigendes werden; sind sie dagegen alt, sehr klein und mit andern Stoffen in Vermischung getreten, so sind die Resultate im Allgemeinen weniger günstig, häufig sogar Null.

§. 297.

Fragliche Blutflecken werden vorerst an dem Orte oder Gegenstande, an dem sie entdeckt wurden, nach ihrer Form und Grösse, ihrer Farbe und sonstigen Beschaffenheit, so wie auch, wo es möglich ist, nach ihrem Lichtreflex — worauf Ollivier d'Angers zuerst aufmerksam gemacht hat — untersucht und beschrieben. Bei angewendetem Kerzenlicht und Beobachtung unter einem Winkel von 45° zeigen die kleinsten noch frischen Blutflecke einen intensiven, dunkel granat- oder carmoisinrothen Lichtreflex. Zum Behufe der genauern Untersuchung werden die bezüglichen Flecken, je nach Thunlichkeit entweder mit dem Gegenstande, woran sie haften, z. B. an Messern, oder durch Ablösen eines Theiles, worauf der Flecken sitzt, zu Handen genommen. Die Untersuchung geschieht nun durch das Mikroskop und durch chemische Analyse und muss durch Sachverständige vorgenommen werden, welche Uebung hierin erlangt haben. Eine Mittheilung der Verfahrungsarten kann daher hier füglich umgangen werden.

§. 298.

Bei einer dreissigfachen Vergrösserung werden bei einem getrockneten Blutflecken Coagula sichtbar, die an den dünnern Stellen eine tiefrothe Farbe haben; wo das Licht durchfällt, wird die Farbe schön roth. Das Anhaften der Gerinnsel an den Fasern des Stoffes unterscheidet diesen schon bestimmt von rothen Farbstoffen, mit Ausnahme des Gummi Kino, welches ähnliche gerinnselartige Klümpchen bildet. Die Blutkörperchen werden bei einer 300maligen linearen Vergrösserung so deutlich erkennbar entdeckt, dass in geronnenen Blutklümpchen, welche drei Jahre hindurch aufbewahrt waren, die Blutkörperchen sich noch sehr deutlich erkennen liessen. Wald*) hat bei Jahre lang aufbewahrten Präparaten die Beobachtung gemacht, dass die Gestalt getrockneter Blutkörperchen sich Jahre lang unverändert erhalte und sucht den Grund der von Böcker**) gemachten Bemerkung, dass die Resultate der Untersuchung mit getrocknetem Blute nicht immer so evident seien, in zufälligen Einwirkungen auf die Blutflecken, wie z. B. Befeuchten und Trocknen in der Wärme.

Anmerk. Pfaff (Anleitung zur Vornahme gerichtsärztlicher Blutuntersuchung. Plauen 1860.) sagt — S. 7 —: „Die Blutkörperchen sind mit einer der äusseren Globulinhülle derselben homogenen, aber weniger dichten eiweissartigen Substanz gefüllt, welche consistenter und specifisch schwerer ist als Wasser. Bringt man nun frisches Blut von Menschen oder von Säugethieren so auf den Objektträger des Mikroskops, dass die Blutzellen einzeln zu liegen kommen, so kleben dieselben vermittelst des an ihnen haftenden Serum an dem darunter befindlichen Glase fest und zwar in der Weise, dass der äussere Rand der Blutkörperchen die ihnen im ganz frischen Zustande eigene Form meist ganz behält. Hierbei sinkt nun die Oberfläche der Zellen immer mehr zusammen: der in der Mitte derselben befindliche Eindruck wird immer flacher und verschwindet bei einzelnen gänzlich, so dass das vertrocknete Blutkörperchen oft nur eine gerade rundbegränzte Fläche darstellt. Die Peripherie dieser Fläche oder dieses Kreises kann aber, da sie fester auf der Glastafel aufgeklebt ist, als der centrale Theil, ihre Form beim Eintrocknen der Blutzelle nicht wesentlich verändern und wir sehen daher diese Blutkörperchen, auch wenn sie ganz vertrocknet sind, hinsichtlich ihrer Peripherie und des Durchmessers ihrer Breite fast genau so, wie an den frischen, noch gefüllten, eben erst aus der Ader entnommenen Blutzellen. Es wird daher nie gelingen, vertrocknete Blutkörperchen so aufzuweichen, dass sie ihre frühere Form wieder erhalten, da man ihnen die in-

*) Gerichtl. Medicin I. S. 78.

**) Gerichtl. Medicin S. 419.

nere Füllung nicht wieder geben kann " Nach den Beobachtungen von **Pfaff** (a. a O S. 9) hat Wasser auf die Blutkörperchen eine destructive Einwirkung, wesshalb Blutflecke, die der absichtlichen oder zufälligen Einwirkung des Wassers ausgesetzt gewesen sind, die Darstellung von Blutkörperchen nicht mehr zulassen. Aehnlich wie Wasser, soll Alkohol wirken, dagegen hat Sublimat und Arsenik auf die Blutkörperchen eine conservirende Einwirkung, so zwar, dass sie, auf dem Objectivträger eingetrocknet, ihrer runden Gestalt beraubt, dieselbe durch Befeuchtung mit Lösungen von Sublimat und Arsenik wieder erhalten und sich in diesen Medien so lange unverändert aufbewahren lassen, als man sie zur Untersuchung und Vergleichung mit andern Blutsorten braucht. — Zur Lösung vertrockneten Blutes, das man mikroskopisch zu untersuchen beabsichtigt, darf man wegen der Verschiedenheit der Einwirkung auf Menschen- und Thierblut sich nie des Wassers, der Säuren oder caustischer Alkalien bedienen. Arseniksolution zerstört die elliptischen Blutzellen bei Vögeln, Fischen und Reptilien vollständig und die runden zum Theil; Sublimatlösung kann aber bei Menschen- und Thierblut wichtige Dienste leisten, da sie bei den gedachten Thierblutarten auf die Hüllen der Blutkörperchen nicht destruirend einwirkt, die Conturen im Gegentheil deutlicher hervortreten lässt. (Vgl. Pfaff a. a. O. S. 16).

§. 299.

Bei der chemischen Untersuchung erscheinen als die wichtigsten diagnostischen Zeichen: die Löslichkeit des Cruors in kaltem destillirtem Wasser, die negative Reaction des Ammoniaks und die Zerstörung der Farbe, sowie das Coaguliren der Flüssigkeit beim Kochen. — Die löslichen rothen Farbstoffe von Hölzern und Wurzeln werden durch Ammoniak in Carmoisin verwandelt und rothbraune Extracte wie Kino und Catechu, welche durch Ammoniak ebenfalls nicht verändert werden, lassen sich durch den Gehalt von Gerbstoff, derdurch Zusatz eines Eisensalzes kundbar wird, deutlich erkennen. — Rost- und andere Eisenoxydsalz-Flecken, besonders wenn sie auf Messerklingen durch Fruchtsäfte hervorgebracht worden sind, haben mit Blutflecken grosse Aehnlichkeit; sie können jedoch auch gleichzeitig mit wirklichen Blutflecken vorkommen, was einem chemischen Resultate, wenn ein solches nach den übrigen Bedingungen noch zu erwarten ist, nicht entgegensteht.

Anmerk. Zur Darstellung von Hämatin-Krystallen, als dem einfachsten chemischen Verfahren, haben Büchner und Simon (Virchow's Archiv XV. 1. 2) ein solches angegeben, wodurch es möglich wird, die kleinsten Blutmengen zu prüfen. Ein Tropfen mit Blut gefärbter Flüssigkeit wird in einem gläsernen Uhrschälchen mit einem kleinen Ueberschusse concentr. Essigsäure versetzt. Die nach langsamer Verdampfung zurückbleibende Kruste zeigt unter dem Mikroskope die Hämatinkrystalle, welche meist rhombische

Tafeln, selten rhombische Säulen bilden. — Klebt das Blut Stoffen an, welche mit dessen Farbestoff unlösliche Verbindungen eingehen, so hat dasselbe die Krystallisationsfähigkeit verloren. Sind andere Se- und Excrete, oder Exsudate beigemengt, so ist dieselbe beeinträchtigt: bei Vermengung mit Eiter erhält man Fettkörper, Pigmentschollen, aber keine characteristischen Krystalle; wird aber die Flüssigkeit früher mit Aether behandelt, eingetrocknet und der trockene Ueberrest mit Eisessig der Wärme ausgesetzt, dann gelingt es dieselben darzustellen. — Flecke von Floh- oder Wanzendejectionen geben keine Krystalle. — Blutflecke auf Holz verhalten sich verschieden nach ihrem Alter und nach der Holzart. Glatte polirte Holzoberflächen, sowie trockenes hartes Holz benehmen die Krystallisationsfähigkeit nicht. Saugt sich Blut tiefer ein, so gelingt es in den ersten 6- 8 Tagen durch Maceration eine Lösung des Blutfarbestoffs zu erhalten, welche Krystalle bildet. Nach 6—8 Wochen, insbesondere bei weichen Holzarten, gelingt die Krystallbildung nicht mehr. — Auf eisernen Werkzeugen ohne Rost eingetrocknetes Blut behält die Krystallisationsfähigkeit, verliert sie jedoch, wenn sich an der Stelle, wo der Blutfleck ist, zugleich Rost gebildet hat. — Auf Thon und Kalk bleibt das Blut krystallisationsfähig und hat diese Eigenthümlichkeit nur dann nicht, wenn es dünn aufgetragen und lange den Witterungsverhältnissen preisgegeben war. (Vgl. Prager Vierteljahrsschr. XVI. Jahrg 1559. Bd. II).

Zur Prüfung und Unterscheidung von Rost- oder Blutflecken auf eisernen Gegenständen und Werkzeugen giebt Pfaff (a. a. O. S. 21) ein einfaches darin bestehendes Verfahren an, dass man zu dem durch Abschaben gewonnene Theile des Fleckens einen Tropfen Arsen-Solution bringt. Blut löst sich schnell in carmoisinrothe Farbe auf, während Eisenrostflecke die Arsenlösung unverändert lassen. — Flecke von Eisenoxydsalzen unterscheiden sich von Blutflecken dadurch, dass erstere die Arsenlösung nicht roth, sondern bräunlich färben. —

§. 300.

Das Menschenblut lässt sich mikroskopisch von dem Blute der Vögel, Fische und Amphibien durch die runde Gestalt der Blutscheiben und den Mangel eines Kerns in der Mitte, leicht unterscheiden, nicht aber von dem der Säugethiere. Zeigt sich auch unter den verschiedenen Säugethieren gegenüber dem Menschen in den Blutkörperchen eine Differenz bezüglich des Durchmessers, so ist dieselbe, abgesehen von der Schwierigkeit und möglichen Täuschung bei der Messung, nicht gross genug, um sich evident und so sicher nachweisen zu lassen, wie es der gerichtliche Zweck und seine Bedeutung erheischt. Das Verfahren von Barruel mittelst Beimischung von Schwefelsäure ein der Thierspecies eigenthümlichen Geruch aus dem Blute zu entwickeln, hat bisher für die gerichtsärztliche Praxis sich noch keine Anerkennung erworben, zumal die Bestimmung der Art des Geruchs zu sehr von der Individualität des Riechenden abhängig ist. Noch weniger practisch erscheint das Verfahren von Taddei in Florenz. — Um arterielles Blut von venösem zu unterscheiden, besitzen wir zur Zeit noch keine Hilfsmittel und ebenso unzuverlässig ist die Diagnose des Menstrualblutes, da weder der durch das Mikroskop zu erkennende Gehalt an Epithelialzellen, noch die saure Reaction wegen beigemengtem Vaginalschleim einen verlässigen Anhaltspunkt gewährt. Die Ansicht, dass Menstrualblut keinen Fibringehalt habe, ist nicht richtig.

Anmerk. Bei gerichtsärztlichen Untersuchungen des Bluts sollen nach Pfaff (a. a. O. S. 2) immer nur die grössten rothen Blutkörperchen gemessen werden, weil nur dadurch der Unterschied zwischen dem Blute des Menschen und der Thiere deutlich nachgewiesen werden könne. Beträgt die Grösse der gemessenen Blutkörperchen 0.0085 bis 0·0095 Mm. und sind dieselben rund, so liege Menschenblut vor. Nur Elephantenblut würde eine Ausnahme machen. —

§. 301.

Das Alter eines Blutfleckens lässt sich nur in so weit bestimmen, als derselbe noch ganz frisch und in den ersten Stunden sich durch seine helle Farbe auszeichnet, besonders wenn der Grund auf dem er erscheint, den Ausdruck der Farbe begünstigt. Nach einigen und jedenfalls innerhalb der ersten 24 Stunden nimmt der Flecken eine rothbraune Farbe an, die im Verlaufe der nächsten Tage mehr matt wird und dann für seine künftige Dauer so bleibt. — Blutflecken erhalten sich für eine unbestimmbare lange Dauer und werden durch chemische Mittel zwar in ihrer Farbe verändert, aber lediglich nur durch längere Maceration in kaltem Wasser ausgetilgt. Wichtig ist die Frage hinsichtlich des Mangels von Blutflecken an schneidenden und stechenden Werkzeugen, auf denen Verdacht ihrer Anwendung ruht: ob ein solcher auch ohne künstliche Beseitigung möglich erscheint? Wo die Beschaffenheit der Wundränder und die Bekleidung des verletzten Theiles günstig ist, muss eine solche Möglichkeit zugegeben werden. Eigene wiederholte Beobachtungen haben mir dieses völlig bestätigt.

Anmerk. Pfaff (a. a. O. S. 26) ist der Ansicht, dass sich das Alter der Blutflecke aus ihrer schnelleren oder langsameren Löslichkeit im Wasser annäherungsweise richtig bestimmen lasse, was wir jedoch bezweifeln möchten. Sind die Blutflecken ganz frisch, so tritt ihre Lösung bereits nach einigen Minuten ein; sind sie 1—2 Tage alt, so erfolgt die vollständige Lösung in einer Viertelstunde; sind sie 3—8 Tage alt, in $^1/_4$—$^1/_2$ Stunde; bei einem Alter von 2—4 Wochen in 1—2 Stunden; bei einem solchen von 4—6 Monaten in

3—4 Stunden; sind sie 1 Jahr alt und darüber in 4—8 Stunden. — Die Versuche über den Grad der Löslichkeit der Blutflecken haben mir im Allgemeinen nur das Resultat ergeben, dass frische Blutflecken sich in kürzerer Zeit maceriren, als ältere, ohne jedoch eine verlässige genauere Skala darüber aufstellen zu können.

§. 302.

Von grösster Wichtigkeit für die Identität eines in Anwendung gekommenen Werkzeuges, sowie auch in andern Fällen kann die Diagnose von Haaren werden, die aber nie durch das blose Betrachten mit freiem Auge, sondern stets mit Hilfe der Loupe oder des Mikroskops festgestellt werde. Es handelt sich begreiflich dabei nicht bloss um die Erkennung der Farbe der Haare, um daraus Schlüsse zu ziehen, sondern auch um ihre übrige Beschaffenheit, um daraus ihre Abstammung von Thieren oder Menschen zu unterscheiden. Wo ersteres in Anfrage kommt, ist es sehr zweckmässig die Beobachtung und Untersuchung vergleichend anzustellen, indem man von der bezeichneten Thierspecies oder von dem bezeichneten Thiere, Haare zu gewinnen sucht, weil es keinen durchgreifenden, überall sich bewährenden Unterschied zwischen Menschen- und Thierhaaren giebt.

§. 303.

Gehirnsubstanz. Die Untersuchung zerfällt in die mikroskopische und chemische. Nach Orfila nimmt man fragliche Theilchen von blutiger Gehirnsubstanz, am besten mit etwas concentrirter Glaubersalzlösung, auf und bringt sie unter das Mikroskop, wo sich dann der eigenthümliche histologische Bau der Hirnsubstanz zeigen muss, wenn solche vorhanden ist. Wenn die Stoffe nicht sehr alt, oder durch Fäulniss entmischt, auch nicht durch anderartige Einwirkungen histologisch zerstört sind, so wird der mikroskopische Beweis meistens gelingen. Unterstützt und bekräftigt wird derselbe durch die Ergebnisse der chemischen Prüfung, zu welchem Zwecke man einen Tropfen Schwefelsäurehydrat auf die in Anfrage stehende Substanz bringt. Gehirnsubstanz nimmt darauf eine schwefelgelbe Farbe an, die nach etwa 12 Secunden in Orangfarbe, nach weitern 12 Secunden in Zinnoberroth und endlich nach 1—2 Minuten in Violett übergeht. Blutserum, Eiweiss, Schleim und Eiter geben diese Farbresultate nicht. Mit Salzsäure in Verbindung gebracht, löst sich die Gehirnsubstanz nicht, nimmt zuerst eine schmutzig graue und später eine, dem Malagawein ähnliche Farbe an. — Die von Lassaigne vorgeschlagene Einäscherung der Substanz im Platinlöffel zur Prüfung auf Phosphorsäure ist unzuverlässig, weil auch die Asche des Eigelbs freie Phosphorsäure enthält.

§. 304.

Gewebstheile anderer organischer Theile, wie Muskel-, Sehnen-, Hautpartien u. dgl werden in noch frischem, wenigstens von Fäulniss noch nicht zersetztem Zustande, durch die mikroskopische Untersuchung von dem geübteren Auge erkannt. Knochentheile widerstehen den gewöhnlichen zersetzenden Einflüssen längere Zeit und lassen daher bei einer sehr verspäteten Untersuchung noch sichere Resultate erlangen.

Anmerk. Schwieriger als die Constatirung des Knochengewebes aus einzelnen Knochenresten, ist die Diagnose der Abstammung der letzteren, bezw. ob dieselben von Menschen oder Thieren herrühren Zweckmässig werden derartige Untersuchungen von einem bewährten Manne aus dem Fache der Zoologie und vergleichenden Anatomie geführt

Während dem Eintritte des Todes oder nach demselben entstandene Verletzungen.

§. 305.

Die Frage: ob es möglich sei, zu entscheiden, dass eine Verletzung während des Lebens, während dem Eintritte des Todes, oder im todten Zustande dem Körper zugefügt wurde? muss im Allgemeinen bejahend beantwortet werden; ob diese Entscheidung auch im concreten Falle möglich sei, hangt von Bedingungen und Umständen ab, die im Folgenden besprochen werden sollen. Hieraus geht aber vorerst so viel hervor: dass sich keine, für alle Verletzungen anwendbare allgemeine Merkmale aufstellen lassen.

§. 306.

Schnitt- und Stichwunden.

1. Vitale Eigenschaften.	2. Eigenschaften während des Eintrittes des Todes, oder einige Minuten später.	3. Eigenschaften beim wirklichen Tod, einige Stunden nach dem Eintritt desselben.
a) Entzündungsprocesse, Eiterung u. s. w.	a) 0	a) 0

b) Merkliche Retraction der Weichtheile, besonders in der Nähe der Ränder der Wunde, Klaffen.	b) Möglicherweise dieselben Erscheinungen, wie bei 1.	b) Die Wundränder weich, nicht elastisch, weniger gleichmässiges und weites Klaffen.
c) Das umgebende Zellgewebe erscheint von Blut deutlich und in merklicher oft weiter Ausdehnung infiltrirt.	c) Das umgebende Zellgewebe gar nicht oder sehr unmerklich infiltrirt.	c) Die blutige Infiltration des Zellgewebes fehlt ganz oder besteht theilweise geringgradig und unregelmässig.
d) In der Wunde und in ihrer Umgebung befinden sich Blutgerinnsel, und dies um so eher und mehr, als arterielle Blutgefässe von Erheblichkeit verletzt wurden.	d) Vorhandenes Blut ist eher flüssig; etwaige Gerinnsel sind weniger deutlich und gering.	d) Keine Blutgerinnsel in und an der Wunde, wenn dieselbe vermöge ihrer Lage der Hypostase entzogen ist. Letztere giebt über etwa vorhandene undeutliche Gerinnsel Aufschluss.
e) Im Verhältnisse zu den verletzten Gefässen und der individuellen Körperbeschaffenheit bedeutender Bluterguss. Oft ausser der Wunde Merkmale spritzender Gefässe an Gegenständen, Kleidern u. s. w.	e) Im Verhältnisse zu den verletzten Gefässen und der individuellen Körperbeschaffenheit geringerer Bluterguss; auch nicht in Form spritzender Gefässe. Bei Stichwunden, die in das Herz oder in die grossen Gefässe des Herzens dringen, kann der Bluterguss so bedeutend sein, dass daraus allein kein Criterium für das ante oder post mortem zu entnehmen ist.	e) Jedenfalls nur geringe Blutung selbst bei Hypostasen; wo sie grösser ist, lässt sich die Quelle aus einer grössern Vene nachweisen.
f) Der Grad der Anämie im Allgemeinen, wo die Wunde für erheblichen oder bedeu-	f) Die Anämie erstreckt sich mehr auf den bei der Wunde zunächst interessirten	f) Die Merkmale einer allgemeinen Anämie fehlen ganz, und eine örtliche macht sich

denten Blutverlust ver- eigenschaftet ist, stehn damit im Verhältnisse.	Theil und steht nicht in einem von der Art der Verletzung zu erwartenden Verhältnisse, oder ihre Merkmale können ganz fehlen.	nicht merklich, wenn auch Bluterguss aus einer nachweisbaren Vene stattgehabt hat.

§. 307.

Quetsch- und Risswunden haben als characteristisches Merkmal ihrer Entstehung im Leben oder alsbald nach dem Tode, das Vorhandensein von Blutgerinnsel und Infiltration der Wundränder mit Blut. Fehlen diese Erscheinungen, so hat der Ursprung der Wunde am todten Körper stattgehabt. Je nachdem ein quetschendes Werkzeug in Anwendung kam, kann sich die Quetschung mehr oder weniger weit über die Wundränder hinaus erstrecken und die Blutinfiltration im Hautgewebe und den unterliegenden Weichtheilen bemerkbar sein. — Bei Kopfverletzungen erstreckt sich die Quetschwunde nicht immer bloss auf die Weichdecken des Schädels, sondern sie kann mit partieller Zertrümmerung des Schädelgewölbes und des Gehirns complicirt sein. Findet sich dann in den von der Gewaltthätigkeit nicht betroffenen Hirnhöhlen erheblichere Blutansammlung, zumal von geronnener Beschaffenheit, so liegt darin ein sicheres Zeichen, dass die tödtliche Verletzung während des Lebens zugefügt worden sei.

§. 308.

Bei Untersuchung und Begutachtung von Sugillationen bezüglich ihres Ursprunges vor oder nach dem Tode, ist von vorne herein im Auge zu behalten, dass solche während dem Eintritte des Todes und bald nachher sich sehr deutlich ausbilden können, dass ferner Verletzungen innerer Organe, wobei die Haut gleichzeitig Quetschung erlitt, bei Lebzeiten sich an letzterer keine Farbenveränderung wahrnehmen lässt, diese möglicherweise sich erst im Tode zeigt. Um im gegebenen Falle die Diagnose festzustellen, sind folgende Punkte zu berücksichtigen: 1) Die Farbe der sugillirten Hautstelle mit Rücksicht auf die Individualität. Bekanntlich ändert eine Sugillation während des Lebens ihre Farbe, indem sie aus dem Blauen in das Violette, Grüne und Gelbe übergeht und die Farbeänderung über die Gränzen der sugillirten Stelle hinausgeht. Die Farbenänderung pflegt oft schon nach 12 Stunden zu beginnen. 2) Mit der begonnenen Leichenstarre können sich keine Sugillationen mehr ausbilden *). Im Allgemeinen ist Bildung von Sugillationen 3 — 4 Stunden nach dem Tode unwahrscheinlich und diese Unwahrscheinlichkeit steigert sich nach Proportion des weitern Zeitablaufes. 3) Der flüssige oder coagulirte Zustand des Blutes ist kein entscheidendes Merkmal. 4) Wo nicht eine grössere Vene als Quelle des Blutergusses besteht, spricht eine grössere Ausdehnung und Intensität des Blutergusses in den betreffenden Geweben für vitalen Ursprung. — Dass in allen derartigen Fällen die Sugillation als solche, d. h. als Wirkung einer äussern Gewaltthätigkeit festgestellt sein müsse, versteht sich wohl von selbst. Flecken der Haut, die mit Sugillationen Aehnlichkeit haben, wie die Blutaustritte bei alten Leuten, die Leichenflecken u. s. w., lassen sich unschwer diagnosticiren.

§. 309.

Krätze und Hautabschärfungen überhaupt lassen, wenn nicht andere Umstände Aufschluss geben, vom anatomischen Standpunkte aus keine Unterscheidung zu, ob sie im todten oder lebenden Zustande zugefügt worden sind **).

Von den verschiedenen Todesarten.

1) Tod durch Verletzungen — Wunden.

§. 310.

Bei den verschiedenen Verletzungen oder Wunden, welche den menschlichen Körper betroffen haben, kann der Tod durch sehr verschiedene pathologische Zustände vermittelt werden. Wir berücksichtigen für unsern Zweck im Allgemeinen folgende: Erschütterung von Centraltheilen des Nervensystems, Destruction eines Organs, Hirndruck, Entzündung mit ihren Ausgängen, Erschöpfung des Nervensystems durch heftigen Schmerz oder krampfartige Affection — Tetanus, Lufteintritt in die Venen Verblutung — Anämie. Diese Zustände vermitteln aber nicht immer durch sich allein, sondern gar oft in Verbindung mit einander den Tod und enthalten eine weitere Wichtigkeit dadurch, dass sie Anhaltspunkte zur Beantwortung von Fragen über Befähigung des Verletzten zu Handlungen werden, die

*) Ueber den Zeitpunkt des Eintritts der Leichenstarre vgl. §. 291.

**) Ueber die Merkmale der Brandwunden und ihre Entstehung im lebenden und todten Körper vgl. §. 262.

in dem einzelnen Straffalle von grosser Bedeutung für den Richter sein können.

§. 311.

Die Erschütterung — Commotio —, ist bisweilen mit grössern und kleinern Rupturen von Organen, besonders aber von Rupturen kleiner Blutgefässe begleitet, die nach ihrer nähern Beschaffenheit in Vergleichung mit den übrigen Verhältnissen und Umständen, entschieden Aufschluss über den Bestand einer stattgehabten Erschütterung zu geben vermögen Man findet aber auch gar keine physischen Merkmale und dennoch kann eine hochgradige Erschütterung, die den Tod plötzlich herbeiführte, vorhanden gewesen sein. Dieser Mangel von positiven Erschütterungsmerkmalen und einer andern den Tod erklärenden Ursache, ist zwar auch ein berechtigter Grund zur Annahme des Todes durch Erschütterung, er gestattet aber keine Gewissheit des Urtheils, sondern bloss Wahrscheinlichkeit. Erhöht wird diese Wahrscheinlichkeit, wenn sich in dem erschütterten Organe ein merklicher Grad von Anämie oder Hyperämie, wie man dies bisweilen bei Gehirnerschütterungen beobachtet, vorfindet. Bei Schlägen auf die Magengegend, die eine plötzliche Lähmung des Plexus cardiacus zu Folge gehabt haben, findet man in diesem Organe kein verlässiges physisches Merkmal. Wichtig und einflussreich kann für die Annahme von Erschütterungszuständen das Vorhandensein von Quetschungsmerkmalen an der Aussenfläche des Körpers und im subcutanen Zellgewebe werden, daher es bei der Section von Leichnamen, wo sich äusserlich keine Quetschungsspuren zeigen. sehr zweckmässig, ja bisweilen unerlässlich wird, die Haut an den geeignet scheinenden Körperstellen zu entfernen und selbst die Musculatur auf Knochentheilen durch Einschnitte zu untersuchen. Erschütterung für sich, oder mit Druck complicirt, kann, wo Organe der Brust- und Bauchhöhle betroffen wurden, in denselben bedeutende Rupturen verursachen, ohne dass sich an dem von aussen betroffenen Theile, den Brust- oder Bauchdecken, Quetschungs-Merkmale wahrnehmen lassen. Es hangt dies wohl vorzüglich von der Beschaffenheit des verletzenden Werkzeuges und der Art seiner Anwendung, überhaupt von der Art der gewaltthätigen Einwirkung ab, wobei noch in Anbetracht kommt, dass auch an den Rändern und Flächen der Rupturen die Merkmale vitaler Action fehlen können, was besonders dann gerne der Fall zu sein pflegt, wenn der Tod sehr rasch eintritt oder wenn die Verletzung mit profuser Blutung complicirt ist. - Kleine Quetschungen, welche den Hinterkopf treffen, sich also leicht auf das kleine Gehirn und das verlängerte Mark fortpflanzen können, unterstützen sehr die Möglichkeit einer schnell tödtlich gewordenen Hirnerschütterung, indem die erschütternden Wirkungen im kleinen Gehirn und in dem verlängerten Marke, wobei gerne noch der oberste Theil des Rückenmarks betheiligt ist, durch Respirations- und Circulationsstörung, ungleich verderblicher für das Leben sind, als beim grossen Gehirn.

§. 312.

Ausser der Frage über stattgehabte Erschütterung kann bei wichtigern Straffällen auch noch die über den Einfluss derselben auf den Grad des beschränkten Bewusstseins und der Willkühr des Bewegungsvermögens zur Sprache kommen, indem z. B. ein wegen Excess der Nothwehr Angeschuldigter behauptet, in der Betäubung, die er durch einen Schlag auf den Kopf erhielt, in seiner Vertheidigung weiter gegangen zu sein; oder wenn es sich darum handelt, ob ein durch Gehirnerschütterung Verletzter noch im Stande war, den Kampfplatz und wie weit zu verlassen. Sind die Erscheinungen der Erschütterung nicht bekannt oder lassen sich dieselben aus dem Leichenerfund nicht ableiten, so wird die Frage unbeantwortet bleiben müssen; andernfalls hat, wenn es sich um Gehirnerschütterung handelt, die von der Chirurgie angenommene Eintheilung derselben in Grade vielen practischen Werth.

§. 313.

Der Einfluss der in mechanischer Trennung bestehenden Destruction eines Organs für das Leben ist sehr verschieden und überdies von individueller Korperbeschaffenheit so sehr abhängig, dass er sich hier nicht speciell ausführen lässt; so viel muss aber angenommen werden, dass die Destruction schon durch ihren unmittelbaren Einfluss auf die Nerventhätigkeit, die Function des Organs entweder aufzuheben oder so bedeutend zu stören vermöge, dass die davon abhangende Thätigkeit anderer Organe mit und ohne Reflexactionen sich nicht mehr erhalten kann und im Gefolge die Fortdauer des Lebens unmöglich wird. Es kommen hier zwar vorzugsweise grosse und tief in die Substanz des Organs eingreifende Wunden, Zermalmungen und Rupturen in Anbetracht, doch vermögen bei Verletzungen des Gehirns und der Nerven in der Nähe ihrer Ursprünge, so wie beim Herzen, kleinere Verletzungsgrade, den genannten Einfluss zu üben.

Bei Hirnwunden hangt der mehr oder weniger schnell tödtliche Erfolg durch den traumatischen Eingriff selbst, im Allgemeinen sehr davon ab, ob die Wunde das grosse Gehirn oder die Nähe des verlängerten Marks und dieses selbst betroffen hat. Letztere Wunden pflegen Bewusstsein und Willkühr schneller, ja plötzlich aufzuheben und den Tod rascher herbeizuführen. — Bei Herzwunden, die selbst einen der Ventrikel öffnen, tritt der Tod nicht immer durch Verblutung, sondern vorher noch durch Kreislaufsstörung ein, wozu der Druck des im Herzbeutel sich anhäufenden Blutes erheblich mitwirken kann. Es ist desshalb erklärbar, wie Verletzte der Art noch weite Strecken vom Schauplatze der That sich fortzubewegen vermögen.

Anmerk. Ich habe zwei interessante Fälle von Hirnverletzung vor mir liegen. In beiden war eine Messerklinge durch den vordern Theil des Schläfenbeins in der Richtung gegen den Keilbeinsattel in das Gehirn eingedrungen. Die eine dieser Stichwunden hatte die Art. carot. intern. am Türkensattel erreicht und entzweigeschnitten. Das Messer hattee so fest in der Wunde, dass es Niemand herauszuziehen wagte. Der Verletzte, welcher die Stichwunde Nachts auf der Strasse erhielt, stürzte nicht zusammen, sondern war im Stande, allein nach seiner über hundert Schritte entlegenen Wohnung zu gehen, befand sich bei völliger Besinnung und konnte den Vorfall erzählen. Der inzwischen herbeigerufene Wundarzt zog das Messer endlich in der Richtung des Stichcanals vorsichtig zurück und heraus: — es trat gleich darauf Bewusstlosigkeit ein und nach wenigen Secunden der Tod. Der Bluterguss aus der Carotis war bedeutend und offenbar in dem Augenblicke erfolgt, als die Messerklinge, welche bisher der Blutung mechanischen Wiederstand geleistet hatte, entfernt worden war. Im andern Falle blieb das Messer ebenfalls in der Wunde stecken. Der Tod erfolgte schon in der ersten halben Viertelstunde der Verletzte sank alsbald betäubt zusammen; man entfernte das Messer erst bei der Section; die Spitze war nicht bis zur Carotis vorgedrungen und eine Blutung hatte nicht statt. Im ersten Falle wurde der Tod durch die Blutung und den Blutdruck aufs Gehirn vermittelt, wobei wir jedoch nicht sagen wollen, dass die Verletzung später nicht durch andere Folgen hätte tödtlich werden können. Im zweiten Falle war es gewiss nicht allein der Druck, den die Messerklinge aufs Gehirn übte, der Tod muss daher hier von dem unmittelbaren traumatischen Einflusse auf das Gehirn vermittelt worden sein.

§. 314.

Der Hirndruck kann verursacht werden durch fremde Körper, Eindruck des Schädelknochens, Blutextravasat, hyperämische und hyperämisch-entzündliche Blutanhäufung und pathologische Exsudate. Druck durch Neubildungen kommt hier weniger in Anfrage. Die Erscheinungen und Wirkungen des Hirndrucks haben mit denen der Erschütterung grosse Aehnlichkeit und die Behauptung, dass die Zufälle der Erschütterung sogleich zugegen seien, diejenigen des Drucks sich aber erst später einstellen, ist nur sehr beschränkt richtig, daher bei Folgerungen, welche man auf Verlust und Beschränkung des willkührlichen Bewegungsvermögens und des Bewusstseins in einzelnen Fällen zu machen veranlasst ist, grosse Vorsicht eintreten muss. Schädeldepressionen können sogleich die Wirkungen hochgradigen Hindrucks bedingen, und Blutextravasate in so rascher Progression zunehmen, dass schon nach wenigen Secunden und Minuten Hirndruck vorhanden ist. Je schneller der Druck entsteht, desto bedeutender sind in der Regel die functionellen Störungen und umgekehrt, weil das Gehirn einem allmählig in Wirksamkeit tretenden Drucke sich zu accommodiren vermag. Wie gross an Umfang das drückende Material, z. B. ein blutiges Extravasat oder ein Schädeleindruck sein müsse, um die Functionen des Gehirns rasch aufzuheben, lässt sich nicht in Form einer Scala bezeichnen. Je grösser oder umfangreicher der drückende Körper ist und je schneller er sich entwickelt hat, um so grösser wird die Wahrscheinlichkeit seiner intensiv schädlichen Wirkung für die Function des Gehirns. Doch können auch bei Druck von Material geringern Umfanges schon hochgradige Functionsstörungen des Gehirns auftreten, wovon die Bedingung nicht bloss in gleichzeitigen Commotionszuständen, enthalten ist, sondern in der Modalität der morphologischen Elemente der Hirnsubstanz und vielleicht noch andern uns unbekannten Verhältnissen.

§. 315.

Entzündung mit ihren Ausgängen oder Folgen gestattet schon während ihres Verlaufes eine Beobachtung am Krankenbett, was die Deutung der pathologischen Erscheinungen in der Leiche sehr erleichtert und unterstützt. — Eine oft in Anbetracht kommende Folge der Entzündung ist die Eiterung und die daraus entstehende Pyämie. Die Resultate der trefflichen Untersuchungen über letztere in neuerer Zeit, sind für den Gerichtsarzt von grossem Interesse, namentlich bei der Frage des Einflusses individueller Leibesbeschaffenheit auf den Ausgang der Verletzung. Besondere Berücksichtigung verdient die Thatsache, dass die pyämischen Herde am häufigsten in den Lungen vorkommen und dass sich neben ihnen bisweilen eiterige und jauchige Ergüsse in seröse Säcke finden. — Von den Affectionen des Nervensystems, welche durch einen traumatischen Einfluss bedingt werden, zeichnet sich als eine besondere Art derselben der Wundstarrkrampf — Tetanus — aus. Es ist noch nicht entschieden, ob derselbe eine besondere Leibesbeschaffenheit voraussetzt, oder bei eigenthümlicher Insultation des Nervensystems bei jedem Menschen sich entwickeln könne. Auch kennen wir das Verhältniss zufälliger äusserer Ursachen, dem eine mitwirkende Eigenschaft zugeschrieben werden könnte, noch gar zu wenig und bei der Richtigkeit der Thatsache, dass der Wundstarrkrampf sowohl durch die kleinsten und unbedeutend scheinenden Verletzungen, wie z. B. das Eindringen eines kleinen Körpers in die Haut der Fusssohle, so wie auch ohne vorhergegangene Verletzung entstehen kann, erfordert es in gerichtlichen Fällen die grösste Vorsicht in der Annahme des Wundstarrkrampfes als vermittelnder Ursache zwischen einer vorhandenen Verletzung und dem Tode, um so mehr, als wir nicht im Stande sind, den anatomisch-physiologischen Causalnexus genügend zu constatiren. Wir sind mit unserm Beweise fast lediglich auf eine Analogie mehr oder weniger ähnlicher Fälle verwiesen und die Vertheidigung kann in Strafprocessen dieser Art den gerichtsärztlichen Beweis leicht möglich mit dem Erfolge angreifen, dass der Richter zuletzt nur auf die Würdigung der subjectiven Meinung und die Autorität des Gerichtsarztes beschränkt ist. Der traumatische Wundstarrkrampf pflegt innerhalb der ersten sieben Tage der Verletzung aufzutreten. Je weiter sein Ausbruch sich von diesem Zeitpunkte entfernt, um so zweifelhafter muss im Allgemeinen seine Zulässigkeit als Zwischenursache für den Gerichtsarzt erscheinen; dieselbe verliert ihre Haltbarkeit völlig, wenn der Tetanus erst einige Wochen nach der geschehenen Verletzung, oder wenn diese bereits geheilt ist, ausbricht.

§ 316.

Der Lufteintritt in Venen als eine den Tod sehr schnell vermittelnde Zwischenursache, beruht auf den verlässigsten Beobachtungen und lässt sich sowohl während des Lebens als in der Leiche, wenn diese nicht durch Fäulniss verändert ist, durch bestimmte Merkmale diagnosticiren. Hieher gehören das zischende gluckernde Geräusch, welches den Eintritt der Luft erzeugt, das plötzliche Zusammensinken des Verletzten, der entweder sogleich stirbt oder in eine Ohnmacht verfällt, in der er sterben kann; die Anfüllung des rechten Herzohres mit Luft, die gerne einen blutigen Schaum bildend, man in der ganzen rechten Herzhälfte und das flüssig bleibende Blut verdrängend, an vielen Stellen in den Venen vorgefunden hat. Die Erkenntniss und Berücksichtigung des Lufteintrittes in die Venen erhält ihre mögliche Wichtigkeit und Bedeutung bei angeschuldigten operativen Kunstfehlern und bei Halswunden bezüglich ihres Ursprungs während des Lebens oder Todes und der wirkenden Todesursache.

§. 317.

Wir können kein bestimmtes absolutes und relatives Maass von Blut angeben, welches den Tod durch Verblutung bedingt. Alles hangt von der Individualität des Falles ab, wobei eine so grosse Manchfaltigkeit und Verschiedenheit möglich ist, dass hier nur sehr allgemeine Anhaltspuncte zu bezeichnen sind, die begründet sein können, im Alter des Verletzten, in besonderer Körperbeschaffenheit, wohin namentlich schwächliche Constitution, die Bluterkrankheit und dann die verschiedenen Störungen in der Blutmischung, wie endlich die Abnormitäten der Blutmenge gehören; dann in der Zeit, innerhalb welcher der Blutverlust erfolgte und in der Art der Misshandlung. Ist das Nervensystem durch die Zufügung der körperlichen Schmerzen und die etwa noch damit verbundenen Gemüthsaffecte, wie insbesondere grosse Angst und Schreck sehr erschöpft worden, so kann auch zur völligen Erschöpfung eine relativ kleiner Blutverlust das Seinige thun.

2) Von dem Erstickungstode — Stickfluss, Asphyxie.

§. 318.

Wir bezeichnen damit eine physiologische Todesart, die von verschiedenen äussern und innern Ursachen herrühren kann, ohne im Stande zu sein, constante anatomische Merkmale dafür angeben und eine allgemein angenommene physiologische Theorie darüber aufstellen zu können. Die Sache gestaltet sich aber für die Praxis nicht so schlimm, wenn man sich auf den Boden der dabei unbestrittenen Thatsache stellt, dass der mechanische Abschluss der atmosphärischen Luft von dem Innern des Lungenorganes, oder die Aufhebung ihres erneuerten Zutrittes, durch Stillstand oder hochgradige Beschränkung des Aspirationsapparats, den baldigen Tod zur Folge hat. Haben wir dann in einem gegebenen Falle Anzeichen der Möglichkeit, Wahrscheinlichkeit oder Wirklichkeit des stattgehabten Abschlusses der atmosphärischen Luft von der Lungencapacität; zeigen sich ferner in der Leiche diejenigen anatomischen Erscheinungen, wie sie erfahrungsgemäss bei diesem Todesvorgange aufzutreten pflegen und fehlen die objectiven Gründe für eine andere

Todesart, so sind wir berechtigt, unter Berücksichtigung der übrigen Umstände, mit Gewissheit oder einem grössern oder geringern Grade von Wahrscheinlichkeit, das Vorhandensein der Todesart anzunehmen, die man Erstickung nennt. Wir befinden uns dann mit unserm Begriffe auf dem festen Boden der Wissenschaft, indem diese die Athmung als unzweifelhafte Bedingung des Lebens anerkennt und die absolute Athmungsinsufficienz, deren höchsten Grad man technisch mit Asphyxie bezeichnet, wenn sie relativ andauernd ist, nothwendig den Tod zur Folge haben muss.

§. 319.

Wie die physiologischen Theorien auseinander gehen mögen, so stimmen doch alle in der Pathogenie der Asphyxie darin überein, dass der Blutchemismus, dessen Bedingung der erneuerte Zutritt der atmosphärischen Luft ist, zuerst beschränkt wird und dann ganz aufhört. Ob nun die Wirkung der Aufhebung dieses Blutchemismus sich zunächst in diesem oder jenem Organe, in diesem oder jenem Centraltheile des Nervensystems geltend macht; für das Gebiet der gerichtlichen Medicin genügt die angeführte Thatsache und wir sind im Stande, sie mit dem darauf basirenden Begriffe der Erstickung, in der Praxis mit Erfolg für gerichtliche Zwecke zu verwerthen.

§. 320.

Die Ursachen, welche Erstickung bedingen, sind sehr zahlreich und verschieden; sie haben nicht alle einen gewaltsamen oder mit einem Verbrechen complicirten Character, müssen aber nichtsdestoweniger dem Gerichtsarzte schon desswegen bekannt sein, weil die Umstände, unter denen der Tod eintrat, oder die dem Tode vorhergiengen, Verdacht für das Vorhandensein einer verbrecherisch gewaltsamen Todesart annehmen lassen können, ihre Constatirung aber der Entlastung eines Angeschuldigten dient. Man kann sie unter folgende Gesichtspunkte bringen: 1) mechanische Hindernisse der Respiration, als: mechanisches Verschliessen der Atrien der Luftwege, Compression der Brust und des Bauches, z. B. durch Aufliegen schwerer Lasten, sog. Erdrücken im Gedränge, Luft in beiden Pleurasäcken durch Trauma, Zwerchfellriss mit Eintritt von Baucheingeweiden, Compression des Larynx, Strangulation des Halses, Erwürgen, fremde Körper im Kehlkopfe, in der Trachea, Ueberstürztwerden der Luftwege mit Blut, Eiter u. s. w., Anfüllung der Luftwege mit Gasen, die keinen Sauerstoff enthalten — irrespirabeln Gasen — und der atmosphärischen Luft keinen Platz lassen;

fremde Körper im Oesophagus. 2) Mangel der von den Muskeln und dem Nervensysteme abhängigen Respirationsbewegungen durch Verletzungen und Krankheiten der Medulla oblongata, Blitzwirkung, länger anhaltende grosse Kälte, Schwäche der Innervation bei zu früh Gebornen oder schwächlichen Neugebornen, mächtige körperliche oder psychische Erschütterungen, Tetanus des Zwerchfells, der In- und Exspirationsmuskeln, Glottiskrämpfe, Chloroform und Aetherdünste. 3) Blut- und Circulationshindernisse, z. B. die zu grosse Bluteindickung bei der Cholera asphyctica, zu wenig Blut, welches zu langsam fliesst, zu grosse mechanische Hindernisse aller Art, wohin namentlich auch Lufteintritt in das rechte Herz und in die Verzweigungen der Arteria pulmon. gehört, Herzschwäche.

§. 321.

Anatomische Merkmale des Erstickungstodes. Sie können nur im Blute und zwar in zwei verschiedenen Momenten desselben gesucht werden: in seiner Beschaffenheit und in der Art seiner Vertheilung. Das erste Moment ist die Wirkung des wegen entzogenem Sauerstoff veränderten Blutchemismus, das zweite die Folge des mehr oder weniger schnell sich einstellenden Stillstandes des Herzens.

Anmerk. Die trefflichen Untersuchungen und physiologischen Experimente von Wintrich haben Thatsachen zu Tage gefördert, welche bisherigen gangbaren Theorien über die Pathogenie der Asphyxie entgegenstehen. Man wird dadurch zu der Ansicht geführt, dass durch den Stillstand und die Unbeweglichkeit der Lungen und bezw. durch den Mangel des Sauerstoffs der atmosphärischen Luft, zuerst der Chemismus des Blutes leide. Im ersten Augenblicke scheint der noch vorhandene Rest von Sauerstoff in den Lungen zu genügen, um hinlänglich arterialisirtes Blut ins linke Atrium etc. zu bringen. Bei den bezüglichen Experimenten sieht man das an der Farbe des betreffenden Vorhofes. So lange dies geschieht, bewegt sich auch noch das Herz. Letzteres steht jedoch später nicht desshalb stille, weil in dessen Höhlen venöses Blut strömt (dass genug Blut in das linke Herz kommt, zeigen die Vivisectionen Wintrichs); denn sonst müsste wenigstens der rechte Ventrikel noch fortarbeiten, da er des arterialisirten Blutes nicht bedarf, überhaupt nur venöses aufnimmt, sondern der nachfolgende Stillstand des Herzens ist bedingt, weil dessen Muskelfleisch nicht mehr vom arterialisirten Blute in dessen Kranzarterien durchströmt wird. Dieses Moment trifft beide Ventrikel gleich, sobald aus den Lungen nur mehr venöses Blut ins linke Herz kommt. Lässt man beim Experimente die Lungen wieder spielen, so wirkt diese Bewegung zuerst auf das Blut in den Lungengefässen; das bewegte Blut oxydirt sich wieder, gelangt als solches in das linke Herz, die Aorta, die Kranzarterien, durch diese an das Muskelfleisch und die Herzganglien etc., und so beginnt dann neuerdings die Function des Herzens.

§. 322.

Hiernach constatirt die Erfahrung an und in der Leiche in erster Reihe folgende diagnostische Zeichen: 1) auffallend dunkelfarbiges Blut, das auch eine grössere Flüssigkeit zu haben pflegt; 2) Blutfülle der Lungen, der Lungenarterien und Hohlvenen. Auf den Schnittflächen der Lungen zeigt sich dunkelschwarzes, oft mehr oder weniger schaumiges Blut; in den Bronchien blutig-schaumigte Flüssigkeit; Schaum oder schaumige Flüssigkeit in der Luftröhre, von der sie, wenn sie in grösserer Quantität vorhanden ist, in die Mund- und Nasenhöhle gelangt und an deren Mündungen deutlich bemerkbar wird. 3) Auffallender Blutreichthum in den venösen Gefässen des Gehirns und ebenso in der Leber. — In zweiter Reihe gehören hieher: 4) vorwaltender Blutreichthum im rechten Herzen und Injection der Kranzgefässe, oder Leere des linken Ventrikels. 5) Anfüllung der venösen Gefässe des Gesichts und des Halses. Livide Lippen bei nicht veränderter Gesichtsfarbe. 6) Aus dem Munde hervorragende oder zwischen die Zähne eingeklemmte, oft zugleich angeschwollene Zunge.

§. 323.

Diese Merkmale kommen in sehr graduellen Verschiedenheiten vor und es können sogar einzelne fehlen, oder nach Art des gewöhnlichen Leichenzustandes vorhanden sein. Wenn einerseits hieraus keine Berechtigung zu dem Schlusse hervorgeht, dass eine asphyctische Todesart nicht stattgehabt habe, so lässt sich anderseits die geringere Intensität des Merkmals oder dessen Fehlen aus wissenschaftlichen und thatsächlichen Gründen des concreten Falles in der Regel erklären, insoferne nur einigermaassen die Umstände zu erheben sind, unter denen der Tod erfolgt ist, oder welche Einflüsse auf den Leichnam vor der Untersuchung eingewirkt haben. Folgende Momente kommen in Anbetracht. 1) Zur Bestimmung der Farbe, der Flüssigkeit und Anhäufung des Blutes steht uns kein Normalmaass zu Gebot; gar zu viel hangt desshalb von der Subjectivität des obducirenden Gerichtsarztes ab; je grösser dessen Befähigung und Erfahrung, je umsichtiger und genauer das Untersuchungsverfahren, desto günstiger fällt das Resultat für die Constatirung des thatsächlichen Merkmales aus. 2) Die Art der Ursache der Asphyxie, sowie die Körperbeschaffenheit und das Alter haben auf die Entwickelung der Erstickungsmerkmale einen entschiedenen Einfluss, indem die Lähmung des Herzens und damit der Tod mehr oder weniger schnell erfolgt. Schliesst die mechanische Ursache z. B. die Luft nicht vollständig ab, wird die Mechanik und der Chemismus des Athmens nicht plötzlich unterbrochen, so müssen sich namentlich die Zeichen 1 und 2 (§. 322.) deutlicher ausprägen. Gleichzeitiger Blutverlust, schwächliche Constitution und organische Zustände, welche z. B. eine Herzschwäche begründen, werden den asphyctischen Process rascher zum Ende, d. h. zum Tode führen, und dann die gedachten Merkmale in geringerer Intensität oder gar nicht merklich erscheinen lassen. 3) Die Merkmale, wenn sie durch die obwaltenden Bedingungen eine scharfe Ausprägung erhalten haben mussten, können durch den vorgerückten Verwesungsgrad, Veränderungen in der Lage des Leichnams und durch zufällige äussere Einflüsse auf letztern modificirt oder vermindert werden. Gegentheilig können aber auch einzelne, ursprünglich nicht vorhandene Erscheinungen auftreten. So kann ein dem cyanotischen ähnlicher Zustand im todten Körper durch Aufhängen zu Stande kommen, wenn letzteres an einer plötzlich verstorbenen Person ausgeübt wird, oder wenn eine Leiche durch mehrere Stunden auf die Bauchseite gelagert wird und das Gesicht dabei keine feste Unterlage hat. Die Gesichtsfarbe wird hierdurch intensiv bläulich und erhält sich. 4) Die Beobachtungen über den Erstickungstod sind in überwiegender Mehrheit bei Selbstmördern gemacht worden, wobei nicht übersehen werden darf, dass krankhafte Zustände, die schon vor der That abnorme Blutanhäufungen und selbst veränderte Blutmischung bedingten, vorhanden sein konnten, in denen ja häufig die Quelle des Motivs zum Selbstmord gesucht werden muss.

§. 324.

Die Art der gewaltsamen Einwirkung, welche den Erstickungstod bedingt, kann nicht bloss Modificationen in den auftretenden Merkmalen herbeiführen, sondern sie erhält durch ihre Constatirung für die richterliche Thätigkeit ein weiteres Interesse. Es kommen hier in Anbetracht: das Erhängen, das Erdrosseln, das Erwürgen, der Abschluss der Athmungswege durch fremde Körper in denselben oder an ihren Ausgängen überhaupt und insbesondere das Ertrinken und die Erstickung in irrespirabeln Gasarten.

§. 325.

Wenn Jemand erhängt oder mit den äussern Merkmalen des Aufhängens gefunden wird, so entsteht die Frage: ist der Tod durch Erhängen verursacht worden, oder wurde der Körper erst als Leichnam aufgehängt? geschah das Aufhängen durch eigne oder fremde Hand?

§. 326.

Der Erhängungstod mit Abschluss der Luft zu den Lungen hat als physiologische Todesart lediglich die Merkmale der Asphyxie für sich; alle andern Zeichen, die man bei dieser Todesart noch zu beobachten pflegt, wie erectionsartiger Zustand des Penis, Spuren von ergossener Saamenflüssigkeit, Blutanhäufungen in den unteren Körpertheilen und in diesem oder jenem Organe des Unterleibes sind Erscheinungen, die sich in der Leiche, je nach begünstigenden Umständen, durch die hangende Position mehr oder weniger ausbilden, daher aber auch fehlen können. Finden sich bei einem erhängt Gefundenen die oben aufgeführten Zeichen des Erstickungstodes, hat das Strangulationswerkzeug so gewirkt, dass ein völliger oder wenigstens zureichender Abschluss der Luftröhre statt hatte, ist dabei eine andere Todesart nicht erkennbar und enthalten die Umstände, unter denen der Tod erfolgte, keinen Widerspruch, so ist der Gerichtsarzt berechtigt, die Todesart des Erhängens mit Bestimmtheit anzunehmen.

§. 327.

Erfahrungsgemäss zeigen sich bei unzweifelhaft in Folge von Erhängen Gestorbenen die genannten Merkmale der Erstickung nicht, oder bei gewöhnlichem Blutreichthum der Lungen, bloss Hyperämie des Gehirns oder seiner Häute und bisweilen Blutextravasate daselbst. Bei 240 Selbstmordsfällen durch Erhängen, die ich gerichtsärztlich respicirte, fand sich, dass der Luftabschluss zu den Lungen durch die stattgehabte Art der Anlage des Strangulationswerkzeuges am Halse oft ein sehr unvollständiger sei. Berechtigen diese Thatsachen zur Annahme der physiologischen Todesart der Apoplexie oder der Combination von Apoplexie und Suffocation (Stick-Schlagfluss)? Unsere physiologischen Kenntnisse und die uns bekannten Thatsachen über die Art der Einwirkung des Hängewerkzeuges und des Hängens selbst, sind noch nicht zureichend zu einem entscheidenden wissenschaftlichen Urtheile, wenn gleich bei der Thatsache der Erfahruug, dass bei einem auch nur beschränktem Maasse des Luftzutrittes zu den Lungen, Erstickungssymtome erfolgen, es wahrscheinlich ist, dass beim Erhängen der Tod immer durch Asphyxie vermittelt werde. Wenn aber anderseits die Möglichkeit einer apoplectischen oder apoplectisch-suffocativen Todesart im Allgemeinen von der Wissenschaft nicht ausgeschlossen werden kann, so erwächst hieraus für die gerichtsärztliche Aufgabe, die darüber entscheiden soll, ob im concreten Falle der Tod durch Erhängen bewirkt worden sei, noch keine Beschränkung und das Urtheil kann je nach Verhältniss der Umstände ebenfalls ein bestimmtes werden.

§. 328.

Wird Jemand mit einem den Hals strangulirenden Werkzeuge aufgehängt, so ist der Tod in kurzer Zeit die unausbleibliche Folge. Diese Erfahrungsthatsache muss fest im Auge behalten werden, um den sehr bedingten Werth richtig zu würdigen, den eine andere Erfahrungsthatsache in sich schliesst: dass eine Diagnose einer im Leben und im Tode durch Aufhängen entstandenen Strangmarke nicht möglich sei, und Fälle vorliegen, wo Ermordete aufgehängt worden sind; der man für die gerichtsärztliche Praxis jedenfalls einen zu grossen, aus Speculation hervorgegangenen Werth beigelegt hat. Wald*) hat mir aus der Seele gesprochen, wenn er sagt: Wenn es auch eine medicinische Möglichkeit ist, dass dergleichen Strangmarken noch nach dem Tode gebildet werden können, so liegt es doch auf der Hand, dass nur ein Mörder auf die Idee kommen kann, einen eben Verstorbenen aufzuhängen, und den Selbstmord desselben zu simuliren. Und dann wird die anderweitige Todesursache eben nachweisbar sein. Man kann in der That behaupten, dass, wenn der Gerichtsarzt in dem Falle einer erhängt gefundenen Leiche den Tod nicht vom Erhängen ableitet, dies eben so viel ist, als wenn er geradezu ausspräche, dass der Verstorbene ermordet sei.“ Andernfalls würde sich der Grund des Aufhängens durch dritte Hand namentlich aus den Umständen vermitteln lassen. So lange daher bei einem gehenkt Gefundenen eine anderweite Todesart, aus positiven — concreten thatsächlichen — Merkmalen, nicht als gewiss, wahrscheinlich oder möglich nachgewiesen werden kann, muss der Erhängungstod angenommen werden. Das Urtheil werde aber nie ohne Berücksichtigung der bekannt gewordenen concreten Umstände gegeben.

---

*) Gerichtl. Medicin I. 208.

§. 329.

Die Strangrinne, welche bei balder Entfernung des Strangulationswerkzeuges bis zur Unmerklichkeit verschwinden kann, der Körper mag lebend oder als Leiche aufgehängt worden sein, bietet in ihren verschiedenen Beschaffenheiten keine characteristischen Merkmale für den Erhängungstod. Die Breite der Strangrinne hangt von der Breite des Werkzeuges ab und die Tiefe wird durch die geringere Breite des Stranges, das Gewicht des Körpers und die besondere Beschaffenheit der Weichtheile des Halses bedingt. Die Farbe der Strangfurche ist im Allgemeinen braun. Die hellere oder tiefere Färbung dieses Braun ist hauptsächlich von dem Grade des stattgehabten Druckes abhängig, daher mehr rothbraun bei geringeren, blass- oder blassgelb-braun bei stärkerem Drucke. Bisweilen bemerkt man fast gar keine Farbeveränderung. Immer sieht die gepresste Haut wie vertrocknet aus und bei den höheren Graden des Drucks wird sie pergamentartig und etwas glänzend. Die unter der Haut liegenden Theile, wie Zellgewebe und Muskulatur verhalten sich dann ebenfalls blasser in Farbe und sehen mehr trocken aus. — Wirkliche Sugillation der Strangrinne kommt nur äusserst selten vor; in nahezu 250 von mir respicirten Selbstmordsfällen durch Erhängen wurde sie nur dreimal beobachtet. Hier ist sie allerdings ein Merkmal des Strangulations- und bezw. Erhängungstodes, wenn die Sugillation aus andern thatsächlichen Gründen nicht einer, der Strangulation vorhergegangenen gewaltthätigen Einwirkung zugeschrieben werden muss. Für die Diagnose wird in solchen Fällen die Form und Ausdehnung der Sugillation über die Strangrinne hinaus wichtig, weil erfahrungsgemäss dem Aufhängen tödtendes Erwürgen vorhergehen kann.

§. 330.

Anderweite Merkmale von gewaltthätiger Einwirkung bei einem erhängt Gefundenen können bezüglich ihres Verhältnisses zu der Todesart eine verschiedene Bedeutung haben; sie begründen desshalb nicht unbedingt Verdacht auf Mord. Es ist darum immer in Anfrage zu stellen, ob sie nicht vor dem Acte des Erhängens schon bestanden und einen ganz zufälligen, mit letzterem nicht in ursachlichem Verhältnisse stehenden Ursprung haben. Besondere Schwierigkeiten in der Würdigung bieten hier leichtere Hautverletzungen, wie Ritze, Krätze und anderartige Hautabschärfungen, am Halse, an den Armen und Händen u. s. w., die sich bezüglich der Dauer ihres Bestehens oft gar nicht mehr mit einiger Bestimmtheit beurtheilen lassen. Dasselbe kann der Fall mit Hautquetschungen, besonders auch an der Nase und an den Lippen sein. Zufällig können auch bei der Vorbereitung zum Acte des Selbsterhängens und während diesem, Hautverletzungen entstehen. Dass Selbstmörder, bevor sie zu dem Stricke griffen, auf andere Weise den Tod gesucht haben, und sich Verletzungen der bedeutendsten Art beibrachten, ist bekannt genug, so wie auch durch reinen Unglücksfall Selbsterhängen zu Stande kommen kann. Endlich verdient noch erwähnt zu werden, dass Hängende aus irgend einer Absicht, — auch aus rohem Muthwillen — noch am Körper verletzt werden können. Aus meiner eigenen gerichtsärztlichen Praxis sind mir zwei Fälle bekannt, wo auf Erhängte im Walde, bei denen der Selbstmord später constatirt worden ist, mit Schrotschüssen gefeuert wurde. Bei dem Einen drangen Schrote in die Brusthöhle und in die Lungen. —

§. 331.

Luxation der Halswirbel, so wie Ruptur ihrer Gelenke sind durch Aufhängen einer Leiche nicht zu erwarten, daher eine unpractische Möglichkeits-Voraussetzung, sie kommen aber unzweifelhaft bei Selbstmord durch Erhängen zu Stande. Unter 240 Fällen habe ich viermal Luxation des zweiten Halswirbels und einmal bei einem 41 Jahre alten, gesunden, robusten und muskulösen Manne, der sich an einem Stricke erhängte, so dass seine Füsse den Boden noch berührten, die Bänder zwischen Epistropheus und Atlas linkerseits so zerrissen gefunden, dass man den kleinen Finger zwischen die voneinanderstehenden Gelenktheile einschieben konnte. Die verletzte Stelle war mit schwärzlichem Bluterguss angefüllt. — Einen weitern ähnlichen Fall habe ich in d. Vereint. Deutschen Zeitschrift f. d. Staatsarzneik. Jahrg. 1851. Hft. 1. S. 153. mitgetheit. — Ob Bruch der Halswirbel und unter welchen Bedingungen als Folge des Selbsterhängens vorkommen könne, ist eine noch nicht befriedigend gelöste Frage; jedenfalls ist der Zweifel zur Zeit noch begründet. — Bruch der Luftröhrenknorpel, des Zungenbeins und der Kehlkopfknorpel kann bei Selbsterhängen, bei Stranguliren überhaupt und bei Erwürgen vorkommen.

§. 332.

Ob Jemand durch dritte Hand aufgehängt und so getödtet werden könne, ist, wenn sie ausschliesslich nur auf den Grund der allgemeinen Möglichkeit hin gestellt wird, eine müssige Frage, die gerichtsärztlich keine Untersuchung verdient. Die

Frage hat nur dann practischen Werth und Aussicht auf erfolgreiche Beantwortung, wenn sie aus Anlass einschlägiger Thatsachen dahin präcisirt wird: ob unter den gegebenen Umständen der Erhängungstod durch dritte Hand anzunehmen sei? Sie hat, einen practischen Grund, wenn der Erhängungstod durch Zufall oder Selbstmord negirt oder in begründeten Zweifel gezogen werden muss. Die Umstände und ihre Modificationen, welche zur Aufklärung in Berücksichtigung treten können, sind so zahlreich und verschieden, dass es nicht möglich wird, sie alle in einem Compendium der gerichtlichen Medicin anzuführen und abzuhandeln; nur folgende Puncte unterstelle der Gerichtsarzt in allen Fällen von Erhängen seiner genausten Untersuchung: Art des Hängens der Leiche an ihrem Fundorte; Gegenstand, an dem das Hängewerkzeug befestigt ist; Beschaffenheit des Hängewerkzeugs und der an ihm befindlichen Schlingen oder Knoten, das man, ohne letztere aufzulösen, zu Gerichtshanden nimmt; Links- oder Rechtshändigkeit des Enhängten; Blut- oder andere Spuren am Hängewerkzeug; Entfernung der Leiche vom Fussboden oder dem unterstehenden Gegenstand; Gegenstände in der nähern oder nächsten Umgebung des Leichnams, Verhältnisse der umgebenden Localität überhaupt; Spuren oder Merkmale von Rumor und Kampf, in welcher Beziehnng sowohl der Boden als die Gegenstände der gesammten Localität in Anbetracht kommen; Zustand der Kleidungsstücke des Erhängten und Merkmale von gewaltthätiger Beschädigung derselben. An der Leiche selbst werden alle Veränderungen und Verletzungen, die als Merkmale von Gegenwehr und Angriff gedeutet werden können, genau, gründlich und umständlich untersucht und eben so beschrieben. Auch den Leichensymtomen ist besondere Aufmerksamkeit zuzuwenden.

§. 333.

In der Regel beruht das Erhängen auf Selbstmord, und die Constatirung dieser Todesart hat für den Gerichtsarzt, wenn die Umstände nur einigermaassen erhoben werden können, selten Schwierigkeiten. Unter die Nebenumstände, welche gleich von vorne herein schon auf die richtige Spur zur Aufklärung der Todesart zu leiten geeignet sind, gehören die moralischen und Lebensverhältnisse des Erhängten, inbesondere aber dessen Geistes- oder Gemüthszustand.

§. 334.

Erdrosseln wird dadurch vollführt, dass mittelst eines um den Hals geschlungenen Strangulationswerkzeuges Luftabsperrung mit dem Erfolge der Erstickung bewirkt wird. Für die letztere kommen, wie beim Erhängungstode, die anatomischen Merkmale, denen noch die Möglichkeit von Bluterguss aus dem einen oder dem andern Ohre, der sich während der Strangulation bilden kann, beizufügen ist, in Anbetracht, und für die Merkmale der Gewaltthätigkeit durch das Strangulationswerkzeug ist zu berücksichtigen, dass die Strangulationsmarke gerne eine Kreisform hat, unter dem Kehlkopfe gelagert ist und durch die Maneuvers bei der Strangulation sich leicht Excoriationen und Sugillationen in und an der Strangrinne bilden. Letztere Erscheinungen sprechen in Gemeinschaft der Zeichen des Erstickungstodes entschieden für stattgehabtes Erdrosseln, während aus der Abwesenheit der Erscheinungen von Sugillation und Excoriation und selbst einer Strangrinne, die sich möglicherweise bei einem breiten, weichen elastischen Werkzeuge, welches mit gemessener Gewalt in Wirksamkeit gesetzt wird, sehr unmerklich oder nicht bestimmt unterscheidbar ausbilden oder auch nach eingtretenem Tode, wie beim Erhängungstode verwischen könnte, ohne Berücksichtigung der Umstände, der Schluss auf nicht stattgehabte Todesart durch Erwürgen ungerechtfertigt erscheinen würde.

§. 335.

Dass Erdrosseln auch von Selbstmördern wenn gleichwohl äusserst selten, gewählt wird, indem ein passendes Werkzeug, wie z. B. ein Tuch, Strick u. d. gl. schnürend um den Hals gelegt wird, ist ebenso durch die Erfahrung bestätigt, als dass der Zufall eine solche Todesart bewirken kann. Hier können nur die Umstände, wobei auch besonders auf die Art des Strangulationswerkzeuges und seine Befestigung am Halse, auf Angriffs-, Widerstands- und Gegenwehrsmerkmale, so wie auf die Links- oder Rechtshändigkeit des Verstorbenen Rücksicht zu nehmen ist, entscheidende Aufklärung geben.

Anmerk. Eine eigene Art des Erdrosselns hat die Neuzeit in der Garotte-Räuberei erkennen lassen, wie sie namentlich in Amerika und England ausgeführt worden ist. Der zu beraubenden Person wird ein Band von hinten um den Hals geworfen, und fest zugezogen, wodurch rasch Betäubung und Bewusstlosigkeit verursacht, während welcher der Raub dann ausgeführt wird. Oft kommen solche Personen nach Beendigung des Angriffs wieder zu sich, oft ersticken sie aber während des Acts.

§. 336.

Das Erwürgen setzt in der Regel erhebliche gewaltthätige Einwirkung einer dritten Hand an der Vorderseite des Halses voraus, wodurch Luftabsperrung mit daraus hervorgehender Erstickung bewirkt wird. Die Gewalt wird durch gleichzeitiges Anfassen des Halses ausgeübt, was bei erwachsenen Personen im Zustande des Wachens, Widerstand erzeugt, in Folge dessen die Gewaltanwendung, wenn der Zweck erreicht werden soll, gesteigert werden muss. Durch diesen Vorgang kann es nicht ausbleiben, dass, wie in der That auch die Erfahrung lehrt, bei dieser Art Erwürgten, einzelne Sugillationsstellen mit und ohne Excoriation der Haut in der Nähe des Kehlkopfes oder der Luftröhre vorkommen. Bei Schlafenden und kleinen Kindern, wo Widerstand oder Gegenwehr hinwegfällt und eine geringere Gewaltanwendung zur Erwürgung ausreicht, prägen sich die Quetschungsmerkmale am Halse weniger aus, ja sie können, wie man nicht selten bei derartigen Tödtungen von Neugebornen sieht, fehlen oder ganz unmerklich sein, was sich bei letzteren wohl daraus erklären lässt, dass einerseits die Herzthätigkeit schneller geschwächt werden und erlöschen kann, anderseits die Weichtheile am Halse noch sehr nachgiebig sind und einen geringern Elasticitätsgrad besitzen. — Der Mangel oder die Geringfügigkeit der Quetschungsmerkmale darf kein negatives gerichtsärztliches Urtheil, auch selbst dann nicht provociren, wenn die Merkmale des Erstickungstodes zweifelhaft sind: man wird sich, je nach Maassgabe der übrigen Umstände, auf einen Möglichkeits-Ausspruch beschränken müssen.

§. 337.

Das Würgen am Halse kommt bekanntlich auch bei Streit- und Raufhändeln vor, wobei nicht immer eine Absicht zu tödten zu Grunde liegt, der Tod aber doch die Folge einer solchen Misshandlung sein kann. Individuelle Körperbeschaffenheit, sowie besondere Zustände des Misshandelten, wie z. B. Trunkenheit und besondere Umstände, unter denen die Misshandlung verübt wurde, können hier leicht als mitwirkende Todesursachen auftreten, welche gerichtsärztliche Berücksichtigung erfordern. Hieher scheint der Fall zu gehören, welchen Schneider*) mitgetheilt hat, der nebenbei noch manches Lehrreiche enthält. Die gründlichste Untersuchung und strengste Kritik werde jeweils dem Momente der Grösse der stattgehabten Gewalteinwirkung zugewendet.

*) Detusche Zeitschrift f. d. St. A. K. 1855. VI. 1. S. 21. —

§. 338.

Der Luftabschluss in den Athmungswegen und an ihren Mündungen, dem Mund und der Nase, kann auf sehr verschiedene Art und durch Zufall, eigenes und fremdes Verschulden, sowie durch mörderische Absicht zu Stande kommen. Hieher gehören: das Zudecken mit Betten und Einhüllen des Gesichtes mit Bekleidungsstücken, wie Schwals, ganz vorzüglich bei kleinen Kindern; die Verstopfung des Mundes durch s. g. Lutschbeutel (Schlotzer) bei zufälligem gleichzeitigem Verschluss der Nase und das tiefere Eindringen derselben in den Schlund beim Einathmen; das Ersticken kleiner Kinder, die von den Müttern oder andern Personen zu sich ins Bett genommen werden und denen dann durch irgend eine Lageveränderung die atmosphärische Luft abgesperrt oder der Thorax gedrückt wird; das Andrücken des Gesichts an Gegenstände, welche den Eintritt der Luft durch Mund und Nase aufheben; das Verschliessen des Mundes und der Nase durch Auflegen von Pechpflaster, oder einer Hand; anhaltende Compression des Unterleibs und Thorax durch Sitzen, Liegen oder Knien auf denselben. Aspiration und Einführen fremder Körper durch den Mund und die Nase in den Schlund und die Luftröhre; Ersticken Betrunkener und Epileptischer durch ungünstige Lagerung des Gesichtes für das Athmen. Die Erstickungsarten Neugeborner insbesondere betrachten wir beim Kapitel Kindsmord.

§. 339.

Je weniger sich Merkmale äusserer Gewaltanwendung diagnosticiren lassen, um so nothwendiger wird es, sich über das Vorhandensein oder Nichtvorhandensein zufällig vorhandener Krankheitszustände zu verlässigen, welche geeignet sind, Erstickungstod zu veranlassen*), und die Umstände zu prüfen, unter denen der Tod zu Stande kam. Die Coincidenz von Misshandlung und Einwirkung eines zufällig vorhandenen Krankheitszustandes als Erstickungsursache ist durch verschiedene Beobachtungen bestätigt. Besondere Beachtung verdient, dass durch Erbrechen Speisereste vor die Stimmritze gelagert werden und selbst in die Luftröhre gelangen können; ein Zufall, der bei Misshandlung betrunkener Personen leicht eintreten kann. — Dass auch Ersticken durch Verschliessen des Zutritts der athmosphärischen Luft zu den Atrien der Luftwege, wie durch Zu-

---

*) Vgl. oben §. 320.

decken mit Bettdecken und Einstossen fremder Körper in den Schlund, als Mittel zur Selbsttödtung benützt werden kann, zeigen Fälle der Gerichtspraxis.

§. 340.

Bei der unbestreitbaren Thatsache, dass der Sauerstoffmangel des Blutes nothwendig und in kürzester Zeit den Tod in Form von Asphyxie herbeiführen müsse, und dass die verschiedenen Arten der Blutvertheilung vorzugsweise von der Art und dem Grade der erlöschenden Herzthätigkeit abhangen: ist es physiologisch gerechtfertigt, die Todesursache des Ertrinkens allein in dem Ersticken zu suchen, und dies um so mehr, als Hyperämien des Gehirns, wie wir vielfältig zu beobachten Gelegenheit haben, nicht nothwendig Apoplexie herbeiführen, Gefässrupturen mit Bluterguss ebenfalls nicht immer diese Folge haben und sich vollständig aus dem Zustande der erlöschenden Herzthätigkeit als ein zufälliges Product erklären lassen, wenn man sogar die Möglichkeit einer besondern Disposition der kleinern Gefässe zu Rupturen im einzelnen Falle ausser Rechnung lassen will. Der geringe hyperämische Zustand der Lungen, den man bisweilen bei Ertrunkenen findet, ist rein zufällig, kommt auch bei unzweifelhaft Erhängten und zwar nicht immer mit Hyperämie des Gehirns vor, bei denen übrigens aus allen factischen Verhältnissen und Umständen Erstickung mit Bestimmtheit angenommen werden musste. Dass Menschen, welche ins Wasser gerathen sind, vor dem Ersticken aus mechanischer Ursache, sterben können, scheint als möglich zugegeben werden zu müssen. Abgesehen von krankhaften Zuständen, welche zu Rupturen disponiren, darf nicht ausser Acht bleiben, dass Kälte eines der wichtigsten Mittel zur Erregung von Ischämie ist, welcher, je nach Umständen, die Möglichkeit nicht abgesprochen werden dürfte, den Tod vor dem mechanischen Act des Erstickens zu vermitteln.

§. 341.

Ausser den allgemeinen Merkmalen des Erstickungstodes zeigen sich beim Ertrinken folgende besondere von entschieden diagnostischem Werth. Schaum in den Luftwegen, Ertränkungsflüssigkeit in den Bronchien, emphysemartiges Aufgedunsensein der Lungen. Bedingten diagnostischen Werth hat das Vorhandensein von Wasser oder Ertränkungsflüssigkeit im Magen und unerheblichen die Gänsehaut.

Anmerk. Der Schaum in den Luftwegen, eigentlich ein Product des Erstickungstodes überhaupt, hat eine feinblasige Beschaffenheit, und kommt fast in der Regel bei Ertrunkenen vor, wenn dieselben bald nach dem Tode untersucht werden. Mit der beginnenden Verwesung der Leiche verflüssigt sich der Schleim und verliert sein schaumiges Ansehen, daher man nach einigen Tagen keinen Schaum mehr antrifft. Auch das längere Liegen der Leiche unter Wasser, zerstört die Erscheinung. — Die gemachten Versuche und Beobachtungen, namentlich die von Kramer, haben die Möglichkeit und Wirklichkeit des Eindringens der leicht beweglichen Medien und bezw. der Ertränkungsflüssigkeit durch die fortdauernden Inspirationsbewegungen nachgewiesen. Obgleich die flüssigen Medien, in denen das Ertrinken statthatte, nicht immer und in verschiedener Quantität in den Bronchien angetroffen werden, als solche auch durch den Augenschein nicht wohl nach ihren besondern Eigenschaften erkannt werden können, so hat die Erscheinung in Verbindung mit den andern Zeichen doch erheblichen, und mit dem Zusammentreffen des emphysemartigen Zustandes der Lungen, den erheblichsten Werth, der aber den Ertrinkenstod nicht zur Gewissheit erhebt, wenn in der Flüssigkeit und resp. in den Bronchien beigemischte fremde Körperchen aufgefunden werden, die im Wasser, wo das Ertrinken statthatte, vorkommen, wie z. B. Pflanzentheile. Nach den neuerdings gemachten Beobachtungen scheint es nämlich nicht unmöglich zu sein, dass auch im Leichenzustande Wasser und sogar darin befindliche fremde Körperchen, in die Bronchien eindringen können; weit und zahlreich in die Bronchien eingedrungene fremde Körperchen, die bald nach dem eingetretenen Tode und während der Leichenstarre angetroffen werden, scheinen aber Inspirationsbewegungen vorauszusetzen. — Durch das Eindringen der wässerigten Flüssigkeit werden die Lungen feuchter und verlieren nach dem Tode den Luftgehalt ihrer Zellen schwieriger; ihre Zellen erscheinen daher nach Eröffnung der Brusthöhle in grösseren Lungenabschnitten gleichmässig durch Luft zum Inspirationsvolum ausgedehnt (Kramer), die Lungen liegen wie aufgeblasen da, lagern sich dicht an die Brustwandungen und fühlen sich schwammig oder ödematös an. — Bei dem Hindernisse, den die aneinanderliegenden Wände der Speiseröhre im todten Zustande, dem Eindringen des Wassers entgegensetzen und bei der Erfahrungsthatsache, dass Ertrinkende unwillkührlich Wasser verschlingen, hat das Auffinden von Wasser und bezw. Ertränkungsflüssigkeit im Magen, wenn solches nicht zuvor dahin gelangte, immerhin Werth, der aber nach dem Aufhören der Leichenstarre der Oesophaguswände und der Cardia (Pappenheim), wodurch das Hinderniss des Eindringens des Wassers in den Magen beseitigt zu werden scheint, aufhört. Ob nicht noch besondere andere physicalische Verhältnisse das Eindringen von Wasser selbst bald nach dem Tode möglich machen, muss dahin gestellt bleiben; jedensfalls scheint mir der Ausspruch der Unmöglichkeit zur Zeit als ein gewagter. Dass man den Magen bei notorisch Ertrunkenen auch bisweilen leer, d. h. ohne Wassergehalt findet, unterliegt keinem Zweifel; ich habe es selbst wiederholt und ganz kürzlich bei einem Epileptiker beobachtet, der in einem Anfalle seiner Krankheit ins Wasser fiel, und wo die Section die übrigen Merkmale des Ertränkungstodes deutlich wahrnehmen liess. Wo vorher geistiges Getränk genossen wurde, verliert das Zeichen leicht allen Werth. —

Die Gänsehaut kommt allerdings häufig, aber doch nicht immer bei Ertrunkenen und dann auch bei verschiedenen andern gewaltsamen und nicht gewaltsamen Todesarten vor. Isolirt oder bei dem Mangel der übrigen characteristischen Merkmale des Ertränkungstodes, kann daher diese Erscheinung keinen Werth haben, und wo die übrigen Phänomene die Diagnose schon gestatten, erhält dieselbe keine erhebliche weitere Begründung. — Bereits aus denselben Gründen und weil, wie schon Kramer (Handb. d. gerichtl. Med. 1857. S. 541) richtig bemerkt hat, es für den Penis kein Normalmaass giebt, erscheint für die Diagnose des Ertrinkens im Wasser das Zusammengezogensein des Penis ohne Erheblichkeit. — Die Erscheinung, dass bei Leichen Ertrunkener die Farbenänderung zuerst am Kopfe, am Halse und an der Brust sich ausbilde, während der Bauch noch weiss bleibt, ist ohne diagnostischen Werth, weil sie auch bei Leichen vorkommt, die als solche ins Wasser gelangt sind. — Vorlagerung und Einklemmung der Zunge kommt häufig, doch nicht ausschliesslich vor. Die Umstände entscheiden darüber, welcher diagnostische Werth darauf zu legen sei, ob das Individuum lebend oder todt ins Wasser kam. — Die Runzelung und Faltung der Haut der Handteller und Fusssohlen ist ein Leichensymptom und beweist nur, dass der Leichnam längere Zeit in Wasser gelegen habe.

§. 342.

An frischen Leichen lässt sich in der Regel der Erträukungstod mit Bestimmtheit feststellen; anders verhält es sich aber bei Leichen, die mehrere oder viele Tage im Wasser gelegen haben. Dieser Umstand und die vorgeschrittene Fäulniss verwischen die Merkmale des Erträukungstodes entweder ganz oder machen sie zweifelhaft. Dieses Verhältniss berechtigt aber, wenn keine andere Todesart nachweisbar oder wahrscheinlich ist, noch nicht, bei einer im Wasser aufgefundenen Leiche, den Erträukungstod in Abrede zu stellen, der doch die Regel für die im Wasser aufgefundenen Leichen bildet.

§. 343.

Bei dem Untertauchtwerden unter das Wasser geht dem Ertrinkungstod ein Zustand der Ohnmacht voraus, welcher schon nach wenigen Secunden und im weitesten Falle nach 1 bis $1^1/_2$ Minuten eintritt und dann längere oder kürzere Zeit in der Form von Scheintod andauern kann, aus dem eine Rückkehr zum Leben nur künstlich, durch die s. g. Wiederbelebungsversuche möglich ist. Der Tod kann übrigens bei Personen, die unter das Wasser gerathen, schon nach einer Minute, vielleicht sogar noch eher, eintreten, während in andern Fällen noch nach fünf und mehreren Minuten die Rettung gelungen ist. — Der nackte todte Körper, bei dem noch keine Fäulniss sich entwickelt hat, sinkt, da er ein specifisches Gewichtsverhältniss von 1,08 bis 1,10 besitzt, im Wasser unter, während bei lebend ins Wasser Gekommenen das Untersinken oder schwimmende Schweben auf oder an und unter dem Wasserspiegel, von zufälligen Verhältnissen wie Kleidungsstücken, Metallkörpern in denselben, ruhigem Verhalten des Körpers oder Bewegungen mit den Armen, wobei dieselben oberhalb dem Wasserspiegel gelangen u. s. w., abhängt. Mit der Entwickelung von Gasen im Innern des Körpers, etwa um die Zeit vom dritten Tage an, pflegt sich die Leiche zu heben, wodurch die Auffindung des Leichnams dann begünstigt wird.

§. 344.

Wie lange ein Leichnam im Wasser gelegen habe, ist, wenn es sich um die Angabe von kleinern Zeiträumen handelt, schwer oder gar nicht zu bestimmen Der Maassstab liegt im Allgemeinen in dem Verwesungsgrade, der durch die Temperatur des Wassers, das Alter des Verstorbenen, durch seine Körperbeschaffenheit und durch zufällige andere Einflüsse Correctionen erhält. Nach den Untersuchungen von Devergie, der für die ersten vier Monate neue verschiedene, durch Orfila's Nachweisungen aber unhaltbare und nicht verlässige Reihen von Erscheinungen angenommen hat, ist nach dem vierten Monate jede genauere Zeitbestimmung unmöglich. In Wasser von 8 — 10° R. erstarrt der Leichnam in wenigen Stunden; nach 3 — 4 Tagen wird die Epidermis locker, die bläulichen Tinten der Haut werden verwaschener und die weisse Farbe der proteinhaltigen Gewebe wird röthlich. Nach 6 — 8 Tagen beginnt die Gasentwicklung beträchtlicher zu werden, so dass die Leiche bis über den Wasserspiegel hervortaucht; die Epidermis hat sich mehr oder weniger gelöst und der Körper verbreitet in der Atmosphäre einen moderigen, verdorbenen Geruch. Die Fäulniss nimmt mit der zweiten Woche zu, die Haut wird emphysematös aufgetrieben; über dem Wasserspiegel hervorragende Theile werden nach Umständen von Schmeissfliegen aufgesucht und mit Maden besetzt; die längere Zeit der Luft ausgesetzte Haut nimmt eine grünblaue oder schwarzbraune Farbe an und trocknet, ihrer Oberhaut beraubt, pergamentartig ein. Die aus dem Wasser gezogenen Leichen, bei warmer Luft schon nach wenigen Stunden, zeigen einen raschen Fortgang der Verwesung, besonders an Kopf und Hals; das Gesicht schwillt zur Unkenntlichkeit, wird dunkelschwarzgrün, die Kopfschwarte ist vom Perikranium durch aufgelöstes schaumiges Blut getrennt und gelockert; die Haut ist der Epidermis in mehr oder weniger ausgedehnter Weise beraubt und schmierig; an den emphysematösen

Extremitäten und auf den Rippen kennzeichnen sich die Venen als grünlichblaue Stränge; das Scrotum ist sehr aufgetrieben, während die inneren Organe noch verhältnissmässig frisch erscheinen. In den nächsten 6 — 7 Wochen stellen sich nur wenig bemerkbare Veränderungen ein; erst gegen den dritten und vierten Monat hin pflegen die Höhlen des Körpers sich zu öffnen, indem am Unterleibe, besonders die Haut über dem Leistencanale oder auch an andern Stellen, sich bräunlich verfärbt und perforirt. Mit der Eröffnung der Körperhöhlen und dem Ausströmen der Fäulnissgase verliert der Körper nach und nach von seiner Schwimmfähigkeit; er tritt wieder unter den Wasserspiegel herab, die Maden verlieren sich, die Haut und der Ueberrest von Muskeln gestaltet sich zu härtlichen Schollen aus Leichenfett, welche die Knochen des Skelets nur locker zusammenhalten, so dass es leicht in einzelne Stücke sich trennt.

§. 345.

Ein Mensch kann als Leiche oder lebend ins Wasser kommen, und im letztern Falle in Folge von Zufall, Selbstmord oder durch verbrecherische Hand. Die gerichtsärztliche Untersuchung ist nicht immer, selbst mit Berücksichtigung der Nebenumstände, in der Lage, darüber entscheiden zu können. — Die Criterien für Leichen, die als solche ins Wasser kamen, müssen theils aus den negativen Merkmalen des Ertränkungstodes, theils aus dem Bestand einer andern Todesart und den persönlichen und lebensgeschichtlichen Verhältnissen mit Berücksichtigung aller Nebenumstände gewonnen werden. Nach dem Verhältnisse des Fortschritts der Verwesung und des längern Aufenthalts der Leiche im Wasser wird das Urtheil unzuverlässiger und zuletzt unmöglich, wenn nicht etwa bedeutende, im Leben entstandene Verletzungen, wie z. B. Schusswunden, welche namentlich durch Knochentheile gedrungen sind, sich erhalten haben oder metallische Gifte auffindbar sind. Ein werthvolles Anzeichen für den Tod im Wasser und folglich gegen vorhergegangenes Sterben, kann das Vorhandensein von Substanzen, die vom Ufer oder vom Boden des Wassers stammen, sein, wenn sie von den festgeballten Händen eingeschlossen werden. Auch kommen hier in den Bronchien aufgefundene Substanzen in Anbetracht. Ferner macht der Mangel an Verletzungen und an giftigen Substanzen im Körper es unwahrscheinlich, dass ein Mensch als Leiche ins Wasser geworfen worden sei. Freilich hat der letztere Umstand wenig practischen Werth, da eine Untersuchung in dieser Richtung umfangreich und nicht gerade von sicherem Erfolge ist.

Bei sich vorfindenden Verletzungen entscheidet ihre Lage und Beschaffenheit, über ihren möglichen oder wahrscheinlichen Ursprung im Leben oder Tod. Häufig sind während des Aufenthalts im Wasser entstandene Verletzungen von solchen dem lebenden Körper zugefügten nicht mehr zu unterscheiden. Die meisten Leichen, die im Wasser aufgefunden werden, gehören Verunglückten und Selbstmördern an, wo dann fast immer die Umstände, nach welchen und unter welchen der Tod eintrat, erhoben werden können und die Sache aufklären. In beiden Fällen können Verletzungen der bedeutendsten Art und mit den Merkmalen vitalen Ursprunges vorkommen, die lediglich ihre Existenz dem Zufall verdanken, indem z. B. beim Fall oder Sprung ins Wasser durch Anstoss an Gegenstände der verschiedensten Art, Quetschungen oder Quetschwunden verursacht wurden. Selbstmörder machen bisweilen vor dem Ertränken mit andern gewaltsamen Einwirkungen Selbstentleibungsversuche. Eine eben so vorsichtige als gründliche Prüfung erfordern Verletzungen an den obern Extremitäten, welche von Gegenwehr herzurühren scheinen, indem gerade diese einen anderweitigen Ursprung haben können. Wenn in einem gegebenen Falle weder Unglücksfall noch Selbstmord erwiesen werden kann, so ist der Gerichtsarzt noch nicht berechtigt, einen verbrecherischen Ursprung durch Mord anzunehmen.

§. 346.

Das Ersticken in irrespirabeln Gasarten. Irrespirabel ist eine Gasart, wenn sie keinen oder nicht die zum Fortsetzen des Athmens erforderliche Quantität Sauerstoff besitzt, deren Einathmung dann ganz denselben Erfolg haben muss, wie das Abschliessen der Luftröhre durch mechanische Gewalt. Bis jetzt kennt man nur zwei solche Gasarten: das Stickstoff- und das Wasserstoffgas; alle übrigen Gasarten wirken vermöge ihres chemischen Gehalts positiv schädlich und beschädigen so den Körper in Form von Gesundheitsstörung oder Lebensberaubung, d. h. sie wirken als s. g. Gifte, indem sie von der Lungenschleimhaut aus ins Blut gelangen, von wo aus sie ihre weitern Wirkungen entfalten. Für den Erstickungstod in irrespirabeln Gasarten, der wohl nur zufällig vorkommt, kann es begreiflich keine characteristischen Merkmale geben, es können sich nur die allgemeinen Zeichen des Erstickungstodes kundgeben. Wo das Athmen in abgesperrten Räumen geschieht, wirkt nicht der Mangel an Sauerstoff schädlich, sondern der grössere Gehalt der Luft an Kohlensäure, die schon bei einem Zehntheil ihres Volums an Kohlensäure tödtliche Wirkungen hervorbringt.

3) Tod durch schädliche Gase.

§. 347.

Kohlensaures Gas wird durch Einathmen sehr bald Ursache des Todes, wenn es in grösserer Menge der atmosphärischen Luft beigemischt ist. Seine chemisch-physiologische Wirkungsart ist uns noch nicht genau bekannt, doch scheint, wie bei der Erstickung überhaupt, der Tod wesentlich durch Lähmung des Herzens vermittelt zu werden. Aber auch auf die übrige Muskulatur des Körpers scheint die Kohlensäure, nachdem sie in die Blutbahnen gelangt ist, lähmend einzuwirken, woraus sich das plötzliche Niederstürzen der Personen erklären lässt, die in eine Atmosphäre von kohlensaurem Gas gerathen und dann zum Entfliehen unfähig werden. Ob die in die Blutbahnen gelangte Kohlensäure durch den Contact in den Arterien eine Contraction hervorrufen, welche dann durch Ischämie die Asphyxie bedingt, (Erichsen und Williams), muss dahin gestellt bleiben, zumal die Beobachtungen dieser Untersucher nicht ganz sicher sind. — Der Leichenbefund ergiebt für die Todesart durchaus keine characteristischen Merkmale, häufig sind nur die hyperämischen Erscheinungen in der Brust- und Kopfhöhle. Da diese Todesart in der Regel die Wirkung eines Unglücksfalles, seltener eines Selbstmords ist, so pflegen die Umstände auch immer geeignet zu sein, die erforderliche Aufklärung zu geben.

§. 348.

Aehnlich den Wirkungen des kohlensauren Gases sind die des Kohlendunstes und des Leuchtgases durch ihren Gehalt an Kohlenoxyd. Der Leichenbefund hat ebenfalls kein characteristisches Merkmal für diese Todesart. Die häufigsten, aber nicht constanten Erscheinungen sind ausser Hyperämieen der Gehirnhäute und der Hirnsubstanz, der Lungen und des rechten Herzens, hellfarbige Röthung des Gesichts und rothe Flecken auf der Haut, Blutungen aus der Nase, Schaum in den Luftwegen und Congestionsröthe in der Magenschleimhaut. — Nicht weniger giftig als das Kohlenoxydgas ist das Schwefelwasserstoff- und das Schwefelwasserstoff-Ammoniakgas, das sich gerne in Abtritten entwickelt und dadurch Anlass zu Unglücksfällen zu werden pflegt. Bei den Sectionen der in Folge von Schwefelwasserstoff Gestorbenen wurde das Blut auffallend flüssig und von dunkelschwarzer Farbe gefunden. Die Lungen sollen bei Einschnitten einen, den Schwefelwasserstoff bezeichnenden penetranten Geruch von sich gegeben haben.

§. 349.

Dass concentrirte Chloroformdämpfe, und je weniger sie mit atmosphärischer Luft vermischt geathmet werden, sehr schnell den Tod zu bewirken vermögen, ist aus Anlass der medicinischen Anwendung dieses Stoffes bei chirurgischen Operationen, selbst bei Handhabung aller Vorsichtsmaassregeln, leider eine Thatsache der Erfahrung geworden. Die Intensität der Schädlichkeit dieses Stoffes scheint lediglich von individuellen körperlichen Verhältnissen abzuhangen, die wir zur Zeit noch nicht kennen, daher wegen Mangel von Contraindicationen, die medicinische Anwendung Gegenstand einer strafrechtlichen Frage werden könnte. Dabei kommt noch in Anbetracht, dass, wie es scheint, durch den längere Zeit fortgesetzten Gebrauch in relativ kleinen Quantitäten, die nicht gerade den Tod bewirken, lange dauernde oder bleibende Gesundheitsbeschädigungen verursacht werden können. Der Tod wird wahrscheinlich primär durch Gehirnlähmung vermittelt. Die Leichenbefunde geben keine characteristischen Merkmale zur Constatirung der Todesursache; Hyperämieen und Anämieen der Lungen und der Unterleibsorgane, Röthung der Schleimhaut der Bronchien mit blutigem Schaum auf derselben, sowie auch schwärzliches flüssiges Blut, sind Erscheinungen, die man auch bei anderen Todesarten findet. Die chemische Untersuchung der Leiche liefert keine Resultate.

4) Tod durch Erfrieren.

§. 350.

Mit Ausnahme von Kindern, insbesondere Neugebornen, kommt der Erfrierungstod wohl nur als Unglücksfall vor, wo die Todesart dann aus den Umständen und dem Mangel von Inzichten, die auf eine gewaltsame Todesart durch dritte Hand deuten, hervorgeht. Jedenfalls reicht der Leichenbefund, wobei die Organe der Kopf- und Brusthöhle meist hyperämischen Zustand zeigen, zur Constatirung des Erfrierungstodes nicht hin. Welcher Kältegrad im Allgemeinen zur Bewirkung des Erfrierungstodes erfordert wird, lässt sich nicht bestimmen; individuelle körperliche Verhältnisse und Zustände haben dabei einen zu grossen Einfluss. Kinder unterliegen dem Erfrieren eher als Erwachsene, schwächliche oder durch Entbehrungen und Ermüdungen abgeschwächte Individuen eher, als kräftige, und Trunkenheit steigert entschieden den nachtheiligen Einfluss der Kälte. Bei begünstigenden körperlichen Einflüssen kann nach den gemachten

Erfahrungen das Erfrieren schon beim Gefrierpunkte und wenigen Graden darunter eintreten.

5) Tod durch Verbrennen.

§. 351.

Die grosse Aehnlichkeit, welche die von gewissen Säuren verursachten Veränderungen auf der Haut mit Brandwunden haben können, macht es in vorkommenden Fällen vor Allem nöthig, die Diagnose festzustellen, ob die vorliegenden Beschädigungen von wirklichem Feuer, von erhitzten metallischen Körpern oder Flüssigkeiten, oder aber von mineralischen Säuren herrühren. Wir haben bereits oben*) die Hilfsmittel angegeben, welche uns zu einer Diagnose führen können; wo die Brandmerkmale sehr tief gehen und mit Verkohlung der Weichtheile auftreten, lassen sie die stattgehabte Einwirkung durch wirkliches Feuer nicht mehr verkennen und die etwaigen Reste des Brennmaterials sowie die Nebenumstände geben die erforderliche Aufklärung.

§. 352.

Schwieriger kann die Entscheidung werden, ob die Brandwunden im Leben oder erst im Tode zugefügt worden sind. Unmöglich ist die Entscheidung, wo der ganze Körper oder ein grösserer Theil verkohlt oder gebraten ist. Weil das Feuer hier längere Zeit und folglich jedenfalls auch noch auf den todten Körper eingewirkt hat, so geht aus dem Verbrennungsgrade jedenfalls nicht die Unmöglichkeit hervor, dass das Verbrennen die Todesursache war. — Die Merkmale vitaler Reaction, die uns bei Brandwunden zu Gebot stehen, beschränken sich auf Blasenbildung und die Erscheinung eines Saums um die Blase oder um den Brandschorf von Entzündungsröthe. Der diagnostische Werth dieser Merkmale ist aber kein unbedingter. Es ist dabei zu berücksichtigen, dass sie bereits entstanden, durch die fortdauernde Wirkung des Feuers und bei dem inzwischen untergegangenen Leben, aber wieder zerstört werden. Ihre Abwesenheit beweist daher nicht, dass die Verbrennung nur am todten Körper und nicht auch schon während dem Leben stattgehabt habe. — Die Brandblasen bilden sich, namentlich an Stellen, wo das Feuer weniger intensiv einwirkte, nicht immer so

---

*) §. 262.

bald; man sieht sie nicht selten erst nach Stunden auftreten. Der inzwischen eintretende Tod kann die Blasenbildung unterbrechen. — Wo die Haut Flüssigkeit enthält, also bei hydropischen Zuständen, ist Blasenbildung mit Gehalt von Serum, das eine röthliche Färbung haben kann, durch Einwirkung von Feuer selbst Stunden lang nach dem Tode, möglich. Es fehlt aber diesen Blasen der rothe Saum und der entzündlich geröthete Grund, was auch der Fall ist bei den an Leichen experimentative erzeugten, mit Dämpfen und Gasen gefüllten Blasen (Christison und Maschka), welche bald zerplatzen und einen weissen oder bläulich-weissen Grund zeigen, der durch die fortdauernde Einwirkung der Luft trocken und hart werden und selbst eine rothe Earbe annehmen kann. Abgesehen davon, dass hiebei der rothe Saum fehlt, so trägt diese Röthe nicht den Character der Entzündungsröthe, sie setzt sich nicht ins Hautgewebe fort, sondern wird nur von dem Producte des Feuers getragen. —

§. 353.

Der entzündlich geröthete Saum um eine Brandborke oder um eine Brandblase und der entzündlich geröthete Grund derselben, welche Thatsachen übrigens jeweils sehr genau und insbesondere mit bewaffnetem Auge zu untersuchen sind, bilden entschiedene Merkmale vitaler Reaction, die nur während des Lebens, möglicherweise aber auch während des Sterbens und selbst noch einige Minuten nach dem Tode sich gebildet haben konnten. Ueber die letztere Möglichkeit, die sich am menschlichen Körper bisher nur durch Experimente an amputirten Gliedern (Wrigt), und hier nur in beschränkten Umfange nachweisen lässt, müssen künftige geeignete Beobachtungen mit Bezug auf den Grad und die Bedingungen der Ausbildung der vitalen Reaction, weitern Aufschluss geben. Dass die Merkmale der entzündlichen Röthe sich nach dem Momente des Sterbens hochgradig ausbilden werden, ist nicht wahrscheinlich. Es wird daher in fraglichen Fällen das Criterium mit Rücksicht auf die Nebenumstände, die häufig über die Möglichkeit des Verbrennens im lebenden Zustande Aufschluss zu geben vermögen, zu verwerthen sein.

§. 354.

Der Verbrennungstod hat wie der Erfrierungstod im Leichenbefunde zwar keine characteristischen Merkmale, doch findet man, wenn die vorhandenen Zerstörungen eine Untersuchung der Körperhöhlen noch möglich machen, in den Organen der Kopf-, Brust- und

Bauchhöhle Hyperämieen in verschiedenen Graden und, wo der Tod schnell eintrat, pflegt sich seröser Erguss mit röthlicher Tingirung zu bilden. Bei Verunglückten, welche in den Flammen umkamen oder wenige Augenblicke, nachdem sie den Flammen entrissen waren, den Geist aufgaben, fand man die deutlichsten Spuren bedeutender Congestion im Darmcanal (Dupuytren). Die Schleimhaut zeigte hochrothe Flecke von grösserem oder geringerem Umfange und war von Blut überfüllt. Die Zeichen dieses Blutandranges von der Peripherie nach den inneren Organen finden sich zwar auch im Gehirn, auf den Schleimhäuten der Bronchien u. s. w., aber im Magen scheint das Symptom sich am stärcksten auszubilden, weswegen es hier, wenn der Verbrannte nicht schnell stirbt, am schnellsten zur Geschwürbildung kommt, — in dem Dupuytren'schen Falle schon nach 36 Stunden.

Anmerk. Astley Cooper (Vorlesungen über Chirurgie. Deutsch von Dr. Burchard. Erlangen, 1845 S. 509) bemerkt bezüglich der Sectionsergebnisse von an Verbrennung Gestorbenen: „In Fällen dieser Art scheint es, als ob das Blut plötzlich durch die Haut tretend sich bemühe, durch alle Poren innerer Oberflächen durchzutreten. In dem Wintersemester von 1835 auf 1836 starb ein 15 Jahre alter Knabe in dem North-London-Hospital, wenige Stunden nach einer erlittenen tiefen und sehr ausgedehnten Verbrennung, ich untersuchte die Leiche mit der grössten Sorgfalt, in der Erwartung, Congestion auf den Schleimhautoberflächen, blutig seröse Flüssigkeit in den Ventrikeln des Gehirns, im Herzbeutel und alle die anderen von Dupuytren angegebenen Erscheinungen zu finden; jedoch waren dieselben bei weitem weniger sichtbar und deutlich, als die mitgetheilten Beobachtungen mich, so wie auch andere Aerzte, voraussetzen liessen."

§. 355.

Von welcher In- und Extensität eine Brandwunde sein müsse, um Ursache des Todes werden zu können, lässt sich im Allgemeinen nicht angeben, indem hiebei von den individuellen körperlichen Verhältnissen gar viel abhangt; Kindern und alten Personen scheinen Verbrennungen insbesondere am gefährlichsten zu sein. Wo keine anderen Krankheitszustände vorliegen und die Verbrennung sich beiläufig auf einen Quadratfuss ausdehnt, wird man keinen begründeten Zweifel gegen die Verbrennung als Ursache des Todes erheben können, wenn letzterer eingetreten ist. Die Schwierigkeit in der Constatirung der Todesursache liegt aber häufig nicht allein in der Art der Brandwunde allein, als noch vielmehr in der Art der Behandlung, wenn eine solche und besonders durch längere Zeit hiedurch noch in Anwendung kam, da man weiss, welche Zahl von

Heilmitteln gegen Brandwunden empfohlen ist und wie die Volksmedicin in der Regel schon ihr Contingent gestellt hat, wenn der Arzt den Verletzten sieht. Dass bei der Beurtheilung aller Brandwunden vorzüglich ihre Intensität in Anbetracht kommt, ist einleuchtend, doch können die einzelnen Verhältnisse so verschieden gestaltet sein, dass darin nicht der einzige Entscheidungsgrund zu suchen und zu finden ist.

§. 356.

Ob Verletzungen, wie Wunden in den Weichtheilen und Beschädigungen an Knochen, die sich gleichzeitig vorfinden, vom Brennen oder einer mechanisch gewaltthätigen Einwirkung mit irgend einem Werkzeuge herrühren kann schwer oder gar nicht zu entscheiden sein, da bekanntlich die Wirkungen des Feuers sich auch in Trennungen der Weichtheile und Knochen, bei letztern in Form von Fissuren und Abblätterungen auszusprechen vermögen. Die Untersuchung der Verletzungsstellen bis ins kleinste Detail und aller Nebenumstände macht oft eine sichere Diagnose möglich.

6) Tod durch ätzende Stoffe.

§. 357.

Ihre Anwendung geschieht in der Regel bei Selbsttödtung und aus Unvorsichtigkeit, doch kann, wie namentlich der unten anzuführende Fall beweist, eine mörderische Absicht zu Grunde liegen. Die Stoffe, welche wir hier in Anbetracht ziehen, sind: Schwefelsäure, Salpetersäure, Oxalsäure und kaustisches Kali, Natron und Ammoniak. Bei Lebenden ist die Ausmittelung der beigebrachten Stoffe meist nicht schwierig, besonders wenn Säuren in Anwendung kamen, von denen sich überdies noch Reste in Gefässen, auf Bekleidungsstücken, Böden u. s. w. vorfinden können.

§. 358.

Schwefelsäure kann in concentrirtem, wie in verdünntem Zustande in grösseren und kleineren Gaben den Tod bewirken, es hangt dies hauptsächlich von den betroffenen Theilen, dem Grade der Aetzung und individuellen körperlichen Verhältnissen ab. Eine Quantität zur tödtlichen Wirkung, als Minimum, lässt sich im Allgemeinen nicht festsetzen; bei kleinen Kindern reicht wahrscheinlich schon ein halber bis ganzer Scrupel hin. Einfluss auf den Grad der Wirkung übt natürlich auch der Umstand, ob der Magen leer oder angefüllt ist. Wo die Wirkungen auf die organischen Gebilde weniger intensiv sind und ein secundärer Krankheitszustand sich entwickelt, kann der Tod oft erst nach Tagen, Wochen und selbst Monaten erfolgen, bei zweckmässig und rechtzeitig angewendeter Kunsthilfe selbst Heilung mit und ohne bleibenden Schaden erfolgen. In Folge der primären Wirkungen, wenn sich dieselben in Perforirung des Magens zeigen, oder wenn die Säure auch in die Luftröhre gelangte, pflegt sich der Tod schon in den ersten Stunden einzustellen, in andern Fällen sah man den Tod nach 12 bis 36 Stunden eintreten. — Die Merkmale an der Leiche geben sich auf der Schleimhaut der Mund- und Rachenhöhle, des Schlundes und des Magens kund, sowie nach Umständen auch auf den Lippen, in der Umgegend des Mundes und selbst in der Luftröhre. Sie variiren nach dem Grade der Aetzung. Bei geringern Graden verhält sich die Schleimhaut corrodirt, pergamentartig, leicht abziehbar, stellenweise ekchymotisch. Die Corrosion kann weniger in den obern und mehr in den untern Theilen des Schlundes und im Magen, oder auch umgekehrt auftreten, wenn die Säure weniger concentrirt war. In den höhern und höchsten Graden, wo die Schleimhaut des Mundes auch die pergamentartige Auflockerung zu zeigen pflegt, ist sie in der Speiseröhre bisweilen in Längenfalten erhoben oder stellenweise ganz abgelöst; im Magen erscheint sie schwärzlich, wie mit einer theerartigen Masse überzogen, unter welcher Anätzungen und schwarze Streifen oder schwarze und dunkelbraune Stellen wahrzunehmen sind, welche sich nicht abwaschen lassen; im tiefern Gewebe machen sich die Merkmale entzündlicher Affection kenntlich. Bei Perforirung des Magens, zeigen die Ränder der Oeffnungen eine unregelmässige Form mit schwärzlicher Farbe und in der Umgegend gelegene Theile können von dem Ergusse angegriffen sein. Immer ist eine chemische Untersuchung der betreffenden Theile, wozu auch der Magen und dessen Inhalt verwendet wird, einzuleiten. Ebenso sind etwa vorhandene Reste in Gefässen, Spuren auf Kleidungsstücken u. d. gl. und vorhandene Reste vom Ausgebrochenen zu untersuchen. Ob die Untersuchung sich noch nach längerer Zeit in den Leichen mit Erfolg vornehmen lasse, muss z. Z. dahin gestellt bleiben.

Anmerk. Bei dem Schwurgerichte des Oberrheinkreises im J. 1856 wurde eine durch Schwefelsäure bewirkte Tödtung verhandelt. Unter Assistenz seiner erwachsenen Tochter goss der Vater seinem 5 Wochen alten gesunden Kinde einen kleinen Löffel voll Vitriolöl ein. Ein Theil davon floss zum Munde heraus und verursachte in der Umgegend des Mundes, am Halse und bis zur Schulter hin blaue Flecken — nach Zeugenangabe. Es erfolgte wiederholtes Erbrechen, klägliches Schreien, aber Niemand ahndete das Vorgefallene. Der Tod erfolgte nach 26 Stunden. Die nach 12 Stunden vorgenommene Section zeigte die Schleimhaut des Mundes, Rachens, des Kehldeckels und der Speiseröhre von graulicher Farbe und theilweise abgelöst, im Magen eine dem Blute ähnliche, dickliche, geronnene Masse, die Schleimhaut im Magengrunde in einer Länge von 3½ Zoll und in einer Breite von ¼ Zoll, bis zum Zwölffingerdarm hin, corrodirt und theilweise abgelöst. Die Corrosion setzte sich durch den ganzen Zwölffingerdarm, bis in den Anfang des Dünndarms hinein fort. Die eingeleitete chemische Untersuchung constatirte die Gegenwart von Schwefelsäure im Magen, Zwölffingerdarm und in einem grossen Theile des Dünndarmes. Der Thäter wurde wegen Mords zum Tode verurtheilt.

§. 359.

Die Wirkungen der Salpetersäure sind denen der Schwefelsäure ganz ähnlich, nur findet man in der Leiche die corrodirte Schleimhaut des Mundes und des Schlundes von gelber oder bräunlicher Farbe; im Magen kann sie durch die Einwirkung der Säure auf den Gallenfarbestoff, eine grüne Farbe annehmen. So wie bei der Schwefelsäure, lässt sich auch im Allgemeinen keine Quantität bestimmen, welche als Minimum den Tod bewirkt. Die chemische Untersuchung der betreffenden Leichentheile ist auch hier und so bald als möglich einzuleiten; die Darstellung der Salpetersäure hat aber grössere Schwierigkeiten. — Die Salzsäure scheint auf die betroffenen Theile der Schleimhäute verhältnissmässig eine grössere corrodirende und zerstörende Wirkung zu äussern, als die Schwefel- und Salpetersäure und ihre chemische Ausmittelung ist wegen den im menschlichen Körper normal vorhandenen Chlorverbindungen mit noch grösseren Schwierigkeiten verbunden.

§. 360.

Die schädlichen Wirkungen der Oxalsäure sind weit heftiger und schneller als bei den vorhergehenden Säuren, indem sie sich zugleich direct auf das Nervensystem zu erstrecken scheinen, was aus der grossen Hinfälligkeit, dem Gefühl von Taubsein in den Extremitäten, der Stimmlosigkeit, den Zuckungen und Convulsionen, die sich im Verlaufe der Krankheit einzustellen pflegen, hervorgeht. Bei den Leichen findet sich die Schleimhaut des Mundes und der Speiseröhre weisslich, letztere in Längsfalten erhoben oder stellenweise abgestreift, erweicht; die des Magens blass, erweicht und leicht zerreissbar. Durch den Austritt des veränderten Blutes können die Magenhäute auch ein schwärzliches Aussehen annehmen; die Perforation der Magenhäute kommt selten zu Stande und da wo sie sich vorfindet, wird es fraglich, ob sie nicht als Wirkung der Säure erst nach dem Tode entstanden sei. Nach den bisherigen Beobachtungen war eine Gabe von drei Drachmen zur Bewirkung eines schnell eintretenden Todes hinreichend; in andern Fällen, wo eine halbe bis ganze Unze und mehr genommen wurde, hat man den Tod schon nach mehreren Minuten bis nach $^1/_2$, ganzen und mehreren Stunden eintreten sehen. — Auch das Sauerkleesalz — zweifach oxalsaures Kali — kann rasch den Tod bewirken. Nach den bisherigen Beobachtungen waren $^1/_2$ bis 1 Unze davon zureichend.

§. 361.

Kaustisches Kali und Natron erregen beim Contact einen heftig brennenden laugenhaften Geschmack, brennendes Gefühl im Schlunde bis in den Magen, Anätzung der Lippen und der Schleimhaut des Mundes, Anschwellung der Lippen, des Gaumens und der Zunge mit Röthung, kühle Haut, empfindlichen Unterleib mit kolikartigen Schmerzen, bisweilen Erbrechen und Diarrhoe. Der Leichenbefund zeigte Erweichung der Schleimhaut, Ablösung derselben und Flecken von dunkelbrauner oder schwarzer Farbe. — Der Tod kann primär oder durch die secundären Wirkungen, in letzteren Fällen erst nach Monaten erfolgen. Nach den von Orfila mitgetheilten Fällen, reichte eine Gabe von einer halben Unze aus, um einen tödtlichen Ausgang der Krankheit zu bewirken. — Das kaustische Ammoniak kann schon in Dampfform heftige Entzündung der Respirationsschleimhaut und den Tod verursachen, das kohlensaure Ammoniak — Ammonium carbonicum siccum, Ammonium sesquicarbonicum — und die Aetzammonium-Flüssigkeit sind in ihren ätzenden Wirkungen dem kaustischen Kali und Natron ähnlich. Dass grössere Gaben von Hirschhorngeist lebensgefährliche Erscheinungen und Tod bewirken können, haben wiederholte Beobachtungen bestätigt.

7) Tod durch Blitzschlag.

§. 362.

Nur höchst selten werden an den Leichen von Blitz Erschlagener keine Spuren des Blitzschlages wahrgenommen. Sonst bestehen diese in mehr oder weniger ausgedehnten Sugillationen und Wunden. Letztere haben eine gerissene Beschaffenheit, gehen oft sehr in die Tiefe und können selbst auf Knochen sich erstrecken.

Die sich vorfindenden Verbrennungen können ebenso gut die unmittelbare Wirkung des Blitzes als des Verbrennens der Kleidungsstücke sein. Bei der Untersuchung der innern Organe der Leiche zeigen sich keine wesentlichen Charactere der Todesart. Die Wirkungen der Asphyxie können mehr oder weniger durch Hyperämie der Lungen und des Gehirns sich bemerkbar machen; das Blut zeigt aber keine eigenthümliche Abweichung und die Leichenstarre, so wie die Fäulniss treten bei diesen Leichen, wie bei andern sog. natürlichen Todesarten auf. — Entschiedenen Aufschluss vermögen übrigens hier in der Regel neben dem Zustande der Kleidungsstücke die übrigen Umstände zu geben.

8) Tod durch Verhungern

§. 363.

Für den gerichtsärztlichen Zweck wird es practisch, die objectiven Erscheinungen am Körper kennen zu lernen, welche die längere oder kürzere, gänzliche oder theilweise Entziehung von Nahrungsmitteln, oder die Darreichung von an Ernährungsmaterial armen Speisen oder Getränken, zur Folge hat, indem das gerichtliche Einschreiten vorzüglich in dieser Richtung Aufklärung über den Sachverhalt bedürftig ist. Leider ist aber die Wissenschaft nicht im Stande, zur Zeit diese objectiven Anhaltspunkte befriedigend geben zu können. — Bei dem Hungertode, der durch gewaltsame Einsperrung eines Menschen erfolgt ist, werden schon die Umstände den grössten Aufschluss geben und die ärztliche Untersuchung wird mit Berücksichtigung dieser, im Stande sein, nachzuweisen, dass der Tod nicht aus einer zufälligen Krankheit, sondern aus wirklichem Verhungern hervorgieng. Man findet die Leichname Verhungerter sehr abgemagert, die Muskeln dünn, welk, weich, blassroth, das Fett geschwunden, die Haut faltig und runzelig; den Magen verkleinert, zusammengezogen, mit zahlreichen vorspringenden Falten und Runzeln auf der innern Wand; die Schleimhaut mit fadenziehendem, zähem, neutralem Schleime bedeckt, dünn, selbst erweicht; die Gefässe der Magenhäute von kleinen Durchmessern und starker Schlängelung; der ganze Darmcanal stark zusammengezogen, enthält nur etwas Schleim und Galle, seine Gefässe sind blutleer oder blutarm und deren Lumina verkleinert; Magen und Darm sehen blass aus; die Leber ist verkleinert und blutleer, ebenso die Milz und Bauchspeicheldrüse. Die Blutarmuth und Blässe zeigt sich auch im Gehirne, den Lungen und dem Herzen; die schwammiger gewordenen Knochen sind arm an Leim und Knochenerde und die Synovialsäcke der Gelenke enthalten keine Flüssigkeit mehr, sondern erscheinen nur als angefeuchtete Flächen. — Wie viele Zeit diese Todesart, wobei alle Speisen und Getränke entzogen wurden, bis zu ihrer Vollendung bedarf, lässt sich bei den anderweiten möglichen und zufälligen schädlichen Einflüssen, wie verdorbener Luft, Kälte u. s. w. um so weniger exact bestimmen, als schon das individuelle Alter und körperliche Verhältnisse eine bedeutende Modification bedingen. Bei Erwachsenen nimmt man als ungefähres äusserstes Medium 14 Tage an.

§. 364.

Aeusserst schwierig und gerichtsärztlich vielleicht nie mit Bestimmtheit nachweisbar sind die Fälle vorsätzlicher und fahrlässiger Tödtung von Kindern und Geisteskranken, durch mangelhafte Darreichung von Lebensmitteln, welche namentlich bei Pflegekindern häufiger vorzukommen scheinen, als man nur vermuthet und ein trauriges Zeugniss für die so oft gerühmte Civilisation unsrer Zeit und die Omnipotenz des modernen Staates enthalten! Wenn die Medicin, von der man oft nur gar zu gerne eine über die physischen Gesetze hinausgehende Wirksamkeit verlangt, auch hier nicht im Stande ist, der Strafrechtspflege und der Policei hilfreiche Hand zu leisten, so hat sie sich keine demüthigenden oder sonstigen Vorwürfe zu machen. Die Untersuchungen, wie gründlich und scharfsinnig sie geführt worden sein mögen, geben nur solches Material, das kaum zur Begründung der Wahrscheinlichkeit oder Möglichkeit des Todes in Folge von Verhungern verwerthet werden kann, indem zu viele andere schädliche Einflüsse concurriren, und der Verlauf der Krankheit ein zu langer oder versteckter ist, der nirgends verlässige characteristische oder diagnostische Merkmale der Hungerkrankheit darbietet.

9) Tod durch Berauschung

§ 365.

Dass Berauschte durch Sturz über Stiegen u. dgl. Gegenstände herab sich der Art beschädigen können, dass der Tod die Folge davon ist, bedarf keiner Auseinandersetzung, ebenso, dass sie ohne weitere Beschädigung zu erleiden, beim Fallen auf den Boden eine solche Lage erhalten können, dass Luftabschluss zu den Lungen entsteht und Erstickung eintritt. Schwierig dagegen kann in solchen

Fällen, wo eine andere Todesart mit verbrecherischem Ursprunge in Anfrage steht und mit zufälliger Todesart wegen Trunkenheit concurrirt, die Entscheidung werden; hier handelt es sich um Erforschung der Thatsachen, welche eine positive oder negative Diagnose begründen können und die häufig in einzelnen, ursprünglich unbedeutend scheinenden Nebenumständen liegen. Die Merkmale, welche der Tod durch höhern oder höchsten Grad der Berauschung im Leichenbefunde giebt, fallen mit denen des Erstickungstodes überhaupt zusammen und es lässt sich folglich daraus nicht ableiten, ob die Todesart durch mechanischen Abschluss der Luft zu den Lungen oder durch die Alkoholintoxication selbst und allein entstanden sei.

Anmerk. Dass Betrunkene, die sich in diesem Zustande in oder auf das Bett legen, dadurch ersticken können, dass sie bei der Seitenlage mit dem Gesichte zu weit in die mit Federn angefüllten Kopfkissen gerathen und dadurch einen Abschluss von der atmosphärischen Luft erleiden, habe ich in zwei zur gerichtlichen Untersuchung gekommenen Fällen beobachtet. Die Erstickung schreitet in dem tiefen Schlafzustande zu schnell vor, als dass die Betreffenden darüber zum Bewusstsein und zur Selbsthilfe gelangen. In den beiden von mir beobachteten Fällen befanden sich auf den Kopfkissen, wo Mund und Nase angelegen hatten, Flecken des Ergusses von serös-blutiger Flüssigkeit aus Mund und Nase. Die Anfüllung der Lungensubstanz in ihrem ganzen Umfange mit schwarzem Blute war prägnant, die Schnittflächen sahen theerartig aus. Die Hyperämie des Gehirns war unbedeutend.

§. 366.

Der acute Alkoholismus, der sich in seiner Richtung als Cerebrospinalaffection, als Rausch mit einer höhern und höchsten Gradation ausspricht, kommt, je nach Gewohnheit an geistige Getränke, nach Körperbeschaffenheit und andern Umständen, schneller oder langsamer zu Stande, wenn grössere Mengen von diluirtem Alkohol, — Getränke mit 4 — 50 Procent absolutem Alkohol. als Bier, Wein, Branntwein, Rum u. s. w. durch die ersten Wege den Blutbahnen zugeführt worden sind. Wenn in einem gegebenen Falle ein an solchem Alkoholismus Verstorbener todt aufgefunden wird und wir durch die richterliche Untersuchung nicht über die Erscheinungen unterrichtet werden, durch die sich die Trunkenheit kund gab; wenn wir nicht das Maass und die Art der genossenen Spirituosa so wie die Zeit, innerhalb welcher sie genossen wurden, erfahren; so wird uns ein Urtheil, ob eine Trunkenheit bestand, nicht möglich; denn aus dem Leichenbefunde im Allgemeinen, lässt sich zwar wohl eine anatomische Characteristik des acuten Alkoholismus aufstellen, aber im concreten Falle reichen die anatomischen Erscheinungen, die sich vorzugsweise in Hyperämien des rechten Herzens, der Lungen, der Leber, der Milz, der Nieren, der grössern venösen Gefässe der Brust und des Unterleibes aussprechen, für eine Diagnose der Berauschung nicht aus. Ebenso wenig können die dunkle Beschaffenheit des Blutes, im Gehirne vorhandene Blutextravasate, der hyperämische Zustand der Blutleiter und der Seitengeflechte und die grössere Anhäufung von Cerebrospinalflüssigkeit in den Hirnhöhlen zu einem affirmativen oder negativen Urtheil berechtigen. Das einzige Merkmal von Werth ist, wenn die Verhältnisse und Umstände keine chemische Untersuchung gestatten sollten, das Vorhandensein von alkoholhaltigem Fluidum im Magen; auch soll die in den Hirnventrikeln vorhandene Flüssigkeit einen alkoholischen Geruch von sich geben (Ogston, Percy). — Bei der acuten Intestinalaffection durch Alkohol, welche in seltenern Fällen vorzüglich dann entsteht, wenn grössere Mengen von 50 und mehr procentigem Alkohol, namentlich bei leerem Magen einverleibt werden, findet man bei der Section nach Falck *) durch Alkohol bewirkte Niederschläge von Albuminaten und andern organischen Stoffen auf der Oberfläche der ersten Wege, entwässerte und geschrumpfte Epithelien und Zellen, mehr oder weniger hell oder dunkelroth aussehende oder völlig verätzte Stellen der abgelösten Mucosa mit Blutergüssen (Ekchymosen) und flüssigen Exsudaten unter der letztern. Die Pathogenese ergiebt sich hiernach hauptsächlich aus der Eiweiss präcipitirenden und phlogogischen Wirkung des concentrirten Alkohols, die sich im Contacte mit der Schleimhaut des Magens auffallend geltend macht. — Der Verlauf dieser Intoxication ist rapid und der Tod kann schon innerhalb einer oder nach wenigen Stunden eintreten.

Anmerk. In der deutschen Zeitschrift für die St. A. K. (Neue Folge III. 2) hat Prof. Buchheim ein Verfahren angegeben, um in der Leiche ganz kleine Alkoholmengen, leicht und sicher nachzuweisen, welches nebenbei noch möglich macht, einen Schluss auf die Quantität des genossenen Alkohols zu ziehen. Er hat zwei Verfahren aufgestellt; das eine erstreckt sich darauf, den Weingeist durch Platinmohr nachzuweisen und hat den Vorzug, weil man dabei im Stande ist, schon in einer viertel bis halben Stunde entscheiden zu können, ob Weingeist vorhanden ist, oder nicht und ob die bei der Fäulniss gebildeten Producte ohne Einfluss auf die Reaction sind.

§. 367.

Nicht selten kommen aus Anlass von Streithändeln in trunkenem

*) Virchow, Pathologie u. Therapie. Bd. II. Abth. 1. S. 294.

Zustande, Kopfverletzungen der verschiedensten Art vor, wobei der Verletzte alsbald oder kurze Zeit darauf, in einen Zustand von Bewusstlosigkeit oder Schlafsucht verfällt, bei dem es, wenn die Beschaffenheit der Verletzung durch ihre Intensität, z. B. Fractur des Schädels, Knocheneindruck u. s. w. nicht maassgebend ist, es schwer wird, zu unterscheiden, ob die Störung der Function des Gehirns eine Folge der Berauschung oder der Kopfverletzung oder beider Ursachen zugleich ist. Das irrige oder unvorsichtige Urtheil kann schon von vorn herein dem Thäter im günstigsten Falle unbegründeten Verhaft, dem Verletzten aber durch Unterlassung der wirksamen Kunsthilfe Gesundheitsbeschädigung bleibender Art und selbst den Tod zuziehen. Noch grösser wird die Schwierigkeit, wenn der Tod in kürzerer oder längerer Zeit wirklich eintritt, und die Vertheidigung erhält, namentlich wenn auch noch eine schlechte heilkünstlerische Behandlung dazu kommt, leicht plausible Gründe, um bei der gerichtlichen Verhandlung sowohl den objectiven Thatbestand der Tödtung in Zweifel zu ziehen, als auch das Maass der Schuld des Thäters herabzusetzen. Im Allgemeinen muss zugegeben werden, dass Trunkenheit des höhern und des höchsten Grades einen schädlichen Einfluss bei allen Kopfverletzungen, die mit Erschütterung verbunden sind, üben könne, der objective Thatbestand einer wissenschaftlich und durch die concreten Thatsachen nachweisbaren Tödtlichkeit einer Kopfverletzung kann aber nur in Zweifel gezogen werden durch einen mit Wahrscheinlichkeit begründeten Zustand des acuten Alkoholismus, der schon in wenigen Stunden für sich tödtlich zu werden, geeignet ist, und wobei man namentlich die anatomischen Merkmale, wie sie bei den asphyctischen Todesarten vorzukommen pflegen, vorfindet. Dauert der Zustand der Verletzung, ehe er in Tod übergeht, mehrere Tage, so kann die Kopfverletzung als wirkende Ursache des Todes gar nicht mehr in Zweifel gezogen werden, mag die Trunkenheit durch den hyperämischen Zustand der Blutgefässe des Gehirns und seiner Häute im Momente der Verletzung oder nachher, zur Bildung von Blutextravasaten, zu Hirnreizung und Entzündung u. s. w. auch Veranlassung gegeben haben. Die Trunkenheit kommt lediglich in der Eigenschaft eines „besondern Zustandes" *) als mitwirkende Ursache in Anbetracht.

---

*) Vgl. §. 300. 301. 302 u. 303.

§. 368.

Man hat von jeher bei der Trunkenheit Grade derselben unterschieden. Obgleich sich solche nicht scharf abgränzen lassen, so hat diese Gradation, welche im concreten Falle der verständigen Schätzung des Gerichtsarztes unterstellt werden muss, ihren entschiedenen Werth. Ich habe es sehr practisch befunden, drei solcher Grade anzunehmen: einen niedern und höchsten, zwischen welchen ein höherer liegt, den man als erheblichen bezeichnen kann, während der niederste als unerheblicher bezeichnet wird.

§ 369.

Der höchste Grad der Trunkenheit kennzeichnet sich wesentlich durch Unvermögen zu gehen und zu stehen; der Berauschte bleibt liegen, wo ihn die eintretende Muskelschwäche übereilt; Intelligenz und Bewusstsein sind völlig verschwunden; die Sinneswerkzeuge zeigen keine Reizbarkeit und Receptivität für äussere Eindrücke, das Fühlen ist bis zur Anästhesie vermindert. Andere den Rausch begleitende Erscheinungen sind: rothblaues aufgedunsenes oder leichenblasses Gesicht, stiere, gläserne Augen mit erweiterter oder auch verengerter Pupille, langsame, auch schnarchende Respiration, schwache und seltene Herzschläge, schwacher, kaum fühlbarer Puls, kühle Haut, teigig anzufühlende, subparalytische Muskulatur, vermehrte Speichelabsonderung im Munde, Erbrechen. — Erreicht die Intoxication den höchsten Punkt, so stellen sich neben dem tiefsten Coma unwillkührliche Abgänge von Koth und Urin, eisige Kälte, convulsivische Zuckungen, Strabismus, allgemeine klonische und tetanische Convulsionen ein; welcher Zustand durch Asphyxie oder Apoplexie in Tod übergehen kann. — Die Dauer des höchsten Grades der Berauschung bewegt sich zwischen beiläufig 3 und 24 Stunden. Der Rückgang in Genesung verräth sich namentlich durch einen tiefen Schlaf mit vermehrter und intensiverer Herzthätigkeit, und wieder eintretende wärmere Temperatur der Haut.

§. 370.

Den niedersten oder unerheblichen Trunkenheitsgrad bezeichnen: ungetrübtes Bewusstsein und Intelligenz bei erregter Nerven- und psychischer Thätigkeit, welche letztere sich je nach dem individuellen Temperament, der moralischen und intellectuellen Bildungsstufe und eigenthümlichen Gemüthsanlagen modificirt und characterisirt. Wird dieser Zustand nicht durch weitern Genuss geistigen Getränkes gesteigert, so dauert er nicht lange, — 1, 2 bis 3 Stunden, andernfalls geht er in den erheblichen Trunkenheitsgrad über, welcher Uebergang eine Mischung von Aufregung und Abspannung kennzeichnet. Sein Einfluss auf die Entstehung und den Verlauf und endlichen Erfolg von Körperverletzungen kann nur ein unerheblicher sein.

§. 371.

Der zweite oder erhebliche Trunkenheitsgrad zeigt nicht nur die deutlich ausgedrückte Mischung der Erscheinungen von Aufregung und Abspannung, sondern auch die begonnene Perturbation der Sinnesthätigkeit und der psychischen Functionen. Die Muskeln zeigen dabei auf kurze Zeit mehr Energie als gewöhnlich, aber ihre Thätigkeit ist ohne Ausdauer und sie gehorchen weniger dem Willen; der Gang wird unsicher stolpernd oder taumelnd, die Sprache ist anstossend, lallend oder stotternd; das Sehvermögen ist getrübt oder gestört, besonders auch durch Doppelsehen; das Gehör leidet an Ohrensausen, Schwerhörigkeit und anderen Parästhesien; das Gedächtniss und Urtheilsvermögen ist beschränkt; bei getrübtem Bewusstsein tritt die Macht vorhandener Leidenschaften und Triebe stärker hervor, während die Vernunft- und Willensthätigkeit mehr oder weniger unterdrückt ist, so dass gerechte oder gewaltsame Handlungen verübt werden, von denen je nach Ausbildung des Trunkenheitsgrades, nur eine unklare oder gar keine Erinnerung bleibt. Ausnahmsweise, d. h. bei besonderer körperlich-geistiger Disposition kann ein Zustand von Sinnesverwirrung, von Delirium oder von wuthartigen Anfällen hervortreten. Unter Steigerung kann dieser Trunkenheitsgrad, wenn er nicht in den höchsten übergeht, sich zu einigen Stunden ausdehnen. Bei habituellen Säufern scheint er die längste Dauer haben zu können. — Für die gerichtsärztliche Praxis wird dieser Trunkenheitsgrad von höchster Wichtigkeit, da er nicht nur bei erlittenen Körperverletzungen als „besonderer Zustand" *) in Anfrage und zur Würdigung kommen, sondern auch ausser der Zurechnungsfähigkeit, die verschiedensten Nebenfragen über Thatverhältnisse, wie z. B. über Möglichkeit von Gegenwehr, von Lage- und Ortsveränderungen veranlassen kann.

10) Tod durch Opium und Morphin.

§. 372.

Durch Opium und Morphin kann acute und chronische Intoxi-

---

*) Vgl. §. 289.

Herz, besonders das rechte, meist mit vielem dunkeln, bald flüssigem, bald dicklichem Blute angefüllt; die Häute des Magens und Darmes meist unverändert, seltener diffus geröthet; die Leber, die Nieren und die anderen drüsigen Organe des Unterleibs sehr blutreich und von dunkler Farbe; die Harnblase gewöhnlich mit Urin stark angefüllt; das Blut auffallend flüssig.

Anmerk. Kussmaul hat in der deutschen Zeitschrift für die Staatsarzneikunde (Neue Folge Bd. IX. Heft 2. S 398) einen sehr interessanten Fall von Morphin-Vergiftung mitgetheilt und in einem gründlichen Gutachten darüber nachgewiesen, dass der Tod in Folge einer ausserordentlich umfangreichen blutig wässerigen Ergiessung in die Luftwege — Oedema Pulmonum — die sich erst in den letzten Stunden des Lebens gebildet hatte, in Form von Erstickung eingetreten sei. Als Ursache dieser nächsten Todesursache nimmt bei dem weitern pathologischen Zustande des Darms, der schon längere Zeit vorher bestanden haben musste und in chronischem Catarrh der Magendarmschleimhaut bestand, Kussmaul mit Wahrscheinlichkeit das durch die chemische Analyse im Magen aufgefundene Morphin an. Der behandelnde Arzt, der z. Z. noch keinen Anlass zum Verdachte einer Vergiftung durch Morphium hatte, verordnete eine Arznei von Succ. citr. mit Liq. Kali carb. Wasser und Opiumtinctur, von der jedoch nicht viel verbraucht wurde und wie die chemische Untersuchung nachwiess, nicht so viel Morphin in den Magen gebracht haben konnte, als nach der Auffindung angenommen werden musste. Bei der Section enthielt die erweiterte Blase mehr als einen Schoppen Urin, was hier um so bemerkenswerther erscheint, als der Verstorbene in den letzten 12 Stunden ansehnliche Wasserverluste durch den Darmcanal und die Luftwege erlitten hatte und die Bauchpresse durch den Brechdurchfall in starke Thätigkeit gesetzt worden war, was in Verbindung mit den später noch erfolgten krampfhaften Einathmungsbewegungen, eine Entleerung der Harnblase hätte bewirken sollen. —

Bei einem im J. 1846 bei dem Schwurgerichte des Oberrhein-Kreises verhandelten Falle von Vergiftung eines 11 Tage alten Säuglings, hatte die eigene Mutter demselben nach ihrem abgelegten Geständnisse eine Gabe Laudanum — Tr. opii croc —, die nach der sachverständigen Schätzung nahezu eine Drachme betragen haben muss, — der Gehalt der Tinctur an Opium konnte nicht mehr ermittelt werden — eingegeben. Der Tod erfolgte darauf innerhalb einiger Stunden, angeblich unter Zuckungen der Gesichtsmuskeln und Gichtern. Ein Arzt ward nicht beigezogen. Die Beerdigung erfolgte im Januar 1855 und die Untersuchung wurde erst im März 1856 auf eingetretene Denunciation eingeleitet. Die nach 14 Monaten bewirkte Ausgrabung des Leichnams, dessen Sarg noch ganz gut erhalten war, ergab: die von den Weichtheilen gänzlich befreiten Kopfknochen waren völlig aus ihren Verbindungen getreten, ebenso die Halswirbel und Rippen. Die noch vorhandenen Weichtheile hatten das Aussehen einer, wie Wagenschmiere aussehenden schwarzen glänzenden Masse. Die Leichenreste wurden von zwei

Chemikern selbstständig einer sorgfältigen Analyse unterworfen; es zeigten sich aber keine Spuren von Morphin oder Meconsäure. — Die Angeschuldigte ward von dem Gerichtshofe des Mords für schuldig erklärt.

11) Tod durch Strychnin.

§. 376.

Das Strychnin, welches in den Ignazbohnen, im Schlangenholz, in der falschen Angusturarinde vorkommt, macht mit Brucin den wesentlichen Bestandtheil der Nux vomica und ihrer Präparate aus. Letztere kommt desshalb in ihren toxischen Wirkungen ganz mit denen des Strychnins überein. Zur tödtlichen Wirkung wird vom Strychnin eine beiläufige Gabe von 1 — 2 — 4 Gr., von Brucin und dessen Salzen von circa 12 Gr. und von Nux vomica in Substanz 30 — 50 Gr., von dem spirituösen Extract, wovon 10 Grān einen Gran Strychnin enthalten sollen, 3—6—8 und mehr Gr. erfordert. — Je nach der Dosis, welche in das Blut übergieng, verläuft die Intoxication in 5 bis 60 und mehreren Minuten; länger und selbst Tage lang, wo kleinere und wiederholte Gaben in Anwendung kamen. In dem von Schneider *) mitgetheilten Falle erfolgte der Tod zwischen einer halben Stunde nach der Einnahme des Giftes. Das Characteristische im Verlaufe und in der Symptomatologie sind die plötzlich und pausenweise auftretenden tetanischen Krampfanfälle, wobei das Bewusstsein nicht getrübt oder aufgehoben erscheint. Mit dem Eintritte eines jeden Krampfanfalles wird der Kopf stark in den Nacken gezogen und die Wirbelsäule in der Zuglinie der auf dem Rücken gelegenen Streckmuskeln bogenförmig gekrümmt, während die Extremitäten convulsivisch gestreckt oder abducirt werden. Bemerkenswerth ist, dass bei der einmal bestehenden exaltirten Reizbarkeit schon die mässigsten Reize, Schall, starkes Licht, Zugluft, Erschütterung oder Berührung des Körpers, hinreichen, einen tetanischen Krampfanfall hervorzurufen. Der Tod erfolgt asphyctisch oder durch Nervenlähmung.

§. 377.

Der Leichenbefund zeigte in den bisher beobachteten Fällen Blutüberfüllung in den venösen Gefässstämmen der Brust, in den Herzhöhlen, im Gehirne und seinen Umhüllungen, Bluterguss im Spinalcanal und purpurrothe Farbe des Bluts (Wald), dunkler, schwar-

*) Deutsche Zeitschrift f. d. St. A. K. Neue Folge IX. I.

zer, selbst theerartiger Farbe, nach anderen Beobachtern *); Hyperämie der Lungen, besonders, wenn der Tod asphyctisch eintrat; partielle Hyperämie derselben an ihren aufliegenden Theilen, so dass bei Einschnitten dünnes, kirschrothes Blut in grosser Menge sich ergoss (Wald); Blutreichthum in den verschiedenen Organen des Unterleibs; ob Veränderungen auf der Schleimhaut des Magens oder Darmcanals immer zufälligen Ursprunges sind (Falk, Orfila), scheint doch sehr in Anfrage zu stehen.

Anmerk. Aehnlich den Wirkungen des Strychnins, sind die von Pikrotoxin, das in den Kokelskörnern, den Früchten von Anamirta Cocculus — Menispermum Cocculus — enthalten ist. Eine Drachme Kokelskörner, gepulvert oder im Aufguss reicht hin, den Tod zu bewirken. Ebenso wirken nach Falk ein Paar Gran Pikrotoxin. —

Was den Zeitpunkt anbelangt, nach welchem bei Strychninvergiftungen in der Leiche das Gift chemisch noch nachweisbar ist, so kann nur im Allgemeinen angenommen werden, dass Strychnin als schwer zerlegbare Pflanzenbase, sich längere Zeit in verwesenden Organtheilen unverändert erhalten müsse. — Dass Strychnin durch Beimengung von Antimon nicht auffindbar werde, wird durch den von Schneider (a. a. O. S. 112) mitgetheilten Fall entschieden widerlegt. —

12) Tod durch Nicotin.

§. 378.

Tabaksblätter, Tabakrauch und der aus dem empyreumatischen Oel des Tabaks bestehende sog. Tabakssaft enthalten Nicotin, welches schon in kleiner Gabe — einige Tropfen —, den Tod bewirken kann. Ein Hund von mittlerer Grösse stirbt in weniger als drei Minuten, wenn man ihm einen Tropfen auf die Zunge bringt. Zwei Drachmen Tabak im Klystier können tödtlich werden. Je nach der Gabe des Nicotins und seiner Wiederholung kann der Tod innerhalb 2 — 24 Stunden erfolgen. Unter den auftretenden Symptomen: convulsivisches Zittern, opisthonische und klonische Convulsionen, Speichelfluss, Respirationsstörung, Ohnmacht, kalter Schweiss, Verlust des Bewusstseins; zeichnet sich die rasch eintretende enorme Kraftlosigkeit (Wald) aus, daher denn auch das Niederstürzen zu Boden. Die Section hat bisher keine characteristischen Merkmale gezeigt; man findet Hyperämien der wichtigsten Organe des Körpers, Anfüllung der venösen Gefässe mit dunklem flüssigem Blute,

*) Vgl. Schneider a. a. O. S. 97. 106.

seröse Exsudationen und überhaupt Merkmale asphyctischer oder apoplectischer Todesart.

13) Tod durch Atropin (Daturin), Hyoscyamin und Solanin.

§. 379.

Zu den atropinhaltigen Substanzen gehören nicht nur die naturwüchsigen Theile von Artropa Belladonna, Datura Stramonium, sondern auch, wie es scheint, die verschiedenen Organe des Hyoscyamus niger (v. Planta – Reihenau u. A.); doch will man das Hyoscyamin auch wieder als ein mit dem Atropin nicht identischen Stoff ansehen. (Gerhard.) Da diese Stoffe nicht zu absichtlichen Vergiftungen, bezw. Tödtungen oder Giftmord benützt werden, sondern wie aus den bisherigen Beobachtungen hervorgeht, aus Irrthum oder Unkenntniss zur Anwendung kamen, und auch der Leichenbefund, der ausser auffallender Dilatation der Pupillen, die Hyperämien des Gehirns und seiner Umhüllungen, der Lungen, des Herzens und Unterleibes, nebst dem dunkeln, mehr oder weniger flüssigen Blute mit andern Intoxicationen oder asphyctischen Zuständen, gemein hat, — so wird es besonders practisch, das Eigenthümliche, was in dem Krankheitsbilde liegt, auszuscheiden und hervorzuheben, da in derartigen Fällen immer eher Gelegenheit gegeben wird, den Verlauf der Kranhheit und frühzeitig, ärztlich zu beobachten. Dazu kommt auch, dass diese Alkaloide in der Leiche durch chemische Untersuchungen nicht so leicht nachzuweisen sind. Falck *) führt bei der häufigsten Form von Vergiftung durch atropinhaltige Substanzen folgende Symptome auf: ausserordentliche Trockenheit des lebhaft gerötheten Mundes und Rachens, völlig unterdrückte Speichelsecretion, Schlingbeschwerden mit darauffolgender Disphagie, lebhafte, scharlachrothe oder bläuliche Färbung des aufgetriebenen Gesichts, Klopfen der Halsgefässe, Injectionen der Augen, auffallende Erweiterung der Pupillen (bei dem von Wald **) mitgetheilten Falle waren anfangs die Pupillen nicht im Mindesten erweitert), mit mannigfachen Störungen des Gesichtssinnes — Pseudopsie, Diplopie, Hallucinationen u. s. w., ferner: Blindheit, Erbrechen, Kopfschmerz, Schwindel, grosse Agitation des Körpers, sardonisches Lächeln, lebhaft beschleunigter Puls, frequente Respiration, auf der Höhe der Krankheit

---

*) Virchow, Pathologie und Therapie. II. 1. S. 289.

**) Gerichtl. Med. I. S. 465.

Delirien, die bald still und mussitirend sind, bald heiter erscheinen und alsdann mit grosser Geschwätzigkeit verbunden sind, bald als furibunde sich darstellen und mit den heftigsten Ausbrüchen von Tobsucht und Raserei auftreten. — Schreitet die Intoxication noch weiter, so sinkt der gehobene Puls und die gesteigerte Wärme des Körpers, während sich allmählig ein Gefühl von Schwere der Glieder, taumelnder Gang, Adynamie, Athmungshemmung, Aphonie, Anästhesie der Hautdecken, Parese, Sopor, allgemeine und partielle Convulsionen, Harnverhaltung oder unwillkührlicher Abgang des Koths und Urins, so wie endlich mehr oder weniger entschiedene und ausgebreitete Paralysen sich einstellen. — Andere Erscheinungen der Atropinvergiftungen, die ausserdem und nur bei bestimmten Formen der Intoxication vorkommen, sind: wahrer Tenesmus zum Laufen und Entfliehen, Drehen im Kreise, veitstanzähnliche Bewegungen, Rollen der Augen, convulsivische Bewegungen des Orbicularis oris, Zähneknirschen, masticatorischer Krampf, Zuckungen der Gesichtsmuskeln, Errectionen des Penis und andere Zeichen von Reizung der Genitalien, Wasserscheu mit Ausbruch von Convulsionen bei Darreichen von Flüssigkeiten, Zeichen von drohender oder eingetretener Apoplexie. — Die Vergiftung mit Samen von Stechapfel scheint durch die prävalirende Alteration des Gehirns in der Richtung der intellectuellen Function, Eigenthümliches zu haben, wenn die Gabe nicht so gross war, dass eine schleunige Gehirnlähmung dadurch entsteht. Die Kranken scheinen sich in einem Zustande von Narrheit oder Wahnsinn zu befinden. Sehr belehrend ist in dieser Hinsicht ein von Wald *) mitgetheilter Fall. — Zufällige Vergiftungen von Bilsenkraut kommen gerne bei Kindern, welche von dem Samen dieser Pflanze genossen hatten, vor. Die Wirkungen sind denen des Stechapfels und der Belladonna ähnlich.

§. 380.

Die Dauer der Intoxication kann von mehreren Stunden bis zu mehreren Tagen variiren, es hangt dies von der Grösse der Gabe ab. Nach gemachter Beobachtung kann schon ein halber Scrupel des Samens lebensgefährliche Intoxication verursachen. Drei bis vier Tropfen einer Auflösung von etwa $^3/_4$ Gran Atropin in einer Unze Wasser, die einem mit Cataract Behafteten in beide Augen geträpfelt wurden, bewirkten schon nach einer halben Stunde bedeutende

*) i. a. W. S. 458.

Hirnaffection, die sich nach mehreren Stunden so weit steigerte, dass die Zwangsjacke angelegt werden musste. (M. Lauzer.) — Ein 21 Jahre altes Mädchen hatte aus Versehen eine Solution von $^{2}/_{3}$ Gran Atropin verschluckt. Sie fühlte sogleich lebhaftes Brennen im Halse, Abnahme des Gesichts und Versagen der Stimme. Eine Viertelstunde später waren die Pupillen stark erweitert, die Augapfel injicirt, das Gesicht geröthet, Gesichtsmuskeln und Augenlider in steter Fibration. Nach freiwilligem und künstlich angeregtem Erbrechen verfiel die Kranke nach 2 Stunden in Sopor, der 48 Stunden anhielt; dann trat Zittern, Unruhe und ein dem Delirium tremens ähnlicher Zustand ein. Erst nach 11 Tagen trat Genesung ein. (Andrew *).) — Sehr bemerkenswerth ist der Widerstand, den der Same von Bilsenkraut den zerstörenden Wirkungen der Fäulniss leistet, wie aus einem von Wald **) mitgetheilten Fall hervorgeht, wo man in den Resten einer nach $2^{3}/_{4}$ Jahren ausgegrabenen Leiche, eine bedeutende Anzahl von Bilsenkrautsamen zum Theil vollständig erhalten fand. — Beim innern Gebrauche soll das Atropin unverändert in den Harn übergehen. (Reich ***)).

§. 381.

Das Solanin ist in den Solanum-Arten, namentlich in den Beeren von Solanum nigrum, Dulcamara und in den Keimen der in Kellern liegenden Kartoffeln enthalten. Nach den von Fraas †) gemachten Versuchen erregten 30 Gran bei Schweinen gar keine Erscheinungen, bei Hunden entstand nach 5 Gran nur heftiges Erbrechen mit starker Erweiterung der Pupille; bei Einspritzungen von 3—5 Gran in die Jugularvene aber der Tod. Kahlert berichtet einen Fall, wo ein aus schlechten, verwelkten und ausgewachsenen Kartoffeln bereiteter Brei bei den sämmtlichen Gliedern einer Familie gleich nach dem Genusse Uebelkeit, Erbrechen und grosse Hinfälligkeit verursachte. Die Kranken hatten leichenblasses Gesicht, kalte Gliedmassen, halbgeschlossene, gebrochene Augen, nicht fühlbaren Puls- und Herzschlag bei starrkrampfigem Zustande und krampfhaft geschlossener Kinnbacke.

*) Monthly Journ. Sept. 1851.

**) l. c. S. 463.

***) Lehrb. d. Chemie II. S. 267.

†) Virchow, Archiv IV. 2. 1853.

14) Tod durch Blausäure und blausäurehaltige Substanzen.

§. 382.

Acute und lebensbedrohende Vergiftungen von concentrirter Blausäure entstehen von Gaben von $^1/_2$—1—10 Gran; von verdünnter Blausäure bei Gaben von $^1/_2$ Scrupel bis zu mehreren Drachmen, durch die ersten Wege, oder die Lungen oder ein anderes Applicationsorgan in das Blut übergeführt. Bei Gaben von $^1/_2$—1 Unze kann der Tod schon während des Verschlingens oder in wenigen Secunden eintreten, bei kleinern Gaben treten die Symptome nicht immer so plötzlich auf, der Vergiftete kann sogar im Stande sein, noch einige Ortsbewegung zu machen und die Intoxication nimmt ihren Verlauf innerhalb einer Stunde; bei den weniger intensiven Intoxicationen dauert das Leiden unter mannigfachem Wechsel der Erscheinungen, eine bis mehrere Stunden, worauf sich der Vergiftete entweder rasch erholt, oder was aber seltener ist, doch noch zu Grunde geht.

§. 383.

Nach Falck *) wickelt sich die Blausäurevergiftung bei nicht allzurapidem Verlauf in drei, rasch auf einander folgenden Stadien ab, von denen das erste durch Oppression der Brust, Herzhäsitationen, keuchende, mit geöffnetem Munde und verzerrtem Gesichte erfolgende Respiration, glänzend und strotzend hervortretende Augen, sich als asthmatisches characterisirt. Im zweiten oder convulsivischen Stadium stürzt das vergiftete Individuum von Opisthotonus erfasst zu Boden, während unter spasmodischer Affection des Kehlkopfs, der Harnblase und anderer vegetativer Organe, lautes Aufschreien, spritzende Ausleerung des Urins, der im Rectum enthaltenen Fäces, und zuweilen selbst des Samens erfolgt und das Bewusstsein sammt der ganzen Cerebralthätigkeit erlischt. Im dritten, dem paralytischen oder asphyctischen Stadium, liegt der Kranke in tiefem Coma, mit weiten Pupillen ruhig da, während derselbe, aber immer seltener und unergiebiger, nach Luft schnappt. Dabei ist die Muskulatur höchst erschlafft, der Herzschlag wird immer seltener und schwächer und aus dem Munde fliesst Speichel hervor. — Die Section ergiebt wenig oder gar nichts Characteristisches. Die Ueberfüllung des Venensystems mit schwarzem flüssigem Blut, die Hyperämie der

---

*) a. a. O. S. 274.

Lungen, des Herzens, des Gehirns, der Leber, der Milz und der Nieren kommt auch bei andern Intoxicationen vor und ob Veränderungen in der Schleimhaut des Magens und des Darmes constant sind, muss bezweifelt werden. Wenigstens sah ich in einem Falle, wo der Tod durch eine starke Dose (ob concentrirter oder verdünnter Blausäure liess sich nicht ermitteln), bewirkt worden sein musste, bei der 24 Stunden später, zur Winterzeit vorgenommenen Section, keine Veränderungen auf der Schleimhaut des Magens und Darmes. Ein Geruch nach Blausäure war nirgends in der Leiche wahrzunehmen, auch nicht bei der einige Stunden nach dem Tode vorgenommenen Leichenschau. — Aeusserlich an der Leiche bemerkt man häufig blasse Farbe oder livide Färbung des Gesichts und blaue Nägel, contrahirte Finger und Zehen, krampfhaft geschlossene Kiefer mit Schaum vor dem Munde. Die Pupillen sind erweitert.

§. 384.

Kirschlorbeer- und Bittermandelwasser enthalten ebenfalls Blausäure. Der Gehalt kann ein verschiedener sein, und davon hangt natürlich die Grösse der Gabe ab, die zu einer tödtlichen Vergiftung erforderlich ist. — Auch die bittern Mandeln können, in grösserer Quantität genossen, giftig wirken; die Entstehung der Blausäure in denselben wird durch die Verbindung des Emulsin mit Amygdalin und Wasser vermittelt. Wald *) erwähnt eines Falles, wo ein junger Mensch in Folge eines aus süssen und bittern Mandeln bestehenden, in grosser Quantität genossenen Backwerks, nach wenigen Stunden unter den Symptomen der Blausäurevergiftung starb. — Bittermandelöl enthält immer Blausäure, die ihm nicht durch Wasser, sondern nur durch basische Substanzen, als kaustisches Kali oder Barytwasser entzogen werden kann. Nach Taylor erfolgte tödtliche Vergiftung schon nach $^1/_2$ — 2 Drachmen genossenem Bittermandelöl. — Ein 2 Jahre altes Kind soll in Folge des Genusses von 10 — 12 Aprikosenkernen Vergiftungssymptome gezeigt haben **). — Cyankalium bringt ganz die Wirkungen der Blausäure hervor und der Tod kann eben so rasch, wie bei letzterer erfolgen

15) Tod durch Coniin, Aconitin, Colchicin, Digitalin und Veratrin

§. 385.

Durch die Wurzel, die Blätter und die Samen des Fleck-

*) a. a. O. S. 449.

**) Journ. de Chimie med. 1853.

schierling — Conium maculatum — und das darin enthaltene Oel, welches man mit dem Namen Coniin belegt, können mehr oder weniger rasch verlaufende Intoxicationen bewirkt werden. Da der im Schierling enthaltene ölige Körper aus einem variablen Gemenge von mehreren Basen — Coniin, Conchydrin, Methylconiin — besteht, die bei einer Vergiftung mit Schierling oder Coniin als verschiedene Agentien in Wirksamkeit treten können, so liegt vielleicht darin der Grund der abweichenden Beobachtungen in der Symptomatologie, die sich durch Adynamie, Schwindel, tetanische Krämpfe, Paralysen und Erweiterung der Pupillen, auszeichnet. Nach Kölliker's Versuchen *) lähmt Coniin, gerade so wie Urari, die motorischen Nerven, lässt dagegen Gehirn, Mark und sensible Nerven unberührt. — Der Verlauf der Schierlingsvergiftung ist langsamer als der der Coniinvergiftung; erstere führt in 4 — 12 Stunden zum Tode oder zur Besserung. Die Dosis steht in directer Proportion zur Heftigkeit der Wirkung. Die geringste Dosis, welche bei Hunden tödtlich wirkte, war 0,122 Gramm, die stärkste, welche von Hunden ertragen wurde 0,1985 (Prag). Coniin soll endermatisch eben so heftig und schnell wirken, als per os. — Die Sectionsbefunde ergaben Blutreichthum des Gehirns und seiner Häute, der Leber, der Nieren; im Magen und Darme fand man selten Spuren von Congestion, noch seltener von Entzündung. — Das Coniin soll unverändert in den Harn übergehen. — Die bisherigen Beobachtungen rühren von Versuchen an Thieren her.

§. 386.

Die Aconite enthalten ein höchst giftig wirkendes Alkaloid, das Aconitin, welches am reichlichsten in der Wurzel das Aconitum Napellus enthalten zu sein scheint. — Die Symtome sind verschieden, je nach dem das Gift Lähmung, Asphyxie oder Syncope zu Stande bringt. Es zeigen sich dabei Auftreibung und Schmerzen im Leibe, Erbrechen, Abführen, Taubsein der Glieder, Gesichtsschwäche, Schwindel, Delirien und andere Zeichen von Gehirnaffection. Das Aconitin vertritt, wie es scheint, nicht ganz die Stelle der Mutterpflanze, da ihm zum Theil die scharfe Wirkung abgehen soll, welche die Extracte von Aconit auszeichnet (Reil). Im Allgemeinen afficirt es vorzugsweise den Nervus trigeminus, die Herz- und Lungennerven, das Gangliensystem und später das Gehirn und Rücken-

*) Virchow's Archiv X. 3.

mark. (Ueber die Prüfung des Aconitin's an Menschen vgl. Prager Vierteljahrsschr. Bd. 42. S. 153 und W. Reil, Materia medic. S. 26.) Die anatomischen Alterationen modificiren sich, ohne Specifisches zu enthalten, nach der Todesart von Lähmung, Asphyxie oder Syncope.

§. 387.

Colchicin, so wie die colchicinhaltigen Substanzen, zu welchen als naturwüchsige die verschiedenen Organe der Herbstzeitlose — Colchicum autumnale — gehören, soll im Juli und August am reichsten in der Wurzel vorhanden, nach Aschoff und Bley*) aber nicht als ein Alkaloid, sondern als ein dem Amygdalin verwandter indifferenter Körper anzusehen sein. Oberlin nennt einen krystallinischen Körper, den er aus Colchicum darstellte, Colchicein und erkennt ihn als stickstoffhaltig und giftig**); dessen Wirkungen sollen nach den an Thieren gemachten Versuchen, denen des Colchicins sehr ähnlich sein. — Wurzel, Kapseln, Samen und Blüthen des Colchicum autumnale, wirken in verhältnissmässig kleinen Gaben sehr heftig, und bringen bei complicirter Gastroenteritis, Brennen im Munde, Schlunde, in der Speiseröhre, im Magen, Gastralgie, Uebelkeit, Würgen, Erbrechen, Leibschneiden, Durchfall, Auftreibung des Unterleibs, Vermehrung der Harnsecretion, Oppression der Brust, beschleunigte Respiration, Sinken des Pulses, Collapsus des Gesichts, Erweiterung oder Verengerung der Pupillen, Umnebelung des Gehirns, Kälte der Gliedmassen, ungeheure Prostration der Kräfte, den rheumatischen ähnliche Schmerzen an verschiedenen Körperstellen, Ohnmachten und endlich bei vorhandenem Bewusstsein, den Tod hervor. Hat die Intoxication mehr die Form der Cholera asiatica, als der der complicirten Gastroenteritis, so findet man auch reiswasserähnliche Brechdurchfälle oder anders beschaffene, wässerige und darmkothleere Stühle, entstellte, bleiche Gesichtszüge, stiere, gläserne, eingesunkene, von dunkeln Ringen umgebene Augen, livide Färbung der Nägel, der Lippen und der feuchten Zunge, unterdrückte Harnsecretion, krampfhafte Contractionen der Wadenmuskeln, grosse Angst u. s. w. — Dauer und Verlauf erweisen sich sehr verschieden, von mehreren Stunden bis zu Tagen und Wochen; eine unvollständig entwickelte Vergiftung kann bei Uebergang in Genesung, chronische Diarrhöen und andere Leiden des Darmcanals zurücklassen. — Die

*) Archiv d. Pharm. Januar 1857.

**) L'Union 5. 1857. — E. Reich, Lehrb. d. Chemie II. 273.

tödtlich gewordenen Gaben sind je nach den Präparaten verschieden. Bei Taylors Fällen wirkten schon $3^1/_2$ Drachmen und $1^1/_2$ Unzen Vinum colchici tödtlich. Ein kräftiger Mann, dem ich 1 Unze Tr. Semin. colchic. zum Gebrauche in den gewöhnlichen Dosen verordnet hatte, nahm, um angeblich schnellere Heilwirkung zu erzielen, die ganze Portion in zwei Abtheilungen in Chamillenthee in einen Zwischenraume von einigen Stunden; es erfolgte nur einige male Erbrechen und starke, 24 Stunden andauernde Diarrhöe mit heftigem Leibwehe, und Genesung ohne weitere Intervention von Kunsthilfe. — Bei der Section fand man die Gefässe des Gehirns und seiner Häute hyperämisch, die Hohlvenen und das Herz mit dunkel kirschrothem Blute angefüllt; die Lungen wenig blutreich oder auch blutiger Erguss und Ecchymosirung in und an denselben, sowie auch am Herzen und Zwerchfell. An der Schleimhaut des Magens und Darmcanals Zeichen von Gastroenteritis, Sugillation, Röthe, Auflockerung, Erweichung, Perforation.

§. 388.

Der Fingerhut — Digitalis purpurea —, welcher schon durch seine verschiedenen Theile, vorzüglich aber durch seine Blätter Intoxication bewirken kann, enthält ein Alkaloid, — das Digitalin, welches in seinen Wirkungen denen der Pflanze ähnlich ist. Walz*) zerlegt das im Grossen bereitete Digitalin in drei Körper: in Digitalin, Digitasolin und Digitalycrin. — Die Symptome, welche grössere Gaben von Fingerhut hervorbringen, bestehen in Würgen, Erbrechen, Durchfall, Kälte der Gliedmassen, Dunkel vor den Augen, Schwindel, Betäubung, Coma, Delirien und Krämpfen. — Die Wirkungen, die man bei wiederholten kleinen Gaben von Digitalin beobachtete, zeigten sich zuerst in der herabstimmenden Wirkung auf den Puls. Eine cumulative Wirkung, wie sie nach Aufgüssen der Digitalis so oft wahrgenommen wird, tritt höchst selten ein, indem bei weiterm Fortschritt der Wirkung alsbald Schwächegefühl im Epigastrium, Brechreiz, Erschöpfung, Gesichtsverdunkelung, Schwere im Kopf und Spannen in den Augenhöhlen zum Vorschein kommen. Die eigentlichen und höhern Intoxicationserscheinungen bestehen in heftigem Erbrechen, Delirien, äusserster Erschöpfung, Kälte der Extremitäten, Circulationsstörungen. Die Pupillen können erweitert oder verengert sein, es kann Durchfall oder Verstopfung

---

*) Jahrb. f. pract. Pharmacie. XXI. 1850. Juli u. Aug.

bestehen, vermehrte oder unterdrückte Harnsecretion. — Eine Vergiftung mit Digitalin, 40 Millogr., die aber günstig verlief, theilt Chereau *) mit.

§. 389.

Veratrin kommt neben Jervin und Sabadillin in Veratrum album vor. Jervin soll auf den thierischen Organismus ohne Einfluss; die Wirkungen des Sabadillin dagegen sollen denen des Veratrin ähnlich sein. Nach den bisherigen Versuchen und Beobachtungen bewirkte es Eckel, Brechreiz, Würgen und heftiges Erbrechen mit gleichzeitigen Kothentleerungen. Während Erbrechen schon bei geringer Dosis verursacht wird, erfolgt doch Diarrhöe öfter erst nach grösseren Gaben. Ein der Veratrinvergiftung eigenthümliches Symptom soll tetanische Steifigkeit der Gliedmassen sein. Leblanc und Faivre **) theilen die Wirkungen des Veratrins in drei Perioden, wovon die erste sich durch Reizung des Darmcanals, Vermehrung der Empfindlichkeit, der Contractilität und der Secretionen desselben auszeichnet. Die zweite giebt sich durch Erschöpfung, Verlangsamung des Pulses und Athmens zu erkennen, während die Sensibilität vermindert ist. Die dritte bildet das tetanische Stadium, mit welchem stets eine erneuerte Steigerung der Empfindlichkeit verbunden ist. Diese Perioden gehen oft in einander über.

Anmerk. In meinem obergerichtsärztlichen Respiciate ist im J. 1858 folgende Vergiftung mit Pulver von Veratrum album vorgekommen. Eine Frau gab ihrem 40 Jahre alten Tochtermann, der bisher ein ganz gesunder und kräftiger Mann war, im Essen, namentlich im Kaffee und in der Suppe, Pulver von Veratrum album in Dosen, die man zu einigen, selbst bis zu 10 Gr. schätzen musste. Auf die ersten Gaben, die in Zwischenräumen von Tagen gereicht wurden, verlor sich die Esslust, es stellte sich Brechreiz, Brennen im Halse, Gefühl von Anschwellen des Bauches, Schwindel mit Vergehen des Gesichts und Schwächegefühl ein. Dazu gesellten sich Erbrechen, wobei Schleim und Wasser. auch mit Blut gemischt entleert wurde; Durchfälle, hie und da mit Tenesmus und Harnstrenge. Der Zustand dauerte über ein Vierteljahr, wobei der Kranke abmagerte, das Bett nicht verlassen konnte und Nachts bei Schlaflosigkeit in Phantasien verfiel. Erst nachdem man die Speisen für den Kranken unter scharfer Aufsicht bereitete und keine weitere Beimischung von Veratrum zu denselben möglich war, besserte sich der Zustand allmählig, jedoch dauerte es einige Monate, bis vollständiges Wohlbefinden eingetreten war; namentlich blieb lange Zeit eine Verdauungsschwäche

*) l'Union 4. 1854.

**) Gaz. de Sar. 12 14. 1855.

mit zwischen hinein auftretenden Durchfällen und grossem allgemeinen Schwächegefühl. Wie oft die wiederholten Dosen beigebracht worden sind, liess sich nicht genauer ermitteln, die Angeschuldigte gestand nur zweimalige Beibringung des Stoffes ein; gleichwohl geht aus allen Umständen hervor, dass weit mehr Dosen gegeben wurden. Die chemische Untersuchung constatirte das Pulver als Veratrum album und Veratrin enthaltend Die Geschwornen beantworteten die Frage: ob die Angeklagte schuldig sei, dem N. N. zu wiederholten Malen wissentlich Gift oder einen Stoff, von dem ihr bekannt war, dass er wie Gift den Tod bewirken könne, heimlich beigebracht zu haben? mit Ja und ebenso bezüglich der Absicht, den N. N. an der Gesundheit zu beschädigen. Der Gerichtshof sprach eine Zuchthausstrafe von 8 Jahren mit Schärfung aus. –

16) Tod durch Wurstgift.

§. 390.

Nicht nur Würste, insbesondere Blut- und Leberwürste, sondern auch alter Käs, geräucherter Schinken, Gänsebrüste, gesalzene. geräucherte und marinirte Fische, können unter gewissen, zur Zeit noch ganz unbekannten Bedingungen eine Veränderung erleiden, in Folge deren sich in ihnen ein giftiger Stoff erzeugt. Eine besondere Berühmtheit haben die, wie es scheint, zuerst in Württemberg vorgekommenen Wurstvergiftungen erlangt, von denen seit dem Anfange dieses Jahrhunderts über 400 Fälle vorgekommen sein sollen. Ueber die Natur dieses Giftstoffes wissen wir nichts. Hat sich das Gift in den Würsten ausgebildet, so bemerkt man bei ihnen auf dem Durchschnitt gerne erweichte, sulzige, schmierige, krümelige, widrig riechende, saure oder bitter schmeckende und sauer reagirende Stellen, welche das Wurstgift zu enthalten scheinen. — Die ersten Symptome der Wurstvergiftung stellen sich in der Regel erst 24—30 Stunden nach dem Genusse ein, doch hat man sie auch schon nach 6 Stunden und noch früher auftreten sehen. Man hat im Verlaufe der Krankheit drei Stadien unterschieden. Im ersten ist der Kranke matt, leidet an Sodbrennen, Erbrechen, Durchfall, Blutandrang zum Kopfe, Trockenheit der Nase und des Schlundes, an starkem Durste und Heisshunger. Im zweiten Stadium, das nach zwei Tagen einzugehen pflegt, zeigt sich anhaltende Stuhlverstopfung. trockene Haut, viel Harnabgang mit grossen Beschwerden, Gefühl von Taubheit im Leibe und Zusammenschnürung der Kehle; dabei etwas Husten, Heiserkeit, Doppeltsehen, Hautkälte, langsamer Puls, Engbrüstigkeit. Das dritte Stadium kennzeichnet sich durch grössere Heiserkeit, selbst Stimmlosigkeit, Blindheit, Lähmung der untern Glieder und grosse Engbrüstigkeit. Gewöhnlich erfolgt der Tod vor dem 10. Tage ganz sanft. Die ganze Zeit hindurch behält der Kranke sein Bewusstsein, ist meist ohne Fieber, aber sehr matt, schwindelig und ohnmächtig. Erfolgt der Tod nicht, so bleibt doch oft Jahre lang Kränklichkeit, habituelle Leibesverstopfung, Doppeltsehen, Heiserkeit, Beschwerde im Schlingen und Sprechen, Abmagerung und mumienartige Austrocknung des ganzen Körpers zurück. Die Leichen sehen wie gefroren aus und gehen bereits nicht in Fäulniss über. — Bei der Leichenöffnung fand man in verschiedener Ausdehnung, bis ins Schwarzrothe übergehend, Röthung der Schleimhaut der ersten Wege, verbunden mit punktirten oder grösseren Sugillationen; die Leber blutreich oder blutarm, die Milz meist intumescirt und erweicht; das Herz welk, mürbe, auf dem Endocardium bisweilen stellenweise auffallende Röthe; die Lungen hyperämisch, stellenweise ödematös oder emphysematös; auf der Schleimhaut der Lungen mitunter petechienartige Sugillationen; die Meningen des Gehirns meistens blutreich; das Blut häufig verdickt, schmierig, eigenthümlich schwarz.

17) Tod durch verschiedene heftig wirkende vegetabilische und thierische Stoffe.

§. 391.

Die Ricinusbohnen von Ricinus communis, die ehemals unter dem Namen Semen Capatuciae majoris officinell waren, aus denen man das Ricinusöl durch Auspressen gewinnt, wirken, wenn sie verschluckt werden, äusserst giftig. Worin dieser giftige Stoff besteht, ist zur Zeit nicht aufgeklärt. Dass schon eine Bohne die heftigsten Wirkungen hervorbringen könne, habe ich selbst bei einem jungen Mädchen beobachtet, welches aus Unkenntniss und Irrthum eine solche verschlang, — es behauptete wenigstens nur eine genossen zu haben —; nach dem Genuss stellte sich heftiger Brechreiz, schneidender Schmerz im ganzen Unterleib mit Auftreibung desselben, Tenesmus mit blutigen Stühlen, Kälte der Extremitäten und Verfall der Gesichtszüge ein; innerhalb zwei Tagen aber erholte sich die Kranke vollständig wieder.

§. 392.

Morison'sche Pillen, die leider noch immer im Handel vorkommen und bei dem Publikum in Ansehen stehen. Sehr wahrscheinlich ist das Fabricat ein sehr verschiedenes, scheint aber immer in verschiedenen Verhältnissen, drastisch wirkende Stoffe, wie

Coloquinthen, Gummi-Gutti, Aloe und vielleicht noch Anderes zu enthalten. Bei einem, mit schon länger dauernden Abdominalstörungen behafteten Manne sah ich in Folge des einmaligen Gebrauchs solcher Pillen, eine heftige Gastroenteritis mit Blutbrechen entstehen, die das Leben in Gefahr brachte und nur mit längerer Zeit fortgesetztem Kunstaufwand beseitigt wurde. — Alle Drastica, wie Coloquinthen, Scammonium, Gummi-Gutti, Aloe, Jalappa, können in grössern, als den gewöhnlichen Arzneigaben, den Tod herbeiführen.

§. 393.

Nicht minder heftig und giftig sind die Wirkungen des Crotonöls, welches seine Wirkungen auch entfaltet, wenn es durch Einreiben in die Haut oder in die Zunge, in die Saugadern und in die Blutbahnen gelangt. Auf der Haut bewirkt es Erosionen und Geschwüre, was bei seinem innerlichen Gebrauche in grössern Gaben auch der Fall zu sein scheint. Welche Gabengrösse im Minimum zur tödtlichen Wirkung erforderlich ist, geht aus den bisherigen Beobachtungen nicht hervor, da bei den tödtlich abgelaufenen bisherigen Fällen, überflüssig grosse Gaben in Anwendung kommen. Einige Tropfen dürften übrigens unter gewöhnlichen Umständen schon hinreichend sein, das Leben in Gefahr zu setzen.

§. 394.

Die Sabina, wohl nur durch das in ihr enthaltene ätherische Oel eine giftige Substanz, die bekanntlich als fruchtabtreibendes Mittel verwendet wird, verursacht in grösseren Gaben des Pulvers des Krautes, des Infusums oder Decocts, so wie auch des Oels, heftige brennende Schmerzen im Unterleibe, Erbrechen, öfteren Koth- und Urinabgang, Strangurie und die Erscheinungen von Gastroenteritis. Die Section zeigte entzündliche Affection der Schleimhaut der Speiseröhre, des Magens, des Darms, der Nieren und der Blase. Die zum tödtlichen Ausgange erforderliche Gabengrösse lässt sich nach den bisherigen Beobachtungen nicht bestimmen; da wo das Kraut, was wohl meist der Fall sein wird, als Aufguss oder Abkochung zur Fruchtabtreibung in Anwendung kommt, pflegen immer stärkere Dosen, oft wiederholt, in Anwendung gesetzt zu werden.

§. 395.

Nach den Untersuchungen französischer Aerzte *) hat sich der

*) Vgl. Annal. d'Hyg. 1843 und 1852.

Schimmel des Brodes als ein unter Umständen giftiger Stoff gezeigt und Versuche an Thieren haben dies bestätigt. Weitere Untersuchungen und Beobachtungen müssen übrigens zeigen, worin das Gift besteht und unter welchen Bedingungen dasselbe schädlich wirkt. — Bekannter sind die giftigen Wirkungen des Mutterkorns, wenn dasselbe unter Getraide gekommen und in Backwerk u. s. w. genossen worden ist.

Anmerk. v. Faber theilt in der deutschen Zeitschrift f. d. St A K. Neue Folge XIV. 2. S. 350 einen Fall von Vergiftung eines zweijährigen Knaben durch schimmeliges Brot mit. Die schädlichen Wirkungen zeigten sich schon $^1/_2$ Stunde nach dem Genusse durch Bauchschmerz und Brechreiz. Später traten Singultus, convulsivische Bewegungen mit den Armen, blasses zusammengefallenes Gesicht, Schaum vor dem Munde auf. Brechmittel, Klystiere und Umschläge auf den Bauch beseitigten den Zustand — Dass auch Agrostema Githago, dessen wirksamer Stoff Githagin zu sein scheint, und womit leicht das Mehl verunreinigt sein kann, giftige Wirkungen äussere, zeigt ein Fall von Palm (Corresp. Bl. d. württemb. ärztl. Vereins XXII. 251 und deutsche Zeitschr. f. d. St. A. K. N. F. XIV. 2. S. 326), welcher 3 Personen behandelte, die nach Genuss von Brod, dessen spätere Untersuchung die schwarzen Samenkapseln des Agrostema Githago erkennen liess, bedeutend erkrankten.

18) Tod durch Canthariden.

§. 396.

Vergiftungen mit diesem Stoffe kommen wohl nur zufällig vor, indem das Mittel zur Hervorrufung von Abortus oder zur An- und Aufregung des Geschlechtstriebes verwendet wird. Der wirksame Stoff soll nach den Versuchen von Schroff *) das Cantharidin sein und zu den Canthariden in einem Wirkungsverhältnisse von 1 : 50 stehen; fette Oele schwächen die Contactwirkung, begünstigen aber den Uebergang desselben in das Blut. Es scheint, dass die Intoxicationswirkungen von individuellen Bedingungen abhängig sind, daher man schon nach Gaben von 4 Gran tödtliche Vergiftung erfolgen sah; vielleicht ist der Gehalt des Cantharidins auch verschieden. Die Vergiftungssymptome bestehen in Trockenheit und starkem Brennen im Halse, Schlingbeschwerden, heftigen Schmerzen im Unterleibe, Erbrechen von Massen, denen Blut beigemischt sein kann, Schmerzen in der Lendengegend, schmerzhaftem Harndrängen, Entleeren von wenigen, meist mit Blut gemengtem Urine, Diarrhöen

*) Wiener Wochenschrift 1857. 40. 41

mit Schleim und Blut, die jedoch auch fehlen können; bisweilen Stuhlzwang; congestiver Zustand der Geschlechtstheile; Priapismus und Samenergiessung beim Manne. — Der Leichenbefund zeigt heftige Entzündung des Magens, Darmcanals, der Nieren, der Harnleiter, der Blase, der Geschlechtsorgane, des Netzes und des Bauchfells; die Schleimhaut des Magens, des Darmcanals und der Blase sah man stellenweise erweicht, auch theilweise Brandstellen in den gedachten Organen. Constant sollen die Nieren die Merkmale der Entzündung nachweisen. Neben diesen Erscheinungen wurden Hyperämien des Gehirns und seröse Ergiessungen, Hyperämie der Leber, Röthung und Entzündung der Schleimhaut der Speiseröhre beobachtet.

Anmerk. Wo die Vergiftung mit dem Pulver geschah, ist dieses in den verdächtigen Flüssigkeiten und da, wo es in der Schleimhaut eingebettet ist, durch die Loupe oder das Microscop an den kleinen goldgrünen oder kupferfarbenen Schüppchen zu erkennen. Werden die verdächtigen Flüssigkeiten mit Alkohol gemengt, über Glastafeln ausgebreitet und langsam verdunstet, so sieht man bei reflectirtem Licht die glänzenden Schüppchen auf der einen Fläche des Glases oder auch auf der andern. Orfila fand Reste des Pulvers neun Monate nach der Beerdigung der Leiche. Wurde die Tinctur oder das Cantharidin in Anwendung gesetzt, so lassen sich diese nicht durch Reactionen ausmitteln; das Verfahren beschränkt sich dann lediglich auf Abdampfen der verdächtigen Flüssigkeit zur Extractdicke und auf wiederholtes Ausziehen mit Aether, worauf man den Rückstand auf seine blasenziehende Eigenschaft prüft. —

19) Tod durch Brechweinstein.

§. 397.

Der Brechweinstein kann in grösseren Gaben unter Hyperemesis, doch mehr noch unter copiösen wässerigen Darmentleerungen, durch Gastroenteritis, Exulceration und Brand, so wie unter Hirnleiden den Tod herbeiführen. Welche Gabe zu einem tödtlichen Erfolge nöthig ist, geht aus den bisherigen Beobachtungen nicht genügend hervor, 40—60 Gran wurden bei Erwachsenen, 10 Gran bei Kindern tödtlich; Falck nimmt 5—10—20—40 Gran in ziemlich concentrirter Lösung an, wenn diese Dosen einige Zeit in den ersten Wegen verbleiben. — Die Symptome rühren entweder von einer Affection der ersten Wege oder von Affectionen der entfernteren Organe her, und entwickeln sich gewöhnlich in der Reihe, dass die Intestinalsymptome zuerst auftreten und erst später sich die Symptome eines ausgesprochenen Hirnleidens hinzugesellen. Leiden die entfernteren Organe mit, so entstehen bedeutende Prostratio Virium, Kälte der mit Schweissen bedeckten Haut, Oppression der Brust, keuchende Respiration, Präcordialangst, Ohnmachten, Kopfschmerz, Schwindel, Verlust des Bewusstseins, zuweilen Delirien, Wadenkrämpfe und andere spasmodische Erscheinungen, endlich Convulsionen mit Uebergang in den Tod.

20) Tod durch Chromsalze.

§. 398.

Die Chromverbindungen zeigen sich als sehr heftig und giftig wirkende Stoffe *). Pelikan stellt das doppelt chromsaure Kali in dieser Hinsicht neben die arsenige Säure und den Sublimat, welchen es auch in seinen anatomisch-pathologischen Symptomen im Magen und Darmcanale ähnlich ist; sie zeigen ebenfalls die starke Reizung und Entzündung des Magens und Darmcanals. Die Entdeckung des doppelt chromsauren Kali in den ausgebrochenen Flüssigkeiten geschicht sehr leicht durch flüssige Reagentien und Borsäure, schwerer jedoch in Leichen; übrigens sind Zweifel in Bezug auf die sichere Darstellung desselben unzulässig. — Bei dem massenhaften Verbrauch dieses Stoffes in Fabriken zur Bereitung von Farben u. s. w., macht Pelikan mit Recht auf die Nothwendigkeit policeilicher Maassregeln aufmerksam.

21) Tod durch Arsenik.

§. 399.

Arsenik verdient unter den Vergiftungen desshalb eine besondere Aufmerksamkeit, weil er von jeher und am häufigsten als Mittel zu solchen verwendet wurde und unter allen übrigen Giften vielleicht am geeignetsten ist, heimlich mit möglichst sicherm Erfolge beigebracht zu werden. Man hat bei der Untersuchung concreter Fälle, bei denen Arsenik als Todesursache in Anfrage steht, im Interesse der Strafrechtspflege practisch folgende specielle Punkte zu berücksichtigen, die sich nach der Individualität des Falles modificiren.

§. 400.

1) Die der fraglichen Vergiftung vorhergegangenen

---

*) Pelikan, in d. Med. Zeitung Russlands XI. 20 und Beiträge zur gerichtl. Medicin und Toxicol. Würzburg, 1858. S. 27.

indiduellen körperlichen und Gesundheitsverhältnisse. Ausser dem Umstande, dass Kinder und durch Krankheit geschwächte Personen, der Intoxication mit kleinern Gaben und schneller zu unterliegen pflegen, lassen die physiologischen und pathologischen Erscheinungen des concreten Falles nur bei einer möglichst genauen Anamnese eine richtige und sichere Deutung zu. Die Abwesenheit von vorhergegangenen Krankeitserscheinungen, die einer acuten oder chronischen Gastroenteritis oder einer Geschwürsbildung und dem geschwürigen Perforationsprocesse im Magen oder Darme angehören, erhärten die Intoxications-Diagnose schon von vorneherein gegen die leicht möglichen Einwürfe der Vertheidigung im Strafprocesse. Es ist wohl einleuchtend, dass unter Umständen Arsenik nicht mehr als die gewisse Todesursache angenommen werden könnte, wenn es der Vertheidigung gelänge, letztere mit plausibeln Gründen z. B. in eine zufällige geschwürige Gastroenteritis oder geschwürige Magen- oder Darmperforation zu verlegen, wenn gleichwohl Arsenik im Magen oder Darmcanale aufgefunden würde. In der That pflegt der Einwurf vorheriger Untergrabung oder Alteration der Gesundheit von den Angeschuldigten selbst, wie auch kürzlich wieder in einem zu München verhandelten Vergiftungsfalle mit Arsenik, wo die Leiche einige Zeit nach dem Tode ausgegraben wurde, gemacht zu werden *). Bei einem vor dem oberrheinischen Schwurgerichte verhandelten Falle kam der Einfluss einer chronischen Bronchitis als von der Vergiftung unabhängiger Todesursache in Anfrage.

§. 401.

2) Beschaffenheit und Quantität der Speisen und Getränke oder auch Arzneien, welche sowohl einige Stunden vor der muthmasslichen Vergiftung, als insbesondere vor dem Eintritte der ersten verdächtigen Symptome genossen wurden. Welchen bestimmenden Einfluss der sog. leere Magen auf die Art und Grösse der Contactwirkung, den Eintritt des Erbrechens, auf das raschere Zustandekommen der Irritation der Magenschleimhaut und auf die schnellere Resorption des Giftes hat, ist nach den bisherigen Beobachtungen noch nicht bestimmt zu entscheiden. Dieser Einfluss dürfte zuvörderst durch die Art des Präparats und die Form, in der es eingebracht wurde, modificirt werden. Wässerige Lösungen haben ohne Zweifel eine

*) Vgl. Hofmann. Aus d. Gerichtssaale Heft IV.

raschere Resorption und Ueberführung in das Blut zu Folge und, wenn die Gabe gross genug war, so wird eine acute Cerebrospinal-affection und der Tod zu Stande kommen, ehe noch eine erhebliche Irritation oder eine Entzündung und merkliche Alteration der Magen- oder Darmschleimhaut sich ausbilden konnte. Unerlässlich ist in solchen Fällen auch die chemische Untersuchung des Gehirns und selbst des Rückenmarks, um positive Reactionen des Giftes zu entdecken. Die Contactwirkung des Arseniks scheint in der Regel Erbrechen zu bewirken, aber nicht so häufig und anhaltend, als wenn zugleich Intestinalaffection und Irritation der Schleimhaut des Magens zu Stande kommt. Die Beschaffenheit der Speisen scheinen ebenfalls der Entstehung von Irritation der Magen- und Darmschleimhaut entgegen wirken zu können, wie man namentlich bei dem in Rust's Magazin *) mitgetheilten Falle annehmen muss, wo ein Mädchen Arsenik in Chocolade erhielt und die Section die Magenschleimhaut unverändert zeigte. Dass die Symptome der Vergiftung bei leerem Magen rasch eintreten, scheint nicht immer der Fall zu sein; in einem von Taylor mitgetheilten Falle, wo eine Drachme Arsenik genommen wurde, kamen die Symptome erst nach zwei Stunden, und in einem von Orfila erwähnten, nach fünf Stunden zum Vorschein. Wald **) erwähnt eines Falles von Tonnelier, wo ein Mädchen um 8 Uhr Morgens — also wahrscheinlich bei leerem Magen — Arsenik nahm und erst nach 8 Stunden heftigere Erscheinungen, namentlich starkes Erbrechen eintrat. Bei der Section fand man den Arsenik in einer Art Cyste eingekapselt, die von der Schleimhaut gebildet war.

§. 402.

3) **Die noch vorhandenen excrementiellen Stoffe, die Ausleerungen von Erbrechen, die in der Umgebung des Kranken und bezw. Verstorbenen befindlichen verdächdigen Stoffe in Gläsern, Papieren u. dgl., so wie die Flecken und Reste aus solchen auf Gegenständen, sind in Verwahrung zu nehmen und einer chemischen Untersuchung zu unterwerfen.** Dieser oft so einflussreichen Maassregel wird leider nicht immer mit der möglichen und nöthigen Umsicht und Sorgfalt genügt, daher es nicht überflüssig erscheint, hier

---

*) Vgl. Wald a. a. O. S. 349.
**) A. a. O. S. 344.

besonders darauf hinzuweisen. Nach dem von Otto*) erwähnten Falle hatte der Angeschuldigte das Glas, in welchem das Gift enthalten war, auf den eisernen Ofen gestellt, woselbst es durch Zerspringen Flecke verursacht hatte, die sorgfältig abgewischt wurden. Aus einem erst nach Verfluss eines Vierteljahres abgekratzten rostigen Flecke, gelang es den Arsenik zweifellos darzustellen.

§. 403.

4) Nicht immer ist es offenbar, in welcher der vorher genossenen Speisen oder Getränke das Gift enthalten war, und weil dies in zweifelhaften Fällen der Thäterschaft von Wichtigkeit und Einfluss sein kann, so wird es nothwendig, die Zeit zu kennen, die zwischen den ersten Vergiftungssymptomen und den vorher genossenen Sachen verstrichen ist. Gewöhnlich treten erstere $^1/_2$—1 Stunde nach der Incorporation des Giftes auf. Das Entstehen eines herben, styptischen oder ätzenden Geschmacks beim Einführen des Giftes in den Mund, gehört nicht zu den ersten Vergiftungssymptomen; übrigens kann Arsenik in Flüssigkeiten eingeführt werden, ohne dass irgend ein besonderer Geschmack wahrgenommen wird. Wald**) und Taylor widersprechen entschieden der Behauptung, dass die arsenige Säure einen herblichen oder süsslichen Geschmack bewirke; nur wo das Gift in grossen Gaben genommen wurde, ist das Sandartige, zwischen den Zähnen Knirrschende des Pulvers und ein „roher" Geschmack wahrgenommen worden. — Dass die ersten Vergiftungssymptome früher und später als eine halbe bis ganze Stunde auftreten können, ist bereits vorhin***) schon bemerkt worden; Christison und Taylor erwähnen Fälle, wo die Wirkungen des Giftes schon nach 8 und 15 Minuten hervortreten. In solchen Fällen kann nur eine äusserst schnelle Resorption und Ueberführung des giftigen Stoffes in die Blutbahnen stattgefunden haben. Form und Dose scheinen an dem mehr oder weniger schnellen Auftreten der Symptome ebenfalls Antheil haben zu können. —

§. 404.

5) Die ersten Vergiftungssymptome bestehen in Gefühl von Schwäche, Ekel, Uebelkeit, brennendem Schmerz in der Magen-

---

*) Lehrb. d. Chemie.

**) a. a. O. S. 341.

***) §. 401.

gegend, Erbrechen, das u. A. mit Schleim und Blutstreifen gemischt sein kann, Constrictionsgefühl im Munde, Schlunde und in der Speiseröhre, selbst profuse Absonderung von Speichel. Damit ist die Irritation der Schleimhaut des Magens in der Regel bereits eingegangen.

§. 405.

Der weitere Fortschritt der Intoxication entwickelt die Darmirritation unter zunehmendem kolikartigem Leibschmerze, mit Stuhlzwang, Stuhlverhaltung oder Diarrhöen, blutigen, grünlichen oder schwärzlichen Inhalts, bei krampfhafter Zusammenziehung oder Auftreibung des Unterleibes mit erhöhter Temperatur oder Empfindlichkeit des letztern, wozu sich ungeheure Adynamie, zunehmende Angst, heftiger Durst, dessen Befriedigung Erbrechen zur Folge hat, Schluchzen, aufgetriebenes Gesicht, bisweilen glänzend injicirte Augen, gestörte dyspnöische Respiration, Ohnmachten, gesellen. Durch die Zeichen des Collapsus, der tiefsten Adynamie und der drohenden Paralyse, bestehend in bleichem, entstelltem Gesichte, klangloser Stimme, eingesunkenen gläsernen Augen, kalten Hautdecken, Delirien, Stupor, Zittern, convulsivischen und tetanischen Erscheinungen und sinkendem intermittirendem Pulse, geht der Zustand in Tod über.

§. 406.

6) Form und Verlauf des Symptomenbildes der Arsenikvergiftung, wovon das vorstehende die durch Gastro- oder Insteninalirritation prädominirende bezeichnet, modificirt sich durch den acuten oder chronischen Character, und in erstern Falle durch die bereits oben berührte Cerebrospinalaffection, wenn das Gift schnell in die Blutbahnen gelangt und seine verderblichen Wirkungen rasch auf die Centren des Nervensystems entfaltet, wo dann bei der Section die Merkmale der Alteration der Magen- und Darmschleimhaut fehlen, dagegen die Gehirnhüllen mit dunkelm Blute überfüllt erscheinen und die Hirnventrikel viel seröse Flüssigkeit enthalten. Auch die vorherrschend in Schwindel, gänzlicher Prostation der Kräfte, Ohnmachten, Delirien, Coma, Erweiterung der Pupillen und Convulsionen bestehenden Symptome stehen mit dem Leichenbefunde in Uebereinstimmung. — Eine andere Modification der acuten Form ist die asphyctische, welche viele Aehnlichkeit mit der asiatischen Cholera besitzt und sich durch auffallend collabirtes und entstelltes Gesicht, blasse, cyanotisch gefärbte, mit kaltem Schweisse bedeckte Haut, ausserordentliche Kälte der Gliedmassen, sehr behinderte oder

unterdrückte Respiration und häufige Ohnmachten, sowie durch raschen Uebergang in Tod auszeichnet. Die asphyctischen Merkmale zeigen sich dann auch bei der Leichenöffnung. Es kann diese Form sowohl durch Einathmen von Arsenikdämpfen, als durch Resorption von aufgelöstem Arsenik durch die Schleimhaut der ersten Wege, oder durch eine Geschwürs- oder Wundfläche, sowie durch unmittelbare Zufuhr einer Arseniklösung zu dem Blute entstehen und kommt immer zu Stande, wenn das Gift entschieden in die Organe der Circulation eingreift und deren Function unterbricht.

§. 407.

7) Die Dauer der acuten Formen ist wahrscheinlich um so kürzer, als der giftige Stoff schneller zu den Centren des Nervensystems gelangt ist, also im Allgemeinen bei der asphyctischen und bei der Cerebrospinalaffectionsform. Länger scheint im Allgemeinen die Dauer zu sein, wenn es zu höheren Graden der Irritation und zur Verschwärung der Magen- und Darmschleimhaut kommt. Im Durchschnitt stellt sich für die acuten Formen eine Dauer von 12 — 18 — 36 — 48 Stunden heraus. Fälle die erst nach einigen Tagen tödtlich enden, sind häufiger als die schon in den ersten Stunden in Tod übergehen. Geht die Intoxication in unvollkommene Genesung über, so können chronische Nervenleiden, wie Epilepsie, Blödsinn, Wahnsinn, Lähmungen, Anästhesien, Neuralgien, Zittern u. dgl., chronische Leiden der ersten Wege, wie Verdauungsfehler, Diarrhöen, chronische Entzündungen, Ulcerationen, Verdickungen u. d. gl., oder chronische Leiden anderer Eingeweide, wie der Lungen, der Leber, der Nieren, der Harnblase, sowie auch des Stimmapparats, der Hautdecken, wie Ausschläge, Geschwüre, Oedeme u. d. gl., und endlich chronische Störung der gesammten Ernährung, — Atrophie, Zehrung zurückbleiben und das Leben mehr oder weniger gefährden. Endet die Intoxication mit vollkommener Genesung, gleichviel mit oder ohne Kunsthilfe, so kann die Reconvalescenz viele Tage, Wochen und selbst Monate in Anspruch nehmen.

§. 408.

8) Die chronische Form der Arsenikvergiftung hat den Character der Zehrung, die sich gerne aus einem Leiden der ersten Wege — Intestinalcatarrh, Entzündung des Magens und Darmes, Helkose —, oder der Respirationsorgane — Bronchitis, Bronchopneumonie, tuberculöse oder purulente Phthyse —, sowie auch des Nervensystems oder der Hautdecken, entwickelt, und im Ver-

laufe mit den verschiedensten Symptomen auftreten kann. Die Dauer dieser Form erstreckt sich auf Monate, und gelingt es der Kunst, vor der völligen Entwickelung der confirmirten Tabes, bei Entziehung des Kranken der weitern Einwirkung des Giftes, das Leben zu erhalten, so wird eine völlige Genesung doch nur höchst selten erzielt; meist bleiben Lungen- oder Nervenleiden zurück.

§. 409.

9) Die wesentlichen Erscheinungen bei der Leichenöffnung beschränken sich auf den Magen und Darmcanal; mit Ausnahme der asphyctischen und der cerebrospinalen Form, wo bei der ersteren die anatomischen Merkmale des Erstickungstodes und bei der letzteren, Anfüllung der Membranen des Gehirns mit vielem dunkeln, flüssigen oder dicken Blute und Anfüllung der Ventrikel des Gehirns mit seröser Flüssigkeit hervortreten; zeigen die Hyperämieen der verschiedenen Organe nichts Constantes und das Blut ist mehr oder weniger dickflüssig, mehr oder weniger dunkel von Farbe. — Erscheinungen im Magen und an der Magenschleimhaut: oft schleimige, mit Blut gemischte Flüssigkeit, fungusartige Excrescenzen mit eingebettetem Arsenikgehalt an den Wandungen; dunkelfarbiges Blut zwischen den Falten oder unter der Schleimhaut, letztere entzündlich geröthet mit schwärzlichen Flecken und Linien —, Ecchymosen; selten Exulceration der Schleimhaut, noch seltener Brand oder Perforirung. Letztere kann auch ausser Arsenikvergiftung verschiedene andere Ursachen haben und die richtige Diagnose ist nicht immer leicht*). Die Perforirung durch Arsenikvergiftung hat keine specifischen Merkmale und es kann daher die Diagnose nur durch die Berücksichtigung des ganzen pathologischen Symptomencomplexes und der Art der Anwesenheit des Giftes im Magen, vorzüglich aber in andern Organen, wie namentlich der Leber gesichert werden. — Die Verschwärung der Magenschleimhaut kann ebenfalls noch eine andere Ursache haben, bildet sich aber dann nicht so schnell aus und es ist der Zustand in der Regel mit Symptomen begleitet gewesen, die ein bestehendes chronisches Magenleiden vermuthen liessen. Doch ist auch Vergiftung eines solchen Kranken möglich. Um die Diagnose festzustellen, ist zu berücksichtigen, dass nach den bisherigen Beobachtungen bei Arsenikvergiftungen schon nach einigen Stunden Entzündung mit Erosionen, und innerhalb 10 Stunden

---

*) Vgl. auch Müller, das corros. Geschwür im Magen und Darmcanal. Erlangen, 1860.

Ulceration sich bilden kann; dass ferner die Merkmale der Frische der Entzündung in der Umgebung der Geschwüre und die hier geschehene Ablagerung des Arseniks, sowie die Abwesenheit der Producte chronischer Entzündung, Aufschluss zu geben geeignet sind. Es leuchtet daher ein, mit welcher Aufmerksamkeit und Genauigkeit derartige pathologische Zustände zu untersuchen sind. — *Irritation und Entzündung der Schleimhaut* kann sich schon nach 3—6 Stunden so ausbilden, dass sie bei der Section deutlich wahrnehmbar ist. — Wahrscheinlich weniger schnell kommen *Entzündung und Verschwärung der Schleimhaut im Darmcanal* zu Stande, weil das Gift nicht so rasch mit dieser in Contact geräth, theilweise auch durch das inzwischen eingetretene Erbrechen aus dem Magen entfernt worden sein kann. — Dass bei schneller Resorption des Giftes die pathologischen Erscheinungen auf der Schleimhaut des Magens und Darms fehlen können, ist bereits oben bemerkt worden; aus dieser Negation geht desshalb kein Beweis hervor, dass kein Arsenik in den Magen gelangt sei.

Müller (i. a. W. S. 175) giebt mit Rücksicht auf die Arbeit von *Taylor* (Ueber Perforation des Magens durch Vergiftung und Krankheit. *Guy's* Hospital rep. VIII.) folgende Uebersicht zur Diagnostik der Perforation des Magens durch Arsenikvergiftung und dem Ulcus corrosivum:

Ulcus corrosivum:	*Arsenikvergiftung:*
1) Die Magendurchlöcherung in Folge des Ulc. corros ist verhältnissmässig häufig.	1) Die durch Arsenik erfolgte äusserst selten
2) Der Schmerz tritt plötzlich in seiner ganzen Heftigkeit auf.	2) Der Schmerz tritt allmählig auf und wird immer mehr gesteigert. Ihm geht vorher das Gefühl spasmodischer Constriction im Schlunde, in der Speiseröhre und im Magen.
3) Erbrechen ist gering, meistens Brechneigung und hartnäckige Leibesverstopfung.	3) Heftiges und häufiges Erbrechen, häufige Durchfälle von grünlich schwärzlichen, übelriechenden Massen. Bisweilen aber auch Verstopfung, starker Tenesmus und Schmerz im After.
4) Der Tod erfolgt in $^1/_4$ Stunde bis 8 Tagen nach dem Perforationsschmerz. Der Tod kann auch sofort mit der Perforation eintreten, meistens erscheint er 12—24 Stunden nach der Perforation.	4) Der Arsenik kann nicht binnen 24 Stunden Durchlöcherung des Magens zu Stande bringen, sondern braucht dazu längere Zeit.

5) Die der Perforation folgende Peritonitis ist in den meisten Fällen Ursache des Todes.	5) Die vom Gifte selbst erregten Symptome sind Ursachen des Todes. Es kann hier auch Peritonitis auftreten, doch geschicht dies meist schon vor es zur Perforation kam.
6) In den meisten Fällen gehen der Perforation die Symptome des Ulcus coros. voraus.	6) Hier Gesundheit.

Diagnose nach dem Tode.

7) Die Entzündung der Schleimhaut des Magens oder Duodenums höchst unbedeutend, in den meisten Fällen keine Entzündung. Der ganze Darmcanal gesund.	7) Der ganze Darmcanal, besonders aber der Magen in hohem (?) Grade entzündet.
8) Characteristische Form des Ulc. corros. rund, genau umschrieben, wie mit einem Locheisen herausgeschlagen. Der in verschiedener Grösse stattgefundene Substanzverlust der verschiedenen Häute des Magens giebt der Oeffnung ein trichterförmiges Ansehen. Bei chronischem Geschwür verdickte Ränder, Umgebung der Oeffnung verdickt.	8) Unregelmässige Form, zerrissene Ränder.
9) Es findet sich kein Gift weder in der während des Lebens erbrochenen Masse, noch im Magen oder in den Gedärmen.	9) Arsenik wird in den ausgebrochenen Substanzen sowohl, als in dem Mageninhalte u. s. w. gefunden.

§. 410.

10) Die **Section längst verstorbener und wieder ausgegrabener Leichen** kann die Merkmale stattgehabter Arsenikvergiftung constatiren. Eine eigenthümliche Wirkung der Arsenikvergiftung ist die **Mumification der Leiche und von Leichentheilen**, die sich jedoch auch unter andern Bedingungen ausbildet. Ausserdem können diejenigen Theile, wie Magen und Darmcanal, welche mit dem Gifte intensiv in Berührung waren, sich Monate lang in einem Zustande erhalten, dass man noch pathologische Veränderungen daran wahrzunehmen im Stande ist. Zwölf und neunzehn Monate nach der Beerdigung soll nach **Taylor** die entzündliche Röthe der Magenwände noch deutlich und characteristisch gewesen sein. — Die Auffindung des Arseniks in der Leiche und den Leichenresten, wenn solches zur Zeit des Todes noch im Körper war,

gelingt durch die chemische Analyse noch nach vielen Jahren. Für die Constatirung des Thatbestandes ist es aber nie zu unterlassen, sowohl Theile oder Reste des Sarges, als der den Sarg umgebenden Erde auf Arsenikgehalt zu prüfen.

§. 411.

11) Die gewöhnliche Art der Beibringung des Arseniks bei vorsätzlicher Vergiftung geschieht durch den Mund, doch kann der Arsenik auch in Gasform und von der Haut aus, wenn er in Form von wässerigen Lösungen, Salben, Linimenten oder Pasten mit der Haut in Berührung gesetzt wird, Intoxication bewirken. Nachdem Chatin Arsenik in dem Contentum einer Blase, die durch Canthariden auf der Haut eines mit Arsenik vergifteten Menschen erzeugt wurde, nachgewiesen hat, kann kein Zweifel mehr darüber bestehen, dass das auf der Darmfläche resorbirte Gift ebenso in die Haut eindringt, wie es bei der äusseren Application desselben der Fall war, dass aber auch entgegengesetzt, das Gift eben so leicht von der Haut aus nach den Intestinalschleimhäuten gelangen könne.— Die intensive Giftigkeit des Arsenwasserstoffgases beim Einathmen desselben, ist aus wiederholten Unglücksfällen, die sich bei chemischen Operationen ereignet haben, bekannt. — Obgleich die Art der Darreichung, wie sie von Giftmischern eingehalten wird, sehr mannigfaltig ist, so kommt doch in der Regel zu vorsätzlichen Vergiftungen der weisse Arsenik, und zwar in Pulverform in Anwendung, indem er Speisen und Getränken der verschiedensten Gattung beigemischt wird. — Ob durch das Rauchen von Cigarren, die zuvor mit Arsenik imprägnirt wurden, eine Vergiftung entstehen könne, ist nach den Versuchen von Bunsen*) desswegen nicht wahrscheinlich, weil der Rauch durch seinen äusserst widerwärtigen Geruch und Geschmack auffallen und von der Fortsetzung des Rauchens abhalten würde. Wald**) ist aber, und wie mir scheint der ganz richtigen Ansicht, dass die arsenreichere Verbindung des Arsens mit Wasserstoffgas, welche sich beim Behandeln des Arsenkaliums mit Wasser als kastanienbraunes Pulver ausscheidet, in Cigarren gebracht, schon in den ersten Zügen des Rauches in zur Tödtung hinreichender Menge eingeathmet werden würde.

---

*) Vgl. Archiv für preuss. Strafrecht. 1857. I. S.
**) I. a. W. I. S. 376.

§. 412.

12) Bei der chemischen Ermittelung des Arseniks in der Leiche hat sich die Untersuchung, wo die Leichentheile noch mehr oder weniger vorhanden sind, nie blos auf den Magen oder Darm, oder gar nur auf einen einzelnen Theil des erstern zu beschränken; es sind vielmehr auch andere Organe, wie die Leber, Lungen, Gehirn, Urinblase, Nieren u. s. w. auf Gehalt von Arsenik zu prüfen, weil durch Auffindung des Giftes in noch andern Organen als dem Magen und bezw. dem Darme, der Beweis zu liefern möglich ist, dass dasselbe in die Blutbahnen gelangt und die Intoxication, abgesehen von der Gabengrösse, eine für den tödtlichen Erfolg zureichende war, was um so wichtiger ist, als die Grösse der Gabe, die in Anwendung kam, abgesehen von der Quantität, die durch Erbrechen, Stuhl und Urin ausgeschieden wurde, durch die chemische Untersuchung nie mit Genauigkeit, ja nicht einmal beiläufig auszumitteln ist.

Delffs*) sagt: „Wenn man in Erwägung zieht, dass die in den Kreislauf übergegangenen Gifte schon während des Lebens anfangen, ausgeschieden zu werden; dass die Auffindung des Giftes in der Leiche im Allgemeinen um so schwieriger fällt, je grösser der seit dem Tode verflossene Zeitraum ist, dass also die Abscheidung, Zersetzung oder Vertheilung des Giftes auch nach dem Tode fortdauert; dass immer nur ein verhältnissmässig kleiner Theil der Leiche der chemischen Untersuchung unterworfen werden, und aus der Menge des aufgefundenen Giftes, ohne die willkührlichsten Voraussetzungen, kein Schluss auf die in der Leiche vorhandene Gesammt menge des Giftes gemacht werden kann, und dass sich endlich für kein Gift die Gränze der Dosis, wo es anfängt, absolut tödtlich zu werden, feststellen lässt, weil dabei nicht allein die Menge des Giftes, sondern auch die Empfindlichkeit des vergifteten Individuums in Betracht kommt: so muss man gewiss mit Orfila übereinstimmen, wenn derselbe ausspricht: „qu'il serait absurde d'exiger que l'on eût obtenu une quantité assez notable de matière vénéneuse pour conclure à l'existence d'un empoissonnement-" Einflussreich und aufklärend wird aber die Auffindung des Giftstoffes in noch andern Organen bei ältern und wieder ausgegrabenen Leichen, in Fällen, wo die Krankengeschichte fehlt, dunkel oder lückenhaft ist, und in solchen, wo die pathologischen Erscheinungen auf der Schleimhaut des Magens und Darmes fehlen oder wenig ausgezeichnet sind, und wo

---

*) Walz und Winkler, Jahrb. f. d. prakt. Pharmac. IX. S. 284.

andere zufällige Krankheitszustände concurriren, welche die Diagnose des Todes durch Vergiftung in Zweifel zu stellen geeignet sind. Ein weiterer einschlägiger Punkt ist, dass neben Arsen noch ein anderer Stoff, wie Antimon in der Leiche zugegen und in den verschiedenen Organen der Leiche ungleich vertheilt sein kann*). Die chemische Untersuchung werde von vorne herein practischen Chemikern von Ruf und Dexterität übertragen und das Verfahren selbst diesen anheimgegeben. Wenn der Gerichtsarzt gleichwohl mit dem Verfahren im Allgemeinen und den einzelnen Methoden wissenschaftlich vertraut sein soll, so ist es, wenn er nicht Chemiker vom Fach ist, doch zu gewagt, ihm eine Untersuchung anzuvertrauen, bei der selbst geübte Notabilitäten irren, oder in einem und demselben Falle zu verschiedenen Resultaten gelangen können. Einen Beweis hiefür liefert in neuer Zeit wieder der in Oesterreich verhandelte, von Delffs**) kritisch beleuchtete Fall von fraglicher Arsenikvergiftung, wobei die Erörterung der dabei vorgekommenen gerichtlich-chemischen Fragen zu sechs verschiedenen Gutachten geführt hat, ohne dass die Sache damit zum endlichen Abschlusse gekommen wäre.

§. 413.

13) Welches Arsenikpräparat in Anwendung kam, lässt sich durch die chemische Untersuchung der Leiche, wenn nicht zufällig Substanzreste im Magen oder Darm aufgefunden wurden, was bei Lösungen schon gar nicht möglich ist, nicht ausmitteln. Andere Umstände müssen hierüber Auskunft geben. Ausser der arsenigen Säure — Arsenicum album, Rattenpulver, Giftmehl — verdienen noch besondere Berücksichtigung der metallische Arsenik — Regulus arsenici, Scherbenkobalt, — welcher sich sehr leicht oxydirt und im unreinen Zustande zur Bereitunng des s. g. Fliegenwassers verwendet wird, und das arseniksaure Kali, welches auch in der Solutio arsenicalis Fowleri, doch nach den verschiedenen Pharmokopöen in verschiedener Quantität, vorhanden ist.

§. 414.

14) Welche Gabe des Arseniks im Minimo den Tod bewirken könne, lässt sich nach den vorliegenden Erfahrungen nicht

*) Vgl. Neues Jahrb. f. prakt. Pharmacie, von Walz und Winkler. IX. S. 270.

**) Ebendaselbst.

mit Genauigkeit bestimmen. Kinder, geschwächte Kranke und altersschwache Personen werden im Allgemeinen kleineren Dosen schon unterliegen. Dem Arsenik in Lösungen, wodurch seine schnellere Resorption begünstigt wird, muss die schädliche Wirksamkeit in relativ kleinerer Gabe zugetraut werden. Ueberdiess kommen die oben schon genannten Verhältnisse in Anbetracht. Wenn es auch noch nicht exact constatirt ist, dass zwei Gran weisser Arsenik in Pulverform den Tod bewirken, so dürfte doch in Anbetracht der Thatsache, dass diese beiläufige Quantität bei Erwachsenen in Lösung schon tödtlich geworden ist, diese Gabengrösse zu einem Anhaltspunct und insbesondere für die concrete Möglichkeit dienen. — Bei der äusserlichen Application des Arseniks lässt sich die Gabengrösse ebenfalls nicht bestimmen, doch pflegt der Tod, wahrscheinlich wegen der langsamern Resorption grösserer Quantitäten des Gifts, langsamer zu erfolgen. Aehnlich verhält es sich mit der innerlichen Anwendung längere Zeit fortgesetzter kleinerer Gaben, wodurch die chronische Arsenikvergiftnug mit der Arsenikzehrung — Tabes arsenicalis — herbeigeführt wird.

22) Tod durch Phosphor.

§. 415.

Die Symptome der Phosphorvergiftung haben viele Aehnlichkeit mit der von Arsenik und treten in acuter Form am raschesten nach dem Verschlucken von aufgelöstem oder fein zertheiltem Phosphor, langsamer nach dem Verschlucken von Phosphor in festen Stücken auf. Sie charaterisiren Anfangs das Bild einer heftigen Gastroenteritis mit Uebelkeit und Aufstossen von nach Knoblauch riechenden Gasen und das etwaige Erbrechen evacuirt Massen, die im Dunkeln leuchten und einen starken eigenthümlichen — Phosphor- — Geruch haben. Auch die Stuhlausleerungen haben einen eigenthümlichen Geruch und leuchten im Dunkeln. Ist das Gift resorbirt, so werden alle Ausleerungen des Körpers, Urin, Schweiss und Lungenexhalation phosphorhaltig und leuchtend, während die Organe der Circulation, der Respiration und des Nervensystems, in einen Zustand der Excitation versetzt sind, dem sodann Depression und Lähmung folgen. Während der Excitation besteht bei fieberhafter Aufregung Reitzung des Genitalsystems, Priapismus, Strangurie und bei Kälte der Gliedmassen, Schwinden der Sinnesthätigkeit, Adynamie, Delirien, Coma, Convulsionen, Petechien, partielle und allgemeine Paralyse und es tritt nach 24 — 48 Stunden, oder auch erst nach mehreren Tagen der Tod ein. — Die Leichen lassen öfter den eigenthümlicheu knoblauchartigen Phosphorgeruch und im Finstern ein phosphorescirendes Leuchten wahrnehmen. Bei der Leichenöffnung pflegt sich dieser Geruch und das Leuchten noch deutlicher bei der Eröffnung des Unterleibes und Magens auszudrücken, wobei sogar stark riechende, dicke weissliche Dämpfe emporsteigen können. Im Uebrigen hat man entzündliche Röthung, Erosion, Entzündung, Erweichung, Verätzung, Ulceration und Gangrän der Schleimhaut der Speiseröhre, des Magens und Darmcanals gesehen. — Die Intoxication scheint schon bei Gaben von $^1/_4$ Gran zu Stande zu kommen und ist in neuern Zeiten durch Einbringen der s. g. Phosphorlatwerge, die man zum Vergiften der Mäuse zu benützen pflegt, für sich oder mit Speisen bewirkt worden. Ein Kind, welches ein kleines Stückchen solcher trocken gewordenen aus Mehlkleister bereiteten Phosphorlatwerge genossen hatte, starb schon innerhalb 12 Stunden. Bei der Section wurde kaum an einer Stelle des Magens eine leichte, merkliche Röthung, aber keine Spur von Phosphorgeruch wahrgenommen. — Die chemische Untersuchung constatirte in einer nach 5 Wochen ausgegrabenen Leiche in dem Inhalte des Magens den Phosphor*). Nicht immer aber gelingt es durch die chemische Untersuchung den Phosphor selbst darzustellen, da er sich bisweilen zu Phosphorsäure oxydirt hat. Das Auffinden der letztern hat aber für die Diagnose einer Phosphorvergiftung nur dann noch Werth, wenn die anatomische Characteristik und die Symptomatologie des beobachteten Krankheitsverlaufes damit übereinstimmt.

23) Tod durch Quecksilber.

§. 416.

Unter den Quecksilberpräparaten, die als Vergiftungsmittel in Anwendung gesetzt wurden, nimmt der Sublimat - Hydrargyrum muriaticum corrosivum — die erste Stelle ein. Wegen seines herben, widrigen metallischen Geschmackes wird er von dem, der ihn in den Mund bekommt, leicht als eine fremdartige oder ungewöhnliche Substanz wahrgenommen. Er besitzt ätzende Eigenschaften; kommt er aber in ganz kleinen Gaben zur Anwendung, so wird er von den Secreten der Schleimhaut gebunden und in milde Quecksilberalbuminate umgesetzt, wo dann die berührten Theile unverletzt bleiben. Gelangt der Stoff in den kleinsten Quantitäten ins Blut, so kann von

---

*) Wald a. a. O. S. 414.

hieraus aber, bei öfterer und anhaltender Wiederholung der Gabe, chronische, subacute oder selbst auch acute Mercurialkrankheit entstehen. Wird dagegen Sublimat in grösseren und solchen Gaben angewendet, dass er von den Secreten nur zum Theil in milde Quecksilberalbuminate umgesetzt wird, und zum Theil unverbunden bleibt, so greift der ungebundene Rest in die Gewebe ein und verursacht Reitzungen, Entzündungen, Verätzungen u. s. w., die je nach der Menge des Giftes mehr oder weniger tief und ausgebreitet sich darstellen und mehr oder weniger bedeutende, acute oder peracute, und in seltenen Fällen, chronische Leiden zur Folge haben. Der Intoxicationsverlauf macht sich hiernach in den primitiven Wirkungen durch Verätzungen der Schleimhaut der ersten Wege, in seinen secundären, nachdem der giftige Stoff resorbirt worden ist, in der Mercurialkrankheit offenbar. Darnach gestaltet sich auch das Symptomenbild einer acuten Sublimatintoxication: Gefühl von Brennen und spasmodischer Constriction im Halse und Schlund, reissende Schmerzen in der Speiseröhre, im Magen und Darme, Uebelkeit, anhaltendes Würgen und Erbrechen von verschieden gefärbten, öfter blutgemischten und sublimathaltigen Massen, starcke und häufige Durchfälle mit blutgemischter Fäcalmaterie, selbst ruhrartige mit Tenesmus verbundene Diarrhoe, Empfindlichkeit des Bauches, wozu sich dann Angst und Adynamie gesellen. Bei weiterm Fortschritte der Intoxication: Blässe und Collapsus des Gesichts, Kälte und Unempfindlichkeit der Hautdecken, höchstes Angstgefühl, Ohnmachten und Uebergang in Tod. Oft behalten die Kranken ihre Geisteskräfte bis zum letzten Augenblicke, oft verliert sich aber auch das Bewusstsein und es treten Zittern, Coma und Convulsionen ein. Die Bereitung und Ausscheidung des Urins ist in manchen Fällen nicht gestört, in anderen zeigt sich die Harnsecretion vermindert oder völlig unterdrückt; ebenso hat man blutigen Urin und auch wieder solchen ohne Spur von blutiger Beimischung beobachtet. — Die Verätzung der ersten Wege kann sehr rasch, innerhalb einiger Stunden, aber auch langsamer in einem oder einigen Tagen, selbst in wochenlangen Fristen verlaufen. Die Symptome treten immer schnell, nach dem Verschlingen des Giftes auf, nur besteht eine Verschiedenheit in der Art und dem Auftreten der Symptome überhaupt, wenn allmählige und fortgesetzte kleine Gaben von Sublimat in Anwendung gekommen sind. Hier entstehen dann gewöhnlich kolikartige Schmerzen, Erbrechen, allgemeines Unwohlsein und Depression, sodann entzünden sich die Speicheldrüsen, es stellt sich eigenthümlicher übler Geruch aus dem Munde ein, Schlingen und Athmen sind erschwert, es kommt Speichelfluss zu Stande, und bei fortschreitender Intoxication tritt Blutspeien, Husten, Gliederzittern und Zehrfieber mit tödtlichem Ausgange ein. — Die wesentlichen anatomischen Merkmale bei der Leichenöffnung zeigen sich auf der Schleimhaut des Mundes, Schlundes, der Speiseröhre, des Magens und Darmcanales, in Anätzungen, Entzündungen, Ulcerationen, Auflockerungen, Verdickungen, Erweichungen und Ecchymosirungen unter der Schleimhaut Perforation des Magens scheint selten zu Stande zu kommen. — Das Minimum einer tödtlichen Gabe dürfte von 3 — 5 Gran anzunehmen sein*).

24) Tod durch Blei.

§. 417.

Wir berücksichtigen hier nur das essigsaure Blei — Bleizucker, Plumbum aceticum, — als vorzüglich den gerichtlichen Arzt interessirend, das nur in grösseren oder lange fortgesetzten kleineren Gaben tödtliche Wirkungen zu äussern pflegt. Als Heilmittel wird es bekanntlich in Gaben bis zu 2 Gr. gereicht; in den bekannt gewordenen acuten Vergiftungsfällen waren Gaben von Drachmen in Wirksamkeit gesetzt. Wesentlich wird die nachtheilige Wirkung durch den Umstand begünstigt, wenn dasselbe in den leeren Magen gelangt. In solchen grösseren Dosen erregt es brennendes Gefühl im Halse bis in den Magen, Uebelkeit, Erbrechen, Kolik, hartnäckige Verstopfung und die abgehenden Fäces haben eine schwärzliche Farbe. Die Haut wird kalt und die Kräfte sinken rasch. Bei längerer Dauer treten Wadenkrämpfe, Taubsein, Paralysen der Gliedmassen auf. Schwindel, Bewusstlosigkeit und Coma ist nach acuten Vergiftungen ebenfalls beobachtet worden, so wie auch in seltenen Fällen nervöse Erscheinungen, wie epilepsieartige Krämpfe, Trismus und Tetanus bald nach Einverleibung des Giftes zum Vorschein gekommen sind**). Bei der Leichenöffnung fand man Anätzungen der Schleimhaut der Mund-, Schlund- und Magenhöhle; bei letzterer öfter weisslich graue oder aschfarbige membranöse Ueberzüge, dann Röthungen und Ecchymosirung.

25) Kupfervergiftung.

§. 418.

Wald***) mag im Allgemeinen Recht haben, wenn er behauptet, dass Autoren, welche jüngst noch in Abhandlungen die giftige Natur

*) Ueber die giftige Eigenschaft des Mercurius vivus, vgl. unten §. 420.

**) Ueber die verschiedenen Folgen der Bleivergiftungen, vgl. Falck a. a. O. S. 158 flg.

***) a. a. O. S. 403. —

des Kupfers behaupteten, um so hartnäckiger bei ihrer Ansicht stehen bleiben werden, je schwankender der Boden ist, den sie zu halten versuchen. Vorurtheilslose Prüfung von Thatsachen, muss aber doch der Wahrheit den Sieg verschaffen. Kaum hatte die zweite Auflage meines Handbuches der medic. Policei *) die Presse verlassen, als ich Gelegenheit bekam, die Anwendung der Rademacher'schen Kupfer-Tinctur in Gaben, welche innerhalb 24 Stunden 4—6 Drachmen ausmachten, zu sehen, ohne dass die geringsten Symtome einer Intoxication hervortraten. Weitere Prüfungen, die ich selbst mit diesem Mittel anstellte, erhöhten meine Zweifel gegen die behauptete unbedingte Giftigkeit der Kupferpräparate überhaupt, wie sie namentlich noch in neuer Zeit in der trefflichen Abhandlung über die Intoxication von Falck **) aufgeführt sind, und die Untersuchungen von Daletzki ***), die er mit verschiedenen Speisen in kupfernen Kochgeschirren anstellte, bestätigten meine eigenen vollständig. E. Pelikan †), der eifrige und besonnene Forscher im Gebiete der Toxicologie, hat als Resultat der gemachten Versuche und Erfahrungen, folgende Sätze aufgestellt: 1) Kupfersalze in grösseren Dosen gegeben, sind durchaus nicht unschädlich, nur muss ihre Wirkung als eine relativ viel schwächere angenommen werden, als dies bisher geschah. 2) In kupfernen Geschirren gekochte Speisen bringen bei Menschen nur leicht vorübergehende Symptome hervor; eine Vergiftung durch solche ist als unzulässig anzunehmen. 3) In bedeutender Menge genommene Kupfersalze bringen Symptome hervor, welche in die Competenz der gerichtlichen Medicin fallen und der unbedingte Ausspruch: „Kupfer ist kein Gift,“ erscheint in dieser allgemeinen Fassung für nicht gerechtfertigt. Als Symytome der Kupferwirkung führt Pelikan auf: Eckel, sehr häufig wiederkehrendes Erbrechen und Würgen, mehr oder weniger starker Speichelfluss und grosses Darniederliegen der Kräfte. Alle diese Symptome verschwinden jedoch ziemlich schnell und sind in den meisten Fällen von gänzlicher Wiederherstellung der Kräfte gefolgt. Bei den tödtlich ausgegangenen Versuchen, zeigten sich weder Perforationen des Magens

*) Erlangen, 1856. —

**) a. a. O. S. 147. ffg.

***) Dissert. inaugur. Petropoli. 1857. —

†) Beiträge zur gerichtlichen Medicin, Toxicologie und Pharmakodynamik. Würzburg, 1858. S. 187. ffg. — Vgl auch: Saumovsky, De ligatura oesophagi. Diss. inaug. Petropoli. 1857., welcher daselbst einige der von Pelikan gemachten Experimente mit Kupfersalzen beschreibt.

noch der Eingeweide; häufig aber Ecchymosen und manchmal Entzündung der Schleimhäute. Lungen, Leber und Milz strotzten von dunkelm flüssigem Blute. — Bei kleinen, lange fortgesetzten und steigenden Dosen war der Ausgang, bei starker Abmagerung und Entkräftung, ein lethaler, und in diesen Fällen war die Schleimhaut des Magens und Darmcanals entweder erweicht, ecchymosirt oder mit hämorrhagischen Erosionen bedeckt. Ziemlich lange Zeit fortgesetzte, jedoch abnehmende Dosen, schienen die Gesundheit der Thiere in keiner Weise anzugreifen.

Strafgesetzlicher und gerichtsärztlicher Begriff von Gift. Vergiftung.

§. 419.

Criminalrecht und Strafgesetzgebungen haben uns keine Definition von Gift gegeben. Wir können aus den bezüglichen Gesetzesstellen nur so viel herausbringen, dass ein Stoff vorausgesetzt wird, mit dem man Gesundheit und Leben beschädigen und zerstören kann. Die Bezeichnung „Stoff“ und „Beibringen,“ welche insbesondere die Gesetzbücher von Preussen und Baden aufgenommen haben, schliessen bestimmt die mechanische Art der Einwirkung und Beschädigung aus; denn wenn ein Stoff beigebracht werden soll, so kann dies nur dadurch geschehen, dass er mit dem Organismus vermengt wird und in dieser Vermengung erst seine eigenthümlich schädliche Wirkung enthalte, was aber, wenn wir berücksichtigen, wie die Strafgesetzgebungen die mechanisch gewaltthätigen Einwirkungen nebenbei besonders aufgefasst und vorgesehen haben, auch bei mechanischen Verletzungen ein Werkzeug als Ursache voraussetzen, das sich vom Stoff, der sich nicht zur Bewirkung mechanischer Verletzungen eignet, wesentlich unterscheidet; nur in Form und Wesen eines chemischen Processes möglich wird; daher es dann auch ganz gleichgültig ist, ob der Thäter dem Andern das Gift unmittelbar beibrachte, oder mit andern Stoffen vermischt, ob dasselbe durch Verschlucken, Einathmen, Einreiben, Einspritzen, oder durch Absorbiren applicirt wurde. Welchen Stoffen die gedachte Eigenschaft, und unter welchen Bedingungen sie ihnen zukommt, dies zu entscheiden ist Aufgabe des Arztes, dessen Wissenschaft einen fraglichen Stoff, ohne Rücksicht auf Strafgesetzgebung, auch Gift nennen kann. Was aber dann im concreten Falle als Gift und Vergiftung im Sinne des Strafgesetzes anzusehen sei, darüber zu entscheiden, steht lediglich und ausschliesslich dem Richter zu; denn was für den Arzt Gift ist, ist es noch nicht für die

Strafgesetzgebung und den Richter; fehlen für die letztern z. B. die im Vorsatz liegenden Criterien, die den Arzt nichts angehen, so wird auch trotz des nach ärztlicher Ansicht angewendeten giftigen Stoffes, keine strafgesetzliche Vergiftung vorliegen, und umgekehrt könnte der Richter im concreten Falle einen beigebrachten Stoff für Gift erklären, dem der Arzt diese Eigenschaft nur bedingt zuerkennen würde; nur müsste der Stoff im Allgemeinen die Eigenschaft in sich schliessen, mit Ausschluss mechanischer Wirkungsweise, Gesundheit und Leben zerstören zu können; gepulvertes Glas z. B., würde auch im strafgesetzlichen Sinne nicht die Eigenschaft eines Giftes erhalten können, weil seine Wirkung eine mechanische ist, bezw. das Glas nicht die Fähigkeit oder Eigenschaft hat, mit Theilen des Organismus chemische Verbindungen einzugehen. Diese Distinction wird für den Gerichtsarzt um so beachtenswerther, als einzelne Strafgesetzgebungen, wie z. B. die preussische und die badische, den Thatbestand der Vergiftung schon in dem Momente als vorhanden annehmen, wenn das Gift dem Betreffenden „beigebracht" ist; es kommt dabei dann nicht darauf an, ob das Gift eine nachtheilige Wirkung geäussert hat oder nicht. Es leuchtet ein, dass bei letztern strafgesetzlichen Bestimmungen der gerichtsärztliche Begriff von Gift vorerst nicht von Bedingungen, wie z. B. der im concreten Falle angewendeten Gabengrösse und resp. Kleinheit der Gabe abhängt, sondern allein und wesentlich von der Eigenschaft, mit dem Organismus in Berührung gekommen, in Form und Wesen chemischen Processes, das Leben bei allen Menschen zerstören oder die Gesundheit beschädigen zu können. Ob diese Eigenschaft einem in Concreto beigebrachten Stoffe zukommt, ist nach dem Stande der Wissenschaft zu untersuchen und zu entscheiden, wozu die Werke über Toxicologie als Mittel dienen, aber nicht als Gesetzbücher angesehen werden dürfen. Geht aus der gedachten Eigenschaft allein der allgemeine gerichtsärztliche Begriff von Gift und insbesondere gegenüber den bezeichneten Strafgesetzgebungen hervor, so ist der Richter von dem gerichtsärztlichen Urtheile aber doch nur in so weit abhängig, als der Thatbestand der Vergiftung von ihm nicht angenommen werden kann, wenn der fraglich in Anwendung gekommene Stoff die zum Giftbegriffe erforderlichen Eigenschaften nicht besitzt. Wo diese Eigenschaften aber vorhanden sind und wenn der Stoff mithin von dem Gerichtsarzte für Gift im Allgemeinen erklärt worden ist, dann erst können die von dem Gerichtsarzte in der Eigenschaft als Sachverständigem zu gebenden weitern Aufklärungen über die besondern und concreten Bedingungen der schädlichen Wirksamkeit des fraglichen Stoffes, für das richterliche Urtheil: ob eine strafgesetzliche Vergiftung vorliege, und in welcher Art, von weiterem Einfluss sein

Anmerk. Dieser Weg ist wenigstens practisch, obgleich die Zahl giftiger Stoffe dabei sehr vermehrt werden wird, wenn man darauf eine Toxicologie als Doctrin gründen wollte. Das muss aber dem Gerichtsarzte gleichgültig sein; ihn interessiren die schädlichen Stoffe nur insoweit, als sie gerichtliche Bedeutung erlangen und die Fähigkeit in sich schliessen, eine solche Bedeutung erlangen zu können; letztere ist aber durch das in der Strafgesetzgebung enthaltene Criterium: „Gesundheit und Leben beschädigen und zerstören zu können," gegeben Hat ein Stoff diese Eigenschaft im Allgemeinen nicht, so kann er auch als Gift für die Strafrechtspflege nie in Anfrage kommen Welche Stoffe zu verbrecherischen Zwecken bisher benützt worden sind, das wissen wir und wenden der genauen Kenntniss derselben unsere ganze Aufmerksamkeit zu; welche Stoffe aber in Zukunft dem Verbrecher dienen werden, das lässt sich nicht sagen. Jedes Bestreben zur Aufstellung einer exacten Definition über Gift, muss der Natur der Sache nach scheitern; die gerichtliche Medicin als eine rein practische Doctrin, muss aber einen Weg suchen, auf dem sie ihre Aufgabe so gut und sicher als möglich erreichen kann Wie lange übrigens das Wort Gift noch in den Strafgesetzbüchern vorkommen wird, steht dahin

§. 420.

In allen Fällen daher, wo ein in Anwendung gekommener und bezw. beigebrachter Stoff durch die gepflogene Untersuchung bekannt geworden ist, oder wenigstens als möglicher oder wahrscheinlicher in Anfrage steht, ergiebt sich in erster Reihe immer folgende an den Gerichtsarzt zu stellende Frage: Ist der Stoff N. N. (arsenige Säure, Sublimat, Nicotin u. s. w.) im Allgemeinen Gift, d. h. besitzt er die Eigenschaft, mit Ausschluss mechanischer Wirkungsweise, den Tod bewirken zu können? Bei der Beantwortung dieser Frage hat der Gerichtsarzt ausser den im vorhergehenden Paragraphen angedeuteten Criterien noch auf folgende Momente Rücksicht zu nehmen: 1) dass der fragliche Stoff, die Eigenschaft, mit dem Organismus in denjenigen chemischen Process einzugehen, welcher zum Tode führen kann, schon vorher, d. h. ehe er mit dem Körper in Berührung kam, fertig besessen habe und dass sich diese Eigenschaft nicht etwa zufällig z. B. durch im Magen aussergewöhnlich vorhandene Stoffe bilde. Dieses Verhältniss ist schon desswegen von Wichtigkeit, weil Gesetzgebungen, wie die badische, die Voraussetzung bestimmen, dass dem Thäter der Stoff als Gift bekannt war *). Eine eigene Bewandtniss hat es in dieser Be-

*) §. 243 d. Strafges. B.

ziehung mit dem Mercurius. Ist derselbe als Gift anzusehen? Bekanntlich hat schon Christison ihm bedingt eine schädliche Wirkung durch die Möglichkeit des Oxydirtwerdens im Darmcanale zugeschrieben; dadurch könnte er aber, wenn die Wirkung hievon auch eine deletäre würde, nach unsrer Auffassung im Allgemeinen nicht unter den Begriff von Gift fallen. Dass aber lebendiges Quecksilber, wenn es in die Gefässbahnen gelangt, tödtliche Folgen haben könne, geht aus den Einreibungen der Quecksilbersalbe, in welcher sich das Quecksilber lediglich in fein zertheiltem Zustande befindet, hervor; eigentlich erscheint diese Einhüllung nicht als eine Art Präparat und eine „heimliche" Anwendung und bezw. „Beibringung" durch Einreibung ist, je nachdem man dem Begriff „heimlich" eine Ausdehnung giebt und je nach Umständen, z. B. bei Kindern, gerade nicht als unmöglich anzusehen, wenn auch im Allgemeinen sonst kaum ausführbar. Nicht in Anfrage ist aber die giftige Eigenschaft des Mercurius vivus durch den Fall gestellt, den Müller *) mitgetheilt hat, wo durch Zertrümmerung eines Behälters das darin enthaltene Quecksilber sich so zertheilte, dass es in feinen Theilchen sich der Atmosphäre des Zimmers mittheilte, daselbst von drei Personen inhalirt wurde, die wenige Stunden nachher Erstickungszufälle, Anschwellung der Mund- und Halsdrüsen und bedeutende Salivation bekamen. — Die Frage, ob Mercurius vivus Gift sei, ist vor nicht langer Zeit in einem vor dem Schwurgerichte des Oberrheinkreises verhandelten Falle practisch geworden. Ein Ehemann, der unter verdächtigen Umständen seiner Ehefrau lebendiges Quecksilber unter eine Tasse Kaffee gemischt hatte, der auch von dieser theilweise getrunken wurde, wobei sie aber den beigemischten Stoff bemerkte, ward des Versuchs der Vergiftung angeklagt. Die Sachverständigen erklärten, dass lebendiges Quecksilber kein Gift sei. Dennoch nahmen die Geschwornen Vergiftungsversuch an. Der Gerichtshof erliess jedoch auf Grund einer einschlägigen gesetzlichen Bestimmung, kein Urtheil, sondern verwiess den Fall zur nochmaligen Verhandlung vor die nächste Schwurgerichtssitzung, wobei sich von einer Seite der gerichtsärztlichen Sachverständigkeit gar nicht auf die Entscheidung: ob Mercurius vivus im Allgemeinen als Gift anzusehen sei, eingelassen, sondern nur die Eigenschaften desselben und die Bedingungen dargelegt wurden, unter denen dieser Stoff auf den menschlichen

---

*) Annalen d. St. A. K. von Schneider und Schürmayer II. 2. 1837. S. 426.

Körper und in welchem Grade schädlich einwirken könne, dem Richter anheimgebend, ob und in wie weit er im vorwürfigen Falle, wo es sich hauptsächlich um die Rechtsfrage des „Versuchs“ und dabei zugleich um etwaige Täuschung in der Wahl des Mittels von Seiten des Angeschuldigten handelte, Mercurius vivus als Gift im strafgesetzlichen Sinne annehmen wolle oder nicht. Von anderer Seite der gerichtsärztlichen Sachverständigkeit wurde Mercurius vivus unbedingt und durchaus nicht als Gift erklärt. Der Wahrspruch lautete auf „nicht schuldig.“ — Nach den von uns aufgestellten Criterien muss Mercurius vivus vom Arzte als Gift erklärt werden. Daraus folgt aber nicht, dass er ärztlich oder strafrechtlich auch im concreten Falle die Eigenschaft als Gift erhalte; denn es hangt dies von den concreten Bedingungen ab, vermöge deren sich seine giftigen Wirkungen entfalten können. Wurde Mercurius vivus durch den Mund beigebracht, so wird er ohne Zufall keine erhebliche Störung der Gesundheit veranlassen; wurde er dagegen als Salbe und in genügender Quantität — Dose — eingerieben, so kann es keinem Zweifel unterstehen, dass er die Eigenschaft verwirklicht, Gesundheit und Leben zu beschädigen. Wenn nun weiter berücksichtiget wird, dass der Thäter diese Eigenschaft ganz gut und genau kennen kann, dass die heimliche Beibringung bei Kindern ganz leicht möglich ist, dass ohne in spitzfindige Casuistik zu verfallen, Jemand mit dem — bestimmten oder unbestimmten — Vorsatze zu tödten, dieses Tödtungsmittel wählen kann, dass endlich der objective Thatbestand des schädlichen oder tödtlichen Erfolges durch den Arzt herstellbar ist: so ist meines Erachtens gewiss, dass, namentlich nach dem Sinne des badischen Strafgesetzes, *) mit Bezug auf den aufgestellten gerichtsärztlichen Begriff, Mercurius vivus als Gift erscheinen könne. 2) Es wird daher für den Begriff von „Gift“ in Concreto als ein weiteres Moment, die Art der Anwendung des Stoffes entscheidend, das den strafgesetzlichen Begriff des „Beibringens“ nicht verrückt; denn „beigebracht“ ist ein möglicherweise schädlicher Stoff, ob er durch dieses oder jenes Atrium in den Körper kommt, ob mit dieser oder jener Vermischung oder Einkleidung, wenn er nur hineinkommt und damit die Bedingung erfüllt, schädlich oder tödtlich wirken zu können. Interessant und belehrend ist in Beziehung auf die Art der Beibringung eines giftigen Stoffes der Fall, den auch Wald **) aus der engli-

*) §. 243 des Strafges. B.

**) A. a. O. S. 297.

schen Gerichtspraxis anführt, wo der Angeschuldigte einem 9 Wochen alten Kinde zwei Früchte des Cocculus indicus mit der Schale eingegeben hatte, die aber unverdaut und ohne Schaden abgingen. Da nun bloss der Kern giftig, die Schale aber zähe und durch die Verdauung kaum angreifbar ist, so behauptete die Vertheidigung, dass der Stoff nicht als Gift zu betrachten sei. Der Gerichtshof entschied dahin, dass, wenn Jemand mit der Absicht zu tödten, eine Substanz darreiche, resp. beibringe, die ein Gift sei, so sei er dem Gesetze verfallen, auch wenn die Art der Darreichung das Gift nicht zur Wirkung kommen lasse. Dass Cocculus ein Gift sei, darüber entschied der Arzt, dass es dies auch nach den Bedingungen des concreten Falles — nach der Art seiner Anwendung sei — entschied der Richter und nimmt es selbst für den Fall an, wenn der Arzt den Stoff unter den concreten Bedingungen, nicht mehr für Gift erklären würde. — 3) Um Gift im Allgemeinen und im concreten Falle sein zu können, muss der fragliche Stoff die weitere Eigenschaft in sich schliessen, bei einer gewissen höchsten Gabe unter allen Umständen die Gesundheit zu beschädigen oder das Leben zu zerstören. Diese von der Quantität der Dose abhängige Eigenschaft ist von der Art, dass sie uns für den strafrechtlichen Zweck die giftigen Stoffe von den nicht giftigen sehr bestimmt unterscheiden lässt. Während letztere bei der Steigerung der Gabe innerhalb der Gränzen der chemischen Wirkungsfähigkeit bis zu der möglichen Höhe, etwa vorübergehende Functionsstörungen bewirken können, zeigen sich erstere unter diesem Verhältnisse bei allen Menschen, in so ferne man die Sache nicht bis zu einer nicht mehr practischen Spitze treibt, tödtlich und beziehungsweise erheblich gesundheitsstörend. Welche Stoffe diese Eigenschaft besitzen, lässt sich nicht gerade a priori bestimmen, sondern unsere Kenntniss davon ist das Resultat von Beobachtung und Experiment. Dadurch sind wir aber in die Lage gekommen, eine Reihe von Stoffen genau nach der genannten Eigenschaft und auch in ihrem weitern Character zu kennen, und nennen sie wegen ihrer Befähigung unter der genannten Bedingung — der grössten Gabe — das Leben zerstören oder die Gesundheit beschädigen zu müssen, Gifte. Quantitäten, welche unter das Maximum der Gabe fallen, können im concreten Falle immer noch eine tödtliche oder schädliche Wirkung haben, oder auch ohne derartigen Erfolg bleiben; das ändert an der gedachten Eigenschaft nichts, so wie ein Säbel eine Waffe bleibt, wenn er im einzelnen Falle mit einer so geringen

Kraft angewendet wird, dass er kaum verletzt. Niemand wird Anstand nehmen, ihn seiner allgemeinen Beschaffenheit wegen, die sich in der Anwendung nicht verändert, ein lebensgefährliches Werkzeug zu nennen.

Anmerk. Der Commissionsbericht der II. Kammer der badischen Ständeversammlung sagt: „Bei den schwankenden Ansichten der gerichtlichen Arzneiwissenschaft, hielt man es für sachgemäss, zur Feststellung des Begriffs von Vergiftung allgemein von zwei Momenten auszugehen: von dem Erfolge, den eine Substanz auf das Leben und die Gesundheit im einzelnen Falle geäussert hat, sodann von der Kenntniss der Eigenschaft bei dem Verbrecher, dass eine Substanz Gift sei, oder wie Gift wirke, d. i in geringer Dosis beigebracht, das Leben oder die Gesundheit zerstöre." Wenn der Commiss. Bericht auf die subjective Kenntniss der giftwirkenden Eigenschaft einen hervorragenden Werth legte, so erscheint dies sehr gerechtfertigt, weil es ein von wandelbaren ob- und subjectiven ärztlichen Ansichten unabhängiges Moment ist; wenn aber dann weiter vorausgesetzt wird, dass durch die Verbindung der aufgestellten beiden Hauptmerkmale unbefriedigende ärztliche Untersuchungen über die Gifte abgeschnitten würden, so scheint mir dies nicht richtig zu sein, da namentlich bei dem Umstande, dass Vergiftung schon in dem Momente angenommen werden muss, wenn das Gift dem Betreffenden beigebracht ist, gleichviel ob es eine nachtheilige Aeusserung geübt hat oder nicht, sodann in den Fällen, wo eine schädliche Wirkung wegen einem nicht zu Tage tretenden zufälligen Einfluss nicht hervortritt, das erste Criterium, welches das Factum eines Erfolgs voraussetzt, entweder in Widerspruch mit der Thatsache der Vergiftung geräth, oder gar nicht anwendbar ist, der concrete strafrechtliche Begriff von Gift und Vergiftung daher allein von dem andern Momente abhängt, dessen Constatirung dann ohne die ärztliche Beurtheilung rein unmöglich wird. Es wird für den Richter, ehe er die Frage zu entscheiden vermag, dem Angeschuldigten sei die Eigenschaft des beigebrachten Stoffes bekannt gewesen oder nicht, zu wissen unentbehrlich: der Stoff könne den Tod, und könne ihn unter diesen oder jenen Bedingungen bewirken oder nicht, habe also mehr oder weniger die Eigenschaft eines Gifts. Und darüber kann nur der Arzt als Sachverständiger und selbst in dem Falle Auskunft geben, wenn die giftige Eigenschaft des Stoffes bisher nur dem Angeschuldigten allein bekannt war. Auch in welcher Dosis ein Stoff schädlich wirke, kann nur der Arzt beurtheilen und aufklären. Will man dann den concreten strafgesetzlichen Begriff Gift, d. h. die Leben und Gesundheit zerstörende Eigenschaft der Substanz, von der Beibringung in „geringer Dosis" abhängig machen, so hat die Strafrechtspflege sich darin ganz in die Arme der individuellen ärztlichen Sachverständigkeit geworfen; denn was ist „geringe Dosis?" Lässt man aber den Begriff „geringe Dosis" auch in weitere Gränzen fallen, so kommt die Strafrechtspflege dadurch doch leicht in die Lage, die augenscheinlichsten Tödtungen durch gewisse schädliche Substanzen, die in mörderischer Absicht beigebracht werden und nicht mechanisch, sondern lediglich nach Art der Gifte, wie dies auch die gemeine Anschauung auffasst, wirken, jedenfalls nicht unter die Vergiftung stellen zu können, und der Arzt wird eine „geringe" Dosis eines der heftigsten Gifte, bei der Elasticität und Unbestimmtheit des Begriffes „gering," je nach Umständen des concreten Falles, bezüglich ihrer Wirksamkeit gar nicht deuten können, oder für unschädlich und für nicht geeigenschaftet erklären müssen, den Tod bewirken zu können. Und wer soll, wer kann endlich darüber entscheiden, was der Angeschuldigte unter kleiner und unter einer Gabe verstanden hat, die noch weiter unter das Maass der kleinen fällt, wo sie dann nach consequenter Folgerung, nur unerheblich oder gar nicht mehr schädlich wirkt? — Erfahrungsgemäss giebt es Vergiftungen, die tödtlich abgelaufen sind, ohne dass die Untersuchung einen bestimmten Stoff als wirkende Ursache des Todes physisch darzustellen im Stande ist. Auch die Umstände können möglicherweise keine Anzeichen über den Stoff selbst und seine Beschaffenheit enthalten; hier ist, wenn eine Krankheit und der Tod eintrat, der concrete Begriff der Vergiftung, resp. der Thatbestand der Vergiftung allein von dem Arzte abhängig, der die Merkmale einer Vergiftung und den Begriff Gift aus der Krankheit und den Erscheinungen in der Leiche nach seiner ärztlichen Anschauung mit Berücksichtigung der Umstände ableitet. In vielen Fällen lässt sich die in Anwendung gekommene Gabe, wenn auch der angewendete Stoff durch die chemische Untersuchung ausgemittelt wird, gar nicht bestimmen und individuelle körperliche Verhältnisse erfordern zur schädlichen oder tödtlichen Wirkung eine relativ kleinere oder grössere Gabe des Stoffes. Wie aber die Kleinheit der Gabe selbst für den strafrechtlichen Begriff und den Thatbestand der strafgesetzlichen Vergiftung ausgeschlossen werden müsse, geht aus dem im Paragraphen angeführten Verhältnisse mit dem Mercurius vivus als Gift hervor. Die neuere gerichtsärztliche Schule hat die Kleinheit der Gabe als Criterium des Begriffes von Gift völlig aufgegeben und in der That hat auch das badische Strafgesetzbuch selbst in §. 243 nichts von Gabe gesagt, daher der Gerichtsarzt im concreten Falle sein Urtheil, ob ein Stoff Gift sei, nicht von der Kleinheit der Gabe abhängig machen, dass er aber, wenn der Stoff bekannt ist, angeben wird, in welcher Gabengrösse bei der geschehenen Anwendungsart, die tödtlichen Wirkungen einzutreten pflegen. Der Gerichtsarzt verkennt es keineswegs, wie einflussreich und wichtig für die rechtliche Beurtheilung des Falles in seiner subjectiven Seite es ist, wenn ein Stoff schon in ganz kleinen Quantitäten einen lebenzerstörenden Erfolg übt; aber die vorherrschende Berücksichtigung dieses Punktes hat gerade die Gerichtsärzte irre geführt und in die Lage gebracht, in der sie den Richter nicht selten unbefriedigt lassen mussten oder ein mit dem Geiste des Strafgesetzes nicht übereinstimmendes Urtheil abgaben. Wenn der Begriff Gift auch nur mit Berücksichtigung des Gaben-Verhältnisses zu Stande kommen kann, so darf für den Arzt als den Erforscher der Eigenschaften einer Substanz, das Criterium nicht schon von vorneherein in ein bestimmtes Maass gelegt werden, sondern das Maass, bei dem die Eigenschaft des Stoffes, durch die er verderblich und bezw. Gift wird, wirksam hervortritt, wird er als Ergebniss seiner Forschung, als eine wissenschaftliche Thatsache darlegen und es wird sich dann im concreten Falle das Bedürfniss des Richters, das Verhältniss der Gabengrösse des in Anwendung gekommenen Stoffes zur tödtlichen oder schädlichen Wirkung, exacter bestimmen lassen, so dass man daraus auch weiter ein Urtheil zu bauen im Stande ist, ob bei dieser Gabengrösse, der Art der Anwendung und den übrigen Eigenschaften des Stoffes, die Annahme der Möglichkeit „heimlicher Beibringung" gerechtfertigt erscheint. Uebrigens wird der Richter auch in diesem Punkte oft der besonderen Aufklärung des Gerichtsarztes nicht entbehren können. — Die Strafrechtspflege von ärztlich-naturwissenschaftlicher Thätigkeit oder Untersuchung abhängig zu machen, hat für erstere keine Gefahr, die Strafgesetzgebung muss den Arzt und bezw. den Gerichtsarzt, nur in die Lage versetzen, keine Theorien, wohl aber ausschliesslich nur unwandelbar wahre Erfahrungen anwenden zu müssen, und solche giebt es. —

§. 421.

Nicht jede Vergiftung und bezw. Beibringung eines giftigen Stoffes hat den Tod zur Folge, sowie auch nicht immer der giftige Stoff durch die gepflogene Untersuchung aufgefunden wird. Für die gerichtsärztliche Diagnose wird es desshalb nöthig, Merkmale zu besitzen, aus denen der Thatbestand einer Vergiftung anzunehmen ist. Diese Merkmale liegen in gewissen Umständen und in den Symptomen der Krankheit.

§. 422.

Zu diesen Umständen gehören: der vorhergegangene Gesundheitszustand und die Art des Auftretens der verdächtigen Symptome. Treten bei einem gesunden Menschen ohne bekannte und zureichende andere Ursache plötzlich heftige und schwere Erkrankungszufälle auf, so liegt darin ein berücksichtigungswürdiger Verdachtsgrund, dessen Bedeutung und Werth für die Diagnose sich in dem Verhältnisse steigert, als das Symptomenbild den characteristischen Ausdruck einer Vergiftung annimmt. Weniger auffallend kann dieses Verhältniss bei einem Kranken sein, doch vermag eine genaue Untersuchung der Art der vorhergehenden Krankheit und ihrer Ursachen, diesem Umstand noch seine berechtigte Existenz zu vindiciren. — Das balde Auftreten der auffallenden Krankheitssymptome nach dem Genusse von Speisen, Getränken oder Arzneien und nach Klystieren, zu einer Zeit, wo keine epidemischen Krankheiten herrschen, die Aehnlichkeit mit der Krankheitsinvasion haben. Andere Krankheiten, die mit so bedeutenden Symptomen und so plötzlich auftreten, gehen nicht so bald und so leicht in Gesundheit über, zumal, wenn ihnen nicht eine entsprechende Behandlung zu Theil wird. Ein vorher bestandener Krankheitszustand muss diese Erscheinungen und die Art ihres Auftretens durch seine Natur erklären lassen. Je näher das Auftreten der Erscheinungen dem Genusse der Speisen u. s. w. oder der erhaltenen Klystiere steht. um so mehr ist bei Abwesenheit einer andern Ursache, welche Aufschluss zu geben vermag, der Verdacht einer Vergiftung begründet. — Auf stattgehabte Einwirkung schädlicher Gase leiten leicht die umgebenden Verhältnisse der jüngsten Vergangenheit, und auf Application verdächtiger Stoffe auf die Haut, die noch vorhandenen Merkmale auf derselben. — Ein wichtiger Verdachtsgrund ist das Erkranken mehrerer Personen zu gleicher Zeit oder bald aufeinander unter ähnlichen Symptomen, ohne dass ein erklärbarer anderer Grund dafür vorliegt, der noch dadurch erhöht wird, wenn die Personen gleiche Nahrung oder Getränke u. s. w. zuvor genossen hatten.

§. 423.

Die Symptome, wie sie bei den verschiedenen Intoxicationen aufzutreten zu pflegen und zur Characteristik der Vergiftung durch verschiedene in der gerichtlichen Praxis gewöhnlich vorkommende Stoffe dienen können, haben wir oben bei den verschiedenen Todesarten aufgeführt. Symptome, welche im Allgemeinen für Vergiftung sprechen, sind: Brennen im Schlunde, heftiger, reissender, brennender Schmerz im Magen, Eckel, Würgen, Erbrechen blutvermischter und anderer Stoffe, heftige, schneidende, reissende, brennende Bauchschmerzen, Diarrhöe, blutige Abgänge, Kälte der Glieder oder der ganzen Haut, Angstgefühl, kalter Schweiss, Zittern der Glieder, Zuckungen, Convulsionen, Delirien, Ohnmachten, Wahnsinn, Tobsucht, Trismus, tetanische Zufälle, Betäubung, Bewusstlosigkeit, Coma. Aus diesen Symptomen, die, wie sich von selbst versteht, namentlich bei denjenigen Fällen nicht alle vorkommen, welche in Genesung übergegangen sind, kann man zwar noch keine Diagnose stellen, aber ihr gruppenweises Vorhandensein, leitet die Aufmerksamkeit auf Verdacht von Vergiftung, deren nähere Prüfung mit der speciellen Symptomatologie der einzeln bekannten und gewöhnlich in Anfrage kommenden Gifte, weitere Aufgabe des Gerichtsarztes wird und jeden Falles mehr practischen Nutzen gewährt, als wenn man sich eine der verschiedenen toxicologischen Eintheilungen der Gifte nach Classen zum Führer wählt. Ich muss da Kramer *) ganz beistimmen, wenn er sagt: „die gewählten Kategorien sind theils zu unbestimmt und ungenau durch sinnliche Merkmale characterisirt, theils unterliegt die Form der eingetretenen Veränderungen zu beträchtlichen Abweichungen nach der Anwendungsweise der Gifte."

§. 424.

Wo eine Vergiftung in Tod übergangen ist, hat sich das Symptomenbild vollständiger entwickelt und in so ferne das Beurtheilungsmaterial vermehrt. In diesen Fällen erhalten wir aber durch den Leichenbefund ein weiteres und gleichwichtiges Mittel, namentlich in Verbindung mit der Symptomatologie, zur Aufklärung der Frage: ob ein giftiger Stoff die wirkende Ursache des Todes war? Es kommt dabei hauptsächlich darauf an, dass alle pathologischen Veränderungen, die sich darstellig machen, nicht bloss nach ihrem allgemeinen Character aufgenommen, sondern bis in die kleinsten Details hinein untersucht und beschrieben werden, da nur hierdurch möglich wird, anatomische Veränderungen, welche von Giften herrühren, von denen anderartiger Krankheiten und Krankheitsursachen so wie von etwaigen Leichensymptomen noch zu unterscheiden. — Was zuvörderst die Todtenstarre betrifft, so haben wir nach den bisherigen Untersuchungen in derselben kein Merkmal für Vergiftungstod; ebenso verhält es sich mit dem Verwesungsgrade bei noch frischen Leichen. Den Einfluss des Arseniks haben wir oben angeführt. — Die wichtigsten anatomischen Erscheinungen haben ihr Gebiet im Magen und Darmcanal. Die Röthung der Schleimhaut des Magens, wo sie in Vergiftungsfällen angetroffen wird, hat für sich nichts Characteristisches. Sie kommt auch bei entzündlicher Affection oder Reizung des Magens überhaupt vor und wurde auch bei Erstickungstodesarten, wenn der Tod während der Verdauung eintrat, beobachtet. Engel **) behauptet sogar, dass selbst in den Fällen, wo pulverige Substanzen, wie Arsenik in der unmittelbaren Nähe solcher Injectionen vorkommen, letztere doch immer nur Leichenerscheinungen seien, weil wirkliche Entzündungsröthe nur als schmutzig rothe Farbe der erweichten Schleimhaut auftreten könne. Das Fehlen solcher Röthe, meint Engel, beweise aber nichts gegen die Möglichkeit einer stattgehabten Vergiftung, lasse aber auch keinen sichern Schluss

*) Handb. d. gerichtl. Medicin S. 456.

**) Leichenerscheinungen S. 197.

auf das Statthaben einer solchen zu. Die gerichtsärztliche Praxis legt jedoch auf das Vorhandensein derartiger Röthung der Magenschleimhaut, die erst, einige Zeit der Luft ausgesetzt, eine hellere Farbe annimmt und in Form von Flecken oder unregelmässigen Streifen erscheint, mehr Werth, in so ferne ihr Ursprung nicht die Wirkung eines andern krankhaften Zustandes sein kann, was sich mit Vergleichung der erhobenen Anamnese und dem Symptomenbilde wohl noch ausmitteln lässt. Wald *) will insbesondere nach seinen zahlreichen Leichenbeobachtungen nicht wahrgenommen haben, dass die Leichenhypostase und Durchschwitzung, wenigstens in frischen Leichen, Verwechselung mit einer wirklichen entzündlichen Röthung begründe. Bei vorgerücktem Leichenzustande muss dieses anatomische Symptom der Röthung für sich, als ein ganz unsicheres angesehen werden und sein Werth muss auch in Verbindung mit dem übrigen Sachverhalte verlieren, weil wir nicht im Stande sind, den naheliegenden Zweifel einer Leichenerscheinung zu entkräften. — Die hämorrhagische Erosion, die, wie Engel **) nachgewiesen hat, leicht ein Leichensymptom, sogar ein Artefact sein kann, hat als solches dennoch diagnostischen Werth, weil solche Leichenhyperämien oft das Ueberbleibsel von Injectionen sind, die an der Magenschleimhaut im Leben aufgetreten waren. Eine entzündliche Injection der Magenschleimhaut wird zuletzt auch als Leichenhyperämie erscheinen müssen, und es kann daher manche Erosion als Leichensymptom mit einer entzündlichen Congestion im Zusammenhange stehen ***). Zur Entscheidung dieses Verhältnisses dient, wie auch bei den übrigen hier vorkommenden anatomischen Diagnosen, die Berücksichtigung aller Nebenumstände. — Wie es sich immer mit dem Vorkommen der Erweichung der Schleimhaut des Magens und der Magenwandungen noch zur Lebzeit verhalten möge, so lässt sich die cadaveröse Entstehung nicht mehr läugnen und es kommt letztere sogar in verschiedenen Farben vor: farblos — gallertartige Erweichung —, oder blutige — hämorrhagische Erosion bei nicht umfänglicher, braune oder schwarze Erweichung bei sehr ausgedehnter Erweichung. Gewisse Substanzen, wie z. B. gerinnende Milch, im Magen vermögen die Erweichung der Schleimhaut sehr zu befördern, so wie dieselbe durch vorhandenen

---

*) A. a. O. S. 310.

**) A. a. O. S. 198.

***) Vgl. Engel a. a. O. S. 199.

Blutreichthum ebenfalls ein begünstigendes Moment besitzt. Bei Erwachsenen kann sie 12—14 Stunden nach dem Tode eine vollständige sein. — Geschwüre der Magenschleimhaut sind mit Ausnahme der Vergiftung mit Schwefelsäure und anderer dieser ähnlicher Stoffe, seltnere Erscheinungen, als man erwarten möchte. Dagegen ist das corrosive Geschwür aus anderer Ursache weit häufiger, so dass nach Brieton's genauen Zählungen, bei 7226 Leichen 360, also 5 Procent Magengeschwüre gefunden wurden. Wenn auch die genauer erforschten anatomisch-pathologischen Verhältnisse, welche neben der Verschwärung bestehen, bisweilen im Stande sind, die Diagnose eines durch anderweite Krankheit entstandenen Geschwürs zu begründen, so ist es aber doch nur die Berücksichtigung der Symptome und des Verlaufs der letztern, welche entschiedenen Aufschluss zu geben vermögen, namentlich, wenn sie mit dem Character einer Vergiftung verglichen werden, welche im Stande ist, solche Geschwüre zu verursachen, und hieher gehören dann neben dem Arsenik, die Schwefel- und Salpetersäure. Die stattgehabte Anwendung der letztern ergiebt sich aber aus andern unverkennbaren Merkmalen, so wie auch das Aetzkali unterscheidende Merkmale darbietet. — Das perforirende Magengeschwür kommt ebenfalls nur bei Vergiftungen von Stoffen der letztern Art vor und was die Diagnose des perforirenden Arsenik-Magengeschwürs betrifft, so wurde dieselbe oben *) bereits ausführlich behandelt; bei perforirenden Geschwüren von Schwefelsäure sind es aber wieder die nebenbei bestehenden Merkmale, welche die Diagnose sichern.

§. 425.

Wie bei fraglichen Vergiftungen mit aufgefundenen verdächtigen Stoffen bezüglich ihrer Aufbewahrung für die chemische Untersuchung zu verfahren sei, darüber bestehen in den einzelnen Ländern Verordnungen und Instructionen; hieher sei nur so viel bemerkt, dass für den Zweck der chemischen Untersuchung nicht bloss der Magen und Darmcanal, sondern auch andere Leichentheile, wie namentlich Leber, Nieren, Harnblase und Gehirn u. s. w. zu Gerichtshanden zu nehmen sind. Die Untersuchung, welche für den Thatbestand eines so bedeutenden Verbrechens, so einflussreich ist, werde stets einem tüchtigen practischen Chemiker übertragen, weil dabei unvorhergesehen Verhältnisse hervortreten können, denen zu

*) §. 393.

begegnen nur die tüchtigste practische und theoretische Durchbildung im Gebiete der Chemie befähigt ist *). Die Unterlassung der Anführung der verschiedenen Verfahrungsweisen bei der chemischen Analyse in gerichtlich medicinischen Compendien dürfte schon aus dem Grunde gerechtfertigt sein, dass sie bei einer ausführlichen Darstellung einen zu grossen Raum einnehmen, und in Auszügen für den Techniker um so weniger Werth haben, als die bezüglichen Werke leicht zugänglich sind.

§. 426.

Es ist schon oft in Anfrage gekommen, ob die Symptomatologie mit und ohne Leichenbefund und in Berücksichtigung der Umstände, für sich schon in den Fällen, wo der fraglich in Anwendung gekommene Stoff nicht bekannt wurde, die Annahme des Vorhandenseins einer Vergiftung rechtfertige. Meiner Ansicht nach lässt sich hierüber im Allgemeinen nicht absprechen; die Individualität des Falles entscheidet, wie weit der Gerichtsarzt eine wissenschaftliche Totalüberzeugung erlangen kann; leichter erscheint das Urtheil am Studiertische, als vor den Schranken des Gerichtshofes im concreten Falle.

Anmerk. Das badische Strafgesetzbuch nimmt im §. 244 auch eine Vergiftung mit der Absicht zu beschädigen an. Nach dem Inhalte dieses Paragraphen kann es für den Gerichtsarzt nicht zweifelhaft sein, dass der in Anwendung gekommene Stoff die allgemeine Eigenschaft eines Giftes (vgl. oben) haben müsse. Wenn aber solche Substanzen, die bloss die Gesundheit beeinträchtigen können, in Frage sind, kann nicht von dem Verbrechen der Vergiftung die Rede sein; es wäre dieser Fall vielmehr unter den §. 250 des Strafges. B. zu stellen. (Discuss. der II. Kammer 1840. Zentner.) Die Art der Anwendung und die Grösse der Gabe, in welcher der Stoff gereicht worden ist, so wie sein Verhältniss zu der Maximaldose, bei welcher er den Tod in der Regel zu bewirken pflegt, so wie zu der Minimaldose, bei welcher er nicht mehr tödtlich zu werden pflegt, mit Rücksicht auf die Individualität des Beschädigten, werden für die strafgesetzliche Beurtheilung des Falles die erheblichsten thatsächlichen Anhaltspunkte zu geben vermögen. Das Factum des Erfolgs ist entweder eine tödtliche Beschädigung im Sinne des §. 204 des Strafgesetzbuches oder eine Körperverletzung nach §. 225. Ziffer 1, oder aber nur eine unbedeutende Verletzung, oder endlich negativer Art, dass gar keine Verletzung bewirkt wurde. Wo die tödtliche Beschädigung in Anfrage steht, bedarf es der Nachweisung, dass eine giftige Substanz die wirkende Ursache des Todes war, oder nicht. Von Körperver-

*) Vgl. insbesondere den §. 396 angeführten Fall.

letzungen kommt nur bleibende Arbeitsunfähigket oder Geisteszerrüttung, bei der keine Wahrscheinlichkeit der Wiederherstellung vorhanden ist *), in so ferne besonders in Anbetracht, als alle anderen Folgen der Vergiftung, mit Ausnahme der unbedeutenden und da, wo gar keine Folgen auftreten, mit einer Zuchthausstrafe bis zu 12 Jahren bedroht sind. Diese verschiedenen möglichen vorübergehenden oder bleibenden Folgen einer Vergiftung, sind nichtsdestoweniger von dem Gerichtsarzte nachzuweisen. — Was unter „unbedeutender Verletzung" zu verstehen ist, muss meiner Ansicht nach, nach Analogie des §. 227. des Strafges. B. gedeutet werden; und diese Deutung kann nur dahin gehen, dass die Verletzung keine Krankheit, keine Arbeitsunfähigkeit und keinen bleibenden Schaden verursacht habe**). —

Die Vergiftung aus Fahrlässigkeit — §. 245. des badischen Strafges. B. — wird nach Maassgabe der Tödtung aus Fahrlässigkeit — §. 211. — und der fahrlässigen Körperverletzung — §. 237. — beurtheilt. In letzter Rücksicht kommt namentlich auch das oben §. 241. Gesagte und hieher Beziehbare in Anbetracht.

Vierzehntes Capitel.

Von der Selbsttödtung — Selbstmord.

§. 427.

Es kann ungewiss oder zweifelhaft sein, ob die Todesursache bei einem Menschen durch fremde, oder eigene Hand, oder durch von beiden unabhängige Naturkräfte, in Wirksamkeit gesetzt wurde. Im ersten Falle handelt es sich um Tödtung, im zweiten um Selbsttödtung, und im dritten um Unglücksfall — Zufall. Der Gerichtsarzt hat desshalb in solchen Fällen auf die durch seine technische Untersuchung und auf die übrigen, von der richterlichen Untersuchung erhobenen Thatsachen hin, gutachtlich zu entscheiden, aus welcher der drei Quellen die Todesursache in Bewegung gesetzt wurde. Er wird oft, aber nicht immer, im Falle sein, die gewünschte Aufklärung geben zu können, auch wird es ihm bisweilen nur möglich sein, sein Urtheil mit einem höheren oder niederen Grade von Wahrscheinlichkeit auszusprechen.

§. 428.

Die Zahl der positiven Criterien der Selbsttödtung, soweit sie aus der Beschaffenheit des Leichnams hervorgehen, ist nicht gross, und der physicalische Beweis ist desshalb in weitaus den mei-

---

*) §. 211. und 217. —

**) Vgl. oben §. 239.

sten Fällen auf das Verhältniss verwiesen, welches zwischen der Beschaffenheit des Leichnams und den Umständen besteht, und das oft nur mit einem ungewöhnlichen Aufwande von Scharfsinn in seiner Richtigkeit zu erkennen ist. Die Umstände aber sind sehr verschiedenartig, so dass es nicht wohl möglich ist, selbst die bisher bekannten unter einzelne verlässige practische Gesichtspuncte zu bringen.

§. 429.

Wenn die gewaltsame Ursache des Todes vom Gerichtsarzte dargestellt und erwiesen ist, so berücksichtige er in allen Fällen, wo die Art der äussern Quelle der gewaltsamen Todesursache zweifelhaft ist, bei seiner Untersuchung und Begutachtung folgende Puncte: 1) alle, nicht durch die Verletzung gesetzten krankhaften Veränderungen, die möglicherweise und erfahrungsgemäss auf die Gemüthsverfassung in der Art einzuwirken vermögen, dass Anlage, Neigung oder Trieb zur Selbsttödtung begründet wird. Hieher gehören: Abnormitäten an der Grundfläche des Schädels, Verwachsungen der harten Hirnhaut mit dem Schädel, Verwachsungen der Hirnhäute unter sich, Wasseransammlungen zwischen den Gehirnhäuten, Verdichtungen, Verknöcherungen und Ablagerungen plastischen Exsudats der Hirnhäute, Hydatiden und Varicositäten der Plexus choroidei, Entartung der Zirbeldrüse, Verwachsungen des Herzbeutels mit dem Herzen, abnorme Lage des Herzens, Herzfehler, weit vorgeschrittene Tuberculose der Lungen (ich sah 3 Fälle der Art), Missbildungen und abweichende Lage des Magens, Verschiebung der Lage des Colon transversum, Verengerungen der dicken Gedärme überhaupt und Verdickung seiner Wandungen, chronische Krankheiten der Leber und Milz, Abnormitäten der Gallenblase und der Galle, Entartung der Ovarien, des Uterus beim weiblichen und Degeneration der Hoden beim männlichen Geschlechte. — 2) Krankhafte Zustände kürzere Zeit vor dem Tode, welche Lebensüberdruss, Entschluss oder Trieb zu Selbstmord veranlassen können, und die sich sehr oft noch erforschen lassen; hieher gehören u. a. vorzugsweise: Hypochondrie, Gemüthskrankheiten (periodischer oder anhaltender Art), anomale Hämorrhoidalzustände, Menstrualstörungen, plötzlich geheilte alte Geschwüre, Verschwinden flechtenartiger Hautkrankheiten, Anomalien der Gicht, anhaltende heftige Schmerzen. — 3) Moralische Verhältnisse aller Art. Besondere Rücksicht verdienen hiebei habituelle Ausschweifungen in Bacho et Venere, tiefer sittlicher Verfall. 4) Tief gehende und nachhaltige Gemüths-Affecte, wie beleidigte Ehre, Eifersucht u. dgl. 5) Politische Verhältnisse. 6) Mangel aller physischen Zeichen von Kampf und Gegenwehr und Grösse der Schwierigkeit der Ueberwältigung durch fremde Hand. 7) Uebereinstimmung etwa vorhandener verletzender Instrumente und deren Anwendungsart, soweit sie erhellt, mit dem möglichen und naturgemässen Vorgange einer Selbsttödtung. 8) Uebereinstimmung vorhandener verletzender Instrumente mit der Art und Beschaffenheit der vorliegenden Verletzung. — Gelingt es durch Berücksichtigung und Prüfung dieser und anderer, im speciellen Falle sich ergebender, Verhältnisse nicht, die Selbsttödtung zu constatiren, so folgt daraus noch nicht, dass der Tod durch dritte Hand oder durch s. g. Unglücksfall herbeigeführt worden sei. Soll die Möglichkeit, die Wahrscheinlichkeit, oder gar Gewissheit einer dieser letztern Todesarten angenommen werden, so müssen die negativen Beweise der Selbsttödtung durch positive der anzunehmenden Todesart unterstützt sein.

§. 430.

Die Todesarten, welche Selbstmörder zur Erreichung ihres Zweckes gerne wählen, sind: Herabstürzen von einer Höhe, Verletzung mit schneidenden, stechenden oder Schlaginstrumenten, Anstosssen des Kopfes gegen harte und den erforderlichen Widerstand leistende Gegenstände, Aussetzen des Körpers oder einzelner Theile desselben der zertrümmernden Gewalt von Maschinen u. dgl., Erschiessen, Erhängen, Verbrennen, Verhungern, Vergiften, Ersticken in Kohlendampf, und Aussetzen irrespirabler Luft überhaupt, Ertränken und Erfrieren.

§. 431.

Selbsttödtung durch Herabstürzen von einer Höhe kann im Allgemeinen nicht aus der bedeutenden Verletzung oder Zertrümmerung hervorgehen, die am Körper selbst wahrgenommen wird, ebensowenig aus der Lage der Leiche an einem zu solchem Sturze geeigneten Orte. Die Art und Intensität der Verletzung berechtigen mit Vergleichung der Localität bloss zu dem Schlusse des stattgehabten Sturzes von der fraglichen Höhe. Lässt sich dann auch darthun, dass die durch das Herabstürzen bedingten Verletzungen die Ursache des Todes seien, so können nur die Erforschung der

Lebensgeschichte und Lebensverhältnisse des Verblichenen, so weit sie zu erheben möglich sind, die Motive der That etwa mit Wahrscheinlichkeit aufklären, wo vorzüglich zur Berücksichtigung kommt, dass bei Gemüthsaffecten der heftigsten Art, die zur Verzweiflung zu bringen vermögen, oder von Wahnsinnigen mit Melancholie, diese Todesart oft gewählt wird. Epileptische können von einem Anfalle, während sie an steilen Abhängen wandeln, überrascht werden, und in die Tiefe stürzen; auch bei Betrunkenen und bei des Nachts Wandernden und der Localität Unkundigen kann dieses Ereigniss eintreten. Finden sich ausser Quetschwunden und Quetschungen, noch Schusswunden oder Wunden von schneidenden und stechenden Instrumenten herrührend, vor, so kann dadurch entweder Verdacht eines Mordes oder dessen Wirklichkeit erwiesen werden; doch bleibe nicht ausser Acht, dass auch Selbsttödtung durch Erschiessen bisweilen an solchen Stellen ausgeführt wird.

§. 432.

Selbsttödtung durch Verletzung mit schneidenden stechenden oder Schlaginstrumenten. Die Lage und specielle Beschaffenheit der durch solche Instrumente zugefügten und tödtlich gewordenen Verletzungen, muss über die Möglichkeit der Selbstbeibringung entscheiden. Das Vorkommen von Verletzungen, die von verschiedenen Instrumenten herrühren, ist noch kein Grund, die Selbsttödtung in Zweifel zu ziehen, da der Versuch auch schon mit verschiedenen Instrumenten in unterbrochener oder ununterbrochener Zeitfolge gemacht worden ist. Ebensowenig darf aus der Art der Instrumente, wie unzweckmässig sie auch zur Hervorbringung einer tödtlichen Wunde sein mögen, ein Wahrscheinlichkeitsgrund gegen Selbsttödtung abgeleitet werden. Nur Berücksichtigung aller Umstände und Verhältnisse der That, wobei namentlich die Art, Lage und Beschaffenheit der Blutflecke, die Lage und der Ort des verletzenden Instruments, sowie der Mangel oder das Vorhandensein von Spuren der Gegenwehr, nebst der Möglichkeit der letzteren u. s. w. in Betracht kommen, vermag das Urtheil des Gerichtsarztes zu leiten.

§. 433.

Selbsttödtung durch Anstossen des Kopfes gegen harte Gegenstände kommt wohl nur bei Personen vor, welche eingesperrt sind, und denen zur Verübung der Selbsttödtung kein anderes Mittel oder Werkzeug zu Gebote steht. Für die Beurtheilung wird ausser der Art des psychischen Zustandes, der hier von besonderer Erheblichkeit ist, die Vergleichung der Art und Beschaffenheit der Verletzung mit der Beschaffenheit des muthmasslichen Gegenstandes, woran der Kopf gestossen worden sein kann, von Wichtigkeit sein.

§. 434.

Selbsttödtung durch Aussetzen des Körpers oder einzelner Theile, der zertrümmernden Kraft von Maschinen. Hieher gehören die Selbsttödtungen durch Ueberfahren von Lastwagen u. dgl., und in neuerer Zeit, durch Locomotiven auf den Eisenbahnen. Hier können nur die Umstände der That Aufschluss geben; meist wird jedoch die Selbsttödtung oder der Unglücksfall sich unschwer ermitteln lassen.

§. 435.

Selbsttödtung durch Erschiessen. Als Criterien kommen hier namentlich in Anbetracht: Der Ort, wo der Erschossene gefunden wurde; z. B. ein von innen verschlossenes Zimmer, aus dem das Entweichen einer zweiten Person unmöglich ist, — ein Umstand, der übrigens mehr in die Competenz der richterlichen Beurtheilung fällt, von dem Gerichtsarzte aber immerhin berücksichtigt werden darf, — wird bei Uebereinstimmung der übrigen Verhältnisse der That, von entscheidender Wichtigkeit. Lage der Leiche, wäre sie z. B. eine solche, die nach den übrigen Umständen der That die Möglichkeit bei Selbsterschiessung ausschlösse, so würde dies die Selbsttödtung mindestens unwahrscheinlich machen. Ob aber die Lage der Leiche auf dem Rücken, dem Bauche, oder den Seiten statthat, ist sonst unerheblich; ebenso kann die stehende oder sitzende Position für sich, weder für Mord noch Selbstmord entscheiden. Das Schwarzsein der Finger bei Waffen mit Feuerschloss, beweist für sich ebenfalls nichts für Selbsttödtung. Die Lage der Schusswunde und die Richtung des Schusscanals können dagegen die Unmöglichkeit der Selbsttödtung darthun. Die Merkmale, aus denen die grössere oder geringere Entfernung der Abfeuerung der Schusswaffe folgt, können für die Entscheidung sehr einflussreich sein. Das Verhältniss der gefundenen Lage der Feuerwaffe zur Lage der Leiche kann leicht Anlass zu irrigen Schlüssen geben, wenn man nicht im Auge behält, dass es oft fast an's Unglaubliche gränzt, wie der Zufall hier mitzuspielen vermag. Die grössere oder kleinere Ladung, die Beschaffenheit des

Pulvers, die Construction der Schusswaffe, die Art der Ladung, die Art und Entfernung der Mündung der Schusswaffe im Momente des Abfeuerns, haben auf den s. g. Rückstoss, den die Waffe beim Losschiessen erleidet, einen entschiedenen Einfluss. Die Art des Anfassens und Haltens der Schusswaffe ist wichtig, erfordert aber eine genaue Untersuchung und Berücksichtigung aller Verhältnisse, um hier dem Irrthume zu entgehen, und um das Naturgemässe von dem zur Täuschung etwa künstlich Veranstalteten zu unterscheiden. Nichtübereinstimmung des Umfanges und Durchmessers der Kugel mit dem Caliber der fraglichen Schusswaffe widersprechen der Selbsttödtung. Die Art der Schusswaffe kann als solche kein Criterium für oder gegen Selbsttödtung sein; man hat dieselbe bereits durch alle Gattungen von Schusswaffen vollführen sehen *).

§. 436.

Selbsttödtung durch Erhängen. Es kam diese Todesart oben zur Besprechung **), wo auch die Diagnose von Mord und Selbstmord berücksichtigt worden ist.

§. 437.

Für die Selbsttödtung durch Verbrennen sind die Gründe lediglich aus den Umständen abzuleiten. Die Todesart und die mit der Verletzung verbundenen Merkmale geben keine Criterien ***).

§. 438.

Ebenso gibt es bei dem freiwilligen Hungertode keine aus der Todesart selbst hervorgehenden Merkmale; doch wird in der Regel aus den Umständen sich die Gewissheit über die Art des Vorganges erwerben lassen †).

§. 439.

Ob Selbstvergiftung statt hatte, lässt sich ebenfalls nur aus den Umständen ableiten. Dasselbe gilt auch für die Selbsttödtung durch Ersticken in Kohlendunst und in irre-

---

*) Vgl. auch oben: Schusswunden.

**) Tod durch Erhängen.

***) Vgl. oben: Tod durch Verbrennen.

†) Vgl. oben: Tod durch Verhungern.

spirabeln Gasarten überhaupt, sowie für die Selbsttödtung durch Erfrieren und durch Ertrinken *). Schwierig kann bei Untersuchungen über Fälle letzter Art die Entscheidung über die Entstehung von gleichzeitig vorkommenden Verletzungen und ihr Verhältniss zu der Todesart werden.

Fünfzehntes Capitel.

Von der Priorität des Todes.

§. 440.

Schon die älteren Schriftsteller der gerichtlichen Medicin haben versucht, allgemeine leitende Grundsätze zur Entscheidung der Frage über Priorität des Todes, d. h. welcher von zwei oder mehreren Todtgefundenen zuerst gestorben sei, aufzustellen, und auch neuere Lehrer sind ihnen hierin gefolgt; aber weder den einen noch den anderen ist es gelungen, verlässige oder practisch brauchbare Anhaltspuncte zu geben. Die Fälle, welche hier zur Beurtheilung kommen, sind an sich und mit den begleitenden Umständen so verschieden, und bieten so wenig feste Gesichts- und Anhaltspuncte dar, dass man bereits das ganze Gebiet der Natur- und Heilwissenschaft zur Verfügung in Bereitschaft halten muss, um den einzelnen Fall nach seinen individuellen Verhältnissen beurtheilen zu können. Ohne Kenntniss und Berücksichtigung aller Umstände, wird übrigens in den wenigsten Fällen eine befriedigende Entscheidung möglich werden. Immerhin setzt aber die erfolgreiche Beurtheilung neben einer umfassenden wissenschaftlichen Bildung des Gerichtsarztes, noch besondern Scharfsinn voraus.

Sechzehntes Capitel.

Von der Kindestödtung.

Infanticidium.

§. 441.

Die Kindestödtung ist schon von dem Strafrechte als eine besondere Art der Tödtung unterschieden und zwar auf den Grund der Zurechnungsfähigkeit hin, die namentlich auch durch die Aufklärung, welche ärztliche Erfahrungen über die eigenthümlichen psychischen Verhältnisse gaben, in denen sich Verbrecherinnen der Art befinden,

*) Vgl. oben die bezüglichen Todesarten.

eine verminderte werden musste. Die neueren Strafgesetzgebungen und die Praxis der Gerichtshöfe haben bei diesem Verbrechen den Grundsätzen der Gerechtigkeit und der Humanität bereits gebührende Rechnung getragen. Aber auch das ganze Untersuchungsverfahren hat so manches Eigenthümliche, das richterliche Urtheil ist in der Regel so sehr von der gerichtsärztlichen Thätigkeit und ihrem Erfolge, wie fast bei keinem anderen Verbrechen, abhängig, dass es schon desswegen eine practische Forderung wird, den Gegenstand für den gerichtsärztlichen Zweck, einer besonderen Behandlung zu unterwerfen.

§. 442.

Die Aufgabe der gerichtsärztlichen Thätigkeit lässt sich bei jeder Untersuchung über Kindestödtung im Allgemeinen auf folgende Puncte reduciren: 1) Bestimmung des Alters und der Lebensfähigkeit des Kindes; 2) Bestimmung des Zeitpunctes des Todes desselben, ob vor, während, oder nach der Geburt; 3) Bestimmung der Ursache des Todes; 4) Bestimmung des Verhältnisses der Todesursache zu der Mutter, ihren Handlungen und Unterlassungen, zu den Vorgängen während der Schwangerschaft, zu dem Acte der Geburt, und zu den etwaigen anderen Umständen; 5) Bestimmung des besonderen psychischen Zustandes der Mutter. Ueberdiess können je nach den Strafgesetzgebungen der verschiedenen Länder und nach den Umständen des individuellen Falles noch einzelne besondere Puncte durch den Gerichtsarzt aufzuklären sein. Immer aber setzt das gerichtsärztliche Urtheil die Aufsuchung und Kenntniss aller Materialien, welche mit den angeführten Puncten nur irgend in einem positiven oder negativen Zusammenhange stehen, voraus, und es sind dieselben in drei Objecten zu suchen: a) an dem Kinde, b) an der Mutter, und c) in den das ganze Factum des Verbrechens begleitenden und demselben vorausgegangenen und nachgefolgten Umständen, so weit dieselben einflussreich erscheinen können.

a) Untersuchung der Kindesleiche.

§. 443.

Aeussere Besichtigung. Wenn die Mutter des Kindes bekannt ist, so geht dem Acte immer das Vorzeigen des Kindes an die Mutter voraus, um ihr die Erklärung abzunehmen, ob sie es für das von ihr geborne Kind anerkenne. — Es lässt sich bei der

Vornahme der Leichenschau nicht immer bestimmen, welche einzelnen Thatsachen derselben im Verhältniss zu den übrigen Umständen in der Verhandlung eine hervorragende Bedeutung gewinnen, desshalb erfordert die Vorsicht, alles nur irgend Abweichende oder einigermaassen Auffallende genau zu untersuchen und im Leichenschauprotocolle zu beschreiben. Auf folgende Punkte verwende man aber immer seine Aufmerksamkeit: Grad und Zustand der Fäulniss. Geschlecht. Länge des Körpers. Gewicht. Bildung der Nägel an Händen und Füssen. Farbe, Grösse und Beschaffenheit des Kopfhaares. Haut, Farbe derselben und Dichtigkeit, ob runzelig, fest, mit Haaren oder Wolle (Lanugo) besetzt. Epidermis, ob frisch oder abgelöst. Gliedmassen, ob gerundet und fest. Ohren, Beschaffenheit der Knorpel, ob hart oder weich. Verhältniss der Grösse des Kopfes zum übrigen Körper und der Fontanellen zum Kopfe. Beschaffenheit der Nabelschnur, ob saftig, abgeschnitten, abgerissen, unterbunden, Länge, Zustand der Nabelgefässe. Bei männlichen Kindern, Gegenwart der Hoden im Hodensacke; bei weiblichen, Zustand der Schamlippen. Aussehen des Gesichtes, ob ältliches oder runzliches. Augen, Vorhandensein oder Mangel der Membrana pupillaris. Grösse der Durchmesser des Kopfes, der Brust und des Beckens. Form und Wölbung der Brust. Missbildungen, pathologische oder solche Erscheinungen, welche über die Todesart und Todesursache Aufschluss zu geben vermögen, insbesondere: Augen, ob geschlossen oder offen, Zustand der Augäpfel. Mund, offen oder geschlossen; Stellung der Kiefer gegen einander. Zunge, blass, bläulicht, hervorgetrieben. Fremde Körper in der Mund- und Nasenhöhle, im Ohrcanale. Hautfarbe. Gesicht, ob aufgetrieben, bläulicht. Ob nirgend am Umfange des Kopfes Blutflecken, Hautritze, Excoriationen, Spuren von Quetschungen, Eindrücken, Wunden vorhanden sind; besonders erfordern die Fontanellen eine genaue Untersuchung. Beweglichkeit des Kopfes. Hals, Farbe, Aufgetriebenheit, Hautabschärfungen, Quetschungen, Wunden u. dgl. Brust, ob sich nirgends Eindrücke, Knochenbrüche, Quetschungen u. s. w. bemerken lassen. Bauch, Aufgetriebenheit, Spuren eingewirkter Gewalt. Geschlechtstheile. After, ob Spuren von Kindspech zugegen sind, oder sonst etwas Auffallendes. Gliedmassen, ob Luxationen, Brüche oder sonstige Verletzungen daran bestehen.

Anmerk. Obgleich die Constatirung der Identität des Kindes und die Anerkennung desselben von Seiten der Mutter nicht unmittelbar Aufgabe des Gerichtsarztes ist, so verdient dieses Moment hier doch schon wegen seines wichtigen Einflusses auf den subjectiven Thatbestand des fraglichen Tödtungsfalles der Erwähnung. Mittermaier hat (im neuen Archiv d. Cr. R. Bd. I. S. 496) einen hieher gehörigen interessanten Fall mitgetheilt, wo eine Verwechslung zwischen einem getödteten und einem todtgebornen Kinde, die zwei verschiedenen Müttern angehörten, vorkam. Um auch bei dem Recognitionsverfahren Irrthümer zu vermeiden, gibt Mittermaier den Rath, sich erst von der Mutter das ihr gehörige Kind beschreiben und angeben zu lassen, an welchen Zeichen sie dasselbe für das ihrige erkenne. Dass hierin auch der Gerichtsarzt eine technische Mitwirkung erhalten könne, ist leicht zu ersehen.

§. 344.

Section. Man vollzieht sie, wenn nicht besondere Verhältnisse eine Abweichung erheischen, am zweckmässigsten in folgender Ordnung: 1) Kopf. Bei Eröffnung desselben berücksichtige man, dass die harte Hirnhaut bei Kindern oft sehr fest adhärirt und die Ablösung der Schädeldecken daher grosse Vorsicht erheischt. Nach der Eröffnung der Kopfhöhle und Hinwegnahme der harten Hirnhaut, zeigt sich ein schwarzes die Oberfläche des Gehirns bedeckendes Venengeflecht. Das Gehirn pflegt sonst gerne sehr bluthaltig zu sein und die Ventrikel enthalten gerne kein helles, sondern ein röthliches Serum. Die Rindensubstanz geht aus dem Milchweisen ins Bläuliche, und die Marksubstanz spielt in eine bräunlichrothe Farbe. In den äussern Weichtheilen werden durch sorgfältig geführten Kreuzschnitt vier Lappen gebildet und diese lospräparirt. Dabei beobachtet man den Blutreichthum, etwa vorhandene Blutextravasation im Gewebe der Haut, im subcutanen Zellgewebe, auf und unter der Knochenhaut, Verletzungen der Schädelknochen und Fontanellen. Knochenrisse und Fracturen erfordern der möglichen Verwechselung wegen mit s. g. angeborenen Spalten, eine sehr genaue Beschreibung. — Die Eröffnung der Schädelhöhle geschieht mittelst Durchschneidung des Schädelgewölbes mit einer sehr feinen Säge oder mit der Knochenscheere. Man betrachtet nun den abgedeckten knöchernen Theil des Schädels, indem man ihn zuletzt gegen das Licht hält, und bemerkt ausser etwaigen Verletzungen, die normalen oder abnormen Cohäsionsverhältnisse der Schädelknochen. Finden sich am Schädelknochen Verletzungen, so ist es sehr zweckmässig, denselben zu Gerichtshanden nehmen lassen.— Nach Untersuchung der harten Hirnhaut wird dieselbe durch Kreuzschnitt in vier Lappen getheilt, es werden die Sinus betrachtet, der Blutreichthum der Gefässe der Hirnhäute und etwaige krankhafte Veränderungen angegeben. Das Gehirn wird, wo dies thunlich ist, in schmalen Schichten abgetragen und der Blutreichthum etc., der

Zustand der Hirnhöhlen und der Seitengeflechte beschrieben. — 2) Mund-, Nasen- und Rachenhöhle. Durch Eröffnung dieser Höhlen überzeugt man sich, ob keine krankhaften Bildungen, keine fremden Körper, Bluterguss, blutiger Schleim u. dgl. oder Verletzungen zugegen sind; wie die Lage der Zunge sich verhält. Von ganz besonderer Wichtigkeit ist hier die Untersuchung auf das Vorhandensein aspirirter Flüssigkeiten in den Luftwegen, was bei oberflächlicher Untersuchung leicht übersehen werden kann. Zweckmässig schlitzt man daher die Nase auf, trennt den Boden der Mundhöhle von aussen her vom Unterkiefer ab, zieht die Mund- und Rachengebilde unterhalb des Kinnes an der Zunge hervor, löst das Gaumensegel vom Gaumen ab, und durchschneidet die Seitentheile des Schlundkopfes, wo man dann bei gehöriger Beleuchtung der Theile sich überzeugen kann, ob nicht ein mehr oder weniger zähflüssiger, mit Blut, Meconium, Vernix caseosa u. s. w. vermischter, meist stark anhaftender, dem gallertartigen Inhalte der uterinalen Cervicaldrüsen entsprechender Schleim vorhanden sei, oder wie ein zusammenhängender Pfropf den obern Theil der Nase, die Choanen, sowie den Schlund und Kehlkopf mehr oder weniger reichlich ausfülle (Schwartz*). — 3) Der Hals erfordert in allen Fällen eine äusserst genaue Untersuchung, weil gewaltsame Einwirkungen dahin gerne geschehen und manchmal sehr schwer oder gar nicht zu entdecken sein können. Man achte besonders auf Blutinfiltrationen in und unter der Haut und zwischen den Halsmuskeln, auf den Zustand des Kehldeckels und der Stimmritze und auf Verletzungen am Schildknorpel oder an der Luftröhre. Die grösseren Halsgefässe sind zu schonen, oder wenn ihre Durchschneidung nöthig wird, zu unterbinden.— 4) Brust. Vor dem Einschneiden wird nochmal die Form und Wölbung des Brustkorbes untersucht und angegeben, namentlich ob letzterer rundlich, gewölbt oder flach, vielleicht gewaltsam eingedrückt erscheint, ob die linke Brustseite mehr als die rechte erhöht ist. Finden sich keine Verletzungen an der Brust, welche etwa eine Abweichung im Sectionsverfahren erheischen, so wird die Eröffnung wie gewöhnlich vorgenommen, und nachdem dieses geschehen, bemerkt, ob das Zwerchfell und wie weit in die Brusthöhle hereinrage, wie die Brustdrüse — *Glandula thymus* — beschaffen ist (in der Regel hat sie eine den fötalen Lungen ähnliche Farbe); ob die

---

*) Die vorzeitigen Athembewegungen. Leipzig 1858. S. 228.

Lungen zusammengefallen, klein und ganz nach dem Rückgrath zu liegend, oder ob sie ausgedehnt, wie mit Luft aufgeblasen sind, und so die Brusthöhle bereits ganz oder grösstentheils füllen; ob die Seitentheile der Lungen den Herzbeutel theilweise oder ganz bedecken, ob eine Lunge mehr ausgedehnt ist, als die andere, welche Farbe die Lungen besitzen, ob sie dunkel, blauroth, leberbraun, ins Bläuliche spielend, zinnoberroth, blassroth, rosenroth, weisslich, marmorirt, oder wie, aussehen *); ob sich ihre Substanz dicht und fest, aufgelockert, weich, schwammig, elastisch, knotig, emphysematös, oder wie, anfühlen lässt; ob die Ränder der Lungen, besonders der rechten, stumpf sind; ob sich an der Oberfläche der Lungen ganze Gruppen von Bläschen, ohne sichtbare Sonderung von Läppchen, zeigen; ob das muskelfarbene, mit einem Adernetz auf seiner Aussenseite überzogene Herz und der Herzbeutel eine normale Lage haben; ob unter dem Pericardium keine Blutextravasate in Form s. g. Ecchymosen wahrzunehmen sind, ob solche sich nicht ebenfalls unter der Pleura vorfinden; ob kein Erguss in den Pleurasäcken und den Mediastinen bemerkbar ist; ob der Herzbeutel, so viel man von aussen wahrnehmen kann, Serosität oder andere Flüssigkeiten enthält. Um die Wölbung und das Hereinragen des Zwerchfells in die Brusthöhle genauer bestimmen zu können, wird jetzt, ehe man mit der Section der Brusthöhle weiter schreitet, die Bauchhöhle geöffnet. Man untersucht, mit welcher Rippe die höchste Wölbung des Zwerchfells parallel steht, auch wie die Lungen auf dem Zwerchfell aufliegen, insbesondere, ob der auf dem Zwerchfelle aufliegende Theil einen hohlen Kegel oder eine schmale Zunge bildet. Es geschieht nun auch die Untersuchung der Luftröhre und des Kehlkopfes, ob sich namentlich keine schaumige Flüssigkeit, Schleim, Blut oder Fruchtwasser in ihrer Höhle vorfindet, und nach Beendigung dieses wird zu der Unterbindung der Gefässe in der Brusthöhle geschritten, wo man mit der Aorta den Anfang macht. Zu diesem Zwecke hebt man die linke Lunge aus ihrer Höhle gegen die rechte. Hierauf folgen die beiden Hohlvenen; die oberen unterbindet man vor der Ein-

---

*) Die Farbe fötaler Lungen ist im Allgemeinen braunroth, zuweilen jedoch (Orfila) weissrosenroth oder mit einigen röthlichen Flecken besäet. Athmungslungen haben gewöhnlich eine rosenrothe Farbe. Luftzutritt ändert bald die Farbe, sowie plethorischer oder anämischer Zustand des Individuums darauf Einfluss übt. Oftmals kann man nach der Farbe nicht entscheiden, ob man fötale oder Athmungs-Lungen vor sich hat.

mündung der ungepaarten Vene, die untere so nahe dem Zwerchfelle, als möglich. Endlich werden noch die aus dem Aortabogen entspringenden Gefässe, dann die Lungenarterien und Venen, und zuletzt die vereinigten *Venae subclaviae* und *jugulares internae* unterbunden. Alle Ligaturen werden doppelt angelegt, und dann bewirkt man die Durchschneidung. Jetzt erst kann die Herausnahme der Lungen und die Schwimmprobe geschehen. Zweckmässig sind dabei gläserne Gefässe, doch kann auch jedes andere Gefäss hiezu verwendet werden; nur muss dasselbe rein sein, etwa einen Fuss nach der Höhe und ebensoviel nach der Breite, mässig temperirtes Wasser fassen können. Das Einlegen der Lungen mit dem Herzen in das Wasser geschehe behutsam; die Lage derselben kann zuweilen verändert werden. Man beobachte nun, welche Theile und wo sie schwimmen, ob sie schnell sinken, oder nicht; ob einige und welche nach oben streben. Nachdem man dieses Experiment beendigt und das Resultat zu Protocoll gebracht hat, werden die Lungen sammt dem Herzen aus dem Wasser genommen, sorgfältig abgetrocknet und nach Unterbindung und Durchschneidung der Arterien- und Venenstämme, die Lungen von dem Herzen getrennt und erstere genau gewogen. Hierauf bringt man beide Lungen wieder ins Wasser; die Schwimmprobe wird wie vorhin wiederholt, wobei man wieder darauf achtet, wie sie schwimmen, oder ob sie sich mehr oder weniger schnell zu Boden senken; oder welche Lunge mehr oder weniger Schwimmfähigkeit zeigt. Der Grad der Schwimmfähigkeit kann durch Auflegen entsprechender Körper, wie z. B. kleiner Geldstücke oder Gewichte, noch näher geprüft werden. Zugleich trennt man beide Lungen von einander, untersucht die Luftröhrenäste, ob sie irgend etwas enthalten und macht mit jeder Lunge einzeln die Schwimmprobe, zerschneidet endlich jede einzelne Lunge in Stücke und bemerkt, ob sich hiebei ein eigenthümliches knisterndes Geräusch wahrnehmen lasse, ob das Lungengewebe fest, knotig, weich, schwammig oder wie erscheint, ob es viel, wenig oder gar kein Blut enthält, ob sich schäumendes Blut auf den Schnittflächen zeigt, oder bei angebrachtem mässigem Druck Blut stärker hervorquillt. Auch werden jetzt die einzelnen Stückchen der zerschnittenen Lungen ins Wasser gebracht und unter diesem mit den Fingern gedrückt, wobei man beobachtet, ob die entweichende Luft in grösseren Blasen, oder als Schaum aufsteigt, — ob sie eine Luft- und Blutwolke entwickeln, oder nicht. Zum Schlusse untersucht man auch die Schwimmfähigkeit der einzelnen ausgedrückten Stücke. Sollten die Lungen sehr blutreich und desshalb nicht schwimmfähig sein, so wird das Blut aus denselben unter dem Wasser ausgedrückt, und nachher beobachtet, ob und in welchem Grade sie hierauf etwa schwimmen oder nicht. Wenn sich an den Lungen schon Zeichen der Fäulniss, insbesondere durch Gasentwickelung an ihrer Oberfläche entstandene Luftbläschen wahrnehmen lassen, so müssen diese vorsichtig geöffnet und sodann beachtet werden, ob die Lungen auch hiernach noch im Wasser schwimmen. Im Uebrigen verfährt man mit diesen Lungen, wie mit solchen, wo die Merkmale der Fäulniss fehlen und wie vorhin angegeben worden ist. — Um besser ermitteln zu können, ob das Schwimmen der Lungen etwa nur durch eingetretene Fäulniss bedingt sei, so können auch andere Eingeweide des Leichnams, welche schon Merkmale der Verwesung an sich tragen, in das Wasser gesenkt und untersucht werden, ob auch diese in demselben Verhältniss zu den Lungen schwimmen. — Untersuchung des Herzens und der aus ihm hervorgehenden grossen Gefässe. Etwaige Abnormitäten, Blutreichthum der Herzhöhlen und der grossen Gefässe, Beschaffenheit und Farbe des Blutes; Zustand des eiförmigen Loches und des Botall'schen Ganges. — 5) Unterleib. Lage, Farbe, Configuration und Structur sämmtlicher Unterleibsorgane, (die häutigen Unterleibseingeweide pflegen im normalen Zustande und bei nicht vorgeschrittener Fäulniss, blassroth colorirt und auf der Schleimhautfläche etwas dunkler als äusserlich auszusehen; die Milz sieht schwarzblau, die Leber dunkelkastanienbraun aus), Blutmenge, Zustand der Nabelgefässe, und des *Ductus venosus Arantii*, Inhalt des Magens, wo insbesondere bei gleichzeitig bestehendem fötalen Zustande der Lungen genau zu untersuchen ist, ob derselbe ausser dem normalen, klaren gallertigen Schleim, nicht Theile von Vernix caseosa und dem gallertartigen Inhalte der uterinalen Cervicaldrüsen entsprechendem Schleim, der sich etwa gleichzeitig in den Luftwegen vorgefunden hat, enthalte. Inhalt der Gedärme, namentlich auch in Bezug auf Quantität des Luftgehalts; Beschaffenheit der Nieren mit besonderer Berücksichtigung, ob in den Nierencanälchen Injection einer gelben Masse (harnsaure Niederschläge) bestehe; etwaige Lage der Hoden in der Bauchhöhle, Anfüllung oder Leere der Urinblase. — 6) Rückgrath. Die Untersuchung darf bei Verdacht von Verletzung desselben, oder wenn sonst keine Todesursache aufgefunden wird, nicht unterlassen werden. Sie wird nach den gewöhnlichen Regeln vorgenommen, und bei der Bloslegung der Wirbel, besonders der Halswirbel genau darauf geachtet, ob nicht Luxation oder Bruch, mit den Merkmalen von Sugillation oder Blutextravasation in der Umgebung der Bruchstelle und im Wirbelcanale, besteht.

§. 445.

Auch der Mutterkuchen — *Placenta* — ist einer genauen Untersuchung zu unterwerfen, sofern sich derselbe vorfindet, namentlich, ob er ganz oder nur theilweise, mit oder ohne Nabelschnur und Eihäute vorhanden ist, welchen Grad der Frische, Form und Länge die Nabelschnur besitzt, ob letztere abgeschnitten oder abgerissen, saftig, blutreich, oder wie sei. Endlich wird auch das Gewicht der Placenta bestimmt, so wie Alles etwa sonst Auffallende an derselben *).

b) Untersuchung der Mutter.

§. 446.

Sie hat immer durch die Gerichtsärzte, und nie durch Hebammen zu geschehen, und zwar nach einer doppelten Seite. 1) Körperliche Untersuchung. Folgende Puncte kommen besonders in Anbetracht: Alter, Körperconstitution, Genährtheit des Körpers, Farbe und Beschaffenheit der Haare, Abnormitäten in der Bildung des Körpers oder einzelner Theile; Aussehen, ob blass, entstellt, oder wie; Augen, Blick, Ton der Stimme, Zunge, Sprache, Hauttemperatur, Hautfarbe, Kräftezustand, Beschaffenheit des Pulses und des Athmens; ob sich nirgends Blutflecken oder Blutspuren, besonders im Gesichte, am Halse, den oberen Extremitäten bemerken lassen; Brüste, ob gross, klein, leer, schlaff, voll, milchhaltig, Farbe der Warzen und des Hofes; Bauch, ob leer, aufgetrieben, die Haut glatt, faltig, mit gelblichen Streifen oder narbenartigen Runzeln versehen, ob Blutspuren oder sonstige auffallende Veränderungen sich zeigen, ob sich vielleicht der zusammengezogene Uterus durch die Bauchdecken fühlen lässt; Becken, Reclination und Inclination desselben, normaler oder abnormer Bau, Durchmesser; Zustand der äusseren Geschlechtstheile ob schlaff, geschwollen, entzündet, gequetscht, verletzt, mit oder ohne Blutspuren; Zustand der inneren Geschlechtstheile, Vorhandensein von Lochienfluss oder anderen Absonderungen, Geruch dieser Secrete, Integrität oder Eingerissensein des Frenulum, Erweiterung oder Erschlaffung der Mutterscheide, Stellung des Muttermundes und Beschaffenheit desselben, insbeson-

*) Vgl. auch oben §. 142. flg.

dere ob weich, schlaff, angeschwollen, eingekerbt, offen oder geschlossen; ob etwa die Nachgeburt noch vorhanden ist; ob frische oder veraltete Einrisse im Perinäum bestehen; welche Erscheinungen an den Schenkeln wahrzunehmen sind. — Durch ein ruhiges, freundlich ernstes Fragen erhebe man ferner von der Inspicienda: Ob sie schon mehrmals geboren habe und eventuell, wie der Verlauf der Schwangerschaften und Geburten war; ob sie auch jetzt geboren habe, wann und wie die Geburt vor sich gegangen; wie ihre Menstruation sonst beschaffen war, wann die Menstruation sich zum letzten Male gezeigt habe; ob sie gewusst oder vermuthet habe, schwanger gewesen zu sein*), an welchen Erscheinungen dies erkannt wurde, wann die ersten Kindesbewegungen wahrgenommen wurden, wie die Schwangerschaft verlaufen sei, wann die letzten Kindesbewegungen statt hatten; beim etwaigen Vorgebèn psychischer oder gewaltsamer Einflüsse: wie dieselben waren; zu welcher Zeit die ersten Wehen eintraten, wie der Verlauf der Wehen war, ob sie rasch auf einander folgten oder in grösseren Zwischenräumen, heftig, schwach oder schmerzhaft waren u. s. w.; welche Lage oder Stellung die Gebärende im Verlaufe der Wehen angenommen habe, ob sie sich im Bette, oder ausser demselben befand, ob sie lag, stand, niederkauerte u. s. w.; wann sich zum ersten Male Blutung aus der Scheide gezeigt habe und wie dieselbe beschaffen war; wann der Abgang der ersten Wasser stattgefunden; wann zuerst das Hervortreten eines Kindestheiles bemerkt worden sei, was für ein Kindestheil zum Vorscheine kam, woran Inspicienda diesen Theil als solchen erkannt habe und in welcher Körpersituation sie sich befand, als der Kindestheil hervortrat; wie lange die Geburt noch dauerte von dem Zeitpuncte an, als sie das Hervortreten eines Kindestheiles wahrnahm, wie die Wehen zu dieser Zeit beschaffen waren; wie viel Zeit vom Eintritte der ersten und dem vom Eintritte der heftigeren Wehen bis zum Erscheinen des Kindestheiles am Eingange der äusseren Geburtstheile verstrichen ist; wie sich die Gebärende dann gegen das Kind verhalten habe, nachdem sich Theile desselben unter den Geburtstheilen zeigten. Im Falle die Gebärende jetzt angibt, dass sie die Geburt durch Hervorziehen des Kindes habe befördern wollen, so ist sich zu erkundigen: wie sie den Kindestheil angefasst habe, was für ein Theil des Kindes es war, ob und wie sie gedrückt und gezogen habe; ob sie nicht besorgte, dem Kinde durch dieses An-

*) Vgl. §. 121. u. 122.

fassen, Drücken und Ziehen, Schaden zuzufügen; wie dann der weitere Fortgang der Geburt bis zur völligen Ausschliessung des Kindes sich verhielt; wo und an welcher Stelle und in welcher Körperposition sie sich im Augenblicke befand, als das Kind aus den Geburtstheilen hervortrat; ob das Hervortreten des Kindes ein plötzliches war und welche Lage das Kind nach seiner Ausschliessung aus den Geburtstheilen einnahm, wo es lag, ob die Mutter jetzt nach dem Kinde griff oder sah, und in welchem Zustande sie sich überhaupt in diesem Momente befand; ob der Geburt des Kindes Fruchtwasser oder Blut nachfolgte; ob die Placenta und Fruchthäute auch mit dem Kinde oder später abgingen; wie das Kind von der Nabelschnur getrennt wurde, ob es gleich nach seiner Geburt Lebenszeichen von sich gab und welche, oder ob dasselbe leblos war und woran die Mutter dies erkannt haben will. Im Falle die Angeschuldigte angibt, von dem Vorgange der Geburt während der Ausschliessung des Kindes nichts gewusst zu haben, indem sie nicht bei Bewusstsein war, so ist zu fragen, unter welchen Empfindungen und Zufällen sie in diesen Zustand kam, wann derselbe begonnen und aufgehört habe, und ob es ihr bei der Rückkehr zum Bewusstsein zur Kenntniss kam, dass sie geboren habe. Bei der Angabe, dass die Gebärende ohne von Bewusstsein gewesen zu sein, nicht wusste, dass sie geboren habe*), indem sie das nämliche Gefühl hatte, als ob sie Stuhlgang bekomme, und desswegen einen abgelegenen Ort oder den Abtritt besuchte, so ist insbesondere zu fragen: welches Gefühl sie nach dem Abgange, im Unterleib hatte, ob kein Ausfluss aus der Mutterscheide nachfolgte, warum etwaiger Blutfluss aus den Geschlechtstheilen und das Gefühl von Leere im Unterleibe sie nicht zu der Vermuthung geleitet habe, dass die Geburt eines Kindes stattfand? Ob bei erkanntem oder vermuthetem Scheintod des Kindes Lebensrettungsversuche gemacht wurden und welche, wie diese Rettungsversuche ausgeführt und wie lange fortgesetzt wurden, und wie sich das Kind dabei verhalten habe? Wenn die Mutter angibt, dass die Nabelschnur um den Hals geschlungen war, so ist zu fragen: wie diese Umschlingung statthatte, wie sich das Kind dabei verhielt, und wie die Umschlingung beseitigt wurde. — Durch die Beantwortung dieser Fragen können noch mehrere neue veranlasst werden, so wie sich solche auch aus der jedesmaligen Individualität des Falles in grösserer oder geringerer Mehrheit und mit Modification der hier

*) Vgl. §. 135.

aufgestellten ergeben können. Sehr zweckmässig ist es aber immer, die Antworten auf die gestellten Fragen gleich und möglichst wortgetreu niederschreiben zu lassen. Das Selbstschreiben durch den Gerichtsarzt ist störend für diesen und zu zeitraubend für die ganze gerichtsärztliche Procedur. Wenn es gesetzlich nicht zulässig ist, dass der Gerichtsarzt selbst diese Erhebungen mache, so theile er die erforderlichen Fragen dem Untersuchungsrichter mit.

§. 447.

2) Psychische Untersuchung der Mutter. Es gehören hieher: Alter, Temperament, Geistesanlagen und Geistesentwickelung, Character, erhaltene Erziehung, Hang zu Leidenschaften, Genusssucht, Eitelkeit, Schaam und Ehrgefühl, Ehrgeiz, Geschlechtslust, Trunkergebenheit, Anlage zu Geisteskrankheit, wirkliche Geistesalienation, Blödsinn, Cretinismns, Epilepsie, Neigung zu Krämpfen, habituelle Krämpfe oder Convulsionen, unglückliche Liebe, Eifersucht, Hass gegen den Urheber des Unglücks, gegen den Verführer oder Stuprator, Gefühl der Schande, der Verlassenheit u. dgl. m. Diese Momente können nicht alle durch den gerichtsärztlichen Augenschein erhoben werden, daher der Gerichtsarzt nöthigenfalls den Untersuchungsrichter zur Erhebung veranlassen und die einzelnen Desiderien bestimmt und ausführlich aufstellen wird.

c) Erhebung der Umstände.

§. 448.

1) In Bezug auf das Kind: Wo man dasselbe aufgefunden hat, in welcher Lage; Beschaffenheit des Bodens und der Umgebung, Temperatur der Luft; bei Lage im Wasser oder anderen Flüssigkeiten, Beschaffenheit dieser; Bekleidung des Leichnams, Blut- oder andere Spuren an den Bekleidungsstücken oder dem Orte, wo das Kind lag; wann dasselbe von dem Orte der Auffindung weggebracht worden und wohin, wie dieser Transport geschah; wie es gegen zufällige äussere Einwirkungen, z. B. das Anfressen von Mäusen, Katzen u. dgl. geschützt war. Die Umstände bieten in den einzelnen Fällen eine solche Mannigfaltigkeit dar, dass es nicht wohl möglich ist, im Voraus auf alle Puncte aufmerksam zu machen. Was nur im Entferntesten mit der That in ursachlichem Verbande zu sein scheint, werde erhoben, da man erst im Verlaufe der Untersuchung die Erheblichkeit des einen oder anderen Moments gehörig zu würdigen im Stande ist. Es diene als Regel: hier eher zu viel, als zu wenig zu

thun. — 2) In Bezug auf die Mutter und die Geburt: Localität, wo die Geburt vor sich gegangen sein soll Hier sind alle Gegenstände aufs genaueste zu erheben, namentlich Beschaffenheit des Bodens, wo das Kind etwa geboren worden, Befleckung des Bodens mit Blut, Kindespech oder anderen, auf die Geburt bezughabenden Dingen; einsame von Menschen, wenig oder gar nicht besuchte Lage des Orts; zufällig vorhandene oder verloren gegangene verletzende Instrumente. Zu Umständen, welche die Localität während dem Vorgange der Geburt umgeben, sind besonders in Anfrage kommend: Witterung, Lufttemperatur, Tageszeit, so wie noch andere Verhältnisse, welche in der Individualität des Falles begründet sind.

Alter und Lebensfähigkeit der Kinder.

§. 449.

Was nun die Bestimmung des Alters und der Lebensfähigkeit des Kindes betrifft, so haben wir oben *) das hierauf Bezügliche vorgetragen. Bei verschiedenen Strafgesetzgebungen kommt auch das Neugeborensein des Kindes in Anfrage. Auch hierüber haben wir bereits schon oben **) gehandelt und bemerken hier bloss, dass überall, wo die Strafgesetzgebung eines Landes die Bestimmung des Neugeborenseins als wesentlich oder erheblich für den Thatbestand der Kindestödtung ansieht, und desshalb von dem Gerichtsarzte Entscheidung verlangt, die Frage nicht nur aus den uns bekannten physischen Merkmalen am Kinde, wie z. B. dem Zustande der Nabelschnur, sondern nach allen vorliegenden Umständen und Verhältnissen des ganzen Factums, insbesondere auch mit Rücksicht auf die Zustände der Mutter, erledigt werde.

Anmerk. Der Begriff des Neugeborenseins, wie ihn die Criminalisten unterstellen, hat für den subjectiven Thatbestand des Verbrechens der Kindestödtung Einfluss, indem dadurch der eigenthümliche Zustand der Mutter bei oder gleich nach der Geburt, wo sie für ihre etwaige verbrecherische Handlung wegen besonderer psychischer Zustände gar nicht, oder nicht völlig verantwortlich gemacht werden kann, nachgewiesen werden soll. Die Erfahrung zeigt aber, dass dieser Zweck so nicht zu erreichen ist, und die neuere Strafgesetzgebung hat desshalb mit Recht den Weg eingeschlagen, dass sie den Zeitraum, innerhalb welchem der Mutter im Allgemeinen nicht völlige Zu-

---

*) §. 160. 176.

**) §. 185.

rechnungsfähigkeit zuerkannt werden kann, förmlich durch Stunden bestimmt und so den selbstständigen Begriff eines neugeborenen Kindes ausschliesst oder umgeht. So sagt der § 215 des neuen badischen Strafgesetzes: „Eine Mutter, welche ihr uneheliches Kind während der Geburt, oder in den ersten vierundzwanzig Stunden nach derselben vorsätzlich tödtet, soll u. s. w." Weiter bestimmt der §. 216: „Die nämlichen Strafen treten ein, wenn es sich in dem einzelnen Falle, wo das Verbrechen erst nach Ablauf von 24 Stunden verübt wurde, ergibt, dass der besondere geistige und körperliche, die Zurechnung bei diesem Verbrechen vermindernde Zustand der Gebärenden noch fordgedauert hatte Diese strafgesetzliche Bestimmung unterscheidet sich nicht bloss hierdurch sehr zweckmässig vor den älteren strafgesetzlichen Bestimmungen über den objectiven Thatbestand des Kindermords, sondern sie hat auch sehr practisch auf ein Moment Rücksicht genommen, welches bei Zulassung des Begriffes „Neugeborensein" für den Thatbestand, diejenige Art der Tödtung des Kindes von der verminderten Zurechnung ausschliesst, die von der Mutter während dem Geburtsacte verübt worden und doch gleichen, wo nicht grösseren Anspruch auf die verminderte Zurechnung machen kann, wie wenn das Kind geboren wäre. Von einem neugebornen Kinde kann aber so lange keine Rede sein, als das Kind nicht völlig geboren ist. Dass aber eine Tödtung des Kindes während der Geburt möglich und erfahrungsgemäss sei, wird jetzt Niemand mehr in Abrede stellen wollen. Das badische Strafgesetz ist daher von ganz richtigen Thatsachen und psychologischen Ansichten ausgegangen und wird dadurch dem Gerichtarzte nicht bloss seine Aufgabe erleichtern, sondern ihn auch zugleich in den Stand setzen, ein entsprechendes Urtheil abgeben zu können Der Gerichtsarzt spricht sich hier, wie bei allen Gesetzgebungen, die eine Zeitfrist bestimmen, innerhalb welcher die Kindestödtung mit verminderter Zurechnung statthat, nur in so ferne über das Vorhandensein des im Gesetze bestimmten Zeitraumes aus, als dieses aus den Merkmalen am Kinde sowohl, als aus allen vorhandenen Umständen hervorgeht. Eine Hauptaufgabe bleibt nebenbei für den Gerichtsarzt immer noch die weitere Untersuchung der Zurechnungsfähigkeit der Gebärenden und resp. Wöchnerin, d. h. desjenigen psychischen Zustandes, welcher die Zurechnungsfähigkeit in Concreto weiter zu vermindern vermag, wo es dann in der Regel auch gelingen wird, über den Zeitraum zu entscheiden, innerhalb welchem das Kind starb oder getödtet wurde. Ueber die Dauer des Lebens nach der Geburt, gibt theilweise auch die Untersuchung über das Athmen des Kindes Aufschluss.

Ist ein Kind lebend oder todt geboren?

§. 450.

Dass ein Kind nachdem es geboren, eine ganz kurze Zeit, ohne zu athmen leben könne, muss als erwiesene Möglichkeit angenommen werden; ob sich aber im concreten Falle dieses Leben mit der für den gerichtlichen Zweck erforderlichen Gewissheit nachweisen lasse, ist eine Frage, die ich zur Zeit verneinen muss. Wenn desshalb eine Untersuchung über gewaltsame Todesart eines Neugebornen, ohne erprobtes Athmen vorerst noch ohne practischen Erfolg bleiben muss, so kann ich doch nicht unbedingt der Ansicht beistimmen: dass, wo eingeschluckte Flüssigkeit im Magen und eingeathmete in den Lungen gefunden wird, auch zugleich die Lungen von Luft ausgedehnt und schwimmfähig sein müssen *).

Anmerk. Abgesehen von den Zuständen, die eine Art Scheintod darstellen und mit oder ohne Kunsthülfe, nicht selten schon nach Secunden mit anhebendem Athmen verschwinden, so ist es nicht bloss denkbar, sondern nach meinem Wissen erfahrungsgemäss, dass eine Gebärende den kaum aus den Geburtstheilen hervorgetretenen Kopf des Kindes und dann auch den Hals so anfasst, dass ein Athmen nicht zu Stande kommen kann. Durch welche anatomischen oder physiologischen Merkmale soll aber in solchen Fällen das Leben oder Nichtleben des Kindes nach der Geburt, erwiesen werden? Nicht selten pflegen Neugeborne als Leichen im Wasser, in Abtritten, Dung- und andern Gruben aufgefunden zu werden. Von der Ansicht ausgehend, dass im Leichenzustande kein Wasser in den Magen, und mit dem Fluidum vermischte fremde Körper weder in den Magen, noch in die Bronchien gelangen könne, hat man die Gegenwart dieser Stoffe im Magen und in den Bronchien als Beweise einer vitalen Action ansehen wollen. Die erheblichsten Gründe liegen für und gegen diese Ansicht vor, so dass man vorerst um so weniger ein entscheidendes Urtheil fassen kann, als man die Bedingungen noch zu wenig kennt, unter denen der Eintritt des Wassers und fremder Körper in den Magen und die Bronchien erfolgt und doch scheint diess nicht gerade im Allgemeinen, sondern unter gewissen Bedingungen zu geschehen. Wenn man die Situation des Vorgangs eines Kindsmords practisch anschaut, so hat die Vermuthung, dass ein lebendes Kind ohne Athmen in das Wasser oder in irgend einen Flüssigkeitsbehälter geworfen werde, gar zu wenig Raum mehr; aber die nicht gerade spitzfindige Möglichkeit ist doch nicht ausgeschlossen, so wie die damit in Anbetracht kommende Möglichkeit des Hervortretens von Athmen- und Schlingbewegungen im Fluidum. Diese können freilich nur von kurzer Dauer sein, da der Erstickungstod sehr rasch erfolgen muss, und wenn es sich daher um grössere Quantitäten solcher eingedrungenen fremden Körper handelt, so fällt ihr Dasein als Product einer vitalen Action in den begründetsten Zweifel. Die Wahrheit, welche in dem in vorliegenden Paragraphen angeführten Ausspruche liegt, muss ich dahin formuliren: Aus dem Vorhandensein von fremden Körpern — Flüssigkeiten — der gedachten Art, lässt sich der Beweis weder des Lebens noch des Todes nach der Geburt führen.

§. 451.

Das sichere Criterium, dass ein Kind nach der Geburt gelebt habe und folglich lebend geboren worden sei, liegt in der Thatsache

---

*) Vgl. Kunze, der Kindermord. Leipzig, 1860. S. 142.

des Athmens, wobei es nicht darauf ankommt, ob letzteres vollständig oder unvollständig war. Zur Erforschung des Athmens im Allgemeinen dienen folgende Momente:

§. 452.

Der Stand des Zwerchfells, welcher bei Kindern, die geathmet haben, die 6.—7. Rippe zu erreichen pflegt, während er im gegentheiligen Falle meist nur die 4.—5. Rippe erreicht. Es versteht sich hierbei von selbst, dass der normale physiologische Vorgang in der Stellung des Zwerchfells nicht durch abnorme Zustände behindert sein darf. — Obgleich mit der Athmung neben dem Zwerchfell auch der Durchmesser der Brust von vorne nach hinten verändert, bezw. relativ grösser wird, so lässt sich darin doch weder ein bestätigender noch negirender Aufschluss über das Athmen suchen, weil es bisher nicht gelungen ist, durch Messungen ein Medium als Vergleichungspunkt zu gewinnen und das subjective Schätzen des Grades des Gewölbtseins der Brust durch den Gerichtsarzt, leicht Täuschungen und Irrthümern untersteht. Wo die übrigen Thatsachen das stattgehabte Athmen constatiren, erscheint der Grad der Wölbung der Kindesbrust unerheblich und wo dieselben fehlen, oder bloss einen Schluss des Zweifels zulassen, wird das Factum dadurch zu keiner grösseren Aufklärung gebracht.

§. 453.

Die Ausdehnung der Lungen. Durch das begonnene Athmen füllen die Lungen die Brusthöhle mehr aus, sie bedecken, besonders rechterseits, mit ihren vordern Rändern mehr den Herzbeutel, und mit ihrer untern concaven Fläche mehr die Wölbung des Zwerchfells; ihre Ränder werden mehr und mehr stumpf, besonders die der rechten Lunge, welche durch ihre frühere und stärkere Entwickelung sich auszuzeichnen pflegt. Dagegen füllen die Lungen vor begonnenem Athmen die Brusthöhle bei Weitem nicht aus, sie liegen längs der Thoraxkerbe zusammengesunken und bedecken mit ihren Rändern den Herzbeutel, besonders linker Seits, wenig oder gar nicht; die Lungenränder sind scharf und die Enden des rechten mittlern und des linken obern Lappens sind dünn und stellen nur kleine zugespitzte Verlängerungen dar.

§. 454.

Die Consistenz der Lungensubstanz, welche sich im fötalen Zustande dicht, fest, manchmal haderig und zähe anfühlen lässt, bisweilen auch ganze Gruppen von deutlich getrennten Läppchen, besonders an der untern Fläche, erkennen lässt, beim Durchschneiden kein knisterndes Geräusch von sich giebt und unter dem Wasserspiegel zerschnitten, beim Drucke keine Luft- und keine Blutwolke entwickelt, specifisch schwerer als Wasser ist; wird nach eingegangenem Athmen beim Anfühlen turgescirend, weich, elastisch; man bemerkt beim Drucke eine Art Knistern und bei Einschnitten von der entweichenden Luft einen knisternd zischenden Laut; unter dem Wasser zerschnitten und gedrückt entwickeln sich Luft- und Blutwolken; die Lungensubstanz ist specifisch leichter als Wasser. Je nach dem Grade und der Dauer des Athmens treten die genannten Eigenschaften deutlicher hervor. Sind die Gefässe der Lungen stark mit Blut angefüllt, zeigt das Gewebe eine der Splenisation ähnliche Beschaffenheit, so ist die Substanz weniger elastisch anzufühlen und in den durchschnittenen grösseren Lungenarterien-Aesten befinden sich schwarze Blutgerinnungen. Selbst nach länger bestandenem Athmen können einzelne Theile der Lungensubstanz in einem fötalen Zustande bleiben.

§. 455.

Die Farbe der Lungen, welche schon Schmitt als ein sehr schwankendes und trügerisches Merkmal erklärt hat, im fötalen Zustande gewöhnlich braunroth oder dunkelblauroth und bei grossem Blutreichthum auch blauroth, wird durch die Athmung zuerst blassroth, dann rosenroth und zuletzt scharlachroth. Bei obwaltendem Blutmangel und gleichzeitiger grosser Luftmenge, kann die Farbe mehr blass oder weisslich, und bei Blutüberfüllung dunkelroth-blau bis zur Milzfarbe erscheinen: bei stattgehabtem unvollkommenem Athmen bemerkt man auch zinnoberrothe Inseln im blaurothen Grunde, so wie Lungen, welche stundenlange geathmet haben, nicht immer durchweg die Farbe des Fötalzustandes verlieren, zumal, wenn der Tod durch Erstickung eintrat. Gleichwohl hat die Farbe der Lungen in Verbindung mit den übrigen Merkmalen Werth und Orfila macht treffend auf die Analogie der Farbe fötaler Lungen und der Thymus aufmerksam, welche darin eine überraschende Aehnlichkeit zeigen, so dass die Thymus für die Beurtheilung der Farbe von Athmungslungen zu einem Maassstabe dienen kann.

§. 456.

Die Schwimmprobe der Lungen oder das Experiment ihrer Schwimmfähigkeit, deren letztere sich je nach dem Luftgehalte der Lungensubstanz, in verschiedenem Grade zeigt, indem die Lungen oder Theile derselben, sich mehr oder weniger über oder unter dem Spiegel des Wassers erhalten oder auf den Boden des Gefässes sinken. In letzterm Falle fehlt die Schwimmfähigkeit. — Die Schwimmfähigkeit der Lungen enthält das vermögendste physicalische Beweismittel des stattgehabten oder nicht stattgehabten Athmens, so zwar, dass ihr Mangel in Verbindung mit den angeführten Merkmalen des fötalen Zustandes der Lungen, uns das Athmen als wirkliches Factum nicht mehr anzunehmen berechtigt, wenn gleich nicht dessen Möglichkeit in beschränktem Umfange ausschliesst. Dagegen berechtigt die Schwimmfähigkeit, wenn nicht anzunehmen ist, dass der Luftgehalt der Lungen einen anormalen, vorgeburtlichen oder künstlichen Ursprung hat, zu dem bestimmten Schlusse des stattgehabten Athmens um so mehr, wenn die übrigen angeführten Merkmale (§. 452 ff.) gleichzeitig vorhanden sind. Letztere haben ohne gleichzeitige Schwimmfähigkeit der Lungen keinen Werth, da ihr Vorhandensein für die Beweisführung des Athmens unzureichend erscheint.

§. 457.

Um desshalb den gelingenden Beweis des Lebens nach der Geburt durch die hydrostatische Athemprobe führen zu können, ist es erforderlich, darzuthun, dass der Luftgehalt der Lungen im concreten Falle durch keinen der Zustände verursacht worden sei, die wir als mögliche concurrirende kennen gelernt haben. Diese sind:

§ 458.

1) Einblasen von Luft. Die Ueberzeugung des Gerichtsarztes, dass die in den Lungen vorgefundene Luft nicht von Einblasen herrühre, leitet, 1) der Umstand, dass das Mannöver des Einblasens mit Geschick und Nachdruck gehandhabt werden müsse, wenn es einigen Erfolg haben soll, der immer sehr unvollständig bleiben wird und eintretenden Falles hierdurch Aehnlichkeit mit Lungen erlangt, wo nur ein sehr schwaches und sehr unvollständiges Athmen vorhergieng. 2) Das Lufteinblasen bei einem todten Kinde kann nicht alle Erscheinungen hervorbringen, welche nothwendige physiologische Folgen des Athmungsprocesses sind, namentlich zeigt sich bei Einschnitten die schäumende Beschaffenheit des Blutes nicht in der Ausbildung und characteristischen Eigenthümlichkeit, wie bei geschehenem Athmungsprocesse; der Blutgehalt ist der fötaler Lungen, daher meist ein geringer, bei Steigerung ein ungleich ver-

theilter und nimmt letztern Falles, wie aus den vergleichenden Beobachtungen Elsässer's hervorgeht, fast immer die hintere Lungenpartie ein, während die durch Einblasen in die Lungen gelangte Luft die vordere Partie derselben einnimmt und auf deren Aussenfläche eine hellzinnoberrothe Farbe erscheinen lässt. 3) Ohne ganz zweckentsprechende Vorkehrungen dringt die Luft beim Einblasen in den Magen und in die dünnen Gedärme, die sonst leer, von etwaigen Fäulnissgasen jedenfalls nicht in solcher Art ausgedehnt befunden werden.

Anmerk. Ob künstlich in die Lungen eingetriebene atmosphärische Luft sich leichter oder ganz aus der Substanz der Lungen ausdrücken lasse, während dies mit der eingeathmeten nicht gelingen soll, ist zur Zeit nicht so festgestellt, dass man darauf ein diagnostisches Criterium zu gründen berechtigt wäre. Ob die durch Lufteinblasen möglicherweise entstehende Luftextravasation im Lungengewebe — Emphysembildung — jemals practischen Werth erhalten könne, muss bezweifelt werden, da bei den mit Muse, Zweckmässigkeit und technischer Befähigung von Elsässer unternommenen Lufteinblasungen, nur etwa in $^1/_8$ der Fälle Luftextravasate zu Stande kamen und zwar 2mal in völlig und 5mal in unvollständig ausgedehnten Lungen. Uebrigens ist es klar, dass die Frage wegen Lufteinblasen bei Fällen von Kindestödtung so lange für den Gerichtsarzt keinen practischen Werth hat, als nicht durch eine spontane Angabe oder Behauptung der Angeschuldigten hiezu Anlass gegeben wird.

§. 459.

2) Fäulniss der Lungen. Sie pflegt unter allen weichen Partien und Eingeweiden am spätesten einzutreten und kennzeichnet sich durch Missfarbigkeit und putriden Geruch. 1) Nur ein sehr hoher Grad von Fäulniss, wobei das Gewebe destruirt erscheint, macht das Experiment der Schwimmfähigkeit unzulässig. 2) Wo das Gewebe der Lungen nicht zerstört ist und Fäulnissgase sich bloss unter der Lungen-Pleura, in Form von reihenartigen Bläschen, namentlich an den Rändern zeigen, ist das Experiment zulässig. Wird das Gas durch Einstechen aus den Bläschen entfernt, oder indem man dieselben abstreift, so verlieren fötale Lungen ihre etwa behauptete Schwimmfähigkeit und bei solchen, die geathmet haben, treten neben der Schwimmfähigkeit die übrigen characteristischen Merkmale hervor. Die Fäulnissbläschen geben beim Durchschneiden kein knisterndes Geräusch. 3) Fäulnissgase sind unvermögend, aus Lungen, welche geathmet haben, die durch das Athmen eingedrungene Luft auszutreiben, wenn nicht faulichte Destruction der Lun-

gensubstanz besteht, in welchen Fällen das Experiment über die Schwimmfähigkeit nicht mehr zulässig und ein Urtheil über das Athmen nicht mehr möglich ist.

§. 460.

3) Athmen des Kindes während der Geburt ist nur bei Einriss der Eihäute und weiter Oeffnung des Muttermundes, daher nur bei einer schweren und zögernden Geburt mit Manualhilfe möglich, trifft darum nie bei verheimlichten Geburten, welche Anlass zu Untersuchung wegen Kindestödtung werden, ein.

Anmerk. Die Möglichkeit und Wirklichkeit des Athmens der Kinder in der Gebärmutter und der sog. Vagitus uterinus in einzelnen seltenen Fällen, ist auf den Grund vorliegender und zuverlässiger Beobachtungen nicht mehr zu bezweifeln, für das gerichtlich-medicinische Forum jedoch einflusslos. — Stattgehabte vorzeitige Athembewegungen mit tödtlichem Erfolg lassen sich in der Leiche an den vorhandenen subpleuralen Ecchymosen und den ausgebreiteten Hyperämien in den fötalen Lungen bei gleichzeitig vorhandenen aspirirten Stoffen erkennen, von denen sich auch im Magen vorfinden können.

§. 461.

4) Bei der Prüfung der Schwimmfähigkeit der Lungen ist weiter zu berücksichtigen, dass bei ausgetragenen, häufiger aber bei unreifen Kindern, ein Zustand der Lungen vorkommt, den man Atelectasie *) (Jörg) nennt, und welcher darin besteht, dass einzelne Theile der Lungen oder auch beide Lungen gänzlich in einer der fötalen Verfassung ähnlichen sich befinden, so zwar, dass in Fällen ersterer Art, der Zustand sich über einen ganzen Lappen oder grössern Lungentheil — lobäre Atelectasie (Elsässer) verbreitet, oder nur auf ein oder mehrere Läppchen sich beschränkt — lobuläre Atelectasie —, wo die im Gewebe zerstreuten fötalen Flecken bald oberflächlich strichweise, bald unregelmässig durch das tiefere Gewebe gelagert erscheinen. Es werden dadurch die lufthaltigen Partien des Gewebes deutlich abgegränzt. Solche Lungen können, wenn sie auch geathmet haben, im Wasser untersinken. Trennt man die lufthaltigen Partien von den atelectatischen, so schwimmen erstere, und bestehen mit den übrigen Merkmalen die Athemprobe, während letztere allein auf den Boden sinken. Dehnt sich die Atelectasie auf das Ganze der Lungen aus,

*) Von ἀτελής, unvollständig und ἔκτασις, Ausdehnung.

so lässt sich bei der Thatsache, dass auch bei solchen Lungen längere Zeit fortgesetzte Athembewegungen bestanden haben können, weder ein Schluss auf stattgehabtes, noch auf nicht stattgehabtes Athmen ziehen und es ist jedenfalls nicht gerechtfertigt, hier sich für „todtgeboren" zu entscheiden.

Anmerk. Die Atelectasie darf nicht mit Hepatisation der Lungen verwechselt werden, von der sie übrigens in ihrem pathologischen Character leicht unterschieden werden kann. Lungengewebe, welches durch pathologische Zustände verändert, verdichtet und inpermeabel gemacht worden ist, lässt sich auch nicht einmal künstlich aufblasen.

§. 462.

Weitere Beweismittel für das Leben eines Kindes nach der Geburt hat man in den Zuständen anderer Organe des kindlichen Körpers gesucht, woraus dann die Leberprobe, die Gallenblasenprobe, die Mastdarm- oder Kindespechprobe, die Nierenprobe, die Harnblasenprobe, die Kreislaufsprobe, die Blutfarbenprobe und die Magenprobe entstanden sind. Alle diese Proben sind mit Ausnahme der Magen- und Nierenprobe, denen aber auch nur ein sehr bedingter und untergeordneter Werth zukommt, für die gerichtsärztliche Praxis nicht zu verwerthen und daher bloss noch von geschichtlichem Interesse.

Anmerk. Bei der Gallenblasenprobe gieng man von der Ansicht aus, dass die Form der Gallenblase im Fötusleben cylindrisch sei und sie selbst den Leberrand nicht überrage, durch das eintretende Athmen eine mehr birnförmige Gestalt erhalte und über den Leberrand hinausrage. — Die zuerst von Autenrieth in Vorschlag gebrachte Leberprobe gründet auf die Ansicht der quantitativen und qualitativen Veränderung, welche das in der Leber enthaltene Blut durch den eintretenden Athmungsprocess erleiden müsse. — Die Mastdarm- oder Kindespechprobe stützt sich auf das Argument: ist das Kindespech entleert, so war die Bauchpresse thätig; letzteres setzt aber stattgehabtes Athmen voraus. Bekanntlich geht aber das Meconium bei manchen Kindern schon während der Geburt ab. — Die Nierenprobe beruht auf dem Vorhandensein harnsaurer Sedimente in den Nierencanälchen, die sich aber ausnahmsweise auch schon während und vor der Geburt gestorbenen Kindern vorgefunden haben, daher die Thatsache bloss die andern vorhandenen Zeichen des Lebens nach der Geburt unterstützt, oder ihr Mangel für die Negation mit benützt wird. — Bei der Harnblasenprobe gieng man von der Ansicht aus, dass die Respiration mit der Functionsthätigkeit der Blase in einem physiologischen Verhältnisse stehe, so dass durch den begonnenen Athmungsprocess Contraction der Blase und Ausleerung des Urins bewirkt werde. Die Folgerung ist aber eine unrichtige und weder Anfüllung noch Leere der Blase beweisen für oder gegen stattgehabtes

Athmen. — Die Kreislaufsprobe bezieht sich auf die Veränderungen, welche durch das Athmen im Gefässsysteme bewirkt werden, also auf die Veränderungen am ovalen Loche, am Ductus Botalli, in den Gefässen der Lungen, in den Nabelgefässen, in dem Ductus Arantii und in der Farbe des Bluts. Nach den gemachten Beobachtungen und den in neuern Zeiten von Elsässer angestellten sorgfältigen Untersuchungen, ist es keinem Zweifel unterworfen, dass man die Fötalwege in der Regel noch in den ersten Tagen nach der Geburt offen findet und ihre Schliessung keiner festen Zeit unterworfen ist, die übrigens in seltenen Fällen auch schon vor der Geburt erfolgen kann. — Hieran schliessen sich die Lungenproben von Ploucquet und Daniel. Ersterer wollte in dem sich das Athmen ändernden Gewichtsverhältnisse zwischen den Lungen und dem Körper ein Criterium für stattgehabtes oder nicht stattgehabtes Athmen suchen. Daniel berücksichtigte bei seinem Verfahren ebenfalls das durch Athmen und Lungenkreislauf veränderte Gewichtsverhältniss, gründete aber das Resultat nicht auf die relative Gewichtszunahme der Lungen zum Körper, sondern auf die Vermehrung der absoluten Schwere, welche durch das in die Lungen einströmende Blut bewirkt wird. — Da die ganze Blutmasse im Fötuszustande dieselbe Farbe zeigt, nach dem Eintritte des Athmens aber eine Trennung in arterielles und venöses Blut vor sich geht, so glaubte man auch eigenthümliche Farbenunterschiede wahrnehmen zu müssen, und darauf hin hat man die Blutfarbenprobe in Vorschlag gebracht. — Wenn man im Magen eines Kindes Nahrungsmittel findet, so können diese nur während des Lebens dahin gelangt sein. Auf die Untersuchung und die Constatirung solcher Stoffe gründet die Magenprobe, welche aber nicht leicht bei Fällen von Kindsmord practisch werden dürfte. Man hat übrigens die Magenprobe auch auf die Veränderung in der Form und Stellung des Magens nach dem begonnenen Athmen ausdehnen wollen, was aber zu keinen sichern Schlüssen berechtigt.

§. 463.

Endlich hat man in der Beschaffenheit der Nabelschnur, in der Beschaffenheit vorhandener Verletzungen und in der Todesart ein Criterium für stattgehabtes Leben nach der Geburt gesucht.

§. 464.

Im Allgemeinen dienen einzelne Erscheinungen am Nabelstrange mehr zur Aufklärung darüber, ob und wie lange ein Kind nach der Geburt gelebt habe. Die Merkmale der Abstossung des Nabelstranges, besonders in Verbindung mit einem eiternden röthlichen Kreis an der Insertion in den Bauchring, beweisen entschieden ein stattgehabtes Leben von einigen Tagen nach der Geburt; sie kommen daher mehr oder weniger zur Entscheidung der Frage: ob Kindsmord oder Verwandtenmord vorliege, in Anbetracht. Ueber das Leben nach der Geburt giebt in solchen Fällen die Lungenprobe und der Gehalt des Magens schon sichern Aufschluss. — Mangeln die Merkmale der Abstossung des Nabelstranges, so giebt letzterer durch seine Beschaffenheit keinen Anhalt zu einem Schlusse auf Leben oder Tod des Kindes nach der Geburt, da sich aus der bestehenden Vertrocknung oder Mumification weiter nichts, als die längere Zeit stattgehabte Einwirkung der atmosphärischen Luft folgern lässt und vorhandene Putrescenz lediglich nur die einige Zeit hindurch vor sich gegangene Einwirkung eines feuchten Mediums nachweist.

Anmerk. Acht bis zwölf Stunden nach der Geburt pflegen sich die Nabelarterien zu verengern und der Nabelschnurrest trockner zu werden; letzteres beginnt immer an dem abgetrennten Ende, erreicht seine Vollendung meist bis zum dritten Tage und ist ein rein physicalischer Vorgang. Der rothe Saum oder Kreis an der Basis des Nabelstranges, welcher dem Abfallen des Nabelstranges vorherzugehen pflegt, ist schon drei Viertelstunden nach der Geburt (Mecklenburg) beobachtet worden; er dient daher für sich nicht zur Bestimmung des Alters des Kindes.

§. 465.

Als Verletzungen, die nach ihrer Beschaffenheit zu Criterien des Lebens nach der Geburt dienen sollen, kommen hier nur Sugillationen in Anbetracht, denen man früher schon im Allgemeinen und dann nach der Beschaffenheit des ausgetretenen Blutes eine grössere oder geringere Beweiskraft zuerkannte, die sie jedoch nach den exacten Forschungen der Neuzeit nicht haben und nach ihrem anatomischen Character, gleichviel, ob der Blutaustritt eine flüssige oder geronnene Beschaffenheit besitzt, nie als Beweismittel für das Leben des Kindes nach der Geburt benützt werden können.

Anmerk. Ueber die Merkmale des Ursprungs der Verletzungen im Leben und Tode vgl. auch oben §. 305 ff. Dass übrigens Blutextravasate bei Kindern durch Fäulniss entstehen können, haben die Untersuchungen Elsässers ausser allen Zweifel gesetzt. Er sagt in seinen Beobachtungen (S. 61): Bei todtfaulen Kindern, d. h. solchen, die längere Zeit als todt im Körper der Mutter blieben und einen eigenthümlichen Fäulnissprocess eingiengen, kommen häufig Extravasate von einem dünnen, schmutzigrothen Blut vor, theils in die serösen Höhlen, theils unter fibröse oder seröse Membranen, theils ins Zellgewebe; im letztern Falle ist dann das Blut nicht flüssig und in Blasen angesammelt, sondern in die Maschen des Zellgewebes infiltrirt, so dass das Ganze eine rothe gallertartige Masse bildet. Es wurden beobachtet: Ecchymosen unter die serösen Häute, Austritt von flüssigem Blute in die

Säcke des Herzbeutels, der Pleuren, des Bauchfells; blutiger Urin, blutiger Mageninhalt; Extravasate unter dem Pericranium — durch Fäulniss entstandene Kopfblutgeschwülste. Das Blut theils flüssig, theils schmierig, dicklich.

§. 466.

Von den Todesarten kann nur der Verblutungstod ein Merkmal des Lebens nach der Geburt enthalten und zwar insbesondere die Verblutung aus der nichtunterbundenen Nabelschnur, deren Möglichkeit bei abgeschnittener — wo die Verblutung leichter erfolgt — und abgerissener Schnur nicht zu bezweifeln ist und die sich durch allgemeine Blutleere, mit Ausnahme der Gefässe der Schädelhöhle, und die wachsbleiche Hautfarbe des Körpers ausspricht. Dass der Blutmangel erweislich nicht aus einem krankhaften Zustande während des Fötallebens entstanden sein darf, versteht sich von selbst; ebenso wenig darf sein Ursprung nicht durch eine anderweite concurrirende Verletzung des Gefässsystems in Zweifel gestellt sein. Die Verblutung erfolgt um so eher und leichter, je näher die Trennung am Bauche erfolgt ist, ohne jedoch immer eintreten zu müssen. Die Blutung kann ohne vollständige oder sehr deutlich ausgedrückte Anämie den Tod herbeiführen, zumal wenn das Athmen nicht schnell zu Stande kommt oder bereits in der Entwickelung begriffen, gehemmt wird; jedoch folgt hieraus nicht, dass nicht nach schon länger bestandenem Athemleben doch noch tödtliche Verblutungen aus der Nabelschnur entstehen können. Dass schwächere Kinder der Verblutungsgefahr weniger ausgesetzt sein sollen, als stärkere, bewährt sich, wenigstens nicht allgemein als richtig, wie denn schon Ed. v. Siebold beobachtet hat, dass „je schwächer und unreifer das Kind, je unvollkommener es athmete, sich um so mehr Blut aus der durchschnittenen Nabelschnur ergoss.“ Jörg hatte bereits im J. 1810 schon den Satz aufgestellt: „Unreife und Schwächlichkeit der Kinder begünstigen die Verblutung aus der Nabelschnur.“ Bei den seltenen Verblutungen aus der unterbundenen Nabelschnur scheint eine eigenthümliche Gefäss- oder Blutkrankheit zum Grunde zu liegen.

Ist die Todesart eine gewaltsame gewesen?

§. 467.

Als gewaltsame Todesarten kommen hier in Anbetracht und Anfrage: Ersticken, Ertränken, Aussetzen und die verschiedenartigsten mechanisch gewaltthätigen Einwirkungen. Dieselben können die Wirkung des Zufalles sein, oder aus böser Absicht von dritter Hand herrühren und der Gerichtsarzt vermag bisweilen den gewünschten Aufschluss zu geben.

§. 468.

Das Ersticken kann zu Stande kommen ehe noch das Athmen sich entwickelt hat oder wo es gerade in der Entwickelung begriffen ist; die gewaltsame Ursache, die hier einwirkt, ist eben der Hemmungsgrund für das zu beginnende oder das bereits begonnene Athmen. Wo kein Eindringen atmosphärischer Luft in die Lungenzellen und in die Bronchialzweige zu Stande gekommen ist, lässt sich der Erstickungstod nicht mit der für den Strafprocess erforderlichen Sicherheit nachweisen. Die Hyperämie des Kopfes und selbst eine grössere Blutansammlung in den Lungen oder das Vorhandensein kleiner petechienartiger Ecchymosen auf der Oberfläche der Lungen, der Aorta und der Lungenarterie, berechtigen höchstens mit einiger Wahrscheinlichkeit zu der Annahme des Erstickens. Ist aber atmosphärische Luft in die Lungen aspirirt worden, dann können die §. 318 aufgeführten Merkmale, bei deren Würdigung mit der grössten Vorsicht verfahren werden muss, mehr oder weniger deutlich zu Stande kommen. — Der gewaltsamen Ursachen und Einwirkungsarten bei der Erstickung Neugeborner kommen erfahrungsgemäss viele vor: Lage des Kindes zwischen und unter den Füssen der Mutter, längeres Liegenbleiben unter Bettdecken, Verschliessen des Mundes und der Nasenöffnungen durch die Hand der Mutter, Erwürgen mit den Händen durch Anfassen und Zusammendrücken des Halses, Anwendung strangulirender Werkzeuge, selbst der Nabelschnur, Lage des Kindes in fremden Körpern, die durch Aspiration leicht in die Luftwege gelangen, Ausstopfen des Mundes, der Nase, des Rachens und selbst der Luftröhre mit fremden Körpern. Die Möglichkeit, Wahrscheinlichkeit, oder Gewissheit der gerichtsärztlichen Aufklärung über das Factum der einen oder der andern Art der gewaltsamen Einwirkung und des Thatbestandes der gewaltsamen Todesart durch Erstickung, hangt davon ab, ob anatomische Merkmale sich auffinden lassen und wie sie mit deutbaren Nebenumständen im Zusammenhange stehen.

§. 469.

Eine sehr häufige Entschuldigung für den muthmasslichen oder erwiesenen Erstickungstod des Kindes zwischen oder unter den Füssen der Mutter oder durch längeres Liegenbleiben des Kindes unter dem Deckbette unmittelbar nach der Geburt, schützen Angeschuldigte mit dem Umstande vor, dass sie wegen Erschöpfung oder wegen Verlust des Bewusstseins in ohnmachtartigen Zuständen, der Fähigkeit beraubt waren, dem Kinde die nöthige Unterstützung oder Pflege zu reichen. Aus Erfahrungsgründen sind derartige Angaben von dem Gerichtsarzte im Allgemeinen immer als erheblich aufzufassen und durch die weitern vorhandenen thatsächlichen Umstände auf ihr Begründetsein zu prüfen. Es kommen hier vorzugsweise in Anbetracht: die Korperconstitution der Angeschuldigten, vorhergegangene entschieden schwächende Einflüsse, die Art und Dauer der Geburt, erheblicher Blutverlust während und gleich nach der Geburt, habituelle Nervenzufälle und krankhafte psychische Zustände. Auch kann ein höherer oder niederer Grad von Blödsinn leicht den Grund der nicht geleisteten balden Pflege oder Unterstützung des Kindes enthalten. Ein sachgemäss angestelltes Examen über den Vorgang der Geburt lässt nicht selten Thatsachen erheben, die mit den Angaben der Bewusstlosigkeit oder Schwäche im Widerspruche stehen.

§. 470.

Das Verschliessen der Oeffnungen des Mundes und der Nase durch Auflegen der Hand kann verübt werden und in Secunden schon den Erstickungstod zur Folge haben, ohne dass die Leichenuntersuchung Spuren von Druck oder Quetschung der vom Drucke betroffenen Theile wahrnehmen lässt. Eher zeigen sich jedoch Merkmale in Form von leichten Sugillationen und von Fingernägeln herrührenden Krätzen am Halse, wenn hier mit den Händen und bezw. den Fingern gewaltthätig eingewirkt wurde und es können dieselben durch ihre Form und Lage ein sehr bestimmtes Urtheil über stattgehabtes Erwürgen zulässig machen. — Wo Strangulationswerkzeuge in Anwendung kamen, hangt es von der Beschaffenheit derselben und von der Art und Grösse der damit geübten Gewalt ab, ob Excoriation oder straugulationsförmiger Eindruck und Sugillation sich ausbildet. Als concurrirende Ursache kommt hier die Umschlingung des Halses mit der Nabelschnur in Anbetracht, von der es durch die Erfahrung nachgewiesen ist, dass sie in seltenen Fällen eine sugillirte Strangrinne bewirken könne. Es ist hiebei in Betracht zu ziehen, dass nicht jede Umschlingung des Halses mit der Nabelschnur den Tod des Kindes nothwendig herbeiführe; dass ferner eine anhaltende und stark strangulirende Nabelschnur mit Sugillationseffect kein Athmen zu Stande kommen, den Tod vielmehr schon durch den Druck der

Nabelgefässe vorher eintreten lässt, ein in wirklichen Strangulationsfällen durch die Lungenprobe constatirtes Athmen den Verdacht auf Mord daher nicht ausschliesst, wenn die Erstickungstodesart nachweisbar ist. Bei fötalen Lungen hat man in diesen Fällen in den feinern Bronchien, im Munde und in den Choanen aspirirte Stoffe aus der Vagina oder aus dem Uterus beobachtet, was sehr entschieden für den Erstickungstod durch den von der Nabelschnur strangulirten Hals spricht; sogar noch in den Fällen, wo nach den wenig ausgedehnten Lungen, einige Athmungsbewegungen statthatten, ist diese Todesart caeteris paribus als eine mögliche anzuerkennen. Die Unterscheidung der Nabelschnur als Strangulationswerkzeug von einem andern derartigen Werkzeuge ist nach den Merkmalen der Strangulationsfurche nicht immer zu unterscheiden und es kann von der Kindesmörderin der Nabelstrang absichtlich zur Strangulation verwendet worden sein. Die Regelmässigkeit und Glätte der Strangmarke, sowie der Mangel an jeder Excoriation, lässt nur den Schluss auf ein dem Nabelstrange ähnliches Werkzeug zu, wobei nicht übersehen werden darf, dass durch weiche Schnüre, wie man sich jeden Augenblick überzeugen kann, an Leichen Neugeborner ganz dem Nabelstrange ähnliche Furchen am Halse bewirkt werden können. — Die fremden Körper, welche zum Einstopfen in den Mund und Rachen verwendet zu werden pflegen, sind namentlich Wolle, Werg, Theile von Kleidungsstücken, Erde u. s. w. In solchen Fällen, wo die Planmässigkeit in der Anwendung des Erstickungswerkzeuges deutlich in die Augen tritt, kann von Zufall keine Rede sein und die böse Absicht wird unschwer nachgewiesen.

§. 471.

Das Ertränken Neugeborner kommt ungleich weniger häufig vor, als das Ersticken, verdient aber von der Erstickungstodesart, wohin es strenge genommen als eine Modalität gehört, desswegen getrennt und besonders betrachtet zu werden, weil die Todesart noch eigenthümliche Merkmale besitzen kann und das Zufällige dabei ausgeschlossen erscheint. Wo ein Neugebornes lebend ins Wasser gelangt, liegt im objectiven Thatbestande schon die Berechtigung zu der Annahme einer bösen Absicht. Darum handelt es sich bei Leichen von Neugebornen, die man in Wasser oder in Flüssigkeiten auffindet, gleich von vorne herein um Entscheidung der Frage: kam das Kind lebend oder todt ins Wasser? Nicht selten werden Kinder auf andere Weise getödtet und dann erst in's Wasser geworfen. Selbst natürlichen Todes verstorbene und heimlich geborene Kinder sind ohne verbrecherische Absicht erfahrungsgemäss auf solche Weise beseitigt worden. Die Erledigung obiger Frage ist begreiflich oft mit nicht besiegbaren Schwierigkeiten verknüpft, weil bei einem Kinde, das noch nicht geathmet hat und bezw. wo das Athmen durch das Ertränken oder einen andern gewaltsamen Eingriff gleich bei seiner Entwickelung gehemmt und aufgehoben worden ist, die eigenthümlichen Erscheinungen des Erstickungstodes im Wasser (vgl. §. 340) sich nicht ausbilden können. Gelingt es aber überhaupt nicht durch die Athemprobe, das stattgehabte Leben des Kindes nachzuweisen, so bleibt es erfolglos, die Todesart überhaupt aus dem anatomischen Erfunde constatiren zu wollen. Nur Geständniss und andere Umstände können dann dem anatomischen Erfunde einen grössern oder geringern Werth verleihen.

§. 472.

Die Frage des Ertrinkungstodes und der Antheil des Verschuldens an einem solchen erhält besondere practische Wichtigkeit in Fällen, wo Personen behaupten, auf Abtritten oder Nachtstühlen geboren zu haben und das Kind sofort seinen Tod fand. Gleich von vorne herein ist es entscheidend, ob das Kind nachweisbar geathmet habe. Denn nur dann kann die Untersuchung über den Ertrinkungs- und bezw. Erstickungstod in der flüssigen oder halbflüssigen Masse von erheblichen Erfolgen begleitet sein, wobei das Vorfinden von Theilen des Erstickungsmaterials im Rachen, Schlunde u. s. w., entscheidende Beweise zu liefern vermag. Gelingt es übrigens auch, die gewaltsame Todesart in dieser Weise evident darzulegen, so bietet in der Regel die Würdigung der Behauptung der Angeschuldigten, den Moment der Geburt noch nicht so nahe geglaubt, das Wehengefühl für Drang zu Stuhl- oder Urinausleerung gehalten und das Kind sogar ohne Erkenntniss des wirklichen Vorganges geboren zu haben, noch viel grössere Schwierigkeiten, weil nach den zahlreich vor uns liegenden Fällen, die Möglichkeit eines derartigen Vorganges im Allgemeinen zugegeben werden muss und es sich im concreten Falle um die Beweisführung durch die vorliegenden thatsächlichen Gründe handelt, dass der vorgeschützte Zustand als unwahrscheinlich oder aber als unmöglich anzunehmen sei. Solche thatsächliche Gründe sind: eine andere gewaltsame Todesart als die durch Ertrinken, z. B. durch Strangulation; Verletzungen am Körper durch Werkzeuge, die zur Tödtung dienen können; entzweigeschnittene Nabelschnur; entzweigerissene Nabelschnur, wo dies durch die Höhe des Falles des Kindes nicht mehr möglich ist; physische Merkmale über die Vollendung der Geburt an einem andern Orte; die körperlichen und psychischen Verhältnisse; die Art der Schwangerschaft und Geburt (vgl. oben §. 127 ff.) und verschiedene Nebenumstände, welche sich wegen ihrer möglichen grossen Mannigfaltigkeit nicht classificiren und im Voraus angeben lassen.

§. 473.

Ausgesetzte Kinder können den Tod durch Kälte — Erfrieren —, durch Mangel an Nahrung — Verhungern — oder durch Angriff von Thieren, wie namentlich frei herumgehenden Schweinen, finden. Was nun die Kälte als lebensfeindliches Moment betrifft, so lässt sich kein bestimmter Grad aufstellen, welcher im Allgemeinen tödtlich wirkt; Alles hangt von der Individualität des Falles ab, namentlich auch von dem Umstande, wie lange ein Kind der kalten Temperatur ausgesetzt blieb. Ich habe Fälle beobachtet, wo bei einigen Graden über Null R. der Tod eintrat, während in andern Fällen bei Kältegraden um und unter Null, und wo die Aussetzung bereits eine halbe Stunde und vielleicht noch länger gedauert hatte, des Leben erhalten worden ist. Wo keine andere Todesursache vorliegt und ein Kältegrad um und unter Null R. auf ein lebend ausgesetztes Kind stundenlange auf dasselbe eingewirkt hat, die Leichenöffnung dabei hyperämische Erscheinungen des Gehirns *) und selbst auch der Lungen nachweist, darf der Tod durch Kälte-Einfluss angenommen werden. Nach eigenen Wahrnehmungen kann die Frage der Kindesaussetzung und des Todes durch Kälte auch da vorkommen, wo eine unehlich Schwangere nach verheimlichter Schwangerschaft heimlich oder hilfelos in einer kalten Localität oder im Freien niederkommt und dem Kinde keine Unterstützung und Pflege leistet, so dass es vom Augenblicke der Geburt an, längere Zeit der unmittelbaren Einwirkung der Kälte ausgesetzt bleibt. — Es ist noch nicht exact entschieden, wie lange ein Neugebornes ohne Lebensgefährdung, der Nahrung entbehren könne; dass gesunde, ausgetragene und nicht schwächliche Kinder unter gewöhnlichen Verhältnissen der Pflege, bis zu 24 Stunden und darüber ohne Nahrung ausdauern können, scheint mir im Allgemeinen als gewiss angenommen werden zu müssen. Anders verhält es sich aber bei einem ausgesetzten Kinde, wo verschiedene nachtheilige Einflüsse,

*) Vgl. §. 350.

wie namentlich niedere Temperatur und Temperatur-Wechsel statthaben können. Nebenbei kommt die individuelle Körperbeschaffenheit sehr in Anbetracht. Aus den anatomischen Zeichen allein *), die hier nichts Eigenthümliches bieten können, lässt sich die Todesart des Verhungerns nicht nachweisen.

§. 474.

Ob eine Verletzung, ihre Entstehung im Leben vorausgesetzt, die wirkende Ursache des Todes war, ist bei Neugebornen ungleich schwerer zu entscheiden, als bei Erwachsenen, weil uns bei letzteren ein reicheres und sichereres Beobachtungsmaterial zu Gebot steht. Wo die Verletzungen eine grosse In- und Extensität besitzen und der zerstörende oder zerrüttende Eingriff augenscheinlich die wichtigsten Lebensorgane betroffen hat, da ist allerdings das Causalverhältniss zwischen Verletzung und Tod mit Bestimmtheit und Sicherheit aufzuklären; allein es liegt in der Natur der Sache, dass die Tödtungen Neugeborner von ihren Müttern in der Art und mit Hilfsmitteln und Werkzeugen so verübt zu werden pflegen, dass die Verletzung möglichst wenig auffällt und dass schon die Hand der Mutter ein taugliches und leicht in Anwendung zu setzendes Werkzeug ist. Darum gehören schneidende, stechende oder zum Schlagen geeignete Werkzeuge zu den seltensten Tödtungsmitteln und geben da, wo sie und zwar mit einem Uebermaass von Gewaltthätigkeit, so dass das Verletzungsbild einen gewissen Grausamkeitscharacter erhält, in Anwendung gesetzt worden, Anlass zum Verdachte auf einen ungewöhnlichen oder krankhaften Affect. Doch ist anderseits die Wahl des Tödtungsmittels bisweilen auffallend, ohne gerade durch krankhafte Affecte oder Vorstellungen motivirt zu sein, vielmehr durch die eigenthümliche Situation der Mutter, ihr Temperament, ihr Gemüth und ihre Welt- und Lebensbildung einigermassen erklärbar. Es ist nach meinen Beobachtungen irrig, aus der Verheimlichung der Schwangerschaft und Geburt in Verbindung mit dem Tödtungswerkzeuge, weitgehende Schlüsse auf Vorbedacht zu machen. Die Thatsache des Entschlusses zur Tödtung reift bei einem schon vor der Niederkunft ventilirten und bis dahin mit Erfolg bekämpften Tödtungs-Gedanken, nicht so ganz selten im letzten Geburtsmomente oder gleich nach der Geburt des Kindes, durch Affectssteigerung, welche ihren Grund in dem das Gefühl überwältigenden Gesammt-

*) Vgl. §. 363.

eindruck der ganzen Lage einer jugendlichen Erstgebärenden hat. Daher kommt es dann auch, dass selbst andere Tödtungsmittel, als die zuvor bei noch unbestimmtem oder schwankendem Entschlusse der Tödtung gewählten, in Anwendung gesetzt werden, dass sogar ein weniger passendes Werkzeug oder Mittel ergriffen wird. Besonderer und tief eingehender Würdigung bedürfend erscheint mir auch immerhin die Thatsache, wo ein zufällig in der Nähe befindliches passendes Werkzeug zur Verübung der Tödtung benützt wird. — Was den schädlichen Einfluss der Verletzungen bei Neugebornen betrifft, so ist derselbe mit Rücksicht auf die Individualität nach den allgemeinen Grundsätzen zu beurtheilen.

§. 475.

Soll die gewaltsame Todesart der Angeschuldigten zugerechnet werden können, so muss es vor Allem gewiss sein, dass dieselbe ihren Ursprung nicht von andern Vorgängen und Einflüssen genommen habe, die von den Handlungen und Unterlassungen der Mutter des Kindes unabhängig waren. Hier treten erfahrungsgemäss folgende Punkte zur Erwägung und Prüfung auf.

§. 476.

Sehr oft pflegen der Kindestödtung Angeschuldigte Verletzungen vorzuschützen, die sie im schwangern Zustande und kürzere oder längere Zeit vor der Niederkunft auf diese oder jene Weise, namentlich aber durch Fallen oder durch Stösse erlitten haben wollen. Die Vertheidigung greift aber derartige Angaben um so mehr auf, wenn die fragliche Thatsache auch noch durch Zeugenbeweis oder Umstände unterstützt ist. Dass durch entsprechende äussere Gewaltthätigkeit eine Frucht in der mütterlichen Gebärmutter so beschädigt werden könne, dass bedeutende Verletzungen, namentlich auch am Kopfe, die Folge davon ist, lässt sich auf den Grund zuverlässiger Beobachtungen nicht mehr läugnen. Kunze *) hat 31 Fälle solcher intrauteriner Verletzungen zusammengestellt, in denen bei 14, Knochenbrüche des Fötus beobachtet worden sind. Nach diesen Beobachtungen scheint ferner der intrauterine Fötus am leichtesten im 7. und 8. Schwangerschaftsmonate, und vor dem 5. Monate nicht verletzt werden zu können. Wenn diese Verletzungen tödtliche Eigenschaft haben, so tritt der Tod im-

*) Der Kindermord. Leipzig 1860. S. 184 ff.

mer schon vor dem Beginnen der Niederkunft ein und das Kind trägt an sich die Merkmale des vor der Geburt eingetretenen Todes *). Ein Neugebornes, dessen Leben durch die gelungene Athemprobe nachgewiesen wurde, kann natürlich nicht in Folge einer im Uterus durch äussere Gewalt schon vor der Geburt erlittenen Beschädigung gestorben sein.

§. 477.

Ein Kind kann durch den Vorgang der Geburt tödtliche Beschädigungen erleiden. Bei der Prüfung solcher Beschädigungen, die sich als Todesursache immer nur auf den Kopf des Kindes erstrecken, leiten folgende Momente: Schwerer und verzögerter Geburtsverlauf ist im Stande, Brüche der Schädelknochen, Hyperämie des Gehirns und Bluterguss in der Schädelhöhle zu bewirken. Nur einigermassen erhebliche Hirnhyperämien und Blutextravasate im Gehirn, selbst von kleiner In- und Extensität oder zwischen und auf den Hirnhäuten, haben in der Regel bald nach der Geburt den Tod zur Folge, wenn es auch zu einer grössern oder geringern Entwickelung des Athmens kommt, was aber meist nicht einmal der Fall ist. Wo sich daher die gedachten anatomischen Erscheinungen mit den Merkmalen einer schweren und verzögerten Geburt und bezw. einer bestandenen starken Pressung des Kindeskopfes verbinden und eine anderweite gewaltsame Todesursache nicht vorliegt, muss der Geburtsvorgang als die mögliche Todesursache eingeräumt werden. Zeichen eines durch den Geburtsvorgang erlittenen erheblichen Druckes am Kopfe sind: ungewöhnlich in die Länge geformte, eigenthümlich schief gedrückte, verschobene und nach der Form des Beckens gebildete Gestalt des Kopfes und bedeutende Geschwulst an den beiden Scheitelbeinen, — der sog. Vorkopf — Caput succedaneum. Damit wird man immer die zu erhebenden Durchmesser des mütterlichen Beckens und dessen etwa von der Norm noch besonders abweichende Bildung in Vergleichung ziehen, da neben dem Mangel der Merkmale eines sehr erheblichen Druckes bei einem fehlerlosen Becken und gewöhnlicher Grösse des Kindeskopfes und normaler Knochenbildung desselben, selbst die heftigsten Wehen nicht zur Annahme der Erzeugung von Schädelfracturen und tödtlichen Blutextravasaten in der Kopfhöhle berechtigen. Die Möglichkeit des Vorkommens von Blutunterlaufungen unter der

*) Vgl. §. 153.

Schädelhaube und unter dem äussern und innern Periost, so wie auch von *Excoriation* und *Druckstreifen der äussern Haut* als Wirkung des Geburtsactes, kann auf den Grund vorliegender Beobachtungen nicht mehr bezweifelt werden; dagegen sind *penetrirende Hautwunden der Schädelhaube* bis jetzt noch nie beobachtet worden. Bei anderweiter, absichtlich oder zufällig einwirkender quetschender äusserer Gewalt, entstehen nicht immer Verletzungsmerkmale auf der äussern Haut, sowie auch Knochenbrüche mit und ohne Depression für sich allein im Allgemeinen noch nicht als Todesursache angesehen werden dürfen, was um so mehr Berücksichtigung verdient, als auf den Grund des anatomischen Befundes allein, eine Diagnose von Knochenverletzung des Kindeskopfes in Form von Fracturen, bezüglich ihres Ursprunges von dem Vorgange der Geburt oder von anderartiger äusserer Gewalt, sich nicht unbedingt feststellen lässt. Die meisten der Fracturen aus ersterem Ursprunge sind zwar einfache Spaltbrüche, doch lässt sich die Möglichkeit der Entstehung der Splitterbrüche bei directer umschriebener Gewalteinwirkung, die auch hier statthaben kann, nicht läugnen und es bilden dann diese Bruchformen eben so gut einen regelmässigen Eindruck nach innen, gegen die Schädelhöhle hinein, als die Bruchstücke in mehr irregulärer Weise über und unter einander geschoben erscheinen, wobei einzelne Ecken und Ränder nach aussen emporgerichtet sein können. Die kleinsten Fracturen — Spalten — markiren die zerrissen gewordenen Blutgefässe in der Form eines schmalen rothen Streifens, während grössere Brüche in- und extensive mehr Bluterguss zeigen, und da, wo die zur Knochenhaut gehenden Gefässe getrennt wurden, entsteht je nach Umständen, grösseres oder kleineres Blutextravasat unter dem Pericranium und über der harten Hirnhaut. — Bei der Beurtheilung des Ursprungs von Fracturen am Schädel Neugeborner leiten den Gerichtsarzt daher ausser den Merkmalen des durch die Geburt erlittenen Druckes im Allgemeinen und der Beckenverhältnisse der Mutter, sowie der natürlichen oder abweichenden Bildung der Kopfknochen, der Grad der Schnelligkeit und Leichtigkeit des Geburtsvorganges, die Zahl, Lage und Ausdehnung der Fracturen, wobei in Anbetracht kommt, dass durch Geburtsgewalt nach den bisherigen Beobachtungen zuerst das linke und dann das rechte Scheitelbein am meisten, das Stirnbein und die Schläfenbeine am wenigsten der Fracturirung ausgesetzt sind, welch letztere sich gewöhnlich auf einen und höchstens auf zwei Knochen ausdehnt; dass ferner Fracturen in jeder Zahl vorkommen können, wenn gleichwohl in den häufigsten Fällen nur zwei solche zu Stande kommen. Mit Hautwunden complicirte Fracturen schliessen die Geburt, insoferne mütterliche Theile der Gebärorgane diese direct bewirkt haben sollen, als Ursache bestimmt aus. Von Osssificationsdefecten, welche als Spalten zwischen den Ossificationspuncten, oder als gezahnte, überzählige und ungewöhnliche Nähte, besonders neben der Lambdanaht vorkommen, ist die gewaltssme Fractur bei genauerer Untersuchung unschwer zu unterscheiden. Sowohl die Spalten als die rundlich oder unregelmässig gestalteten Oeffnungen lassen den Schädelknochen an den betreffenden Stellen sehr verdünnt erscheinen und an den dünnsten Stellen ist es nur eine Membran, welche die Continuität unterhält.

§. 478.

Ausser diesen möglicherweise von der Geburt herrührenden Beschädigungen des Kindes, hat die gerichtliche Praxis noch zwei weitere Arten derselben zu Tage gefördert. Eine Schwangere kann in seltneren Fällen von der Geburt plötzlich überrascht werden, so dass das Kind, während die Mutter sich in stehender Position befindet, aus den Geburtstheilen hervor auf den Boden schiesst, wodurch es unter Umständen eine tödtlich werdende Kopfverletzung zu erleiden vermag. Gewiss ist das Vorgeben einer solchen Todesart von Seiten der Angeschuldigten in der grossen Mehrzahl der Fälle ohne thatsächlichen Grnnd, aber aus dem anatomischen Ergebnisse allein wird man in der Regel zur Widerlegung oder Bestätigung der Angabe nicht weit reichen, wenn nicht eine die mögliche Wirkung des Falles des Kindes im Allgemeinen schon übersteigende Verletzung vorliegt. Wie weit der Einfluss des Sturzes im Allgemeinen auf die Entstehung von Quetschwunden, welche die Weichdecken des Schädels durchdringen, gehe, lässt sich aus den bisherigen Beobachtungen noch nicht befriedigend feststellen; so viel aber steht fest, dass daraus Schädelfracturen mit ihren nothwendigen Complicationen sowie Blutaustritt auf und unter der Hirnschale ihren Ursprung nehmen können, der möglichen Hirnerschütterung nicht zu gedenken. Dagegen gestatten die Umstände, wenn sie gehörig und mit Sachkenntniss erhoben wurden und von dem Gerichtsarzte mit Scharfsinn verwendet werden, häufig sehr befriedigende Aufklärungen zu geben und ungegründete Behauptungen der Angeschuldigten sowohl als der Vertheidigung, zu widerlegen. Dass solche Stürze der Kinder in der Regel keinen tödtlichen Erfolg nach sich ziehen, ist für die Beurtheilung des concreten Falles ganz unerheblich, bei dem immer auf folgende Momente Rücksicht genommen werde: Verhältnisse des Beckens und des Kindeskopfes, so dass ein schnelles Durchgleiten des Kindeskopfes durch das mütterliche Gebärorgan möglich und begünstigt wird. Die Verletzung muss im Sturze nach allen Umständen ihre Erklärung finden können, darf also namentlich nicht an einer Stelle des Kopfes vorkommen, die nach Sachlage nicht auffallen konnte; auf einen verhältnissmässig kleinen Raum beschränkt und mit einem dieser Räumlichkeit und dem schnell eingetretenen Tode in der Quantität entsprechenden Blutextravasat complicirt sein. Copiöse und weit verbreitete Blutergüsse können sich hier nicht ausbilden; eben so wenig Bruch mehrerer Schädelknochen oder sehr weit von einer Stelle ausgehende Fracturen. Aeussere Verletzungen der Kopfhaut müssen in ihrer Form und Beschaffenheit mit der Beschaffenheit des Bodens, wohin der Sturz geschah, übereinstimmen. Krätze und Eindrücke von Fingernägeln u. dgl., sind z. B. entschieden dem Sturze widersprechende Anzeichen. Der Intensität der Verletzung entsprechende Fallhöhe. Individualität des Kindes und, wo die Umstände es gestatten, das Verhältniss des Abreissens der Nabelschnur. Ueber die präcipitirte Geburt vgl. oben §. 129. — Von den Gebärenden können Handlungen zur Beförderung der Geburt durch Anfassen von Theilen des Kindeskörpers ausgeführt worden sein, wodurch Verletzungen an letzterm verursacht wurden. Diese Möglichkeit muss zugeben, aber die weitgehenden Folgerungen, welche die Phantasie für die Beurtheilung bei Fällen von Kindestödtung daraus ziehen will, muss bestritten werden. Freilich, wer dem gesunden Menschenverstande jeder Hebamme entgegen, auf den phantastischen Einfall geräth, keine Gebärende von der 3. Geburtsperiode an, mehr für zurechnungsfähig zu erklären (Jörg), — für den kann es auch nicht mehr gewagt erscheinen, alle möglichen Spuren von Gewaltthätigkeit an der Leiche eines Neugebornen von einem naturgemässen Instinct abzuleiten, der sich bei jeder Gebärenden geltend macht. Wir wissen, in wie weit sich bisweilen Bestrebungen der Gebärenden zur Förderung oder Vollendung der Geburt thätlich machen; wir wissen aber auch, dass vor der Geburt des Kopfes erhebliche Verletzungen ohne Willkühr und Planmässigkeit (bösen Vorsatz) an demselben dadurch gar nicht möglich sind und mit der Geburt des Kopfes der Anlass zu den gedachten Eingriffen bei der Gebärenden aufhört, so dass Kopfverletzungen mit Schädelfracturen und tödtlichen Blutextravasaten in der Kopfhöhle, Erwürgungen, Verrenkungen der Halswirbelsäule, Fractur der Knorpel des Kehlkopfes, Rippenbrüche u. dgl., wenn ihr Ursprung nicht von einem Zufall oder von dem Eingriffe von dritter Hand nachweisbar ist, nur der strafwürdigen Thäterschaft der Mutter zuzuschreiben sind, wenn nicht die bestimmtesten Thatsachen einen besondern, die Zurechnungsfähigkeit überhaupt ganz ausschliessenden krankhaften Gemüthszustand constatiren.

§. 479.

Das Urtheil über die Todesart ist in der Regel für den Gerichtsarzt die schwierigste und häufig nicht mit Gewissheit oder auch gar nicht lösbare Aufgabe. Anfänger oder weniger geübte Gerichtsärzte lassen sich bisweilen aus einem entschuldbar grossem Interesse, das sie für die Sache der Gerechtigkeit nehmen, verleiten, in ihrem Zweifel oder in ihren Behauptungen weiter zu gehen, als die Anwendung der Wissenschaft auf den concreten Fall gestattet. Um hier bald in das richtige Niveau zu kommen und das zu ersetzen, was aus Mangel an Gelegenheit in der eigenen Uebung und Erfahrung noch abgeht, dient allein das fleissige Lesen der Casuistik, wobei aber Zeit zur Verdauung des Gelesenen übrig bleibe. Geschieht das Nachlesen im Zeitdrange und zur Zeit des Bedürfnisses, so kann es sich ereignen, dass der Arbitrant vor den vielen Bäumen den Wald nicht mehr sieht, bei der öffentlichen Verhandlung in Verwirrung geräth und sich in eine Situation hineinarbeitet, wobei er dem Gerichte und sich Verlegenheit bereitet. Eine practische Maassregel bleibt es für angehende Gerichtsärzte, bei öffentlichen Verhandlungen dieser Art immer zuerst in Erwägung zu ziehen, welche von den erfahrungsgemäss vorkommenden Todesarten im vorliegenden Falle nicht Platz greifen können und welche von den concret möglichen die meisten thatsächlichen und wissenschaftlichen Gründe für ihre Wahrscheinlichkeit oder endlich für ihre Gewissheit in sich schliessen. Dasselbe Verfahren ist in Bezug auf den Antheil innezuhalten, welchen concrete Handlungen oder Unterlassungen der angeschuldigten Mutter an der möglichen, wahrscheinlichen oder gewissen gewaltsamen Todesart des Kindes haben. Die gerichtsärztlichen Aussprüche aber, so wie ihre Begründung müssen sich durch eine erschöpfende Kürze bei Präcision, Klarheit und Bündigkeit auszeichnen, sollen sie die Geschwornen, was hier so leicht möglich ist, nicht irreführen, sondern für den oft so schwierigen Wahrspruch aufklären und überzeugen, so wie auch die Anklage und Vertheidigung befriedigen. In der Wahl der gerichtsärztlichen Sachverständigen ist besondere Vorsicht zu empfehlen.

Siebenzehntes Capitel.

Der Fäulnissprocess des Leichnams.

§. 480.

Die Zeit des eingetretenen Todes lässt sich nach den Fäulnisserscheinungen im Allgemeinen immer nur sehr beiläufig schätzen und, wo die Verwesung weit vorgeschritten ist, wird ein Urtheil mehr und mehr unzuverlässig. Die annähernd genauesten Bestimmungen sind innerhalb des Zeitraums zwischen Todeseintritt und dem Aufhören der Leichenstarre möglich. Wo die Leiche noch frisch, noch nicht völlig erkaltet und ohne Leichengeruch, die Musculatur noch schlaff und der Augapfel noch nicht erweicht ist; da sind erst wenige Stunden seit dem Eintritt des Todes verflossen. Das Stadium der Leichenstarre fällt im Durchschnitt zwischen den Schluss der ersten 10—12 Stunden und den Anfang der 24sten, 48sten und selbst 72sten Stunde *).

§. 481.

In der freien Luft erleidet der Leichnam folgende äusserliche Veränderungen: sämmtliche Flüssigkeiten des Körpers senken sich, dem Gesetze der Schwere folgend, nach den abhängigen Theilen und bilden die sog. Todtenflecken, — ein Vorgang der sich schon in den ersten Stunden sehr merkbar machen kann. — Vom 2.—4. Tage an, je nach der Temperatur der Luft, bildet sich die grünliche Färbung der Bauchdecken, die gewöhnlich in den Weichen beginnt und nach der Mitte zu fortschreitet. Die Tiefe der Farbe nimmt mit ihrer Ausdehnung zu und gewöhnlich auch die Auftreibung des Unterleibes durch die Gasentwickelung im Innern, welche zur Folge hat, dass blutige, schaumige oder schleimige Flüssigkeiten, selbst Darminhalt aus Mund, Nase und After hervorgetrieben werden können. Je nach der Temperatur kann die Leiche wenige Tage in diesem Zustande bleiben. — In den nächstfolgenden Tagen verbreitet sich die Hautfärbung vom Unterleib aus allmählig über Brust, Hals, Gesicht und zuletzt auf die Extremitäten. Die Farbe spielt meist ins Grünliche, an vielen Stellen mit röthlichem Durchschimmern des zersetzten Blutes. Dieses Stadium kann zur Sommerzeit mit ungefähr 14 Tagen abge-

---

*) Vgl. §. 294.

schlossen sein, oder auch noch etwas später in das des weitern Fortschrittes der Fäulniss übergehen, wobei die grünliche Farbe des Leichnams noch tiefer wird und sich gleichmässig über den ganzen Körper verbreitet, selbst bräunlich roth wird. Die mit Kleidungsstücken bedeckten Körpertheile erhalten die ursprüngliche Leichenfarbe länger. Die Fäulnissgase treiben die Weichtheile überall auf, das Zellgewebe wird emphysematisch; auf der Haut bilden sich grössere und kleinere, mit weinrother klarer Jauche gefüllte Blasen, welche die Oberhaut fetzenweise ablösen. Die Nägel lösen sich von den Fingern, später von den Zehen, die Haare gehen sehr leicht aus. In der kältern Jahreszeit soll dieses Stadium nicht zum Ausdrucke kommen (Wald). — In ganz unbestimmbaren Zeiträumen schreitet nun die weitere Zerstörung bis zur Berstung der die Körperhöhlen bedeckenden Weichtheile und zur Entblössung der Knochen fort. Madenfrass beschleunigt die Vernichtung der thierischen Substanz, die zuletzt, aufgelöst und zerfliessend, auf dem Boden einen schwärzlichen, dicken, der Wagenschmiere ähnlichen Moder hinterlässt. Ein so beschaffener Leichnam muss mindestens 3 Monate liegen, kann aber auch viel älter sein.

§. 482.

Im Allgemeinen geht die Fäulniss um so langsamer vor sich, je mehr der Luftzutritt abgeschnitten oder erschwert ist, daher auch im tiefen Wasser und bei Bekleidung des Leichnams. Durch eine mässige Wärme von 15—25° R. wird der Fäulnissprocess sehr befördert und bei oder unter 0° erleidet er einen vollkommenen Stillstand. Höhere Wärmegrade setzen der Fäulniss durch Verdunsten der Feuchtigkeiten rasch Gränzen und es tritt eine Mumification ein. Ebenso wirkt Trockenheit der Luft und starke Luftströmung hemmend auf den Fäulnissprocess, während Feuchtigkeit ihn begünstigt. Einen beschleunigenden Einfluss übt die Entwickelung niederen Pflanzen- und Thierlebens im Leichnam durch Insectenlarven und Schimmelbildung. — Auf den Verwesungsprocess haben endlich körperliche und Krankheitszustände, so wie auch das Alter der Verstorbenen und die Todesart Einfluss.

§. 483.

Was die specifischen Verwesungserscheinungen Neugeborner betrifft, so geht die Verwesung bei ihnen viel schneller von Statten, als bei Erwachsenen. Entgegengesetzt verhalten sich die fötalen Lungen. Das feste, blutarme Gewebe derselben, vorzüglich, wenn es in dem unverletzten Brustkasten eingeschlossen ist, verwest im Verhältniss zum ganzen Körper weit später und als die Lungen Erwachsener. — Die Verwesung im Wasser geht im Verhältnisse zu der an freier Luft, vielleicht um mehr als die Hälfte langsamer vor sich; es kommt aber hiebei das Temperaturverhältniss der Medien selbstverständlich in Berücksichtigung.

Achtzehntes Capitel.

Abtreibung der Leibesfrucht.

§. 484.

Der Umstand, dass Abortus und Frühgeburt nicht nur ein häufiges Ereigniss aus zufälligen innern und äussern Ursachen sind, — dass ferner die Wirkungen der verschiedenen pharmakodynamischen Mittel, welche als Abtreibemittel benützt zu werden pflegen, sich wissenschaftlich und bezw. exact nicht nachweisen lassen, und dass wir bis dahin keine physicalischen Zeichen kennen, die wir als Merkmale solcher in Anwendung gekommener Mittel benützen können: macht die gerichtsärztliche Aufgabe bei Fragen von Abtreibung der Leibesfrucht in der Regel zu einer sterilen.

§. 485.

Die zufälligen Ursachen, welche Abortus und Frühgeburten bewirken können, sind den Aerzten bekannt, daher wir sie hier nicht aufführen. Ob sie in einem gegebenen Falle in Anbetracht kommen müssen, entscheidet lediglich die Individualität desselben; allgemeine Regeln lassen sich nicht aufstellen.

§. 486.

Was nun die sog. specifischen oder arzneilich wirkenden Abtreibemittel betrifft, so haben sich die Sabina, das Mutterkorn und der Safran einen hervorragenden Ruf erworben. Diesen schliessen sich an: die Canthariden, die Raute, der Rainfarn und die Stoffe, welche heftiges Abführen zu bewirken pflegen — Drastica —, wie die Aloe, die Coloquinten, Jalappe, Gummi-Gutti, Scammonium. Es hat mit der Bezeichnung „Abtreibemittel" eine ähnliche Bewandtniss, wie mit den Giften. Im Allgemeinen muss die Wissenschaft zugeben, dass mit den angeführten und noch vielen andern Stoffen, die Abtreibung der Leibesfrucht bewirkt werden könne; die Bedingungen, unter denen aber die Wirkung eintritt, sind sehr mannigfaltig und verschieden, zum Theil auch gar nicht bekannt, oder im concreten Falle nicht zu erforschen. Eine grosse Calamität liegt schon darin, dass sich bei keinem der genannten Mittel eine absolute Minimaldose feststellen lässt. In manchen Fällen mögen schon relativ sehr kleine Gaben den Erfolg herbeigeführt haben, während in andern relativ sehr grosse unwirksam geblieben sind. Es hat für die Beurtheilung des einzelnen Falles daher auch gar keinen Nutzen zu wissen, dass die in Anbetracht kommenden Stoffe, Congestionszustände nach den Beckenorganen und namentlich zu der Gebärmutter zu bewirken die Eigenschaft haben, oder in letzterm Organe Contractionen hervorzurufen vermögen; — das effective Moment der Thatsache wird dadurch weder aufgeklärt, noch erwiesen. Aber im Allgemeinen erhält diese Eigenschaft in so ferne Bedeutung, dass wir daraus auf die Tauglichkeit eines Stoffes zur Bewirkung von Fruchtabtreibung zu schliessen berechtigt werden, mag dieser Erfolg in einzelnen Fällen auch nicht bewirkt worden sein. Ob eine Weibsperson, die einen derartigen Stoff an sich in Anwendung brachte, die fruchtabtreibende Eigenschaft gekannt habe oder nicht, kann der Gerichtsarzt nicht aufklären; es gehört dieses auch eben so wenig zu seiner Aufgabe, als die Absicht direct ins Licht zu stellen, in welcher sie den Stoff bei sich in Anwendung setzte; können wir aus Gründen der Wissenschaft behaupten, der Stoff sei unter den obwaltenden Verhältnissen und Umständen des concreten Falles geeignet, Fruchtabtreibung zu bewirken, so hat der Gerichtsarzt seine erste Aufgabe gelöst; er muss es dem Richter überlassen, das Gutachten nach Maassgabe des übrigen Sachverhältnisses für das vollendete Verbrechen oder für den blossen Versuch zu verwerthen.

§. 487.

Aehnlich wie mit den innerlich anzuwendenden Substanzen verhält es sich mit solchen, welche in Form von Einspritzungen in die Mutterscheide angebracht werden. In wie weit reizende Injectionen, welche bis zum Muttermunde vordringen, den Zweck erreichen können, darüber müssen künftige Beobachtungen noch weitern Aufschluss geben. In Frankreich sind bereits verbrecherische Versuche dieser Art Gegenstand gerichtlicher Verhandlung gewesen.

§. 488.

Zu den sichersten Verfahren gehört der Eihautstich, welcher jedoch nicht von den Schwangern selbst, sondern hauptsächlich von Personen, die sich ein Gewerbe daraus zu machen pflegen, angewendet wird. Dass dieses Verfahren für die Schwangern meist ein sehr gefährliches oder tödtliches sein soll, widerspricht wenigstens meinen Beobachtungen. Der Abortus erfolgt in einzelnen Fällen sogar ganz leicht und ohne alle weitern Zufälle. Mit Ausnahme eines Arztes und einer Hebamme, welche desswegen gerichtlich verfolgt wurden, konnte den Andern keine anatomische Kenntniss zugetraut werden. Der Arzt vollführte die Operation an einem Mädchen, das er selbst geschwängert hatte unter dem Vorgeben, wegen eines Geschwürs am Muttermunde eine Aetzung vornehmen zu müssen. Er bediente sich eines Mutterspiegels und eines Troicarts.

§. 489.

Wo nicht ein Fötus und bezw. Embryo, Eihaut- oder Placentareste aufgefunden werden, ist bei einer Lebenden der stattgehabte Abortivprocess mit Gewissheit nicht nachzuweisen; es müsste denn die Schwangerschaft schon über den 5. Monat hinausgerückt gewesen und die Untersuchung gleich nach der Geburt, wenigstens innerhalb der ersten 24—48 Stunden, vorgenommen worden sein. Dass bei Leichen durch den anatomischen Erfund die Diagnose einer Geburt sicher gestellt werden könne, ist gewiss; aber nur insoferne es sich um einen schon weiter entwickelten Embryo handelt. Bei Embryonen von 2 Monaten ist im Allgemeinen noch der Einwurf der Möglichkeit der Concurrenz der Menstruation sehr begründet; übrigens kommen, wenigstens nach meinen Beobachtungen, die Abortivversuche nicht leicht vor dem dritten Monate vor.

§. 490.

Wo der Abortus als nachgewiesene Thatsache besteht und ebenso die stattgehabte Anwendung solcher Stoffe, welche Abortus zu bewirken vermögen, nachgewiesen ist, muss freilich vom ärztlichen Standpunkte aus im Allgemeinen mit Wahrscheinlichkeit das angewendete Abortivmittel als die wirkende Ursache des Abortus angenommen werden; aber für den Ausspruch der Gewissheit liegt noch keine wissenschaftliche Berechtigung vor. Der Grad der Wahrscheinlichkeit wird sich erhöhen und, je nach der Individualität des Falles, dem der Gewissheit nähern, wenn insbesondere alle andern Ursachen fehlen, die leicht Abortus zu bewirken pflegen. Wo der Eihautstich in Anwendung kam, ist dieser als die gewisse Ursache des Abortus anzunehmen.

Neunzehntes Capitel.

Vergehen gegen die Sittlichkeit.

§. 491.

Die Vergehen gegen die Sittlichkeit haben sich in neuerer Zeit bedeutend vermehrt, und bei der Schwierigkeit, welche die Nachweisung des Thatbestandes zu begleiten pflegt, wird es um so erwünschter, in den Resultaten genauer und zahlreicher Beobachtungen, wie sie uns namentlich Tardieu *) gegeben hat, Anhaltspunkte zu erhalten. Die in Rede stehenden Vergehen umfassen die Nothzucht, die Schamangriffe und die Päderastie. Was die Angriffe auf die Scham betrifft, die mit oder ohne Gewalt verübt werden, so bildet die theilweise oder gänzliche Einführung des Gliedes in die Scheide, mit oder ohne Entjungferung, das auszeichnende characteristische Merkmal des Beischlafes, und das Nichteinführen des Gliedes kennzeichnet den blossen Angriff auf die Scham Die erste Form entspricht daher caeteris paribus dem Thatbestande der vollendeten Nothzucht. die letztere dagegen nur dem Versuche. Die gerichtsärztliche Aufgabe hat hierbei mehrere und verschiedene Punkte, auf welche bei den einschlägigen Untersuchungen Rücksicht zu nehmen ist.

Anmerk. Auf die verschiedenen Bedingungen für den strafrechtlichen Thatbestand der Nothzucht und des Nothzuchtversuchs nach den verschiede-Strafgesetzgebungen, kann hier nicht eingegangen werden, wenn aber von Ausübung des „Beischlafes" gesprochen und vom Strafgesetze selbst nichts Näheres darüber gekennzeichnet wird, so kann der Arzt den Beischlaf bei der Nothzucht. nach dessen allgemeiner physiologischer Bedeutung, nicht anders auffassen, als in vorliegendem Paragraphen angegeben wurde und zwar aus dem Grunde, weil damit im Allgemeinen die Möglichkeit der Ergiessung des Samens in die Scheide ins Auge gefasst werden muss, die bei einem conceptionsfähigen weiblichen Individuum Befruchtung zur Folge haben kann und resp. haben muss Bei nicht mannbaren Mädchen kann freilich keine Conception erfolgen, aber die Gränze der Mannbarkeit so wie die wirkliche Befähigung zur Conception ist nicht immer bestimmbar; dagegen ist die Möglichkeit der Befruchtung, wo Conceptionsfähigkeit besteht, als eine gewisse und erfahrungsgemässe Thatsache anzunehmen, wenn der Same, selbst bei unverletztem Hymen, in die Scheide gelangt, — eine Thatsache, die sich concret verwirklichen kann, wenn der Penis auch nur theilweise, also bloss

*) Die Vergehen gegen die Sittlichkeit in staatsärztlicher Beziehung. I. D. übers. v. Fr. W. Theile. Weimar, 1860.

in den Eingang der Scheide dringt. — Das badische Strafgesetzbuch — §. 372. — nimmt den Thatbestand des gesetzwidrigen Beischlafes, als vollendet an, wenn aus den Umständen hervorgeht, dass eine Vereinigung der Geschlechtstheile stattgefunden habe, und die Erläuterungen zum Titel XXI, von der Nothzucht, — §. 335. — (Vgl. Thilo. Strafgesetzb. f. d. Grossherzogthum Baden S. 303) sagen: dass, wenn von vollendetem Verbrechen der Nothzucht die Rede sein soll, eine naturgemässe Vereinigung der Geschlechtstheile stattgefunden haben müsse; die gleiche Nöthigung oder Gewaltthat, verübt zur Erzwingung widernatürlicher Befriedigung der Wollust, demnach nach den Vorschriften des §. 278 d. Str. Ges. B. „über das Verbrechen der Gewaltthätigkeit" bestraft würde. — Die „naturgemässe Vereinigung der Geschlechtstheile" kann der Arzt nur in der von uns angegebenen Thatsache, bezw. in dem von uns aufgestellten Begriff von „Beischlaf" erkennen. Jede andere Art von Vereinigung der Geschlechtstheile oder Unternehmung zur Befriedigung von Wollust, muss als „widernatürlich" und als „unzüchtige Handlung" erscheinen. Hierunter wird der Arzt daher jedes anderartige Schaamattentat, sowie auch die Päderastie begreifen.

§. 492.

Die Spuren eines stattgefundenen Attentats bestehen namentlich in Reitzung der Scham, in mehr oder weniger acuter Entzündung der äussern Geschlechtstheile. Bei Kindern von 2 bis zu 10 Jahren sind die Theile noch zu wenig entwickelt, als dass die Einführung des Gliedes stattfinden könnte; es kommt nur zu Frictionen und zu einem Andrücken an die Scham. Bei den einfachsten Fällen pflegt nur eine leichte Reitzung der Scham zu entstehen, die sich in etwas Röthe und erhöhter Temperatur ausspricht. Acute, mehr oder weniger heftige Entzündung bildet sich bei heftigern Attentaten, zumal bei Mädchen unter 11 Jahren, wo dann die grossen und kleinen Schamlippen geschwollen und gequetscht und selbst excorirt aussehen, ihre Innenfläche sowohl als das Jungfernhäutchen und der Scheideneingang lebhaft geröthet und sehr schmerzhaft erscheinen. Das Hauptzeichen einer solchen Entzündung ist ein purulenter, gelbgrünlicher, copiöser und dicker Ausfluss, der beim Eintrocknen die Schamlippen zusammenkleben und Flecken im Hemde veranlassen kann. Diese characteristiche Erscheinung stellt sich sehr rasch, oft schon nach ein paar Stunden ein, in andern Fällen nach 2 — 3, selten jedoch nach mehreren Tagen. — Sind die Acte des Schamattentats öfter wiederholt worden, so bildet sich eine characteriste Formveränderung in den interessirten Theilen, die in vorzeitiger Entwickelung der Geschlechtstheile mit verdickten, nach unten klaffenden grossen, und verlängerten kleinen und die grossen überragenden Schamlippen, mit weit geöffneter

Schamspalte, mit vergrössertem, leicht in Erection gerathendem Kitzler, besteht. Da wegen Enge der Theile und wegen der Beschaffenheit des Schambogens die vollständige Einführung des männlichen Gliedes und die Zerstörung des Hymens nicht zu Stande kommt, so haben die wiederholten Versuche des Coitus die Folge, dass sowohl das Hymen als die zur Scham gehörigen Theile einwärts gedrängt werden. Es bildet sich dann auf Kosten des Schamcanals eine Art Trichter, der mehr oder weniger tief ist und das Ende des Penis aufnehmen kann. Das Schambändchen kann dabei sehr niedergedrückt oder vollständig verschwunden sein. Das Hymen liegt am Boden dieses Trichters und bildet entweder einen hervorspringenden Wulst mit centraler Oeffnung und befranzten Rändern, oder es ist verdünnt, zurückgezogen und in eine Art von Kreisfalte umgewandelt, durch welche man in die erweiterte Scheidenöffnung sieht.

§. 493

Diagnose des Ursprunges der vorgefundenen Veränderungen. Bei kleinen Mädchen lassen sich diese Veränderungen von Masturbation dadurch unterscheiden, dass bei letzteren die Scheidenschleimhaut und die Ränder des Hymens eine livide Röthe besitzen und der Ausfluss eine bloss seröse Beschaffenheit hat, und bei der bedeutenden Erweiterung der Oeffnung des Hymens fehlt die trichterförmige Erweiterung der Theile. Hiebei kommen noch die im vorigen §. angegebenen Erscheinungen der Formveränderung am Kitzler und an den Schamlippen in Anbetracht, wobei aber nicht zu übersehen ist, dass möglicherweise auch Attentat bei dem Zustande der Masturbation bestehen kann. — Von der constitutionellen Leucorrhö, die sich bei lymphatischer Constitution und scrophulöser Anlage zu entwickeln pflegt, mit einem blassen Aussehen der Theile, mit Erschlaffung der Gewebe und einem Secret von dünner serös schleimiger Beschaffenheit verbunden ist, unterscheidet sich deutlich der Ausfluss in Folge von Attentat. — Die catarrhalische Entzündung ist oft mit fieberhaftem Zustande verbunden oder die allgemeine Disposition verräth sich durch gleichzeitige Affectionen anderer Schleimhäute, z. B. durch Ophthalmie, Nasen- oder Bronchialkatarrh; die Zunahme der örtlichen Affection erfolgt langsam, während die Entzündung in Folge von Attentat sich rasch entwickelt: sie zeigt im ersten Falle nicht jene Geschwulst, lebhafte Röthe und ausserordentliche Empfindlichkeit, zumal des Scheideneinganges und des Hymens, und das Secret ist nicht so copiös und so dick. — Ob ein vorhandener Ausfluss durch

Ansteckung hervorgerufen worden sei, lässt sich nicht durch bestimmte Zeichen von einander unterscheiden, doch können ein starkes Turgesciren der Gefässe am Eingange der Scham und der Scheide und der Sitz des Ausflusses in der Urethra, bei grosser Acuität der Entzündung und der eiterartigen Consistenz des Ausflusses, einigen Aufschluss geben. Ist es keine Tripperentzündung, so entleert sich beim Druck auf die Dammgegend das Secret mehr oder weniger reichlich aus der Scheidenöffnung, nicht aber aus der Urethra; bei der specifischen Entzündung hingegen beobachtet man die Entleerung stets gleichzeitig aus der Scheide und der Urethra. (Tardieu*).

§. 494.

Entjungferung. Ein ursprüngliches Fehlen des Hymens gehört zu den grössten Seltenheiten; findet sich aber ein solches Fehlen vor, so schliesst dies die Möglichkeit einer stattgehabten ein- oder mehrmaligen geschlechtlichen Beiwohnung ohne Entjungferung nicht aus. Bei der Verwerthung des Vorhandenseins des Hymens kommt folgendes in Anbetracht. Liegt es resistent oder starck gespannt vor der Scheide und hat es nur eine enge Oeffnung, dann kann man nicht annehmen, dass das männliche Glied eingebracht werden konnte; ist es aber erschlafft und bildet es gleichsam nur einen beweglichen Vorhang am erweiterten Scheideneingange, dann kann freilich eine, vielleicht selbst vollständige Einführung des Gliedes stattgefunden haben, ohne dass das Häutchen zerriss. Ist das Hymen nicht mehr da, so bedarf es der Nachweisung des nur scheinbaren Fehlens. Die Art der Zerreissung, die Form der Rückbleibsel, die Zurückziehung der einzelnen Lappen sind dann festzustellen, aus welchen Zeichen der gegenwärtige Zustand des Hymen und der Grund seines Fehlens sicher erkannt werden können. Nach stattgefundener Entjungferung kann die Scheide, wenn sich die Beiwohnungen nicht wiederholen, ihre früheren Dimensionen wieder erlangen.

§. 495.

Der Zeitpunkt, wo die Entjungferung stattgefunden hat, lässt sich oft nur durch die Zusammenstellung aller Einzelheiten mehr oder weniger annährend bestimmen, sonst liegt aber eines der sichersten Kennzeichen einer kürzlich stattgefundenen Entjungferung in dem Zustande des Vernarbungsprocesses des zerrissenen

---

*) l. a. W. S. 26. —

Hymens, dessen Dauer auf 8 — 12 und sogar bis zu 20 Tagen, (Tardieu), je nachdem Umstände einwirken, anzunehmen ist. Die ersten Tage nach der Entjungferung klafft die Scheidenöffnung und es entleert sich eine schwach klebrige farblose Flüssigkeit, die für eine beginnende Reitzung der Scheidenschleimhaut spricht. Handelt es sich um eine schon früher stattgefundene Entjungferung, so ist der Zeitpunkt zwar nicht mehr genauer anzugeben, bisweilen aber doch aus den vorhandenen Erscheinungen, bereits gemachte Angaben über die Zeit des Vorfalls, zu unterstützen noch möglich.

§. 496.

Die sexuelle Aufführung lässt sich durch physische Zeichen bei einem Mädchen in den Kinderjahren nicht immer und so leicht mit Bestimmtheit feststellen, wenn auch eine ungewöhnliche Entwickelung der Geschlechtstheile und ein mehr oder weniger welkes Ansehen derselben, als Anhaltspunkte zu benützen sind. Mehr dagegen wird dies bei entjungferten Frauenspersonen aus der Beschaffenheit der Risslappen des Hymens möglich. Nach einem einmaligen Acte bleiben diese Lappen einander zugekehrt, und ohne sich zu vereinigen, vernarben sie ohne Stelleverrückung. Fanden aber wiederholte geschlechtliche Beiwohnungen statt, dann ziehen sich die Lappen mehr oder weniger vollständig zurück und bilden die Carunculae myrthiformes. Nebenbei kommen auch die Spuren vorgängiger Geburten in Anbetracht.

§. 497.

Physische Ursache der Entjungferung. Weder die Masturbation, noch die Einführung eines fremden Körpers, sind im Allgemeinen von dem Erfolge der Entjungferung begleitet, indem man bei ersterer eine erweiterte Scheide und ein erschlafftes Hymen, aber nicht die von Gewalt herrührenden tiefen Einrisse wahrnimmt. Ebensowenig kann dieses durch Reiten, angestrengtes Gehen, Springen oder durch einen Fall auf die äussern Geschlechtstheile, wohl aber durch einen solchen auf spitze hervorragende Körper bewirkt werden. Die Ursache derartiger Verletzungen giebt sich aber immer durch beosondere Charactere kund, und ihr Sitz, ihre Form und ihre Ausdehnung unterscheiden sie von der durch die Einführung des Penis bewirkten Zerreissung des Hymens. Brutalen Eingriffen mit den Fingern muss übrigens die Möglichkeit der Zerreissung eingeräumt werden. Ein Chancre auf dem Hymen, eine fressende Flechte oder Brand der Scham können so tief einwirken, dass eine Zerstörung des Häutchens zu Stande kommt; die Ausbreitung der Zerstörung und der specifische Character des Uebels sind aber für diese Fälle entscheidend.

§. 498.

In Folge der Gewaltanwendung und des geleisteten Widerstandes bei einem Attentate oder vollzogener Entjungferung, können sich ausser an den Geschlechtstheilen, an andern Körpertheilen Merkmale bilden, welche über den Vorgang Licht verbreiten. Verletzungen in Form von Krätzen, Erosionen, Quetschungen, pflegen an den Armen, an der Handwurzel, an den untern Gliedmassen oberhalb der Kniee und an den Schenkeln zu entstehen. Ebenso können Verletzungen am Halse, an den Lippen, im Gesichte und an den Brüsten bewirkt werden. Die Quetschungsmerkmale machen sich übrigens oft erst nach den ersten 2—3 Tagen bemerkbar.

§. 499.

Dass ein einzelner Mann an einer erwachsenen Frauensperson, welche Widerstand leistet, Nothzucht verüben könne, muss im Allgemeinen und auf den Grund gemachter Erfahrungen hierüber als möglich angenommen werden. Diese Möglichkeit wird im einzelnen Falle mehr oder weniger Wahrscheinlichkeit durch den erhobenen Kräftegrad des Angeschuldigten und der Genothzüchtigten, so wie durch weitere besondere physische Bedingungen derselben wie z. B. Eintritt von Ohnmacht oder Krampfanfällen erhalten.

Anmerk. In meiner gerichtsärztlichen Praxis habe ich einen Fall aufgezeichnet, wo eine erwachsene und kräftige Weibsperson von dem Stuprator erst zu Boden und in die Rückenlage gebracht wurde. Er legte sich dann so auf das Opfer, dass er ihr einen seiner Vorderarme quer über die Vorderseite des Halses brachte, wodurch die Ueberwältigte der Erstickung nahe kam. In diesem Momente vollzog er den geschlechtlichen Act

§. 500.

Die Unzucht mit arglistig Betäubten, mit Willen- oder Bewusstlosen haben die Strafgesetzgebungen vorgesehen. Dass im natürlichen Schlafe, wie tief er auch sein mag, eine Entjungferung oder ein erstmaliges Beiwohnen vorkommen könne, ist nicht anzunehmen, so wie es auch wenig Wahrscheinlichkeit hat, den Beischlaf an einer festschlafenden Frau, die mit demselben schon hinlänglich vertraut ist, ohne ihre Aufmerksamkeit zu erregen, in

Vollzug zu setzen. Dagegen kann die Möglichkeit des Beischlafes im Allgemeinen und der Entjungferung insbesondere an weiblichen Personen, welche durch betäubende Mittel, und namentlich durch Chloroform, das in arglistischer Weise oft nicht so schwer in Anwendung zu setzen ist, in einen Zustand der Bewusstlosigkeit versetzt wurden, nicht bezweifelt werden. Auch Berauschung und Krankheitszustände, wie hysterische und kataleptische Anfälle, sowie auch Geisteskrankheiten, gehören hieher. Eine besondere Bewandtniss hat es mit den Blödsinnigen. Wo der Blödsinn durch das Ausgangsstadium des Wahnsinns und bezw. der Verwirrtheit bedingt ist, kann die Willenlosigkeit einer zum Gegenstand eines Attentats gewordenen Person keinem Zweifel unterstehen. Die Strafgesetze begreifen aber unter Blödsinn auch den Idiotismus, bei dem die Geistes- und Willensschwäche nicht immer vollständig erscheint und gehen in ihren Anforderungen gewiss zu weit, wenn sie für die Willenlosigkeit hier den höchsten Grad des Idiotismus voraussetzen. Schon bei einer verminderten Intelligenz und bei dem eigenthümlichen abnormen Gemüthszustande, können derartige Personen durch den plötzlichen Angriff so überrascht werden, dass an einen Widerstand gar nicht zu denken ist. Hier eine zurechnungsfähige Einwilligung anzunehmen, wird jeder Psychopathologe, der Gelegenheit hatte, derartige Fälle zu untersuchen, als einen Missgriff erklären. Also auch da, wo die Idiotie keine hochgradige ist, wo namentlich die Geschändeten auch noch im Stande sind, über den Vorgang der Gewaltthat Mittheilungen zu machen, die Person des Thäters zu bezeichnen und zu beschreiben u. dgl., muss die Willenlosigkeit noch als vorhanden angenommen werden, da die Grösse und Lebhaftigkeit des Eindrucks, den die Idioten hier empfangen, sie wohl in Stand setzt, hier mehr von sich geben und bezw. äusseren zu können, als bei anderen gewöhnlichen Vorfällen. Weil die Aussage eines Idioten von erheblichen Folgen sein kann, so darf nicht ausser Berücksichtigung bleiben, dass eine gewisse Treue des Gedächtnisses bei aller übrigen Geistesbeschränktheit bestehen kann und dass der Idiote gerade hierdurch zu einer Lüge weniger befähigt erscheint, als zur Angabe der Wahrheit und der Richtigkeit von Wahrnehmungen. In die Kategorie der Willenlosen gehören im Allgemeinen auch alle mit Sinnesmangel Behafteten, insofern der Defect in erheblichem Grade hemmend auf die Geistesentwickelung eingewirkt hat.

§. 501.

Dass durch den Nothzuchtsact Schwängerung möglich sei, bezweifelt in der ärztlichen Welt jetzt Niemand mehr, dagegen hat die Beantwortung der Frage: ob ein Mann im Schlafe und ohne der Sache bewusst zu werden, einer weiblichen Person, neben der er im Bette liegt, beiwohnen könne? einige Schwierigkeit. Wenn Fälle der Art auch zu den seltensten gehören und Vorgeben von dem Angeschuldigten in der Regel als auf Lüge beruhend angesehen werden muss, so lässt sich die Sache a priori unter gewissen Bedingungen doch nicht als eine Unmöglichkeit darstellen; dass aber auf solche Weise eine Entjungferung ausgeführt werden könne, ist entschieden als Unmöglichkeit zu erklären.

§. 502.

Von besonderer und erfolgreicher Wichtigkeit ist die Untersuchung von Flecken die an den Kleidern der betreffenden Personen oft aufgefunden werden. Es handelt sich dabei nicht nur, Ort und Stelle ihres Vorkommens, ihre äussere physicalische Beschaffenheit, sondern auch ihren Ursprung kennen zu lernen. Zu letzterem Zwecke dient, insoferne es sich um Samen-, Blut-, Eiter- und Schleimflecken handelt, eine richtig ausgeführte microscopische Untersuchung, die bei Blutflecken noch durch die chemische Reaction*) unterstützt werden kann. Die mucopurulenten Flecken von verschiedenen Ausflüssen der Scheide lassen sich leicht von Samenflecken unterscheiden. Erstere pflegen immer in grösserer Anzahl vorhanden zu sein, sind gross und durch Uebereinanderlegung mehrerer Schichten verdickt. Sie haben eine mehr oder weniger dunkelgelbe, grünliche Farbe und sind manchmal etwas blutig gefärbt. Die microscopische Untersuchung zeigt bei ihnen die characteristischen Elemente des Scheidensecrets: amorphe Schleimmassen, Körnchen und Kügelchen und viele Zellen von Pflasterepithelium, einzeln oder einander deckend — Die Samenflecken haben eine grauliche Färbung, welche manchmal fast ins Weissliche oder ins Citronengelbe spielt, eine unregelmässige, zugleich aber auch scharfe Begränzung und eine mehr oder weniger steife Consistenz. Ihr characteristisches Merkmal besteht in den microscopisch wahrnehmbaren Spermatozoiden, aus deren Vorhandensein allein ein Schluss auf Samenfeuchtigkeit gerechtfertigt ist, ohne dass jedoch das Nichtauffinden von Samenthierchen das Gegentheil beweist. Das Verfah-

---

*) Vgl. §. 299.

ren der Untersuchung besteht einfach darin, dass man, wo der Flecken auf Kleidungsstücken oder Wäsche liegt, ein Stückchen, womöglich grösser, als der Flecken selbst, ausschneidet und das nicht gefleckte Ende in destillirtes Wasser oder in eine schwach alkalische Lösung eintaucht. Innerhalb weniger Stunden schwillt der Flecken an, von dessen Masse man dann mit der Spitze eines Messers eine Partie wegnimmt und sie zur microscopischen Untersuchung auf eine Glasplatte bringt. Nach den Untersuchungen von Koblank lassen sich wohlerhaltene Spermatozoiden noch nach 6 — 12 Monaten entdecken. Eine Regel darf indessen hieraus nicht abgeleitet werden, da äussere Einflüsse zerstörend eingewirkt haben konnten. — Flecken von Menstrualblut unterscheiden sich von solchen, welche durch eine Beschädigung der Geschlechtstheile verursacht wurden, dadurch, dass sie weit grösser zu sein und nicht die schärfere Begränzung der letztern und eine dunklere Farbe zu haben pflegen. Bei der microscopischen Untersuchung findet man bei ihnen die blasseren Blutkörperchen mit grossen Zellen eines Pflasterepitheliums untermischt.

§. 503.

Als Folgen der Nothzucht können sich neben örtlichem Trauma Gesundheitsstörungen der verschiedensten Art entwickeln: Ohnmachten, Delirien, Krämpfe, acuter Fieberanfall, Gefühl von Abspannung, Menstruationsstörungen, Magenschmerzen, Herzklopfen, hysterische und epilepsieartige Anfälle. — Wo nach der Entjungferung fortgesetzte geschlechtliche Beiwohnungen, namentlich bei Mädchen, die von dem mannbaren Alter noch weiter entfernt sind, statthaben, bemerkt man blasses Gesicht, grauliche Färbung der Haut, blaue Ränder um die Augen, trockene Haut, langsame und schwierige Verdauung und Muskelschwäche. — Das örtliche Trauma kann durch Hämorrhagie oder Entzündungen mit ihren Ausgängen zum Tode führen. Die durch die That verursachte Nervenaufregung kann sich zu einem Grade steigern, dass die Geschändete in der Ohnmacht, im Delirium, in einem convulsivischen Paroxysmus stirbt oder einer Meningitis unterliegt.

§. 504.

Mit der Nothzucht kann Mord complicirt und letzterer vorausgegangen oder nachgefolgt sein. Nur die genaueste Untersuchung aller einzelnen Thatverhältnisse kann hier die nöthige Aufklärung geben und insbesondere ist die microscopische Untersuchung des Scheideninhalts nie zu unterlassen, weil das Vorhandensein von Spermatozoiden, die geschlechtliche Beiwohnung und mit andern vorhandenen Zeichen, auch die verübte Nothzucht constatiren würde. Aus dem Mangel von Spermatozoiden würde jedoch kein negativer Beweis hervorgehen.

§ 505.

Päderastie. Sie tritt als active, als passive und als gemischte Form auf und erscheint desshalb in ihren diagnostischen Zeichen, je nach der Betheiligung des Individuums, in verschiedener Art ausgedrückt *). Was das Aeussere der Päderasten betrifft, so schildert es Tardieu **) auf folgende Art: Die Päderasten zeichnen sich oftmals schon in Kleidung, Gang und Liebhabereien aus, die einigermassen die widernatürliche Verkehrung ihrer geschlechtlichen Neigungen kund giebt. Die Haare sind frisirt, das Gesicht ist geschminkt, der Hals bloss, die Taille zusammengeschnürt; dass sich die Körperformen hervorheben, an Fingern und Ohren, so wie an der Brust mit Schmuck beladen, über und über von durchdringendem Parfüms duftend, das Schnupftuch oder Blumen oder eine Arbeit in der Hand. Damit ist gewöhnlich eine ecklige Unsauberkeit verknüpft, die mit der erborgten Eleganz und der äusserlichen Ausstaffirung der Person in grellem Widerspruche steht. Die Wahl der Kleidung hat sowie die Frisur des Kopfes etwas Weibisches.

§. 506.

Die Zeichen der passiven Päderastie sind verschieden, je nachdem der widernatürliche Act erst vor Kurzem und nur einmal begangen wurde, oder aber als habituelles Laster besteht. Als Spuren frischbegangenen Attentats erscheinen mehr oder weniger, je nach individuellen Verhältnissen und dem Grade der Gewaltübung, ausgeprägt: Röthe, Excoriation, schmerzhaftes Brennen am After, erschwertes Gehen, leichte Risse oder selbst tiefer dringende Zerreissungen, Blutaustritt, Entzündung der Schleimhaut und des unterliegenden Bindegewebes. Wird die Untersuchung erst ein paar Tage nach dem Attentate vorgenommen, so findet man meist nur ein Jucken am After und eine eigenthümliche Färbung desselben, welche durch die Veränderung des ergossenen Blutes bedingt ist. — Als characteristische Zeichen der habituellen passiven

*) Vgl. Tardieu, i. a. W. S 139. —
**) Ebendas. S. 140. —

Päderastie erscheinen: starke Entwickelung des Gefässes, trichterförmige Umgestaltung des Afters, Erschlaffung des Sphincters, Verwischung der Afterfalten und kammartige Wucherungen und Carunkeln am After, unfreiwilliger Kothabgang, Geschwüre, Schrunden, Hämorrhoiden, Fisteln, Blennorrhöe des Mastdarms, Syphilis, fremde Körper im After. — Bei der Beurtheilung darf nicht ausser Acht bleiben, dass die Zeichen der passiven Päderastie sich nicht auf das eine Moment, dass der After eine trichterförmige Gestalt besitze, beschränken. Es gehören vielmehr mehrere Zeichen zusammen, die zwar nicht alle den gleichen Werth haben, die aber, wenn sie vereinigt vorkommen, um so mehr ins Gewicht fallen. Wo z. B. Trichterform, Erschlaffung des Sphincter, bedeutende Erweiterung des Afters und Kothincontinenz zusammentreffen, bleibt jeder Zweifel fern. Indessen darf aber Päderastie auch noch angenommen werden, wenn eines oder das andere der genannten Zeichen fehlt; so characterisirt die Erschlaffung des Sphincter, auch wenn es nicht bis zum höchsten Grade der Erweiterung gekommen und keine entschiedene Trichterform damit verbunden ist, hinreichend die passive Päderastie*). — Die active Päderastie giebt sich durch folgende Zeichen kund: beim dünnen Penis findet man eine allmählige Verjüngung und eine förmliche Zuspitzung des Gliedes; der voluminöse Penis dagegen ist um seine Axe gedreht, das Orficum urethrae hat eine andere Richtung, die Eichel ist verlängert und an der Basis eingeschnürt. Diese Zeichen haben aber nur dann eine wirklich practische Bedeutung, wenn sie vollkommen ausgebildet vorkommen.

Zwanzigstes Capitel.

Simulation von Krankheiten.

§. 507.

Die Aufgabe des gerichtlichen Arztes ist hier, auf sub- und objective Gründe die Ueberzeugung von dem wirklichen, wahrscheinlichen oder möglichen Vorhandensein oder Nichtvorhandensein einer gewissen Krankheit zu gewinnen, und darauf hin sein Urtheil auszusprechen. Die subjectiven Gründe liegen in der Fähigkeit des gerichtlichen Arztes, — in seiner wissenschaftlich-technischen Ausbildung; die objectiven in den sinnlich wahrnehmbaren Krankheitserscheinungen und den Angaben des Kranken selbst. Es ergibt sich

---

*) Tardieu, a. a. O. S. 165. —

hieraus schon im Allgemeinen die Schwierigkeit, leitende doctrinelle Grundsätze aufzustellen, zumal die Zahl und Mannigfaltigkeit der hier in Anbetracht kommenden Krankheiten sehr gross ist. Die für den Gerichtsarzt zu berücksichtigenden allgemeinen Regeln bei der Untersuchung dürften folgende sein.

§ 508.

Erhebung des Characters, der Lebensart, der individuellen körperlichen und der äusseren Verhältnisse des zu untersuchenden Individuums, besonders auch nach den, in den Acten enthaltenen Thatsachen, und der wirklichen und angegebenen Krankheitserscheinungen. Bei der Beurtheilung sind dann zu berücksichtigen: etwaige Motive zur Simulation, verschmitzter Character, Vorhandensein der möglichen und zureichenden Ursachen des fraglichen Krankheitszustandes und die Art der Uebereinstimmung der vorwürfigen Krankheitserscheinungen mit dem sonst naturgemässen Krankheitszustande, wie er erfahrungsgemäss unverfälscht vorkommt.

§. 509.

Die Untersuchung muss wiederholt, zu verschiedenen Zeiten und auch so geschehen, wo der zu Untersuchende allein und nicht beobachtet zu sein scheint. Die zu stellenden Fragen müssen öfter und in anderer Form und Reihenfolge gestellt und auf unbedeutende Sachen bisweilen scheinbar ein grösseres Gewicht gelegt werden. Durch Widersprüche und Abweichungen in den Antworten, sowie durch Uebertreibungen und andere Aeusserungen in Worten und Benehmen des Individuums, wird der Gerichtsarzt zur Enthüllung von Täuschungen und Unwahrheiten gute Anhaltspuncte finden können; insbesondere ist Inconsequenz immer ein sehr guter Grund, eine Simulation zu vermuthen. Treffend sagt Meckel*): „Wirkliche Krankheit erzwingt Consequenz, denn sie beherrscht das Leben. Es ist daher unmöglich, dass ein wirklich Kranker nicht in Uebereinstimmung handeln könnte. Fast eben so unmöglich ist es aber, dass ein Gesunder die Vorstellung, welche er von einer Krankheit hat, willkührlich so darstellen sollte, wie es jener unwillkührlich thut."

---

*) Lehrbuch d. gerichtl. Medicin. §. 350.

§. 510.

Anstellung von Experimenten zur Entdeckung von Simulation ist dem Gerichtsarzte unter gewissen Bedingungen erlaubt. Im Allgemeinen darf er jedes Experiment, auch ohne vorherige Einwilligung des zu Untersuchenden, in Anwendung setzen, welches weder schmerzhaft ist, noch die Gesundheit des fraglich Kranken stört, oder beschädigt; schmerzhafte oder möglicherweise schädliche Mittel, wie z. B. Chloroform-Inhalationen, aber nur mit Einwilligung des Kranken; oder, wenn dieser anscheinend seinen Willen nicht kund zu thun vermag, nur mit Zustimmung derjenigen Anverwandten oder Personen, welche diese Zustimmung zu geben berechtigt sind, oder mit Genehmigung der richterlichen Behörde. In wie weit man aus der Verweigerung der zur Anwendung vorgeschlagenen Experimente, Schlüsse auf Verdacht von Simulation zu machen berechtigt ist, müssen die Individualität des concreten Falles und seine Umstände zeigen; allgemeine Regeln lassen sich hiefür nicht aufstellen, vielmehr ist hier dem Scharfsinne des Gerichtsarztes, seiner Erfahrung und Umsicht, gar Vieles anheimgestellt.

§. 511.

Bei allen Untersuchungen wegen simulirten Krankheiten, zumal, wenn diese schon längere Zeit bestehen, darf die Erfahrung nicht unbeachtet bleiben, dass gewisse, Anfangs simulirte Krankheiten zuletzt in wirkliche übergehen können. Es sind diess jedoch immer nur solche krankhafte Zustände, die sich in s. g. nervösen Zufällen, wie Krämpfen, Zuckungen u. dgl. kund geben.

Einundzwanzigstes Capitel.

Gerichtliche Psychopathologie.

§. 512.

Ob und wie viel Verschulden ein Mensch an einer rechtswidrigen That hat, darüber entscheidet der Richter. Da es aber erfahrungsgemäss abnorme Zustände im Menschen gibt, welche dessen Wollen beeinflussen oder bestimmen können, so liegt es in der Natur der Sache, dass der Richter vorkommenden Falles über das Bestehen eines solchen Zustandes, über seine Natur und über das Verhältniss zu der incriminirten That, sich sachverständige Aufklärung geben lasse, welche nur durch den Arzt geleistet werden kann und in der Regel am zweckmässigsten durch den mit den erforderlichen Kenntnissen ausgerüsteten Gerichtsarzt geleistet wird. Dieses Verhältniss zwischen Arzt und Richter aus Anlass von Strafrechtsfällen und Rechtsfällen überhaupt, erscheint so klar und bestimmt, dass man glauben sollte, es sei weder a priori, noch in der Praxis ein Competenzconflict möglich; — und doch ist es so. Die Ursache des Conflicts geht aber weniger aus der Natur der Sache, als aus unrichtiger Auffassung und aus einem Missverständnisse hervor, woran die Aerzte wie die Rechtsgelehrten ihren Antheil haben.

§. 513.

Um eine Verständigung herbeizuführen, muss man die Frage aufwerfen: Was bedarf der Richter, wenn in einem Straffalle ein einflussreich scheinender und ausserhalb der rechtlichen Frage liegender Umstand sich bemerkbar macht? Antwort: Jemanden, der nach seiner Wissenschaft oder Fachbildung im Stande ist, diesen Umstand nach seiner Beschaffenheit zu erforschen und als eine Thatsache positiv oder negativ festzustellen. Als ein solcher Umstand erscheint die, so viel mir bekannt ist, von allen Gesetzgebungen vorgesehene Seelenstörung oder Geisteskrankheit, weil man in diesem Zustande den Mangel oder die Beschränkung desjenigen menschlichen und bezw. psychischen Vermögens annimmt oder voraussetzt, welches den Menschen in den Stand setzt, für die Uebertretungen des Strafgesetzes verantwortlich zu sein und welches schon das römische Recht mit Dementes und in weiterer Unterscheidung mit Mente captos und Furiosos bezeichnete. Die Wahrnehmung zu machen, ob der Umstand „Geisteskrankheit" in einem vorkommenden Straffalle in Anfrage stehe, dazu ist unzweifelhaft der Richter ebensowohl befähigt als competent, da er mittels psychologischer Kenntnisse, die er so gut besitzt, als der Arzt und sie aus derselben Quelle, wie dieser bezieht, wahrzunehmen vermag: das in Anfrage kommende Motiv der incriminirten Handlung widerspreche entweder dem für die rechtliche Voraussetzung erforderlichen normalen psychischen Zustand, oder es sei unklar. Die Motive von Handlungen liegen aber nur in einem gesunden oder kranken und bezw. abnormen Seelen- oder Geisteszustande. Wenn daher die psychologischen Criterien für den erstern fehlen oder nicht in der Art vorhanden sind, dass die Gesundheit mit Gewissheit angenommen werden kann, so steht Seelenstörung oder Geisteskrankheit in Anfrage; aber auch nur in Anfrage, eine Gewissheit ist noch nicht vorhanden; der abnorme psychische Zustand, soll man ihn als eine gewisse Thatsache annehmen, muss als solcher direct nachgewiesen werden. Die Diagnostik der Geisteskrankheiten lässt sich aber in keinem Falle bloss aus der Psychologie schöpfen. Es liegt in der Natur der Sache, dass der Richter sich nicht in der Absicht an den Arzt wendet, um von diesem als Psychologen, Aufklärung über den fraglichen Umstand zu erhalten, und dass der Arzt seine Aufgabe nicht richtig erfasst hat, wenn er die geforderte Aufklärung vom rein psychologischen Standpunkte aus zu geben unternimmt, was allerdings schon häufig geschehen ist und sich bis in die neuste Zeit fortgesetzt hat. Die Aufgabe und ausschliessliche Competenz des Arztes ist in erster Reihe einzig und allein, mittelst psychopathologischer Kenntnisse zu erforschen, ob das fragliche Individuum zur Zeit der Verübung der incriminirten Handlung und resp. That, psychisch gestört war oder nicht, und ob erstern Falles die Handlung von dem abnormen Seelen- oder Geisteszustande beeinflusst war? Ohne Betretung des pathologischen Gebietes bleibt selbstverständlich die Frage, um die es sich handelt, vor wie nach eine Frage, und zwar aus dem einfachen Grunde, weil sie von der Psychologie ausschliesslich nicht gelöst werden konnte. Es wird aber hieraus auch klar, warum ihre Lösung nicht der Philosophie, wie Kant behauptete, anheimfallen kann. — Muss man einerseits einräumen, dass die Psychologie als eine Wissenschaft, die sich lediglich mit den psychischen Phönomenen an sich beschäftigt und sich auf deren Beschreibung beschränken muss, auch ohne Pathologie verstanden werden kann, so ist es aber anderseits nicht weniger gewiss, dass das umgekehrte Verhältniss nicht stattfindet. Daraus folgt aber nicht die Beeinflussung der Psychopathologie durch die Psychologie in der Art, dass erstere vom Boden der Naturwissenschaft verdrängt werde und ihr selbstständiges in der Pathologie überhaupt begründetes Princip aufgeben müsste. — Man sollte meinen, dass das Festhalten dieser Thatsachen mit den weitern, dass es Simulationen und eine Gesundheitsbreite gebe, die sich von dem pathologischen Gebiete nicht strenge abgränzen lässt; dass es ferner Motive von Handlungen gebe, die erfahrungsgemäss dem gesunden, wie dem kranken Boden entsprossen sein, im letztern Falle sogar den Anschein der Vernünftigkeit haben können, ihre Diagnose folglich nur durch die Psychopathologie festzustellen sei: — alle Zweifel über die Competenz des Arztes und seine richtige Stellung dem Richter gegenüber beseitigen würde. Die Geschichte lehrt aber hierbei anders. Indem der psychopathologische Standpunkt des Arztes durch doctrinäre Construction psychische Krankheitsformen und bezw. Krankheitsspecies schuf, — wir wollen u. A. an die Manie sine Delirio erinnern, — welche der psychologischen Beurtheilung der Rechtsgelehrten als eine wahre Contradictio in Adjecto erscheinen und in der Praxis durch die Willkühr der Deutung die Strafrechtspflege in die Lage versetzen mussten, Verbrechen unbestraft zu lassen oder mit dem steten Zweifel der möglichen Unschuld, zu bestrafen: begründete er gegen die gerichtliche Psychopathologie Misstrauen. Letzteres hat aber doch keinen reellen Grund. Die Constructionen der gedachten doctrinären psychischen Krankheitsarten sind nicht so fast aus dem psychopathologischen Princip, als vielmehr aus einer Usurpation hervorgegangen, indem die Aerzte mit Umgehung oder Vernachlässigung pathologischer Thatsachen, lediglich oder entscheidend aus den psychologischen Thatsachen eines inculpirten Thatbestandes, also nur durch psychologische Deduction, die Krankheit zu erweisen suchten und durch Verwechselung der Wirkung mit der Ursache, in eine falsche Schlussfolge geriethen. Die Anforderung der Wissenschaft, sowie die des Richters, geht an den Gerichtsarzt zur Erforschung der Ursache, und nicht der Wirkung, ob erstere nämlich auf den Grund einer pathologischen und nicht psychologischen Deutung, eine krankhafte sei oder nicht. Der Irrthum Einzelner kann aber nicht der Wissenschaft selbst zur Last gelegt werden und der Missbrauch kann um so weniger den Gebrauch aufheben, wenn er bei nöthiger Aufmerksamkeit und bei Seitelassens alles Vorurtheils zu entdecken ist, was man hier annehmen muss. Auf dem psychologischen Gebiete und in der Anwendung der Logik kann der Richter dem Arzte folgen, nicht aber auf dem der pathologischen Thatsachen. Der Arzt ist zwar berechtigt, ja er kann es zur Lösung seiner Aufgabe gar nicht umgehen, sich an psychische Thatsachen zu halten, namentlich, wenn es sich darum handelt, zu untersuchen und zu erörtern: ob in einem gegebenen Falle bei dem Mangel physischer Kennzeichen, krankhaft verdächtige psychische Erscheinungen mit einem gesunden Seelenzustand noch vereinbarlich seien? — wenn er aber nur aus Gründen der Logik einen krankhaft psychischen Zustand folgern, wenn er diesen nur desshalb annehmen will, weil die Handlung des Angeschuldigten nicht in Uebereinstimmung mit den gewöhnlichen Gesetzen des Denkens und Handelns stand oder erfolgt ist: so hat er nicht seine Stellung als Psychopathologe eingenommen, sondern, wenn auch ohne Absicht, doch sicher aus Irrthum, die psychologische des Richters, damit aber, ohne Zufall, zur Aufklärung nichts beigetragen, wohl aber möglicherweise den Richter, wenn er kein Rechtsgelehrter ist — also ein Geschworner, — in eine Täuschung von möglichen nachtheiligen Folgen gesetzt, insoferne letzterer im Vertrauen auf die psychopathologische Autorität, das ausgesprochene Urtheil als ein auf pathologischen Gründen und Thatsachen beruhendes aufnimmt. Der Rechtsgelehrte ist im Stande, zu prüfen und zu entscheiden, ob eine aufzuklärende Frage von dem Gerichtsarzte bloss durch psychologische oder durch psychopathologische Gründe und Thatsachen erledigt wurde, oder nicht. Im erstern Falle wird er, Sachverständigkeit verlangend, und unbekümmert um gerichtlich psychologische oder psychiatrische Systeme und Eintheilungen, welche nicht die Stelle pathologischer Thatsachen und der concreten pathologischen Begründung vertreten können, den Gerichtsarzt veranlassen, seine Untersuchung und Beurtheilung vom psychopathologischen Standpunkte aus aufzunehmen und, wenn er durch das Resultat nicht befriedigt ist, das non liquet aussprechen oder weitere Untersuchung und Gutachten anderer Sachverständiger einholen. Der einsichtsvolle Richter wird bei dieser Procedur sich von der Ansicht leiten lassen, dass in Praxi, sei es wegen Unvollständigkeit der bezüglichen Thatsachen, oder sei es wegen Lückenhaftigkeit der Wissenschaft selbst, nicht immer die wünschenswerthe Aufklärung zu erlangen sei; er wird desshalb das Leistungsvermögen des Psychopathologen nicht pressen und der Gerichtsarzt, der auf dem reellen Boden der Wissenschaft steht, wird sich aus unrichtigen Begriffen von Ehre nicht verleiten lassen, eine doctrinäre Terminologie an die Stelle der Wahrheit zu setzen, und mit Worten zu blenden, wo es an richtigen Begriffen fehlt; — er wird sich nicht scheuen, auch von seiner Seite das non liquet auszusprechen und dadurch seiner Wissenschaft das Vertrauen und die Autorität zu begründen. Dass übrigens die Psychopathologie zu einer Wissenschaft herangewachsen ist, die, wenn auch nicht immer, doch im Allgemeinen im Stande ist, über richterliche Fragen, die sich auf einen einflussreichen Umstand beziehen, Auskunft zu geben, kann jetzt ohne Verkennung historischer Thatsachen nicht mehr abgeläugnet oder bezweifelt werden. Der Grad der Sicherheit oder Gewissheit resultirt aber selbstverständlich in den verschiedenen Fällen, weil die Factoren nicht immer genügend sind, um einer Berechnung zur Grundlage zu dienen, verschieden, so dass manchmal an die Stelle der Gewissheit nur Wahrscheinlichkeit oder Unwahrscheinlichkeit treten kann. Das aus der psychopathologischen Untersuchung des Gerichtsarztes hervorgehende Urtheil wird dann in den einschlägigen Fällen nur dahin gehen: dass es entweder wahrscheinlich und bezw. unwahrscheinlich sei, dass der Angeschuldigte zur Zeit der Verübung der incriminirten Handlung psychisch gesund. oder aber psychisch krank war.

§. 514.

Mit der Feststellung der negativen Thatsache psychischer Krankheit oder abnormer Seelenthätigkeit bei einem Angeschuldigten während der Begehung der incriminirten Handlung, ist die Aufgabe für den Gerichtsarzt erschöpft, nicht aber bei dem Gegentheil. Die Beeinflussung einer Handlung durch psychische Krankheit oder abnorme Seelenthätigkeit ist eine verschiedene, so dass man nicht behaupten kann: jeder individuelle abnorme Seelenzustand hebe das Selbstbestimmungsvermögen ganz auf. Auch im Bereiche der Gesetzgebung finden wir dieses anerkannt; so namentlich im §. 152 und 153 des badischen Strafgesetzbuches. Es kommt mithin nicht bloss darauf an, dass es zur Thatsache erhoben sei: es habe ein krankhafter Geistes- oder Seelenzustand eine fragliche Handlung beeinflusst, oder mit andern Worten, es habe dieser einen innern Zwang durch Hemmung der normalen Seelenthätigkeit auf eine Handlung geübt; es wird vielmehr jetzt auch Aufklärung über die Grösse oder den Grad dieses Zwanges erforderlich; es wird nöthig darüber Kenntniss zu erhalten: ob der geübte Zwang die Selbstbestimmungsfähigkeit, — die Freiheit des Wollens ganz, oder nur bis zu dem Maasse unmöglich gemacht hat, in welchem die Strafgesetzgebung einen Grund der geminderten Zurechnung oder einen Strafminderungs- oder aber Strafmilderungsgrund voraussetzt. Wer ist zu dieser Aufklärung competent? Wir behaupten. jedenfalls auch der Gerichtsarzt als psychopathologischer Sachverständiger, da die Frage vom psychologischen Standpunkte aus allein nicht. wenigstens nicht mit Befriedigung lösbar ist. Seine Stellung begreifend, wird der Gerichtsarzt sich bei seinem Urtheile aber nicht von metaphysischen oder selbstgeschaffenen Begriffen von Willensfreiheit leiten lassen; sein Standpunkt ist vielmehr entschieden ein naturwissenschaftlicher — physischer, — den er nicht wohl überschreiten kann, wenn er den Unterschied eines abstracten Begriffes und einer concreten Wirklichkeit fest im Auge behält und wenn er bei seiner Operation Freiheit mit Autokratie identificirt. Während die Metaphysik in ihrer Speculation zur Abstraction des Absoluten fortschreitet, setzt die concrete Wirklichkeit einer Erscheinung Bedingungen voraus; letztere sind wesentlich Schranken und machen es unmöglich, dass die Wirklichkeit jemals absolut hervortrete. Indem nun die Speculation diese Schranken zu überschreiten sucht, und dadurch transcendent wird, sucht die Naturwissenschaft die Schranken zu erkennen und wird eben dadurch empyrisch. Aus den erkennbaren und erkannten Schranken und ihrer Art, die Gegenstand unserer Diagnose der individuellen Seelenstörung waren, wird uns, namentlich durch Hilfe analoger Erfahrung, eine Schätzung des bestehenden Maasses der Selbstbestimmungsfähigkeit und bezw. ihrer ganzen oder nur theilweisen Aufhebung, wenn auch nicht immer, doch sehr oft möglich. Jedenfalls bleibt die Feststellung des Grades und der Gränze mehr oder weniger ein X, wenn sie nicht durch die Psychopathologie erledigt werden kann. Je mehr psychische Krankheitselemente durch den entwickelten Process auftreten, je intensiver die Störung in einzelnen oder allen ergriffenen psychischen oder seelischen Functionen sich kennbar macht, je mehr sie sich aus ihrer eigenthümlichen Ursache erklären lässt, je näher und verwandter die ursachlichen Beziehungen zwischen Handlung und Richtung der psychischen Function nach ihrem psychologischen Character sich aussprechen, um so gegründeter ist im Allgemeinen die Annahme des vollkommenen Verlustes der Selbstbestimmungsfähigkeit mit Ausschluss desjenigen Restes der letzteren, der keinem Geisteskranken fehlt. Es ist hiernach einleuchtend, dass das psychopathologische Urtheil zu seinem Entscheidungsgrunde und Maassstabe nicht den Grad und Umfang der Unvernünftigkeit der Handlung oder irgend eine rein psychologische Thatsache ergreifen darf; die Unvernünftigkeit der Handlung muss sich vielmehr als eine Folge aus dem Grade und dem Umfange der Störung aus pathologischen Gründen erklären lassen. Ist das nicht möglich, so ist ein Urtheil für den Gerichtsarzt nicht zulässig, und er wird sich auf den berechtigten Standpunkt des non liquet stellen, dem Richter die Entscheidung aus rein psychologischen Gründen und Thatsachen oder andern ihm dienlich scheinenden Erkenntnissquellen überlassend.

§. 515.

Die angeführten Grundsätze über die Stellung des Gerichtsarztes in Straffällen, werden durch die Fälle, wo es sich um Dispositionsfähigkeit handelt nicht alterirt. Wo das Selbstbestimmungsvermögen fehlt, mangelt auch das Unterscheidungsvermögen, mangelt die Befähigung, die Folgen seiner Handlung richtig beurtheilen zu können, mag der pathologische Grund in einer auf Depravation oder Defect beruhenden Form der Seelenstörung liegen. Auch hier darf das gerichtsärztliche Urtheil nicht aus dem Grad und der

Art der Unvernünftigkeit oder Demenz abgeleitet werden, die sich in den Handlungen des Betreffenden abspiegelt, so wenig als dies der Fall sein darf bei Fragen über die Zurechnungsfähigkeit jugendlicher Verbrecher, wo es sich um die Befähigung zur Unterscheidung der Strafbarkeit der angeschuldigten Handlung handelt. Für den Arzt kann hier nur der Defect in Anbetracht kommen, der in der körperlichen Entwickelung begriffen ist und den geistigen Defect sofort in weiterer Folge als die hieraus hervorgehende Handlung möglicherweise beeinflusst und im concreten Falle mit Gewissheit oder Wahrscheinlichkeit beeinflusst hat oder nicht. Die Concurrenz des Mangels an Unterricht, Bildung und Erziehung, sowie der eigenthümliche Character seiner übrigen Handlungen, kann zur Erklärung der Thatsachen mehr oder weniger benützungswürdig sein, aber für die Ursache als Quelle der Geistesschwäche, oder wie man den Zustand dann immer nennen mag, bleibt sie für den Gerichtsarzt einflusslos.

Anmerk. Es ist in neuerer Zeit wiederholt zur Sprache gebracht worden, ob es denn auch nothwendig und zweckmässig sei, das Feld der Psychopathologie im Gerichtssaale so fast ausschliesslich den Gerichtsärzten als solchen zu überlassen. Aus verschiedenartigen practischen Gründen hat es gewiss die Regel für sich, und wenn man auch voraussetzen muss, dass bei der ausschliesslichen Behandlung gerichtlich-psychologischer Fälle durch Psychiatriker vom Fache mancher Vortheil errungen, Manches besser gemacht würde, so dürfte doch auch Manches vielleicht nicht besser ausfallen. Die Besorgniss, dass Psychiatriker vom Fach geneigt sein möchten, Geistesstörungen zu suchen und zu finden, wo keine sind, halte ich für unbegründet; mehr bedenklich dürfte dagegen der Umstand sein, dass manchmal ein Systematiker sich zu sehr von seinem Systeme beeinflussen lässt. Bei Neigung, äusserer Anregung und Aufmunterung gelingt es immer einer grössern oder geringern Anzahl von Gerichtsärzten, sich mit der gerichtlichen Psychopathologie näher und bis zu einem brauchbaren Grade vertraut zu machen, so wie auch ihre Studien durch einige klinische Selbstbeobachtungen, wozu sich wohl von Zeit zu Zeit Gelegenheit bietet, zu unterstützen; aber immerhin ist es gewiss als einen Uebelstand anzusehen, wenn Gerichtsärzten, welche nicht die nöthigen Kenntnisse über krankhafte und gesunde psychische Zustände besitzen, Untersuchungen und Begutachtungen zweifelhafter Seelenzustände anheim gegeben werden müssen, — und leider ist dies nicht so selten der Fall. Man wird versucht, in Deutschland den Grund zum Theil in einer gewissen Indolenz gegen die gerichtliche Medicin zu suchen; denn sonst wäre es unerklärlich, wie es kommen kann, dass an manchen Orten auf die Herstellung eines tüchtigen theoretisch-practischen Unterrichts an den Universitäten so wenig Rücksicht genommen wird. Und dann, welche Anerkennung findet endlich im Allgemeinen die gerichtlich-medicinische Thätigkeit in der Praxis? Wenn man z. B. in einer Taxordnung ein gerichtlich-medicinisches Gutachten — und unter diese Categorie gehört auch ein gerichtlich-psychopathologisches — mit 3 fl. Belohnung in Aussicht gestellt sieht, so wird Einem freilich die Ansicht aufgedrungen: entweder fordere man vom Gerichtsarzte nicht viel, oder man schlage seine Leistungen eben nicht hoch an. Man pflegt in anderen Dingen gerne in das Ausland zu blicken; man thue es auch einmal in dieser Richtung; man sehe in das Land der practischen Lebensanschauung, wo die gerichtliche Medicin in hohem Ansehen steht, — man blicke nach England. — In den vereinigten Staaten von Nordamerika wird in den bezüglichen Fällen jeder vorgeladene Arzt zuerst vom Gerichte befragt, ob er sich für sachverständig halte, und wenn er dies bejaht, was keineswegs immer geschieht, zu weitern Erklärungen darüber veranlasst, auf welche Studien und Erfahrungen er diese Annahme gründe, und insbesondere, wie viele Geisteskranke er ungefähr beobachtet habe. — Dass man in jedem gerichtlichen Falle wegen der Zurechnungsfähigkeitsfrage, wenn sie wegen abnormen psychischen Zuständen auftauchen muss, einen Psychiater vom Fache in Anspruch nehme, ist gewiss nicht nothwendig und würde für den eigentlichen Berufskreis der letztern zu störend wirken; in ausserordentlichen und hochwichtigen Fällen aber sollte dieses wohl geschehen. Einstweilen dürfte die Sorge für die Bildung und Förderung brauchbarer Gerichtsärzte gerechtfertigt erscheinen.

§. 516.

Nach dieser Auffassung der Stellung der gerichtlichen Psychopathologie, erledigt sich unschwer die Frage: ob es noch in die Aufgabe des Gerichtsarztes gehöre und der Aufklärung dienen könne, sich direct über die Zurechnungsfähigkeit d. h. über ihr Vorhandensein oder nicht Vorhandensein auszusprechen? Der Gerichtsarzt darf nicht nur, sondern er soll den Begriff der rechtlichen und, wenn man denn eine künstliche Trennung machen will, auch den der psychologischen Zurechnungsfähigkeit, — wobei übrigens beiläufig gesagt, für Viele grosse Gefahr vorhanden ist, sich in die moralische Zurechnungsfähigkeit zu verwirren — klar und fest im Auge haben; die Zurechnungsfähigkeit ist ja das eigentliche Ziel, um das es sich vorerst handelt. Auf dem Wege zu diesem Ziele begegnet der Gerichtsarzt dem Richter durch den Abschluss und die Lösung seiner psychopathologischen Aufgabe auf dem Boden der concreten psychologischen Thatsachen, indem er den Ursprung des Motivs der Handlung aus einer krankhaften, auf den Handelnden also einen innern Zwang übenden Ursache, nachgewiesen hat. Es erübrigt sonach zunächst nichts mehr, als die Deutung und Beziehung des vom Gerichtsarzte erschlossenen und gegebenen Materials, welches die Eigenschaft einer Thatsache haben kann, für den gegebenen Rechtsfall. Welches Interesse kann aber die Psychopathologie hieran haben? Der Endzweck ist ein rechtlicher, die Anwendung und richtige Deutung der Thatsachen für den Endzweck kann ohne Anomalie desshalb nur durch den Richter, als den rechtlich Sachverständigen, wenn man so will, geschehen. Nur die rechtliche Zurechnungsfähigkeit hat Interesse und Erfolg; sie setzt aber nicht eine von der Psychopathologie zu gebende rein psychologische Zurechnungsfähigkeit voraus, sie ist vielmehr ein einheitlicher und von der psychologischen Seite unzertrennbarer rechtlicher Begriff. Die Analogie des Geschwornen kann für den Gerichtsarzt hier nicht in Anspruch genommen werden; denn der Gerichtsarzt ist wissenschaftlicher Techniker, aber kein Geschworner. Dem Richter steht die Psychologie als Wissenschaft ebenso zu Gebot, wie dem Arzte, aber die Art der Anwendung ist eine andere und es ist, wie wir bereits schon oben bemerkt haben, kein Grund vorhanden, dem Gerichtsarzte ein grösseres Maass von psychologischen Kenntnissen beizulegen, so dass er dem Richter in dem Ausspruche des Vorhandenseins oder des Mangels der psychologischen Zurechnungsfähigkeit ein Rathgeber sein, oder nach Umständen eine Eselsbrücke bauen müsste, was doch sicher keine Rechtsregel ist. — Gehen wir nur wenige Schritte in das Gebiet der Strafrechtspraxis, um uns von der Unstatthaftigkeit und Erfolglosigkeit des Grundsatzes zu überzeugen, dass der Gerichtsarzt sich über das Factum der „psychologischen Zurechnungsfähigkeit" aussprechen müsse. Findet der Gerichtsarzt bei dem Angeschuldigten keinen abnormen Seelenzustand, so müsste er sein Urtheil dahin geben: der Angeschuldigte ist zurechnungsfähig. In der negativen psychopathologischen Thatsache liegt aber hier nur ein eventuelles Moment der Zurechnungsfähigkeit; denn angenommen, es habe der Angeschuldigte im Nothstande gehandelt, so wird der Richter Zurechnungsfähigkeit annehmen und aussprechen. Hat sich der Gerichtsarzt nach Sachlage dahin ausgesprochen: der Angeschuldigte befand sich im Momente des Handelns in einem krankhaften Seelenzustande, welcher aus psychopathologischen Gründen die Handlung beeinflussen musste, so wird es dem Richter, der übrigens, wie wir bereits bemerkt haben, berechtigt ist, dem Arzte in seinem Operate in der logischen Seite kritisch zu folgen, nicht einfallen, den wissenschaftlich-technischen exact nachgewiesenen Thatbestand der Geisteskrankheit zu ignoriren und den Geisteskranken für einen gesunden Menschen zu erklären. Resultirt dann weiter hieraus der psychisch krankhafte Character des Motivs der Handlung, wozu, fragen wir, bedarf es jetzt noch der gerichtsärztlichen Interpretation der Thatsache für eine psychologische Zurechnungsunfähigkeit? Das aber lässt sich nicht läugnen: es kann diese nutzlose Erweiterung der gerichtsärztlichen Competenz Anlass werden zu irrigen Ansichten und Aussprüchen des Gerichtsarztes, indem er mehr folgert und in sein Zurechnungsfähigkeitsurtheil mehr aufnimmt, als die psychischen und pathopsychologischen Thatsachen erlauben. Nicht immer lässt sich der abnorme oder krankhafte Zustand vollkommen und exact erforschen und aufklären; es bleibt vielmehr das Eine oder das Andere oft zweifelhaft, oder es besitzt nur den Character der Wahrscheinlichkeit Dies ist aber an und für sich und besonders auch bei Geschwornen von möglich nachtheiligen oder irrigen Folgen; denn die richtige physische Thatsache kann in ihrer weitern Deutbarkeit für den Richter an Werth einbüssen und das irrige Urtheil, dessen Eindruck auf die Geschwornen sich nicht immer corrigiren lässt, kann bei diesen eine unrichtige Ansicht oder Ueberzeugung begründen. Wie weit in solchen gerichtsärztlichen Aussprüchen über Zurechnungsfähigkeit der Irrthum gehen kann, darüber steht mir eigene Beobachtung zu Gebot. In einem Falle wiess der Schwurgerichtspräsident ein derartiges unrichtiges und psychopathologisch gar nicht begründetes Urtheil: „ich halte die Angeschuldigte nicht für zurechnungsfähig,“ mit der treffenden Bemerkung zurück: „darüber werden die Geschwornen entscheiden.“ Nichtsdestoweniger scheint mir der gerichtsärztliche Ausspruch auf den Wahrspruch der Geschwornen Einfluss geübt zu haben. — Die Ergebnisse aus den Gerichtssälen weisen übrigens zur Evidenz nach, dass sich an die gerichtsärztlich formulirten Aussprüche der Zurechnungsunfähigkeit nicht immer Straflosigkeit des Angeschuldigten knüpft. Würde der Präsident eines Schwurgerichts in einem besonders schwierigen und dunkeln Straffalle einen anerkannt tüchtigen Gerichtsarzt ausnahmsweise zur Aeusserung seiner Ansicht über die psychologische Zurechnungsfähigkeit des Angeschuldigten veranlassen, so hat es der Präsident in seiner Hand, die ausgesprochene Ansicht nicht weiter erfolgreich werden zu lassen, als sie es werden soll und darf. Es kann und wird dies aber den sonst richtigen Standpunkt des Gerichtsarztes nicht verrücken, wornach die psychologische Zurechnungsfähigkeit nicht mehr einen innerhalb seines Gutachtens fallenden Ausgangspunkt seines Operats bildet, dass sie ihm vielmehr nur zu einem Orientirungspunkte zu dienen hat, zu dessen Erreichung er das in seiner technisch-wissenschaftlichen Befähigung liegende Material als eine Thatsache, als ein Mittel zum Zwecke liefert.

Anmerk. Eine Modification in der gerichtsärztlichen Stellung kann durch die Strafgesetzgebung eines Landes veranlasst werden, ohne dass man dies aber gerade für eine Nothwendigkeit erklären müsste. So bestimmt der §. 71. des badischen Strafgesetzbuches: „Die Zurechnung ist ausgeschlossen durch jeden Zustand, in welchem das Bewusstsein der Strafbarkeit der Handlung oder die Willkühr des Handelnden fehlt.“ So viel ich weiss, ist das badische Strafgesetzbuch unter den neuerern Strafgesetzgebungen die einzige, welche über den Mangel an Zurechnungsfähigkeit ein allgemeines und bestimmtes Princip aufgestellt hat Es kann hier nicht Gegenstand der Erörterung sein, ob und in wie weit dieses Princip ein richtiges ist; so viel steht aber fest, dass mit Rücksicht auf die weitern §§. 75, 76, 77 und 79 dem Gerichtsarzte ein Anlass gegeben wird, in seiner Procedur bis zu dem Puncte vorzudringen, dass er den Zustand als einen solchen erklärt, wobei das Bewusstsein der Strafbarkeit der Handlung oder die Willkühr des Handelnden gefehlt habe. Damit ist die Zurechnungsunfähigkeit ausgesprochen und, wenn der Gerichtsarzt diesem noch zufügt, dass im vorliegenden Falle die Zurechnungsfähigkeit aufgehoben, oder mit Bezug auf §. 153. beschränkt worden sei, so erfüllt er abgesehen von seiner Berechtigung hiezu, die ihm der § 88. der gerichtlichen Wund- und Leichenschauordnung einräumt, nur eine im Gesetze liegende Form.

§. 517.

Ob der Mensch überhaupt willensfrei sei, ist für den Arzt im Gerichtssaale eine eben so müssige Frage, als diejenige, ob der Wille, wie jetzt die meisten Psychologen und Physiologen anzunehmen scheinen, sich lediglich auf das Begehrungsvermögen reduciren lasse. Die Strafgesetzgebung setzt einmal die menschliche Willensfreiheit voraus, und nach dieser Voraussetzung hat sich der Gerichtsarzt zu richten; was dieser oder jener Philosoph, dieser oder jener Rechtslehrer von der menschlichen Freiheit für eine Ansicht habe, darf ihn nicht berühren.

Anmerk. Die Freiheit des Menschen in seinem Wollen ist keine absolute. Die Strafgesetzgebungen selbst erkennen eine Beschränkung an, sonst würden sie z. B. das Verschulden beim Todschlag nicht geringer strafwürdig anerkennen, als beim Mord. Aber auch der Arzt kann die Freiheit des Menschen nicht als eine von letzterm unzertrennbare fundamentale Eigenschaft auffassen; sie erscheint ihm vielmehr als die allgemeine menschliche Aufgabe, die jedes Individuum für sich in besonderer persönlicher Weise löst und zwar mehr oder minder unvollkommen, je nachdem es die Selbstherrschaft über Denken und Wollen zur grösseren oder geringeren Vollkommenheit entwikelt. Alle menschlichen Zustände fallen desshalb zwischen zwei Gränzen, die wir nicht positiv, sondern nur negativ bezeichnen können; — in keinem Menschen kommt die absolute Freiheit zu Tage und in keinem ist die Fähigkeit zur Selbstbeherrschung gänzlich erloschen. Es giebt also in Wirklichkeit keinen Gegensatz zwischen freien und unfreien Zuständen, sondern alle menschlichen concreten Zustände sind mehr oder weniger freie, mehr oder weniger unfreie.

(Vgl. Neumann, Lehrb. d. Psychiatrie. Erlangen, 1859. S. 16.) — Die Freiheit des Menschen beruht daher in Abstracto in der Möglichkeit der Beherrschung seiner Gefühle, indem er deren ausschliessliches Eingreifen in sein Denken und Wollen zu verhindern vermag; der Grad, bis zu welchem der individuelle Mensch diese Selbstbeherrschung in sich zur Wirklichkeit bringt, stellt sein persönliches Maass der Freiheit dar. — Wenn die Strafgesetzgebung nur dasjenige Maass der Willensfreiheit voraussetzt, welches der Forderung des Strafgesetzes entspricht, so verlangt es damit von dem Menschen jedenfalls keine Tugend, sondern lediglich, dass er diejenigen Handlungen unterlasse, die durch das Gesetz selbst verboten sind, und deren Begehung Strafe nach sich zieht. Das badische Strafgesetz, welches — §. 71. — den Mangel der Zurechnungsunfähigkeit nicht nur an das Fehlen des Bewusstseins der Strafbarkeit einer Handlung, sondern auch an das Fehlen der Willkühr bindet, versteht, nach den Motiven der Regierung (Vgl. Thilo, Strafgesetzbuch f. d. Grossherzogthum Baden. S. 108.) unter „Willkühr" das Vermögen, „sich nach sittlichen Vorstellungen zu bestimmen," und als gleichbedeutend mit Freiheit, wobei aber freilich nur von einem juristisch freien Willen die Rede sein kann, wesshalb weder die thierische Willkühr, noch die rein moralische Freiheit zur Grundlage der Zurechenbarkeit gemacht wird. Von der thierischen Willkühr, als dem blossen Vermögen der Wahl zwischen dem stärkern und dem schwächern sinnlichen Antriebe; von der menschlichen Willkühr als einer immer noch thierischen, die nur durch einen höhern Grad geistiger Kräfte in ihrer Thätigkeit geleitet wird; und von der rein moralischen Freiheit, als dem Vermögen, unabhängig von allen äusseren sinnlichen Besitmmungsgründen und gegen dieselben, seinen Willen zu bestimmen, in ihrer reinen Existenz und Grösse daher juristisch nicht erkennbar ist; — unterscheidet das Gesetz die juristische Willensfreiheit. Die Existenz der moralischen Freiheit wird zwar im Rechtsverhältnisse als Grundlage vorausgesetzt, aber sie wird ganz ebenso wie der, wenigstens mit auf sittlicher Achtung der persönlichen Würde und Bestimmung beruhende, rechtliche Wille selbst durch juristische Präsumtion juristisch erkennbar. „Wo die Möglichkeit einer Präsumtion moralischer Willensfreiheit aufhört, da hört eben desshalb alle juristische Zurechnung auf". — Was die andere Bedingung der Zurechenbarkeit betrifft, — Bewusstsein der Strafbarkeit der Handlung —, so muss der Handelnde in einem solchen persönlichen Zustande handeln, in welchem das für eine freie rechtliche Handlungsweise nöthige Bewusstsein von Recht und Unrecht und von der Natur seiner Handlung nicht aufgehoben war, so dass er seine Handlung als rechtswidrig oder strafwürdig erkannte, oder doch dieselbe als rechtwidrig und strafbar hätte erkennen können. Wenn nun Zustände vorhanden sind, welche entweder die Willkühr, als Vermögen des Subjects, sich in seinen Handlungen nach sittlichen Vorstellungen zu bestimmen, sei es durch äussern unwiderstehlichen Zwang oder durch innere krankhafte Zustände, aufheben; oder in denen das Bewusstsein der Strafbarkeit der Uebertretung nicht statt findet, z. B im Zustande des Nachtwandelns, oder indem das handelnde Subject mit gewissen Eigenschaften eines Gegenstandes unbekannt ist, z. B. dass solcher als Gift wirke; — so ist die Zurechnung ausgeschlossen.

§. 518.

Jede That muss einen Beweggrund — Motiv — haben, sie muss durch ein ausser ihr liegendes psychisches Etwas hervorgerufen worden sein. Die Art des Motivs vermag zwar mit Vergleichung und Berücksichtigung der sämmtlichen Umstände, über den gesunden oder krankhaften Ursprung desselben mehr oder weniger Aufschluss zu geben; allein dass die Thaten der Geisteskranken sich dadurch von den Thaten der Gesunden unterscheiden, dass jenen das Motiv fehlt, ist nicht richtig und mindestens ungenau erscheint die Voraussetzung eines nicht zureichenden Motivs bei Handlungen Geisteskranker. Der Unterschied im Motiv liegt vielmehr darin, dass es bei demselben Menschen im gesunden Zustande kein Motiv gewesen wäre. Eine aus krankhafter Wahnvorstellung hervorgegangene Tödtung z. B. enthält den Beweggrund der That, beim gesunden Menschen würde aber dieselbe Vorstellung nicht Motiv geworden sein. Wenn das Motiv nicht das unmittelbare Erzeugniss der psychischen Störung ist, so kann es sogar den Character der Vernünftigkeit ausdrücken und keine Wahnvorstellung sein; durch den geisteskranken Boden aber, aus dem es entspross, führt es zu der That, die der gesunde Mensch unterlassen hätte. Der Geisteskranke verübt z. B. auf einen an sich unbedeutenden äusseren Anlass an dem Urheber desselben eine schwere oder tödtliche Körperverletzung. Eine im höchsten Grade oder auffallend irrige Vorstellung, worin der Beweggrund ruht, ist noch kein Merkmal der aufgehobenen oder beschränkten Selbstbestimmungsfähigkeit, selbst wenn sie die grösste Aehnlichkeit mit einer wirklichen Wahnvorstellung hat; sie wird dies aber entschieden, wenn sie mit psychischer Störung in ursachlichen Verband getreten ist. Man wird darum noch keinen Grund haben, die Willensautokratie und damit das freie Selbstbestimmungsvermögen als aufgehoben anzunehmen, wenn z. B. bei einem rohen, in seiner Erziehung vernachlässigten, zu Affecten geneigten oder leidenschaftlichen Menschen eine irrige Vorstellung als Motiv der That sich geltend macht, selbst wenn aus der Handlung klar wird, dass der Handelnde sich kein sicheres oder richtiges Bild von dem Zusammenhange seiner Vorstellung und des damit verknüpften Begehrungstriebes zu dem Sitten- und Rechtsgesetze gemacht hat, indem darin noch kein Criterium für den Verlust des Erkenntnissvermögens für die möglichen Folgen der That und deren Strafbarkeit liegt, mag diese Erkenntniss auch nur in einem Ahnen bestehen. Gerichtsärzte, die ihre Aufgabe nicht scharf im Auge haben, werden hier leicht versucht, das obwaltende Verhältniss zu missverstehen und aus dem psychologischen Character der Handlung auf eine pathologische Ursache zu schliessen, anstatt zu erforschen, ob der irrigen Vorstellung ein krankhaft psychischer Grund unterstehe. Aehnlich verhält es sich bei Beweggründen politischer und religiöser Art, wobei sogar bei dem Handelnden der weitere Wahn herrschen kann, dass die Vorsehung den Handelnden zur Verwirklichung ihrer Absichten ausersehen hat, oder dass die gesetzliche Strafwürdigkeit der That, deren Erkenntniss sogar ganz klar wird, die Lust und das Begehren zur Verübung derselben noch steigert, indem die Vorstellung eines höhern Werths durch die Aufopferung für den vermeintlich edlen Zweck, erzeugt wird. — Die Unverständlichkeit des erforschten und angenommenen Motivs berechtigt für sich noch nicht zum Schlusse seines Ursprungs aus psychischer Störung — Krankheit — und bezw. mangelnder Willensfreiheit, welche die Zurechnungsfähigkeit aufhebt. Abgesehen davon, dass die Motive nicht bei allen Menschen mit gleicher Klarheit zu erforschen sind, kann einem Einzelnen etwas noch ganz verständig scheinen und mit völliger Willkühr behandelt werden. Darum lässt auch die scheinbare Geringfügigkeit des Motivs im Verhältnisse zur Grösse oder Bedeutung der That, noch keinen Schluss auf eine abnorme psychische Beeinflussung zu, wenn gleich dieses Moment geeignet ist, uns zu einer genauen Untersuchung und Prüfung der vorliegenden psychischen Verhältnisse zu veranlassen. Wenn Jemand, um zur Befriedigung sinnlicher Genüsse sich einige Groschen Geld zu verschaffen, einen Andern tödtet, so beruht das Motiv a priori noch nicht auf einer krankhaft psychischen Ursache; anders verhält es sich aber, wenn ein Mensch die Vorstellung hätte, das durch Tödtung zu erhaltende wenige Geld als Almosen zu verwenden. Hierdurch würde ein gerechtfertigter Anlass zur Einleitung einer psychopathischen Untersuchung gegeben sein, weil das Verhältniss der Beschaffenheit des Motivs zu der Handlung als Mittel zur Befriedigung des Beweggrundes, als ein absolut unverständliches erscheint, und seine Erklärung vielleicht in dem Ergebnisse der psychopathologischen Untersuchung findet.

§. 519.

Bei der Untersuchung und Beurtheilung der Motive aus fraglicher Geisteskrankheit und der daraus hervorgegangenen Verbrechen, ist vor Allem im Auge zu behalten, dass die Seelenthätigkeit eines Geisteskranken nicht regellos, gleichsam ein Chaos sei, woraus die Handlungen ohne Gesetz und Regel entspringen; am allerwenigsten darf man in eine solche Voraussetzung das Criterium für den abnormen psychischen Ursprung der Handlung verlegen, da es unzweifelhaft feststeht, dass eine psychische Krankheit Methode zeigen könne, dass der Kranke selbst Recht und Unrecht zu unterscheiden vermochte. Bekanntlich kommt es im sog. partiellen Wahnsinn vor, dass der Kranke über die meisten Dinge verständig redet, wenn Gemüthtsstörungen vorherrschen, die Intelligenz dagegen verhältnissmässig wenig gestört ist, ferner auch da, wo es den Anschein hat, als sei seine incriminirte Handlung bei einem Geisteskranken lediglich aus einem normalen Zwecke oder Affecte hervorgegangen. Es ist dann ferner zu berücksichtigen, dass die *Motive verbrecherischer Handlungen von Geisteskranken* zunächst *an und für sich normale* oder *abnorme* sein können, und dass erstere im Allgemeinen Geisteskranke leichter zu unerlaubten oder verbrecherischen Handlungen zu treiben vermögen, als Gesunde, und dass alle die verschiedenen Motive, aus denen bei Gesunden verbrecherische Handlungen hervorgehen, sich möglicherweise auch bei Geisteskranken entwickeln und mit egoistischen Zwecken verbunden sein können. Endlich können bei Geisteskranken bei der obwaltenden verminderten Widerstandsfähigkeit aus an sich normalen Motiven, Handlungen verbrecherischer Art entstehen, wenn nur sehr geringe Anreize, selbst durch blosse Einfälle statthaben, die man unbegreiflich finden müsste, wollte man nur den Anreiz dazu ins Auge fassen und nicht auch die durch die psychische Störung untergegangene Befähigung für Pflichtgefühl und vernünftige Ueberlegung, welche im gesunden Zustande, gleichsam durch Gegenreiz, den erforderlichen Widerstand geübt haben würden. Aber auch bei gesunden, sittlich verderbten und sehr leichtfertigen Verbrechern kann Aehnliches wie bei Geisteskranken vorkommen, indem bei ihnen die sittliche Widerstandsfähigkeit verloren ist, sie sich daher durch Unbedachtsamkeit über die Furcht vor der Strafe hinwegsetzen. Derartige Verderbtheit darf übrigens eben so wenig als Geisteskrankheit, eine blosse Voraussetzung sein, soll die verbrecherische That ihre Erklärung finden; Geisteskrankheit muss vielmehr wirklich und als zureichend vorhanden, nachgewiesen werden. Letzteres hat überhaupt für alle Affecte Geltung, die als Motiv einer Handlung angesehen werden wollen und es müssen dieselben überdiess sowohl im Character des Handelnden begründet, als auch schon vor der That für den fremden

Beobachter oder den Handelnden selbst erkennbar gewesen sein. Andernfalls fehlt es an der Berechtigung, die That aus dem Affecte und dem darauf gründenden Motiv herzuleiten. — Das auf Muthwillen gründende Motiv verbrecherischer Handlungen, als einem blossen Trieb zu handeln, entspringt nicht nothwendig bloss aus einem normalen Geisteszustande, sondern kann auch bei Geisteskranken, wenigstens als annähernd normal vorkommen. Als ein erhöhter Trieb erscheint der Muthwille bei Aufregungen, Tobsucht und Präcordialangst, wo dann die Handlungen ihre Entstehung keinem bestimmten Zwecke oder Interesse, sondern nur einem Einfalle oder irgend einem geringfügigen Anreize bei gleichzeitigem Mangel an Widerstand verdanken. Die Zerstörungstriebe Tobsüchtiger sind übrigens ihrer Richtung nach oft lediglich äusserlich bedingt und keineswegs immer durch bestimmte Zwecke oder durch Affecte verursacht; ebensowenig braucht dann dabei eine muthwillige Stimmung zu herrschen. — Um daher für das Motiv aus Muthwillen bestimmte Anhaltspuncte zu gewinnen, muss die Ueberzeugung gewonnen werden können, dass bei der Handlung eine Art freudiger Erregtheit oder gehobener Stimmung vorausgieng, wobei zu berücksichtigen ist, dass mit Ausnahme der Freude und der Rachsucht alle Affecte, vorzüglich aber die deprimirenden, das Begehen einer muthwilligen Handlung unmöglich machen; dass von einem bedachtsamen und gutartigen Menschen ein plötzlich aus Muthwillen verübtes Verbrechen nicht zu erwarten steht; dass ferner auch ernste Charactere in Muthwillen verfallen können, dagegen bei Handlungen, welche nicht bloss muthwillig, sondern zugleich bedachtlos und boshaft sind, stets eine Erklärung dieser Eigenschaften aus dem Character des Handelnden nothwendig wird. Den Muthwillen als einen blossen Drang, seine Persönlichkeit geltend zu machen, zu definiren oder darin aufgehen zu lassen, ist unzulässig, da dieser hypothetische Drang sich von dem Muthwillen durch den Mangel der characteristischen angeregten, gehobenen und ausgelassenen Stimmung wesentlich unterscheidet (Willers-Jessen) und sich am Ende auf alle kranken und gesunden Handlungen anwenden liesse. Dass Angst selbst bei Gesunden, — wenigstens relativ Gesunden — unüberlegte, ja sogar sinnlose Handlungen veranlassen könne, ist bekannt.

§. 520.

Wenn ein Motiv die Eigenschaft eines an sich abnormen erhalten soll, so muss es Product einer Geisteskrankheit sein und mit oder nach dem Ausbruche dieser auftreten, und die concrete

Möglichkeit der Diagnose wird von der concreten Möglichkeit der Unterscheidung von psychischer Gesundheit und Krankheit abhangen, was bekanntlich in einzelnen Fällen schwierig oder auch gar nicht erreichbar sein kann. Wie die Gesunden gehen die krankhaften oder abnormen Motive von Zwecken, Begierden, Affecten und Leidenschaften, und zwar bald von einem dieser allein, oder in Verbindung aus. Das Verhältniss des Motivs zu der Handlung des Kranken erleidet durch die verschiedenen individuellen Krankheitsarten verschiedene Modificationen; doch scheinen im Allgemeinen **krankhafte Begierden** am wenigsten verbrecherische Handlungen von Geisteskranken zu motiviren. Da sich die Leidenschaften Geisteskranker in der Regel auf normale und jetzt nur entfesselte Begierden zurückführen lassen und die lebhafte Freude, die sich bei der Befriedigung solcher leidenschaftlichen Triebe und bei dem Gelingen der auszuführenden That zu zeigen pflegt, sich einerseits ganz natürlich und befriedigend durch die Lust am Gelingen einer leidenschaftlich begehrten und beabsichtigten Handlung überhaupt erklären lässt, und anderseits die Leidenschaft und das Ziel der Handlung durch die wesentliche Einwirkung der Art der psychischen Erkrankung darauf, ebenfalls ihre Erklärung findet: so ist die Annahme einer **abnormen specifischen Begierde**, wie z. B. die Feuerlust oder Feuerschaulust bei Brandstiftungen, zur Zeit wenigstens, nicht gerechtfertigt. — Die **krankhaften Affecte**, welche häufiger als Leidenschaften. Motive der Handlungen Geisteskranker werden, unterscheiden sich von den normalen im Allgemeinen nur durch leichtere Erregbarkeit, längere Dauer und grössere Heftigkeit; auch werden sie leichter Veranlassung zu Handlungen. Die blosse Nachweisung der Thatsache, dass ein derartiger Affect vorliege, genügt aber noch nicht, weder für die Annahme eines normalen noch abnormen Motivs einer Handlung. — In den **krankhaften Ideen** liegen häufig Motive verbrecherischer Handlungen, wenn auch nur dadurch, dass sie Affecte, wie namentlich Rachsucht erzeugen, und so die Ursachen von mörderischen Anfällen und Tödtungen werden. Der Wahn, verfolgt, bedroht oder beschädigt zu werden, kann dann nicht bloss Rachsucht, sondern auch direct die Absicht erzeugen, aus Nothwehr die Feinde zu tödten. — **Hallucinationen** und **Illusionen** scheinen für die Erzeugung abnormer Motive am einflussreichsten zu wirken und in ersterer Beziehung kommt diese Eigenschaft am meisten den **Gehörshallucinationen** zu, da sie den Kranken nicht allein unmittelbar verkehrte Ideen eingeben, sondern ihnen sehr häufig zugleich eine Art von moralischem Zwang anthun, diesen Ideen gemäss zu handeln. Dabei darf aber nicht ausser Acht bleiben, dass blosse Angaben von Stimmenhören, insbesondere auch das Vernehmen von innern Stimmen, wodurch die Verübung dieser oder jener verbrecherischen Handlung befohlen wurde, wirkliche Gehörshallucinationen seien; sehr lebhaftes Denken kann schon innerliche Stimmen erzeugen, die einen objectiven Character anzunehmen vermögen Auch liegen einige seltene Beobachtungen darüber vor, dass psychisch Gesunde wirkliche Hallucinationen hatten, doch können erstere auch nur so lange als gesund angesehen werden, als sie im Stande sind, die Hallucinationen als Sinnestrug zu erkennen; so bald dieses Vermögen aufhört, besteht Geisteskrankheit. Uebrigens bemerkt man auch an einzelnen wirklich Geisteskranken die Befähigung, den Sinnestrug zu erkennen, was aber nicht abhalten kann, die Sinnestäuschungen im Allgemeinen zu den sichersten Kennzeichen der Geisteskrankheiten zu zählen und dass das Fortbestehen der psychischen Gesundheit neben ihnen in irgend einem concreten Falle, sehr sorgfältig nachgewiesen werden muss, wenn diese Annahme Glaubwürdigkeit haben soll. „Wenn dennoch bei gerichtlichen Verhandlungen die Sinnestäuschungen mitunter. namentlich von Juristen, als etwas irrelevantes bezeichnet werden, weil sie ja auch bei Gesunden vorkämen, so ist das gewiss zu tadeln. Es giebt vielmehr eine Anzahl abnormer psychischer Zustände und Symptome, deren Vorkommen eine so starke Präsumtion für die Existenz einer Geistesstörung abgiebt, dass neben ihnen nicht, wie gewöhnlich, die psychische Gesundheit, sondern die psychische Krankheit so lange vorausgesetzt werden muss, bis das Gegentheil erwiesen ist; dahin gehören z. B. lucide Intervalle, häufige epileptische Anfälle und vor Allen gerade die Sinnestäuschungen. Welchen Einfluss die Richter solchen Präsumtionen auf ihr Urtheil einräumen wollen, muss freilich dahin gestellt bleiben; dass sie aber in der Wissenschaft gelten, beweist die Sorgfalt. mit welcher die Thatsache, dass bei Sinnestäuschungen wirkliche psychische Gesundheit vorkommen könne, in guten wissenschaftlichen Werken nachgewiesen wird. Um dies nicht misszuverstehen, muss man bedenken, dass alle menschlichen Urtheile strenge genommen nicht eine absolute, sondern nur eine mehr oder minder wahrscheinliche Richtigkeit haben und dass jene Präsumtion gerade auf starken Wahrscheinlichkeitsgründen beruht." (Willers Jessen). Was die Diagnose der Sinnestäuschungen bisweilen höchst schwierig macht, ist der Umstand, dass sie von den Kranken verhehlt oder von der Umgebung nicht beobachtet werden. Anhaltspunkte können in solchen Fällen die eigenthümliche Verschlossenheit, das unheimliche Wesen und das häufige heimliche Lachen und leise Flüstern u. dergl. solcher verdächtiger Personen geben.

Anmerk. Man hat die Beweggründe auch in innere und äussere getheilt. Zu den letztern gehören z. B. Nothstand, Gefahr für Leib und Leben, Anstiftung, Ueberredung, Zwang, Befehl u. dgl., während das innere Motiv immer von den im Begehrungsvermögen wurzelnden Trieben ausgeht. Wesentlich verschieden vom Beweggrunde ist die Absicht und der Vorsatz. Vorsatz ist der Entschluss, eine That, und böser oder strafwürdiger Vorsatz der Entschluss, eine gegen das Gesetz verstossende That zu vollbringen; Beweggrund dagegen ist der im innern oder äussern Antrieb liegende Ausgangspunkt der Psyche zu der That. Unter Absicht ist das Ziel zu verstehen, welches der Handelnde und bezw. der Verbrecher durch seine That zu erreichen sucht.

Zustände, die als Merkmale gestörter — aufgehobener oder beschränkter — Willensfreiheit in Anfrage kommen können.

§. 521.

Darüber ist alle Welt einig, dass Geisteskrankheit den Menschen der freien Willenslenkung mehr oder weniger und selbst ganz berauben könne, obgleich die Ansichten sogleich auseinander gehen, wenn wir einen festen Begriff von Krankheit überhaupt oder von Geisteskrankheit insbesondere verlangen. Die gerichtliche Psychopathologie in ihrer practischen Seite muss desshalb von der Aufstellung eines allgemeinen Begriffes von Geisteskrankheit Umgang nehmen und gewisse Zustände feststellen, welche sich durch Abweichung von der Norm in einer gewissen, nicht näher zu bezeichnenden Breite — der Gesundheitsbreite — durch characteristische Merkmale offenbaren, und die Willensthätigkeit beim Handeln nach wissenschaftlicher Einsicht und Erfahrung beeinflussen. Es ist dadurch zwar der gerichtlichen Medicin und bezw. der gerichtlichen Psychopathologie noch kein absolut fester Boden für ihre practische Wirksamkeit und Thätigkeit gegeben; allein in dem verwirrenden Streite der Meinungen, Theorien und Ansichten ist dieser Standpunkt immer noch der relativ sicherste und für die Rechtspflege der am wenigsten gefährdende. Begreiflich können wir uns hiebei an kein System und an keine der verschiedenen Eintheilungen der Geisteskrankheiten halten, aber wir sind nicht gehindert, gangbare Benennungen von Krankheitszuständen, nach diesem und jenem Autor, zu berücksichtigen oder nach Maassgabe der erforschten Thatsachen zu benützen und zu verwerthen. Aus den vorhandenen positiven und negativen

Symptomen eines gegebenen Falles schliessen wir auf Störung der psychischen Thätigkeiten, so wie auf die Art der Störung der psychischen Functionen, und die wissenschaftliche Combination und Deutung dieser Symptome mit Rücksicht auf die gesammte pathologische und ätiologische Grundlage, ist der Schlüssel zur Erkenntniss eines psychischen Zustandes und zu seiner Verwerthung für den gerichtlichen Zweck. Wir werden hiernach in jedem gerichtlichen Falle, wo es sich um das Vorhandensein oder nicht Vorhandensein der freien Willenslenkung oder einer Beschränkung derselben durch psychische Krankheit handelt, unser wissenschaftliches Urtheil dahin abzugeben haben: ob ein, nicht mehr in die Gesundheitsbreite fallender und bezw. krankhaft psychischer Zustand vorliege oder nicht; ob und in wie weit er die Willensthätigkeit bei der fraglichen Handlung hemmend oder aufhebend beeinflusst habe, und werden unser Urtheil durch die vorliegenden Thatsachen und durch die Erklärung der Art ihres Zusammenhanges mittelst psychopathologischer Deduction begründen. Ob damit die Wahrheit der gesammten Thatsache erschöpft worden sei, kann uns nicht weiter berühren; der Richter mag dies soweit als ihm möglich von seinem Standpunkte aus beurtheilen; — wir haben unsere Aufgabe gelöst.

§. 522.

Man hat und mit Recht die Beschränkung oder Aufhebung des freien Selbstbestimmungsvermögens als wesentliches Merkmal der psychischen Erkrankung aufgestellt; allein damit ist für die Diagnose psychischer Störung auf dem Felde der Praxis nicht viel gewonnen; der Mangel oder die Beschränkung des freien Wollens tritt uns nicht als ein pathologisches Symptom entgegen, sein Dasein oder Mangel ist ja die zu lösende Frage. Dagegen erhält die Sache practischen Werth, wenn wir den Satz umkehren. Die menschliche Freiheit ist ein Product der gesunden geistigen Functionen, sie ist ein Prädicat, welches den verschiedensten menschlichen Zuständen in verschiedenstem Grade zukommt und ebensowenig dem Geisteskranken vollkommen fehlt, als es der Geistesgesunde im absoluten Sinne besitzt. — Es giebt keinen absolut geistesgesunden und kein absolut geisteskranken Menschen. Der letztere Zustand wäre dem psychischen Tode aequal. Erscheinen die psychischen Functionen gestört, so muss nothwendig auch eine Störung, — Beschränkung oder Aufhebung der Freiheit des Wollens vorhanden sein. Können wir daher in einem gegebenen Falle durch die hervortretenden Thatsachen mittelst wissenschaftlicher und Erfahrungsgründe einen Zustand nachweisen, in welchem psychische Functionen sich als abnorm darstellen, so ist die individuelle Integrität der Willensfreiheit nicht mehr als vorhanden anzunehmen. Es beruht dies auch auf der Thatsache, dass jede Function ihre Voraussetzungen — Bedingungen — und ihre Folgen hat. Ist die Voraussetzung einer Function gestört, so kann die Veränderung der letztern nicht ausbleiben, und in so ferne diese selbst wieder Voraussetzung einer oder mehrerer anderer Functionen ist — hierin liegt der Begriff des Organismus —, so muss sich die Störung auf mehrere und zuletzt auf alle Functionen fortpflanzen, wenn nicht ein Ausgleichungsverhältniss zwischen den veränderten Functionen in der Art eintritt, dass die Veränderung der letztern Function die Störung der ersteren wieder ausgleicht und dadurch die Leitung unterbricht, so dass sich die Störung nicht weiter auf den Gesammtorganismus verpflanzen kann. Das stetige Fortschreiten der Störung in den Functionen stellt aber einen Process dar, den wir in genetischer Rücksicht mit Krankheit bezeichnen. Was wir auch ohne Definition als Geisteskrankheit begreifen wollen, giebt sich in einem Individuum nicht als solche in einem Gesammtausdrucke mit ihren vielen Modificationen kund; das Fortschreiten in den Störungen und in den Richtungen dieser Störungen begründet momentane Zustände, welche zwar ein Ausfluss dessen sind, was wir mit der abstracten Einheit „Geisteskrankheit" bezeichnen müssen, diese aber nicht abschliessen.

Anmerk. Die Voraussetzung der Freiheit als ein Prädicat der psychischen Gesundheit und der Unfreiheit als ein solches der Seelenkrankheit, führt uns aber abgesehen von der practischen Wichtigkeit, welche die Diagnose der Ursachen der Seelenstörungen für diese selbst haben können, nothwendig und unmittelbar zu der Frage: ob diese Ursachen mehr physische oder psychische sind? und wir befinden uns auf einem Gebiete, wo ein Zwiespalt der Ansichten herrscht, die als Somatiker und Psychologen auseinander gehen, indem jene mehr Gewicht auf die physischen Ursachen, diese mehr auf die psychischen Einflüsse legen Wer soll, wer kann hier entscheiden? Die Frage ist zur Zeit eine unlösliche und es muss dem Einzelnen überlassen bleiben, was er nach eigener Erfahrung und Prüfung als das ihm richtig Scheinende annehmen will. Den Einfluss der psychischen Momente läugnet übrigens der Somatiker so wenig, als der Psycholog den Einfluss der somatischen; nur die Deutung geht auseinander, indem die Somatiker die psychische Erkrankung entschieden als das Zweite in der Chronologie der Krankheit ansehen und zwar auf Gründe und Thatsachen, die sich nicht hinwegdisputiren lassen.

§. 523.

Die Beobachtung und Erforschung eines fraglich psychischen Störungszustandes darf, wie zum Theil schon aus dem oben Gesagten hervorgeht, nicht einseitig von der Psychologie ausgehen, wo man nichts Anderes ins Auge fassen will, als das Verhalten der psychischen Krankheitssymptome zu den normalen psychischen Thätigkeiten. Jeder Gerichtsarzt erkennt gewiss in der Praxis die Bedeutung der Worte Flemmings *): dass ungeachtet der Unerspriesslichkeit jeder für jetzt möglichen Nosologie der Seelenstörungen für deren Pathologie, dieselbe im Gebiete der gerichtlichen Psychopathologie, zur Zeit wenigstens, noch unentbehrlich erscheint. Sobald der Arzt als Sachkundiger von dem Rechtsgelehrten zu Hilfe gerufen wird, um über Existenz oder Nichtexistenz von Seelenstörung Aufschluss zu geben, befindet er sich einem Denkvermögen gegenüber, welches weder genügt, noch im Stande ist, ihm bei der Aufsuchung und Zergliederung der pathologischen Thatsachen und Begriffe zu folgen. Er muss desshalb die Resultate seiner Untersuchungen auf diesem Gebiete zusammenfassen in solche Begriffe, welche jenem zugänglicher sind durch ihm vertraute Kennzeichen und übliche feste Bezeichnungen. Die dermalige Psychologie, welche eine Hilfswissenschaft der Rechtskunde so gut wie der Medicin ist, bietet die ersteren dar und leitet an zur Auffindung der letztern.

§. 524.

Die Diagnose der Geisteskrankheit und die Beurtheilung ihres Einflusses auf die Willensfreiheit ist in manchen zum Vorschein kommenden Fällen, in denen Verbrechen verübt worden sind, leicht; bei der Mehrzahl der Fälle aber, wo die ärztlich sachverständige Mitwirkung gefordert wird, handelt es sich um Zustände, die vor dem Laien und Richter eine verschiedene Deutung zulassen und wo selbst die Ansichten der Wissenschaft noch auseinander gehen können; oder sie fallen in eine Breite, die zwischen geistiger Gesundheit und Krankheit concurrirt. Hier leitet mit Erfolg den Gerichtsarzt bei der Untersuchung ein vorherrschend analytisches Verfahren, wobei er den concreten Fall in seine Bestandtheile zerlegt und dem Zusammenhange derselben nachspürt. Nach Vollendung dieser Diag-

*) Pathologie und Therapie der Psychosen. Berlin, 1859. S. 98.

nose wird es ihm erst möglich werden, ein wissenschaftlich begründetes Urtheil abzugeben.

Anmerk. Neumann (i. a. W. S 46 ffg.) hat das Verhältniss von Wachen und Schlaf als die natürliche Brücke vom normalen zum krankhaften psychischen Zustande aufgefasst und das krankhafte Wachen — Pervigilium — und Schlafen — Sopor — der speciellen Untersuchung der Geisteskrankheiten vorangestellt, um einen unmerklichen Uebergang der Gesundheit zur Krankheit darzustellen und gleichzeitig auch die Schranke, die sich im allgemeinen Bewusstsein zwischen somatischen und psychischen Krankheiten erhebt, für das Gefühl verschwinden zu machen. Im Gegensatz mit dem gewöhnlichen Bemühen, bemerkt er (§. 134), Seelengesundheit und Seelenkrankheit möglichst scharf einander gegenüber zu stellen — ein Bemühen, welches in der practischen Behandlung der Frage von der Zurechnungsfähigkeit eine kaum zu lösende Verwirrung hervorgebracht hat —, kam es ihm vielmehr darauf an, diese Gränze möglichst zu verwischen. Der Mensch hat nach ihm, so lange das Verhältniss von Schlaf und Wachen, die Aesthesen, die Metamorphose, die Erinnerung, die Aufmerksamkeit, die Besonnenheit und die Kritik in Ordnung sind, keinen Grund zur Seelenstörung. So wie aber eines dieser Momente gestört oder verändert ist, entsteht ein primäres psychisches Krankheitselement, eine locale Störung, und der Mensch befindet sich auf dem Wege zur Seelenstörung, welche genetisch aufgefasst, nichts Anderes ist, als das Fortschreiten der localen Störung.

§. 525.

Soll der Beweis geführt werden, dass Jemand geisteskrank sei, so kann dieser nur auf der Nachweisung des Vorhandenseins eines Krankheitsprocesses beruhen, d. h. auf der Nachweisung, dass Krankheitselemente die Veranlassung zu fortschreitender Bildung neuer Elemente geworden sind, wesshalb der Beweis des Vorhandenseins eines Krankheitselements, wie z. B. der Illusion oder der Hallucination, noch kein genügender ist. Es ist diese Auffassung von dem entschiedensten Werthe für die Praxis pro Foro, wo man im Allgemeinen einerseits wegen dem blossen Vorhandensein einer Illusion oder Hallucination einen Menschen weder seiner bürgerlichen Rechte berauben, noch für alle seine Handlungen unverantwortlich wird erklären wollen, während anderseits die Zurechnungsunfähigkeit und das Aufhören der Dispositionsfähigkeit nicht erst dann Platz greifen kann, wenn durch eine Krankheit seine Intelligenz völlig vernichtet ist, — ein Zustand, den wir mit unzweifelhaft scharfer Begränzung in den Asylen, nicht aber innerhalb der Bewegung des öffentlichen socialen Lebens suchen. Vielmehr liegen die concreten Fälle, welche Object unsrer Untersuchung und Beurtheilung zu werden pflegen, zwischen den Extremen von Krankheitselement und vollständiger Vernichtung der Functionen, auf denen die Intelligenz beruht. — Eine weitere nicht minder einflussreiche Folge dieser Auffassung ist das Aufgeben von Classification der Seelenstörungen, welche in der forensen Praxis, da jede Classification ein künstliches und darum nicht zureichendes Unternehmen ist, zu Missgriffen der schlimmsten Art führen kann. Lässt sich nämlich ein concreter Zustand keiner der angenommenen Arten der in der Classification vorkommenden Geistesstörungen einreihen, so ist nur der Ausgangspunkt für die Annahme des Nichtvorhandenseins von Geistesstörung und etwaiger Simulation ein noch möglicher, aber gewiss nicht gerechtfertigter, weil bei unbefangener Beurtheilung zugegeben werden muss, dass alle bisherigen Versuche in der Aufstellung von Arten, kein treues Spiegelbild der Natur zu geben vermochten, daher auch bald Anlass zu den differentesten Ansichten wurden und fortan werden müssen. Von den schlimmen Hypothesen, zu denen man durch das System und die systematischen Tendenzen und Consequenzen gedrängt wird, wollen wir nicht sprechen. Die Neigung der Aerzte, den Richter durch systematische Namen (Monomanie, Pyromanie u. s. w.) zu blenden oder einzuschüchtern, anstatt ihn durch psychopathologische Analyse des concreten Falles aufzuklären, stammt hauptsächlich aus der künstlichen Systematik, und die gerichtliche Psychopathologie wird erst dann eine würdige Stelle vor den Schranken des Tribunals einnehmen, wenn sie die Fesseln der Schule abgestreift haben wird. Vom gerichtsärztlichen Standpunkte aus und im gerichtsärztlichen Interesse schliesse ich mich schon darum gerne dem Vorschlage Neumann's *) an, die Classification über Bord zu werfen und zu erklären: es giebt nur eine Art von Seelenstörung; wir nennen sie das Irresein.

Anmerk. Eine reelle Eintheilung der Geisteskrankheiten könnte sich nur auf die geistigen Verrichtungen (Seelenvermögen) stützen. Da aber diese sich in der Wirklichkeit nicht so leicht trennen lassen, wie in den psychologischen Systemen, so fällt auch dieses Eintheilungsprincip und der Mangel einer Classification ist gewiss immer noch einer falschen vorzuziehen; er lässt wenigstens der Untersuchung freien Spielraum. „Man mache sich einmal mit der Vorstellung vertraut, dass die Krankheiten des Menschen den Classenbegriff abgeben, unter welchem die Geisteskrankheiten als Genus erscheinen, die einzelnen vorkommenden Fälle aber die Species repräsentiren."

---

*) i. a. W. S. 167.

§. 526.

Das Irresein hat nicht verschiedene Formen, sondern verschiedene Stadien: sie stellen sich als Wahnsinn, Verwirrtheit und Blödsinn dar. Diese Stadien, deren Demarcationslinien sich im concreten Falle nicht immer unterscheiden lassen, sind ihrem Character nach aber doch vollständig verschieden; der Wahnsinn besteht in der Productivität, die Verwirrtheit in der Lockerung des Zusammenhanges, und der Blödsinn in dem gänzlichen Verfalle und Zerfallen des Bewusstseinslebens. — Dem Wahnsinn pflegt ein Moment vorauszugehen, das man auch Vorbotenstadium desselben oder des Irrseins überhaupt, nennt, obgleich es in der Pathologie strenge genommen überhaupt keine Vorboten geben kann. Dieses Moment, welches sich in der Regel durch den Character der Angst und des Druckes kennzeichnet, wird auch mit Schwermuth — Melancholie — benannt.

Anmerk. Im Wahnsinn bemächtigt sich der Mensch mittels seiner schaffenden geistigen Kraft des krankmachenden Elements, des erkrankenden Bewusstseinsinhaltes. er assimilirt ihn gewissermassen, er macht ihn zu einem Stücke seines Ichs. Indem er so eine Bewusstseinswelt schafft, welche mit der seiner Mitmenschen im Widerspruche steht und welche weder durch die Bewusstseinsproducte anderer Menschen, noch durch die Macht der Sinnenwelt corrigibel ist, schliesst er sich allmählig von gesunder geistiger Nahrung ab, er zehrt mehr und mehr vom eigenen kranken Fette, er verarmt und verkümmert, die Production ist erschöpft, das Interesse am Erworbenen vermindert sich, — er ist in das Stadium der Verwirrtheit eingegangen; die Bande, welche die geistigen Elemente zusammenhielten, werden locker und der Zusammenhang derselben erlischt allmählig gänzlich, — es besteht Blödsinn, bei dem anfänglich und eine Zeit lang einzelne Elemente des Seelenlebens fortbestehen können; aber es fehlt ihnen diejenige Verbindung, durch welche sie zur Einheit des Bewusstseins zusammenschmelzen. Für den forensen Zweck ist diese Auffassung des Blödsinns, der sich vom Cretinismus und der Idiotie, die eigentlich keine Geisteskrankheiten sind, wesentlich unterscheidet, hochwichtig, weil es den Zustand, der immer die Schlussfolge von Wahnsinn bildet, nicht zweifelhaft zu machen vermag, wenn sich an einem solchen Menschen noch einzelne geordnete Seelenerscheinungen wahrnehmen lassen und wenn man auf einzelne Fragen passende Antworten erhält. Endlich sind es nicht die Gedächtnissfragmente, die das Seelenleben constituiren. sondern es ist einzig und allein der Gebrauch, den der Mensch von seinem Gedächtnissvorrathe macht; kann er nur den dürftigsten Gebrauch davon machen, oder gar keinen, so ist er eben blödsinnig. —

Dass hier der Begriff der Melancholie als ein Krankheits-Genus bei Seite bleibt, liegt darin, dass durch die Benennung „Melancholie" kein wesentliches Moment der Krankheit bezeichnet wird, indem damit nichts weiter gesagt ist, als dass ein Kranker betrübt — schwermüthig — sei, wir aber dadurch nicht über die körperlichen Bedingungen und den eigentlichen Seelenzustand — den Zustand des Denkens — aufgeklärt werden Wenn aus der bis zum Lebensüberdrusse gesteigerten Schwermuth ein Selbstmord hervorgieng, so erklärt uns der Begriff Melancholie nicht im Entferntesten darüber auf, ob dem Kranken das Leben wegen eines schmerzhaften körperlichen Leidens z. B. einem Harnblasenleiden unerträglich wurde oder wegen der etwaigen Einbildung, dass seine ewige Seeligkeit verloren gegangen sei. Auch die Willensregungen werden durch den Begriff der Melancholie nicht im Mindesten berührt, da es sonst nicht möglich wäre, eine Melancholie mit Willenlosigkeit — Abulie — einer Melancholie mit Zerstörungstrieb, oder einer Melancholie mit dauernder Willensaufregung entgegenzustellen Obgleich die Schwermuth für den individuellen Kranken immerhin ihre Wichtigkeit haben kann, so bleibt sie als Krankheitsclasse ohne practischen Werth. Die schwermüthige Stimmung kann zu jeder Form und zu jedem Stadium der Geisteskrankheit hinzutreten, sie kann den Wahnsinn, die Verwirrtheit und den Blödsinn begleiten; sie kann in jedem Stadium der Krankheit wieder verschwinden. —

§. 527.

Am allerhäufigsten knüpft sich das entschiedene Fortbilden des Wahnsinns an die Illusion und Hallucination.

Anmerk. Die Aesthesen sind die Elemente oder, figürlich ausgedrückt, die Worte der Sprache, welche die Natur zu uns spricht. Wird diese Sprache vollkommen verstanden und findet eine vollkommene Congruenz zwischen ihr und der vom Menschen erfundenen Sprache statt, so befindet sich der Mensch im Zustande der Wahrheit. Wird die Sprache der Natur nicht vollkommen verstanden, wird zur Aesthese das richtige Menschenwort nicht schnell gefunden, so ist ein Keim zur Verwirrung in das Bewusstsein gelangt; — es entsteht zwischen der Sensation und dem Gesammtbewusstsein ein Streit, der Conflict. Wird dieser mit Hilfe der Besonnenheit zu Gunsten der Logik entschieden — Correctur —, so ist die Spannung beseitigt. Findet diese Correctur nicht statt, so befindet sich der Mensch im Zustande der Illusion, die mithin nichts anderes ist, als eine falsche Interpretation der Aesthesen und bezw. der Sensationen. Glaubt dagegen Jemand Sensationen zu haben, ohne dass die entsprechenden Sinnesnerven erregt worden sind, so befindet er sich im Zustande der Hallucination; er irrt, indem er seinen Gedanken ein äusseres nicht existirendes Object unterlegt. — Ein Illusirender oder Hallucinirender ist noch nicht geisteskrank. Die Illusion sowohl als die Hallucination stellen psychische Krankheitselemente dar, der Bestand einer Geisteskrankheit aber setzt ein Fortschreiten voraus. Bleibt es beim Elemente, so findet noch keine Krankheit statt, wird das Element aber der Ausgangspunkt einer Störungsreihe, so beginnt die Krankheit. Wer bei tiefer Stille eine Stimme hört, der hallucinirt und weist damit ein psychisches Krankheitselement auf; wer nun aber gegen das

Zeugniss der andern Sinne behauptet, es sei wirklich Jemand da, der gesprochen habe, bei dem wirkt die Hallucination weiterzeugend; sie erzeugt ein weiteres Element und nun erst wird der Mensch geisteskrank. Um aber den aus Illusion oder Hallucination hervorgehenden Wahnsinn begreifen zu können, wird die Berücksichtigung nothwendig, dass zugleich ein Seelenzustand bestehe, der das Entstehen und die Wiederkehr dieser Krankheitselemente ermöglicht, bei dem das Interesse an der Kritik, an der Beseitigung von Irrthümern, an der Aussenwelt, am Familienleben, an der Sittlichkeit u. s. w. untergraben ist und der als Effect der Grundwirkung aller psychischen Krankheitselemente in einer innerlichen Lossagung von allen bisherigen Banden, in einer Losschälung vom eigenen gesunden Selbst, — in der Entwickelung eines sittlichen und intellectuellen Egoismus beruht, der keinem gesunden Menschen fehlt, beim Irren aber besonders in letzterer Beziehung eine noch grössere Rolle spielt, die darin besteht, dass die Denk- und Schlussweise verständiger Menschen nicht mehr als bindend anerkannt, sondern nur so gedacht und geschlossen wird, wie es das eigene, selbstische und noch obendrein erkrankte Interesse erfordert. Es liegt aber dem eigenen Interesse nahe, die eigenen Producte, gleichviel ob gesund oder krank, hoch und werth zu halten, sie gegen Angriffe zu verwahren und zu schützen, mit ihnen zu arbeiten, ihren Umfang zu vergrössern, — es liegt mit einem Worte im selbstischen Interesse des Wahnsinnigwerdens, seinen Wahnsinn zu cultiviren und in der That obliegen erfahrungsgemäss der Befriedigung dieses Interesses alle Geisteskranken mit Eifer und Ausdauer. Den Inhalt einer Illusion oder Hallucination, sobald derselbe von dem Kranken als wahr angesehen wird, nennt man Wahn, und die Vorstellungen, die sich an den Wahn knüpfen, oder aus ihm herausgearbeitet werden können, Wahnvorstellungen, und consequenterweise sagen wir von einem Menschen, dessen ganzer Sinn auf den Wahn gerichtet ist, dass er am Wahnsinn leide. —

Die Illusionen sind so mannigfaltig als die Aussenwelt, der sie entspringen, doch kommen sie nicht von da als schon fertige Bilder in das Bewusstsein. Ihr psychologischer Entstehungsgrund liegt in der Verminderung der Besonnenheit. Alles was letztere zu vermindern vermag, vermindert desshalb auch die Aussicht auf eventuelle Correctur und ein solcher, möglicherweise von körperlichen Zuständen abhängiger Seelenzustand, muss dann auch das Entstehen von Illusionen begünstigen. Derartige körperliche Zustände sind. Der Uebergang vom Wachen zum Schlafen und umgekehrt. Hieher gehören denn auch die Fälle, wo Personen beim Erwachen aus unruhigem Schlafe ihre Umgebung verkennen und dadurch zu gewaltsamen Handlungen gedrängt werden können. Fieber, das in seinen höhern Graden stets zu einem abnormen Seelenzustande hinneigt und das Delirium febrile, den Fieberwahnsinn, erzeugt, dessen Hauptingrediens die Illusion bildet. Narcotica, ein relativ grosses Maass von Alkohol — Berauschung — und gewisse Zustände des Nervensystems, wie der epileptische Schwindel, wobei das Bewusstsein meist nicht ganz erloschen ist und gewaltsame Angriffe auf die verkannte Umgebung vorkommen können. —

Wenn die Hallucination kaum jemals das primäre Element einer psychischen Krankheit bildet, so gehört sie doch sehr häufig zu den früh auftretenden Erscheinungen derselben. Die Erkenntniss ihres Vorhandenseins hat aber oft ihre Schwierigkeiten. Denn nicht immer spricht der Kranke selbst davon, in der Regel verheimlicht er sogar dieses für ihn selbst höchst beunruhigende Symptom längere Zeit und läugnet es oft genug auch beim Befragen entweder entschieden ab, oder sucht es wenigstens hinter allerlei Umschweifen zu verbergen. Auf das Vorhandensein von Hallucinationen deuten: wenn ein Kranker plötzlich allerlei Nachrichten von entfernten Personen oder Orten erhalten haben will; wenn ein sonst tractabler und gleichmüthig gestimmter Kranker plötzlich, ohne alle nachweisbare äussere Veranlassung finster und empfindlich auffahrend erscheint; wenn er schnell seine Lebensweise, besonders im Essen verändert; wenn ein gewisses zerstreutes Wesen auftritt, so dass der Kranke mit seinen Gedanken nicht recht bei der Unterhaltung ist, ihm auch wohl während derselben halblaute oder kurze Interjectionen, die mit dem angebahnten Gespräche in keinerlei Zusammenhang stehen, entfallen; das Sprechen bei vermeintlich unbeobachtetem Alleinsein, wo die Reden meist nur kurze, aber mannigfaltig accentuirte Partikeln bilden: z. B. „so? hm! aha! na ja! wie? was? schändlich!" u. dgl. m. Man hört oft auch nur einzelne Worte rufen, aus denen man aber auf den Inhalt der Hallucination schliessen kann, wie z. B. „Spitzbuben! Räuber! Mörder!" — Die Hallucinationen haben zwei hervorstehende Characterzüge mit einander gemein. Sie sind meistens am frequentesten und intensivsten, wenn die von aussen stammenden Erregungen der Sinne am unbedeutendsten sind. Sie erscheinen daher am stärksten in der Dunkelheit, Stille und Einsamkeit, und ihr Inhalt ist unter zehn Malen gewiss neun Male ein höchst unangenehmer, betrübender, beleidigender. — Die Hallucinationen haben ferner eine Eigenthümlichkeit in der Macht, die sie auf das Gemüth und dadurch auf den Willen und die Handlungsweise des Kranken ausüben. Die meisten der von Irren begangenen Unthaten oder Verbrechen beruhen auf Hallucinationen. — Eine Aetiologie der Hallucinationen giebt es, so wenig, als eine Anatomie derselben, wohl aber ist uns ein physiologischer Zustand in dem Schlafe bekannt, in welchem Hallucination normal vorkommt. Der Traum ist ein hallucinatorischer Zustand, indem er uns die Gedanken als sinnliche Objecte vorführt und diese Eigenthümlichkeit des Traums, nebst der phantastischen Combination der Gedanken, ist die einzige wahre Analogie zwischen Traum und Seelenstörung. Die Delirien der Gestörten sind nichts Anderes, als Träume bei offenen Augen, sagt Flemming *) Hiemit steht auch in Uebereinstimmung, was wir über die hallucinationserzeugende Wirkung gewisser Stoffe, wie Stramonium, Hyoscyamus, Belladonna, Opium u. dgl. als schlafmachende Mittel wissen. Mit der Herbeiführung des Schlafes veranlassen sie den Traum und damit möglicherweise auch die Hallucination, welche aber doch noch nicht mit der-

*) Pathologie und Therapie der Psychosen. Berlin, 1859. S. 80.

Hallucination des Seelengestörten, die im vollkommen wachen Zustande eintritt, identisch ist. — Eine jede Vorstellung, deren Falschheit durch den Augenschein oder durch einen Beweis erwiesen werden kann, ist Wahn, sobald sie gegen das Zeugniss der Sinne und des Verstandesbeweises als wahr festgehalten wird. Dieses unterscheidet den Wahn vom Irrthume. Der Irrthum ist möglich in Sachen, über welche gestritten werden kann; er ist möglich in allen abstracten Gegenständen, in allen empyrischen Wissenschaften, da wo das Zeugniss der Sinne noch nicht den entscheidenden Ausschlag gegeben hat. So lange der bisher gesunde Mensch z. B. glaubt, er werde mit seinen Mitteln zur Durchführung eines Unternehmens nicht ausreichen, er werde Gefahr laufen, Einbusse an seinem Vermögen zu erleben, so lange irrt er sich nur; über diesen Punkt kann noch gestritten werden. So wie aber der immer noch schuldenfreie Mann gegenüber dem gelingenden Fortgang seines Unternehmens, den Häscher zu sehen wähnt, der ihn den Bankerottirer in das Gefängniss abholt, — da kann nicht mehr mit ihm gestritten werden, dann irrt er sich nicht mehr, sondern er ist aus dem Reiche des Irrthums in das des Wahns übergegangen, — er ist irre, er ist wahnsinnig geworden.

§. 528.

Das Gemeinsame aller Fälle des Wahnsinns besteht in dem Fortwachsen des Wahnes, der das gesunde Leben mehr und mehr afficirt, so dass immer weniger Raum und Zeit für vernünftiges Denken und Handeln übrig bleibt. Endlich lockern sich die Bande des Denkens, die bisher auch noch im Wahnsinnigen wirksam waren und es tritt das zweite Stadium der Krankheit, die Verwirrtheit ein Kann der Wahnsinn nach verschiedenen Richtungen hin ausschreiten und in verschiedenen ziemlich constanten Formen ablaufen, wesshalb man von einem Wahnsinn spricht, der sich auf einen Gegenstand, oder auf eine geringe Anzahl von Objecten, mit dem Vorwalten einer traurigen und deprimirten Gemüthsstimmung — Lypemanie. (Esquirol) —, oder über alle Arten von Objecten, mit Aufregung verbunden — Manie — u. s. w. bezieht: so haben die einzelnen Fälle solcher Richtungen und Abarten doch immer eine gemeinsame Physiognomie, welche scharf genug ausgeprägt ist, um Dasjenige, was das erkrankte Individuum vor seiner Erkrankung war, so ziemlich zu verwischen. Lässt aber jene schaffende geistige Thätigkeit nach, welche das characteristische Zeichen des Wahnsinns ist, tritt die geistige Abspannung und mit ihr der Uebergang zur Verwirrtheit stärker hervor, dann kehren auch die individuellen Eigenthümlichkeiten des Menschen wieder, sie mischen sich in das Krankheitsbild immer tiefer ein und so entsteht dann jene unabsehbare Mannigfaltigkeit der Formen, welche einer Gruppirung derselben nach hervorragenden Zügen, die grössten Schwierigkeiten entgegensetzt und auch kein für alle Nüancen dieses verwickelten Zustandes passendes gemeinsames Bild entwerfen lässt.

Anmerk. Ob die Tobsucht noch ganz dem Wahnsinne, als eine Steigerung oder Ausartung desselben, angehöre, oder nicht vielmehr schon den Uebergang zur Verwirrung bilde; darüber scheinen die Psychiatriker nicht übereinstimmend zu sein. Immerbin erscheint sie, wenn auch nicht als nothwendiger, doch als ein sehr häufiger Uebergang zur Verwirrtheit und tritt auch nicht immer im Verlaufe des Wahnsinns auf.

§. 529.

Die Entwickelung der Verwirrtheit aus dem Wahnsinn kann nach zwei Hauptrichtungen vor sich gehen. Die Lockerung des Zusammenhanges erstreckt sich über das ganze Dasein des Menschen. Dann spricht und thut der Mensch nichts mehr Vernünftiges, ohne dass gerade jede Phrase, die aus seinem Munde kommt, sinnlos ist. Das kranke Seelenmaterial, welches im Wahnsinne erzeugt und aufgehäuft worden ist, herrscht nun mehr ausschliesslich. Das Interesse an dem Wirklichen — Sinnenfälligen oder Gedachten — zieht sich immer enger zusammen; das Wirkliche wird vollständig ignorirt, oder nur im Sinne der Verwirrtheit ausgebeutet, die Theilnahme an allen Interessen des Gemüths erlischt vollständig und zu dem intellectuellen Egoismus des Wahnsinns tritt der gemüthliche in seiner grellsten Form hinzu. — Eine andere Art der Verwirrtheit schliesst sich enge an die Tobsucht an. Der Kranke spricht wirklich sinnloses Zeug durcheinander, d. h. immer in der Art, dass er auch allein und ungefragt spricht, dass aber seine Aeusserungen nicht auf die Situation passen, obwohl er immer irgend ein Element aus der Situation entnimmt. Aber es ist kein Gespräch mehr mit ihm möglich; der Kranke kann seinen Gedankenlauf nicht mehr beherrschen und nicht im Stande, so viel Seelenruhe zu gewinnen, um sich für den Gedankenlauf eines Andern aufnehmend verhalten zu können; — es besteht eine Conversations-Unfähigkeit (Neumann). — Mit der innerlichen Leere verbindet sich gewöhnlich die Neigung, etwas scheinen zu wollen. Die Eitelkeit entwickelt sich und der Kranke wird theils durch den Gegensatz zwischen dem, was er scheinen möchte, theils durch sein unablässiges Aushängen seines Krankheitsschildes lächerlich. Diese lächerlich gewordene Verwirrtheit bezeichnet man mit dem Namen der Narrheit. — Manchmal erstreckt sich das verwirrte Wesen auch auf die Handlungen des Kranken, die in ihrer

Isolirtheit und Zwecklosigkeit das Gepräge eines ununterbrochenen Stromes losgebundener Ideen bekunden. Oft sehen wir aber auch, dass der Trieb, welcher im gesunden Menschen freilich auch existirt, aber durch die Vernunft in Schranken gehalten wird, in der Verwirrtheit ungebunden herrscht. So kann namentlich der Geschlechtstrieb zu den widerwärtigsten Abschweifungen führen. Wie der Trieb, so kann aber auch der Affect schnell auflodernd und bei dem gesunkenen Selbbeherrschungsvermögen zur Zerstörung werden.

§. 530.

Die Zeichen des Blödsinns sind negativer Art, daher er wie Neumann *) treffend bemerkt, sich nicht durch das, was er kann und thut, sondern durch das, was er nicht kann und nicht thut, auszeichnet. Dabei kann der Blödsinnige Wahnvorstellungen, Illusionen, Hallucinationen haben, kann heiter sein oder traurig, sich kranken Trieben hingeben u. s. w., wie im Stadium des Wahnsinns; es fehlt aber das Characteristische des letztern, die Productivität, die Methode. Der Blödsinnige arbeitet nicht mehr mit seinen Wahnvorstellungen, er giebt sich ihnen willenlos hin; er hat keinen Willen mehr, weil ihm die Voraussetzung des Willens fehlt, — das Ueberlegen und das Wählen. Der Blödsinnige ist nicht bloss wegen der Dispositionsfähigkeit und Willenlosigkeit für das forense Gebiet von Bedeutung, sondern ganz besonders auch für das polizeiliche wegen der Leichtigkeit, womit er zu gefährlichen Handlungen gelangt. Während der Wahnsinnige mehr nach hervortretenden Motiven handelt und deshalb eine Vorsicht leichter möglich macht, bedarf es bei dem Blödsinnigen, — der übrigens auch Affecte haben kann —, des unbedeutendsten zufälligen Anlasses. Der Blödsinnige erschlägt seinen Schlafnachbar, weil er schnarcht, er zündet an, weil er gerade Reibhölzer oder anderes Zündmaterial bei der Hand hat.

§. 531.

Für den gerichtsärztlichen Zweck bedarf es keiner Eintheilung des Blödsinns in Grade, da bei dem Wesen desselben, welches in stetig fortschreitenden Verfall des Bewusstseinslebens besteht, wie sich auch der Zustand durch seine temporären psychischen Symptome verhalten mag, nie ein erheblicher Grad von Willensfrei-

*) i. a. W. S. 236.

heit und bezw. Ueberlegen mehr vorauszusetzen ist. Nur muss man vom Blödsinn, der lediglich als der Ausgang der Verwirrtheit und bezw. des Wahnsinns anzusehen ist, den Idiotismus strenge unterscheiden, welcher, wie beim Cretinen, angeboren oder durch irgend eine schwere Krankheit gesetzt worden ist, der intellectuellen Entwickelung Einhalt geboten hat. In letzterm Falle zerfällt ein bis daher gesundes Seelenleben, beim Blödsinn ein durch und durch erkranktes. Wie mit dem Idiotismus darf auch der bei der sog. Melancholie vorkommende Zustand des Stumpfsinns — Stupiditas —, der bis zur Willenlosigkeit — Abulie — vorschreiten kann, nicht vermischt oder verwechselt werden.

Anmerk. Einen sehr interessanten und lehrreichen Fall über Idiotismus und bezw. Cretinismus, bezüglich der Zurechnungsfähigkeit, hat Krauss (der Cretin vor Gerichte. Tübingen. 1853) mitgetheilt. Wie ich die Thatsachen aus dieser Darstellung entnehme, so scheint mir diese Persönlichkeit richtiger einen Platz in einem Asyle, als in einem Zuchthause gefunden zu haben Mindestens erheben sich vom psychopathologischen Standpunkte wohlbegründete Zweifel, selbst gegen eine verminderte Zurechnungsfähigkeit. Und im begründeten Zweifel verurtheilen?! Treffend ist, was der Verfasser über das Verhältniss des Schwurgerichts zur Zurechnungsfrage bei obwaltenden zweifelhaft scheinenden krankhaften Seelenzuständen sagt. Allein das lässt sich nicht ändern Wenn man in der Regel den Geschwornen bei psychopathologischen Zuständen keine Beurtheilungsfähigkeit zutrauen kann und das übrige Verhältniss der Thatsachen nicht immer von der Art ist, dass es zu einem richtigen Wahrspruch leitet, so leuchtet ein, welch ein grosser Einfluss auf den Ausgang eines derartigen Strafprocesses in der Hand des Staatsanwalts liegt, wenn nicht zufällig der Gerichtsarzt durch seine Persönlichkeit und die Art, wie er seine sachverständige Aufgabe zu lösen versteht, einen Autoritäts-Einfluss gewinnt Unter diesen Umständen bleibt dem Gerichtsarzte nichts übrig, als seine wissenschaftliche Ansicht und Ueberzeugung auszusprechen und die Verantwortlichkeit denen zu überlassen, welche das Strafurtheil fällen. Schlimm ist es freilich, wenn auch noch Aerzte mitwirken, Candidaten der Asyle in die Strafanstalten zu bringen. Alle Aufmerksamkeit verdient es, was Sauze (Ann. med. psycholog. 1857. p. 54) sagt: „Aus allem Vorhergehenden geht klar hervor, dass die Tribunale jeden Tag ungerechter Weise Geisteskranke verurtheilen.“

§. 532.

Auch aus der Epilepsie resultirende Idiotie gehört, als ein von dem Processe des „Irrseins“ verschiedener Zustand, nicht zu unserm Begriffe des Blödsinns. Abgesehen von der Trennung der Epilepsie in vollständige und unvollständige — epileptischer Schwindel *) —, giebt es zwei ganz verschiedene Arten dieser Krankheit, von denen die eine oft durch das ganze Leben des Kranken hindurch gehen kann, ohne die intellectuellen Fähigkeiten zu berühren. Eine andere Art pflegt in den Kinderjahren oder zur Zeit der herannahenden Pubertätsentwickelung zu beginnen, ist von vorneherein mit geistiger Alienation verknüpft und führt si eher zur Brutalität. Aber alle diese Fälle haben entschieden den Character des Idiotismus und hangen bezüglich der Bestimmungsgründe der Zurechnungsfähigkeit von diesem ab. Dass die Epilepsie mit Wahnsinn auftreten könne, zeigt leider nur zu häufig die Erfahrung, so wie es auch bekannt ist, dass die Wuthausbrüche der Epileptischen durch ganz besondere Heftigkeit und Gefährlichkeit sich kennzeichnen und gerne von der Wahnvorstellung von Angriffen böser Menschen, von Thieren oder Dämonen ausgehen.

§. 533.

Die Idiotie muss hiernach als ein Stehenbleiben auf einer frühern und bezw. kindlichen Entwickelungsstufe gedacht werden. Fällt die Erkrankung in einen Zeitraum, wo ein Kind erst anfängt, sich seine Sprache und seine Begriffe zu bilden, so muss der höchste Grad der Idiotie entstehen, während der niedrigste Grad sich dann entwickelt, wenn der Zeitpunkt der eingetretenen Hemmung schon ein reicheres Seelenmaterial vorfindet. Zwischen diesen Extremen giebt es eine grosse Reihe von Zwischenstufen, welche allein durch die Rücksicht auf die Extreme verständlich werden. Nicht ausser Acht darf bei allen diesen Idioten bleiben, dass die Affecte eine grosse Rolle spielen, welche eine Zügelung nur durch die Cultur der Intelligenz und des sittlichen Moments erlangen. Da dies aber nicht der Fall ist, so lodert der Affect auch unbegränzt empor und wird schnell das Motiv zur That. Desshalb sind die Idioten leicht aufwallend, bei Veranlassungen von unmessbarer Kleinheit leicht in Wuth versetzt und dadurch zu gefährlichen Handlungen hingerissen.

Anmerk. Flemming **) legt, und wie ich glaube, mit Recht bei der Erforschung und Beurtheilung der psychischen Aeusserungen des Defects psychischer Thätigkeit grossen Werth auf Mienen und Gesten, indem solche den Character der Unmittelbarkeit am deutlichsten an sich tragen;

---

*) Vgl. §. 510. Anmerk.

**) l. a. W. S. 470.

dass dagegen Reden und Handlungen nur mit Hilfe des Maassstabes, den die Logik daran legt, beurtheilt werden können, dass folglich deren Beurtheilung den Gerichtsarzt auf ein Gebiet führt, welches ihm zwar nicht verboten oder verschlossen, aber keineswegs ihm ausschliesslich geöffnet ist.

§. 534.

Wenn der Idiotismus das Gepräge des Defects von Seelenthätigkeit trägt, so kommen aber diese Defecte auch bei den Geisteskrankheiten selbst durch Krankheitsresiduen bei eingetretener relativer Heilung vor, die dann irgend eine locale Störung mit Verlust mehr oder weniger wichtiger psychischer Functionen begründen. (Psychische Invaliden).

§. 535.

Dieser Zustand ist zur Zeit noch immer der Gegenstand verschiedenartiger Ansichten auf dem Gebiete der Literatur und ohne Zweifel basirt auf ihm der Anlass eines Zwiespaltes zwischen den Rechtsgelehrten und Gerichtsärzten. Die Monomanie, welche zuerst die bekannte Schrift von Regnauld *) hervorgerufen und die gerichtliche Psychopathologie theilweise in Misscredit gebracht hat, muss mit ihrer Wurzel darin gesucht werden. Bekanntlich hat Esquirol für diejenigen Seelenstörungen, bei welchen nur ein ganz begränzter Vorstellungskreis krankhaft verändert ist, den Namen Monomanie geschaffen, der, weil man ihm ohne zureichende pathologische und klinische Grundlage, ärztlicher Seits gleich eine zu weit gegangene Interpretation für das Strafrecht gab, indem man damit immer an diejenige wirkliche oder vermeintliche Art dachte, die zu gewaltsamen verbrecherischen Handlungen führt, in den Gerichtssälen sehr anrüchig geworden ist und, soll die Sache zu einem wissenschaftlichen Abschlusse kommen, vorerst zu der Frage führen muss: kann es Seelenstörungen geben, bei welchen nur Eine krankhafte Vorstellung — fixe Idee — dauernd und bei Integrität des übrigen Menschen stattfinde? Die Möglichkeit muss unter der Bedingung zugegeben werden, dass solche Zustände dann entweder den Anfang fortschreitender Seelenstörung oder das Residuum bereits abgelaufener Krankheit bilden und muss dann in dem einen

*) Du degré de competence des medecins dans les questions judicaires relatives aux alienations mentales etc. Paris, 1828.

oder dem andern Falle an der zu instituirenden Anamnese ein Criterium an die Hand bekommen. Nicht also, wie Wald *) gegen meine Ansicht**) geltend macht, werden durch psychologische Deduction Merkmale an die Hand gegeben, den Mord von der wahnsinnigen That zu unterscheiden, abgesehen davon, dass die ausschliessliche psychologische Deduction dem Richter mindestens mit gleichem Rechte und ebenso gut zusteht, als dem Arzte, und ohne Beizug pathologischer und klinischer Thatsachen zu Irrthümern führen oder die Aufgabe als unlösbar erklären muss. Das System oder die künstliche Eintheilung von Geisteskrankheiten kann die concrete Realität, die in Anfrage steht, nicht ersetzen; es müssen für uns pathologische Criterien an die Hand gegeben sein, aus denen sich der Zustand mit der zusammenhängenden That als ein in Abstracto nicht bloss möglicher, sondern klinisch wirklicher annehmen lässt und die concreten Thatsachen werden die gerichtsärztliche Beurtheilung im gegebenen Falle entweder für ein non liquet, oder für den wahrscheinlichen Ursprung der Handlung aus einer krankhaften Seelenthätigkeit motiviren. Eine Folgerung, die weiter geht, hat, wenigstens nach dem gegenwärtigen Stande der Wissenschaft, schon die Logik gegen sich. Neumann hat mir darum aus der Seele gesprochen, wenn er ***) weiter sagt: „Es wird und kann aber nicht besser werden, bis man sich von der Nothwendigkeit überzeugt haben wird, dass die pathologische Frage von der forensischen vollständig zu trennen ist. In pathologischer Beziehung muss aber die Frage so lauten: ist ein sonst gesunder Mensch desshalb für geisteskrank zu achten, weil er eine fixe Idee, — eine Wahnvorstellung hat? Die Frage, welche in der französischen Discussion †) eine so bedeutende Rolle gespielt hat, ob es nämlich möglich sei, dass ein Mensch nur Eine Wahnvorstellung beherberge und im Uebrigen gesund sei, trifft das Wesen der Sache nicht und konnte schon desshalb zu keinem erheblichen Resultate führen. Diese Möglichkeit hat ein geringes Interesse für uns; wir wollen wissen, ob der Mensch geisteskrank ist, wenn diese Möglichkeit bei ihm Wirklichkeit geworden ist. Und darauf müssen wir verneinend antworten. Erst dann, wenn der Mensch über

*) i. a. W. S. 314.

**) i. d. 2. Aufl. dieses Werks S. 391.

***) i. a. W. S. 185.

†) In der Pariser medicinisch-psychologischen Gesellschaft.

diese Eine Idee hinausgeht, wenn die Eine Idee mehrere erzeugt, wenn sie andere gesunde verhindert, wenn aus dem Elemente ein Process wird, dann ist der Mensch geisteskrank. Dann aber ist er auch nicht mehr Monomane, sondern er ist eben wahnsinnig.“ Der wissenschaftliche Standpunkt und damit das Ansehen der gerichtlichen Psychopathologie fordern es gebieterisch, den unglückseligen Namen Monomanie ferne zu lassen, und in den Gerichtssälen nicht mehr von Mord-, Stehl- und sonstigen beliebigen Monomanien zu sprechen — in neuster Zeit scheint unter der Form „Annexions-Monomanien“ eine neue Art dieser berühmten Gattung aufzutreten! —; man wird vielmehr auf den Grund genau und richtig angestellter Beobachtungen, ohne Beeinflussung von Systemsucht, den Gegenstand ohne voreilige Schlüsse, ächt wissenschaftlicher Forschung unterwerfen, damit aber sicher andere Resultate erzielen, als wirklich Geisteskranke in die Strafanstalten und Verbrecher in die Asyle zu bringen, ohne am Ende auch nur zu ahnden, was man gethan hat.

§. 536.

Genesungsstadium von Geisteskrankheit. In der Regel ist die Reconvalescenz der Geisteskranken eine sehr allmählige, so dass sich der Tag ihres Anfangs nicht bestimmen lässt. Die anfangs noch vorübergehenden hellern Momente, nehmen nur allmählig an Intensität und Dauer zu; ohne gleich vollständig zu verschwinden, treten die Wahnvorstellungen in den Hintergrund, der Kranke kommt nur Schritt für Schritt zum Bewusstsein, dass und wie krank er war. Eine vorzügliche Berücksichtigung verdient die in dem Stadium der Reconvalescenz sich oft kundgebende geistige Abspannung, wobei die Kranken die Namen ihrer Umgebung vergessen, für ihre Gedanken nur schwer den passenden Ausdruck finden und eine kindische Freude beim Anblicke unbedeutender Gegenstände finden, kurz es besteht der Zustand, den man den Blödsinn der Reconvalescenten nennt.

§. 537.

Remission und lucidum Intervallum der Geisteskrankheiten. Die Intermission bei Seelenstörungen ist eine typische Form derselben und unterscheidet sich im Allgemeinen von dem Recidive dadurch, dass vor diesem für eine kürzere oder längere Zeit die ganze Krankheit ruht, ihr Process abgebrochen und beendet ist, während bei der Intermission kürzere oder längere Zeit hindurch bis zum Wiederausbruch des psychischen Krankheitsparoxismus, nur die Krankheitserscheinungen einer Reihe, nämlich die psychischen ruhen, indess die Krankheit selbst fortbesteht (Flemming). Dieser Zeitraum bildet den lichten Zwischenraum, das lucidum Intervallum. Seine Gränzen sind nach den bisherigen Beobachtungen nicht genauer zu bestimmen. Wenn es bei der gerichtsärztlichen Beurtheilung von Handlungen, welche während eines solchen Intervallums hervorgetreten sind, unvermeidlich ist, jedenfalls bei der gerichtsärztlichen Nachforschung auch die Beziehungen zu Hilfe zu nehmen, in welchen zu den Resten psychischer Krankheitserscheinungen das Verhalten des Explorandеn steht, das die Zweifel des Richters über dessen Gesundheitszustand angeregt hat, weil erfahrungsgemäss nicht selten die Handlungen, welche der rechtlichen Beurtheilung unterliegen, lediglich jenen Symptomenresten der Seelenstörung angehören: so darf in dem gedachten Momente doch nicht der Ausgangspunkt der ärztlichen Nachforschung und die Grundlage der psychopathologischen Argumentation angenommen werden, sondern es liegt bloss in der sich etwa vorfindenden Uebereinstimmung ein Grund für die Affirmation des fraglichen psychologischen Moments *). Die ärztliche Nachforschung kann sich auch nicht auf Krankheit im Allgemeinen erstrecken, sondern insbesondere auf solche Krankheit, die überhaupt im Stande und geneigt ist, die Organe, an welche die Seelenverrichtungen gebunden sind, in Mitleidenschaft zu ziehen und diese Verrichtungen in Unordnung zu bringen, d. h. Seelenstörung als Symptom, als Wirkung in ihrem Gefolge haben, auch bei dem Explorandеn bereits früher als eine solche Wirkung sich äusserten. Ueber die krankhaften Zustände aber, die der Erfahrung zufolge diese Wirkung zu haben pflegen und die daher in dieser Beziehung ins Auge zu fassen sind, giebt die Pathologie der psychischen Krankheiten Aufschluss. — Von besonderen Schwierigkeiten kann das lucidum Intervallum, die Remission und das eingehende Genesungsstadium bei Rechtsstreiten begleitet sein, wo es sich um die Dispositionsfähigkeit von Testatoren handelt, wenn der Act des Testaments kurz vor dem Tode vollzogen worden ist, weil hier der Einwurf der möglichen nicht vollständigen oder zureichenden Genesung von Erheblichkeit wird.

*) Vgl. Flemming i. a. W. S. 480.

§. 538.

Plötzliche und vorübergehende Sinnesverwirrung. Man bezeichnet damit einen von Geisteskrankheit verschiedenen Zustand von Seelenstörung, der in einem vorübergehenden Delirium besteht, das sich sowohl in Irrreden, als Irrhandeln kund giebt und von körperlichen Lebensstörungen derjenigen Organe ausgeht, an deren physiologische Thätigkeit jene psychischen Functionen gebunden sind. Auf diesen Zustand lassen sich die Schlaftrunkenheit *), das Nachtwandeln und die übermässigen Affecte in der Form der sog. Mania subida a potu, der Mania occulta und überhaupt der sog. Mania subida acutissima reduciren. Wo die Sinnesverwirrung wirklich vorhanden ist, kann an ihrem Erfolge für die Aufhebung des Selbstbestimmungsvermögens kein Zweifel obwalten; allein die auftauchende Frage dreht sich vorerst um das wirkliche Vorhandensein der Thatsache, die insbesondere grosse Achnlichkeit mit gewöhnlichen heftigen und noch in das Gebiet der Gesundheit fallenden Affecten hat, von denen die Unterscheidung häufig um so schwieriger wird, als man nur unvollständige Beobachtungen und ungenügende Darstellungen von Zeugen oder nicht einmal Dieses hat. Bei den auftretenden Zweifeln über den Ursprung derartiger wirklicher oder scheinbar psychischer Kundgebungen aus einer Seelenstörung wird man daher mit seiner Untersuchung nothwendig auch auf das Moment der körperlichen Lebensstörung hingewiesen, um zu ermitteln, ob sich daraus die fragliche vorübergehende Depravation der psychischen Functionen erklären lasse oder nicht. Aber auch diese Untersuchung hat oft ihre unbesiegbaren Hindernisse, weil die hier einflussreichen Lebensstörungen sich der Beobachtung leicht entziehen und auch ihre Ursachen nicht immer so zu Tage treten. Der Gerichtsarzt wird sich daher oft in der Lage befinden, die Erfahrungen, welche die Wissenschaft gesammelt hat, mit dem in Anfrage stehenden Falle, soweit er sich darstellig macht, zusammenzuhalten und aus der Vergleichung beider über die physiologische oder pathologische Natur des aufzuklärenden psychischen Zustandes seine Ueberzeugung zu gewinnen und auszusprechen. Beobachtung und Erfahrung hat eine Anzahl von Eigenthümlichkeiten der körperlichen und geistigen Beschaffenheit, der leiblichen Constitution, des Temperaments, der habituellen Krankheits-Anlage, ausgebildeter körperlicher Krankheiten und der Reihen-

*) Vgl. §. 510. Anmerk.

folge der psychischen Erscheinungen an die Hand gegeben, welche, wenn schon nicht immer vereinigt und gleichmässig entwickelt, diesen kranken Seelenzuständen vorauszugehen und sie zu begleiten pflegen, so dass sie als Kennzeichen derselben betrachtet werden können. Die Aufsuchung und Würdigung dieser Kennzeichen wird daher durch die Pathologie der Psychosen, womit der Gerichtsarzt vertraut sein muss, erleichtert. Nach Maassgabe der Summe der aufgefundenen Vergleichungspunkte und der Uebereinstimmung, die sich zwischen den in der Wissenschaft niedergelegten Erfahrungen und dem concreten Falle findet, wird dann das gerichtsärztliche Urtheil ausfallen, wobei selbstverständlich das Zeugniss einer einzigen Erscheinung und am wenigsten einer psychischen, wie z. B. die Unerkennbarkeit eines Motivs, oder die nachfolgende Reue, nicht als ausreichender Beweis gelten können.

Anmerk. Was die Schlaftrunkenheit noch insbesondere betrifft, so können zu Traumvorstellungen und darauf beruhenden Gefühlen, Antrieben und Affecten, Vorstellungen und Bilder, welche die Seele vor dem Einschlafen noch beschäftigten, Genuss geistiger Getränke, vorausgegangene Entziehung des Schlafes und jugendliches Alter, besonders in der Zeit der Pubertätsentwickelung, sehr einflussreiche mitwirkende Momente sein und desshalb auch bei der Beurtheilung zur Aufklärung beitragen. Ausserdem werde auf folgende Umstände Rücksicht genommen; a) ob das Individuum habituell mit einem schweren und tiefen Schlaf behaftet sei, aus welchem es nicht leicht zu erwecken ist und beim Erwecken nicht bald zu klarem Bewusstsein kommt, heftig auffährt, um sich schlagt, die umstehenden Personen nicht bald erkennt, sich wie ein Betrunkener gebährdet u. dgl. m. b) Ob der Betreffende zur Zeit, wo die That vorfiel, zu schlafen gewöhnt ist und der Schlaf ein mehr oder weniger tiefer zu sein pflegt c) Das Benehmen des Thäters bei dem Eintritte des völlig wachen Zustandes, wobei nicht zu übersehen ist, dass derartige Unglückliche, die in solchem Zustande z. B. eine Tödtung begangen hatten, aus Angst davon laufen, Selbstmordversuche machen, und sich überhaupt aus natürlichen psychischen Gründen so gebährden können, dass man Verdacht auf ein verbrecherisches Motiv zu schöpfen veranlasst sein könnte. d) Jugend bei Genuss geistiger Getränke vor dem Schlafengehen können sehr einflussreiche Momente sein.

§. 539.

Affect. Leidenschaft. Vermöge des ihm zukommenden persönlichen Freiheitmaasses vermag der Mensch die sich in ihm entwickelnden Gefühlsbewegungen nicht zu vernichten; aber er kann und soll streben, sie als Fermente in sich aufzunehmen, durch das Gedankenleben abzuklären und sie nicht eher zu Motiven des Willens werden zu lassen, bis sie die Feuerprobe des Gedankens bestanden haben. So herrscht der Mensch, wie er soll, über seine Gefühlswelt. Kann er das aber nicht, überlässt er den Gefühlen die Herrschaft, so büsst er zwar in jedem Falle an seiner Freiheit ein. Im günstigern Falle beeinträchtigt die Gefühlsregung die Intelligenz, hindert den freien Vorstellungslauf, hebt für den Augenblick die Selbstbeherrschung im Gebiete der Intelligenz auf, so dass auch nur ein ungeordnetes, verworrenes, übereiltes Wollen entstehen kann. Das Streben nach Selbstbeherrschung ist aber dabei nicht aufgehoben, wenn es auch gleich im Augenblicke nicht zur Wirkung kommt. Da aber auch die Ursachen der Gemüthsbewegungen und folglich auch sie selbst meistens vorübergehend sind, so erlangt das Selbst allmählig wieder die Herrschaft und kann sogar durch planmässige Ausbildung des Gedankenreichs, der Wiederkehr solcher Stürme einigermassen vorbeugen. Diese Zustände belegt man mit dem Namen Affecte. Es kann sich aber der Mensch auch freiwillig unter die Herrschaft seiner Gefühle begeben und sie zum alleinigen Ausgangspunkte seines Wollens machen. Dann erscheint freilich weder die Intelligenz noch der Wille ungeordnet oder verworren, aber dieser Zustand verschwindet auch nicht mit der Ursache des Gefühls; denn es ist das Eigenthümliche dieser Zustände, dass der Mensch selbst, oder mit andern Worten das Bleibende in ihm, das flüchtige Gefühl erfasst, festhält und sich selbst mit seinem Denken und Wollen ihm dienstbar macht. Diese Zustände nennen wir Leidenschaften, und es ist begreiflich, wie sie sich im Gegensatze zu den Affecten durch eigene Consequenz des Denkens und unbeirrten unbeugsamen Willen auszeichnen, auch wie sie die Freiheit des Menschen viel tiefer untergraben, als es die Affecte je zu thun im Stande sind, und wie der leidenschaftliche Mensch durch jedes Ereigniss, was sich seinem kraftvollen und berechneten Vorschreiten hindernd in den Weg stellt, mächtig erschüttert und vorübergehenden stürmischen Affecten preisgegeben wird*).

§. 540.

Dass ein hoher Grad des Affects, wie es scheint, vorzüglich bei s. g. nervenschwachen und leicht erregbaren Personen und bei plötzlicher Ueberraschung, einen vorübergehenden Zustand von Verwirrung zu bewirken vermöge, in welchem das Selbstbestimmungsvermögen momentan oder auf längere Dauer aufgehoben sein kann, ist nicht zu

---

*) Vgl. Neumann i. a. W. S. 16. —

bezweifeln. Es zeigt sich dann entweder eine gänzliche Unthätigkeit, — ein Unvermögen, der Lage und den Umständen entsprechende Maassregeln zu ergreifen, oder die Handlungen entsprechen ihrem Zwecke nicht, erscheinen vielmehr verkehrt, verrathen die äusserste Unbesonnenheit und der Mensch hat die grösste Aehnlichkeit mit einem Irrsinnigen. Hieran reiht sich auch der durch heftige oder tiefgehende Affecte herbeigeführte Zustand der Verzweiflung, wo z. B. ein Mensch durch fortgesetzte Unglücksfälle niedergebeugt, von Noth umgeben, hoffnungslos der Zukunft entgegenblickend, von deprimirenden Affecten überrascht wird, der jedoch als solcher nicht Gegenstand gerichtsärztlicher Prüfung und Beurtheilung sein kann.— Die richtige Beurtheilung des Grades eines Affects hat immer seine Schwierigkeiten. Ausser einer genauen Erforschung aller einzelnen Symptome, durch welche sich der Affect in der Handlung positiv und negativ geäussert hat, vermögen folgende Puncte Aufschluss zu geben: Temperament; Anlage zu Geisteskrankheiten in der Familie; hereditäre Reizbarkeit und Neigung zu gewissen Affecten; unter körperlichen Krankheiten namentlich: organische Veränderungen, z. B. des Herzens; Habitus; jugendliches Alter; Art und Beschaffenheit der äussern Ursache des Affects; vorhergegangene, das Gemüth im Allgemeinen aufregende oder widerlich stimmende Eindrücke; vorhergegangener Genuss geistiger Getränke; Zeitraum zwischen der Veranlassung zum Affecte und der Handlung. Letzteres Moment darf als Criterium nur mit Berücksichtigung aller der vorher genannten Momente in Anwendung kommen, da von diesen die Entstehung, Steigerung und Dauer des Affects sehr abhängig ist.

Anmerk. In den neuern Strafgesetzbüchern wird beim Gebrauche des Wortes „Affect" der Mangel an besonnener Ruhe als das Characteristische des Zustandes des Affects festgehalten (daher der Unterschied bei dolosen Verschuldungen zwischen vorsätzlich mit Ueberlegung, und absichtlich ohne Ueberlegung, d. h. im Affect verschuldet), wesshalb auch der Unterschied, den man in Betreff der Gemüthsbewegungen zwischen Affect und Leidenschaft zu machen pflegt, hier weniger in Betracht kommt, sondern zur Bestimmung, ob eine Handlung im Affecte vollbracht worden ist, lediglich das thatsächliche Moment zu berücksichtigen ist: ob bei dem Handelnden ein solcher Zustand nervöser Aufregung oder Verstimmung vorhanden war, der die Ueberlegungsfähigkeit verminderte oder gar aufhob. (Vgl. Wilbrand, Lehrb. d. gerichtl. Psychologie. Erlangen, 1858. S. 291.). Die Motive der meisten verbrecherischen Handlungen wurzeln in Affecten, und welche Bedeutung man ihnen und den Leidenschaften in der Pathogenese der Psychosen beilegt, beweisen die Anschauungen von Guislain und Ideler. — Ein sehr interressanter und belehrender Fall des Einflusses der Leidenschaft in der Eigenschaft als Liebe, auf die Freiheit des Willens und bezw. auf die Zurechnungsfähigkeit hat uns in neuster Zeit Hofmann mitgetheilt. (A d. Gerichtssaale. Erlangen, 1860. Hft. 4).

§. 541.

Es wird in den Handbüchern der gerichtlichen Medicin viel und ausführlich von dem Zustande der Trunkenheit gesprochen. Die Trunkenheit an sich kann aber strenge genommen nicht Gegenstand gerichtsärztlicher Beurtheilung sein; sie ist vielmehr als eine häufige und allgemein bekannte Erscheinung mit ihren gewöhnlichen Wirkungen und Folgen der rein psychologischen Beurtheilung zugänglich und auch der rein psychologischen Erledigung für den Zweck der Rechtspflege vereigenschaftet. Sie kann nur dann entschieden Object der gerichtsärztlichen Thätigkeit werden, wenn im einzelnen Falle fraglich ein Zustand der Sinnesverwirrung hervorgetreten ist. Die Möglichkeit der Bewirkung eines derartigen Zustandes muss im Allgemeinen zugegeben werden; ob aber die Annahme im gegebenen Falle gerechtfertigt sei, wird sich des eigenthümlichen Verhältnisses wegen, das der Diagnose des concreten psychopathologischen Zustandes, auf dem die momentane Seelenstörung beruht, so entschiedene Hindernisse in den Weg legt, nur schwer, unvollständig oder gar nicht vom gerichtsärztlichen Standpunkte allein, oder nur in Berücksichtigung anderer vorhandener Umstände, deren Prüfung und Berücksichtigung zum Theil in das Gebiet des Richters fällt, entscheiden lassen. Unter diesen Umständen können sich freilich solche befinden, die durch die gerichtsärztliche Beurtheilung erst Einfluss erhalten, wie z. B. bei Tödtungen die Art und Lage der Verletzung und die darauf beruhende Möglichkeit der Art und Weise der Beibringung und wie diese mit der Voraussetzung einer Sinnesverwirrung vereinbarlich ist, oder vielmehr nur bei der Voraussetzung von Besonnenheit u. s. w. zu Stande kommen konnte. Nicht aber könnte in das Bereich des ärztlichen Materials zur Begründung des fraglichen Zustandes der Sinnesverwirrung z. B. das Motiv von Feindschaft fallen, das sich etwa durch den Gang der Untersuchung zu Tage gestellt hat, oder das Fehlen irgend eines der gewöhnlichen normalen Motive, was wir, obgleich schon oben im Allgemeinen erörtert, hier ausdrücklich wieder in Erinnerung bringen wollen. — Im höchsten Zustande der Trunkenheit, auf der Spitze der Alkoholvergiftung und in ihrer Nähe, wobei der Mensch übrigens gewiss von Illusionen und Hallucinationen in den Träumen ungewöhnlich und abnorm beherrscht ist, halten wir eine Handlung nicht mehr für möglich, ebensowenig des Bewusstwerdens einer früheren Vorstellung aus dem nüchternen Zustande, in welcher etwa ein normales Motiv für eine verbrecherische Handlung lag. — Nach dem bisher Gesagten erledigt sich auch die gerichtsärztliche Beurtheilung der Trunksucht oder Trunkfälligkeit, als einem Zustand, der im habituellen, — fortgesetzten Missbrauch geistiger Getränke besteht und wie die Erfahrung lehrt, auch Anlass zu sittlichem Verfalle der Persönlichkeit werden kann, welch letzterer Punkt aber den Gerichtsarzt nicht berührt. Die künstlichen Eintheilungen der Trunksucht sind von beschränktem practischen Interesse, da wir vom wissenschaftlichen wie vom Erfahrungs-Standpunkte zu der Annahme berechtigt sind, dass aus dem Zustande sich Illusions- und Hallucinationszustände hervorbilden können, aber nur eine concrete Würdigung nach ihrem Character und nach ihrem Einflusse für fragliche momentane Seelenstörung zulassen. Diese Thatsache genügt uns und macht jede doctrinäre Eintheilung unnöthig. — Ist aus der Trunksucht eine anhaltende Seelen- oder Geistesstörung hervorgegangen, oder verbindet sich eine solche mit der Trunksucht, so bleibt sie zunächst der Gegenstand unsrer Untersuchung und Beurtheilung. — Die Möglichkeit der Wirksamkeit der Trunksucht als einer Ursache krankhafter Sinnesverwirrung macht sich zu einer erfahrungsgemässen Thatsache in dem Delirium tremens potatorum, bei dem unzweifelhaft die freie Selbstbestimmungsfähigkeit keine Voraussetzung mehr sein kann.— Eine andere Seite der Trunksucht dürfte aber bei der Trunkfälligkeit noch der Anbetrachtnahme werth sein: ob nämlich der Zustand der Trunksucht nicht bisweilen die Wirkung einer schlummernden Geisteskrankheit, eines Elements von Geisteskrankheit sein könne. Mir ist wenigstens ein Fall bekannt, wo später Geisteskrankheit alternirend mit Trunksucht und in einer Art auftrat, der mir nur eine solche Deutung zuliess. Sollte nicht von krankhaften Reizen — Aesthesen, — analog den normalen Bedürfnissen, wie das der Nahrung u. s. w., ein Trieb begründet werden können, der in Folge von Illusion zur übermässigen und anhaltenden — periodischen — Befriedigung führt? Giebt es denn nicht auch Illusionen, die aus krankhaften Lungen oder aus krankhafter Leber sich entwickeln und bezw. ihren nähern Ursprung nehmen? Gerade die Periodicität, mit der sehr oft die Trunksucht auftritt, weist unsere Aufmerksamkeit auch auf die gestellte Frage und rechtfertigt es, die Möglichkeit eines in der Entwickelung begriffenen krankhaft psychischen Zustandes, der sich als solcher weniger manifestirt zeigt, in Aussicht zu stellen. Wie man dieses übrigens auffassen mag, so viel lässt sich vom Standpunkte der Wissenschaft mit Bestimmtheit annehmen, dass es Irrthum sei, auf dem Grund der blosen Thatsache der Trunksucht oder Trunkfälligkeit, die daraus hervorgehenden gesetzwidrigen Handlungen, als der Fähigkeit der Zurechnung ermangelnd anzusehen.

§. 542.

Sinnesmängel. Der Einfluss des Sinnendefects auf die physische und moralische Ausbildung und Entwickelung des Betreffenden steht unter dem nämlichen Gesichtspunkte, wie der Idiotismus und, insoferne es sich bloss darum handelt. die Unterscheidungsfähigkeit und den Grad derselben und insbesondere um die Befähigung, die Folgen und die Strafbarkeit einer Uebertretung auf die psychologische Thatsache hin zu bestimmen, — so bedarf es, wenn anders die Thatsache des Sinnenmangels constatirt ist, in der Regel keiner Mitwirkung der gerichtsärztlichen Thätigkeit. So viel wollen wir aber namentlich in Bezug auf Blindheit und Taubstummheit hinsichtlich ihrer Grade und Entstehungszeit anfügen, dass alle Anästhesen, vollständige, wie unvollständige, auf das Bewusstsein dadurch zurückwirken, dass bei den unvollständigen andere Sensationen entstehen als das betroffene Individuum unter gleichen Umständen wahrzunehmen gewohnt war; und dass bei vollständigen Anästhesen durch den Mangel einer Sensation, wo man dieselbe zu erwarten berechtigt war, das Gefühl getäuschter Erwartung sowohl, als auch das der Ueberraschung entstehen kann, so wie auch, dass der Einfluss auf das Gemüthsleben als eine eben so entschiedene wie nothwendige Folge angenommen werden muss. Die Voraussetzung aber, dass durch die eine oder die andere Art des Sinnendefects, besondere Gemüthsverfassungen, z. B. bei den Taubstummen Leidenschaftlichkeit und Zornmüthigkeit begründet würde, sind bis jetzt nicht durch Thatsachen nachgewiesen worden. Die Frage. ob bei Sinnenmangel bezügliche Hallucinationen möglich seien? muss ohne Anstand bejaht werden. Dass die sensibeln Nerven bei dem Entstehen von Hallucinationen keine Rolle spielen, war schon Esquirol klar, der zuerst den scharfen Unterschied zwischen Hallucinationen und Illusion erkannte und hervorhob. Wenn er auch gleichwohl von den Täuschungen und Zweideutigkeiten der dortigen Physiologie verführt, Gehirn und Bewusstsein als synonyme und einander vertretende Ausdrücke auffasste; so war ihm doch die Thatsache bekannt, dass Hallucination des Gesichtes bei Personen vorkomme, welche an Amaurose und Atrophie beider Sehnerven leiden, und Hallucinationen des Gehörs bei stocktauben Personen. In neuerer Zeit hat Bergmann es versucht, den Sitz der Hallucinationen in bestimmten Hirnorganen nachzuweisen.

§. 543.

Jugendliches Alter*). Als der Zeitpunkt, wo die physischen und geistigen Kräfte sich eben so merklich als entschieden zu entfalten beginnen, muss der Eintritt der Geschlechtsreife bezeichnet werden, der aber bei den verschiedenen Völkern und den einzelnen Individuen bezüglich des Zeitpunktes Differenzen zeigt. Der Lebensabschnitt, welcher vor oder in die Nähe der Geschlechtsreife fällt, ist desshalb wegen der Zurechnungsfähigkeit, für die Gesetzgebungen von jeher ein Gegenstand der besondern Berücksichtigung gewesen. Wenn dabei die einzelnen Gesetzgebungen nicht ganz übereinstimmen, so geht im Allgemeinen doch so viel hervor, dass das jugendliche Alter, selbst da, wo noch Zurechnungsfähigkeit angenommen wird, ein Grund zur Herabsetzung der Strafart und des Strafmaasses wird. In allen deutschen Strafgesetzbüchern werden die mit „Kinder" bezeichneten Personen von der Zurechnung ausgeschlossen, in der Bestimmung des Alters aber, wo die Zurechnungsfähigkeit beginnen und aufhören soll, herrschen differente Ansichten, so dass man selbst den Schluss der Kindheit in das zurückgelegte achte (bayer'sches Strafges. B. v. J. 1813. Art. 98) oder vierzehnte (sächsisches Strafges. B. Art. 87) Lebensjahr verlegt hat. Einzelne Strafgesetzgebungen, wie die badische (§. 79) und der Code penal (Art. 66), knüpfen — erstere vom zwölften Lebensjahre an — bis zum sechzehnten Lebensjahre die Zurechnungsfähigkeit an die Vorfrage: ob die angeschuldigte Person die zur Unterscheidung der Strafbarkeit der Handlung erforderliche Ausbildung bereits erlangt habe? Die gerichtlich-psychologische Aufgabe lässt sich auch bereits bei allen zweifelhaften Fällen wegen Zurechnungsfähigkeit jugendlicher Verbrecher, so weit sie nicht durch Bestimmung des Strafgesetzes über die Altersgränze ihre Erledigung finden, auf die Beantwortung dieser Frage reduciren, wobei den Gerichtsarzt ausser dem Grade der Geschlechtsreife oder der Entfernung davon, der Grundsatz leiten muss: dass nur die Vergleichung des körperlichen und geistigen Entwickelungszustandes des betreffenden Individuums, den Maassstab zur Beurtheilung abgeben, und dass von einer vollständigen Entfaltung der geistigen Kräfte so

---

*) Vgl. auch oben §. 155. ffg.

lange nicht die Rede sein könne, als die körperliche Entwickelung nicht vorausgegangen ist. Im letzteren Falle ragt der psychische Character des Kindesalters — Knaben- und Mädchenalters — noch mehr oder weniger in die psychische Sphäre des Betreffenden hinein und es giebt keine haltbaren Gründe, um den Zweifel zu beseitigen, dass derselbe an dem Beweggrunde der That ursachlichen Antheil habe. Ueberhaupt erfordert die Beurtheilung der muthmaasslichen Beweggründe jugendlicher Verbrecher grosse Vorsicht und die Berücksichtigung, dass die eigenthümliche Natur des Empfindens und des Fühlens das Motiv der That oft so rasch zu Stande kommen lässt und das Begehren oder Wollen zur That führt, ehe die intellectuelle Thätigkeit Zeit gewinnt, ihr Vermögen geltend zu machen; es besteht dann ein der Ueberraschung ähnlicher Zustand. Anders verhält es sich freilich bei Handlungen, die nach ihrer Beschaffenheit, nach dem Zeitaufwand und den Hilfsmitteln, welche ihre Ausführung erforderte, nach den individuellen Anlagen und concurrirenden Umständen und einem deutlich in die Augen tretenden Motiv, weder die Bosheit, welche der Handlung zu Grunde liegt, noch die Ueberlegung verkennen lassen, womit die Ausführung geschah, und das Bewusstsein der Strafbarkeit der Handlung ist um so gewisser anzunehmen, als die That selbst Bedeutung hat, wie z. B. Tödtung. Das Unterscheidungsvermögen der Strafbarkeit der Handlung muss in allen Fällen als fehlend angenommen werden, wo ein, wenn auch geringerer Grad von Blödsinn vorhanden ist.

§. 544.

Einer besondern und ausführlichern Erwähnung verdienen die im jugendlichen Alter nicht selten vorkommenden Brandstiftungen. Es lässt sich nicht läugnen, dass zur Zeit der Pubertätsentwickelung bisweilen Störungen hervortreten können, die sich durch erhebliche Verstimmungen im Nervensystem und, in weiterer Folge, durch auffallende Aeusserungen im Begehrungsvermögen ausdrücken. Diese Thatsache hat man mit den von jugendlichen Subjecten verübten Brandstiftungen in genauern ursachlichen Zusammenhang zu bringen versucht und sich zuerst der Hypothese der Annahme einer Feuerlust oder Feuerschausucht, als einer krankhaften Leidenschaft, Feuer zu erblicken, in die Arme geworfen, die gelegentlich zum Anzünden erlaubter und verbotener Feuer Veranlassung geben sollte. Später stellte man erst die Lehre von einem Triebe auf, der unmittelbar und unwiderstehlich zum Brandstiften hinreissen sollte, ohne Rücksicht auf vorher bestandene Feuerlust oder Feuerscheu und schuf eine besondere psychische Krankheitsform, die **Pyromanie** — **Brandstiftungstrieb**. — Der Streit über den Brandstiftungstrieb dauert nun bereits ein halbes Jahrhundert ohne abgeschlossen zu sein.

Anmerk. So gangbar die Bezeichnungen „Brandstiftungstrieb" und „Pyromanie" geworden sind, so untersteht denselben bis jetzt noch kein klarer und scharfer Begriff. Im Allgemeinen scheint man denselben in eine psychische Krankheitsform fallen zu lassen, welche die Franzosen mit **instinctiver Monomanie** bezeichnet haben. Wenn in Ermangelung eines bestimmten Begriffes ein dunkles Wort hinter ein anderes dunkles gestellt wird, so ist damit aber noch keine Aufklärung gewonnen. Eine Brandstiftung lässt sich als Handlung ohne grössern oder kleinern Antrieb nicht denken und darin liegt für erstere eben so wenig etwas Characteristisches und zur Annahme eines speciellen und eigenthümlichen Triebes Berechtigendes, als wenn Einer dem Andern eine Ohrfeige versetzt. In der consequenten und analogen Entwickelung der instinctiven Monomanie, müsste man zuletzt auch zur Species der Ohrfeigen-Monomanie gelangen! Bei der Brandstiftung handelt es sich wie bei jeder verbrecherischen Handlung, — wenn dieselbe nicht durch die Unmündigkeit des Thäters von der Zurechnungsfähigkeit ausgeschlossen ist, — vorerst lediglich um die Frage: ob ihr ein normales, oder aber ein aus krankhaftem psychischen Processe hervorgegangenes Motiv zu Grunde liege? Daran schliesst sich dann die weitere Frage: ob letztern Falles das Selbstbestimmungsvermögen aufgehoben oder beschränkt war? Wo sich das Motiv nicht erforschen oder erkennen lässt, kann die Folgerung des Mangels eines Motivs nicht gerechtfertigt erscheinen und noch weniger die Annahme des Ursprunges der Handlung aus einem gesunden Geisteszustande; vielmehr wird man es dem Richter überlassen müssen, hier, wie immer, den Fall, wo Krankheit nicht nachzuweisen ist, für einen normalen anzunehmen oder nicht, und seine Beurtheilung aus andern Erkenntnissquellen zu schöpfen.

§. 545.

Bei Gesunden entsteht der **Antrieb zum Brandstiften** nicht bloss aus eigennützigen Zwecken, sondern auch aus **Affecten**, und da letztere die Ueberlegung bewältigen können, so ist die specielle Kenntniss derselben zur Unterscheidung fraglich abnormer Geisteszustände immer von Wichtigkeit. Im Allgemeinen können der Erfahrung gemäss bei einfältigen jugendlichen und schwachen Individuen schon geringere Affecte zu bedeutenden Brandstiftungen Anlass geben, so dass die Motive mit den Folgen in einem grossen Missverhältnisse und scheinbarem Widerspruche stehen. Die Affecte, welche bei Gesunden Motive zu Brandstiftungen werden können, sind: **Rachsucht**, **Eifersucht**, **Furcht**, **Unzufriedenheit**, **Heimweh** und **Muthwillen**.

Anmerk. So wie die Veranlassungen der Rachsucht oft nur geringfügig ja kindisch sind, so können sich auch ganz gutartige Charactere durch Charactereigenthümlichkeiten, wie übermässige Empfindlichkeit, zur Brandstiftung aus Rachsucht hinreissen lassen. Letztere wird nicht immer durch eine kürzere Dauer gekennzeichnet, sie kann vielmehr sehr lange fortbestehen. In der Kindheit erduldete Misshandlungen pflegen bekanntlich oft sehr lange in der Erinnerung zu bleiben und der Groll über deren Urheber kann sich später, wenn deren Ungerechtigkeit klarer eingesehen wird, sogar noch verstärken. -- Die Eifersucht ist der Rachsucht sehr verwandt. — Brandstiftungen werden nicht bloss zur Vertilgung von Spuren begangener Verbrechen, sondern auch bei unbedeutenden Vergehen aus Furcht vor der Bestrafung dieser und in Absicht unternommen, durch die Brandstiftung die Bestrafung abzuwenden, in der Hoffnung, die Brandstiftung selbst verheimlichen zu können. — Die Unzufriedenheit, welche namentlich bei unmündigen Individuen Veranlassung zu Brandstiftungen wird, pflegt in Verhältnissen zu liegen, in welchen auszuharren solche Person wider Willen genöthiget werden. Dabei finden sich nicht immer alle erlaubten Mittel zur Befreiung aus dem gezwungenen Zustand erschöpft und die verbrecherische Handlung entspricht nicht einmal immer zur Erreichung des Zweckes. Diese Unzufriedenheit kann zugleich mit Heimweh verbunden sein; beide Affecte sind aber in ihren Extremen immer noch unterscheidbar. Schwierig kann jedoch die Diagnose in Fällen beginnender Geisteskrankheiten werden, weil dieser Zustand gerne Unzufriedenheit mit den bestehenden Verhältnissen als Krankheitssymptom aufkommen lässt. — Die Annahme, dass Heimweh eine der häufigsten Veranlassungen zu Brandstiftung sei, scheint sich nicht zu bestätigen. Oft mit körperlichen Krankheitszufällen complicirt, erscheint es sowohl als Ursache, wie auch als Folge der letztern. Nur einen reinen Affect darf man Heimweh nennen (Flemming, Damerov). Es kann sowohl in normalen, als auch in psychisch abnormen Geisteszuständen auftreten, daher der Nachweis, dass eine Handlung aus Heimweh hervorgegangen sei, weder Gesundheit, noch Krankheit des Handelnden beweist. Brandstifter aus Heimweh haben dabei immer die Absicht, ihre Heimkehr zu bewirken, scheinen aber selten darüber nachzudenken, ob und wesshalb der Brand wirklich ihre Heimkehr zur Folge haben werde, vielmehr es als selbstverständlich vorauszusetzen. — Eine Handlung kann nur dann für eine muthwillige angenommen werden, wenn die Beweise dafür in dem Character des Handelnden und in der Stimmung, worin die Handlung begangen wurde, liegen. Je nachdem ersterer mehr oder weniger unbedacht, leichtsinnig, eitel, schadenfroh, boshaft u. s. w. ist, werden die muthwilligen Handlungen eine Gestalt annehmen; die Stimmung muss eine angeregte, gehobene, ausgelassene sein. Der Muthwille hat im Allgemeinen keinen andern Zweck, als die Bethätigung der Willenskraft, wenn auch oft der Wunsch nebenhergeht, Andere in Schrecken oder Erstaunen zu versetzen. Der Character der Muthwilligkeit einer Handlung schliesst übrigens den Ursprung aus einem abnormen Geisteszustande noch nicht aus, da auch bei Schwachsinnigen und Geisteskranken Neigung zu muthwilligen Handlungen vorzukommen pflegt, sowie muthwillige Brandstiftungen von gut- und bösartigen, gesunden und kranken jugendlichen Individuen verübt werden können

§. 546.

Nach den uns vorliegenden Beobachtungen kann aus abnormen psychischen Processen und Seelenzuständen ein Antrieb zum Brandstiften und zu der entsprechenden Handlung selbst hervorgehen und zwar insbesondere bei Zuständen von s. g. Geistesschwäche, wie Idiotismus und Blödsinn, bei Geistesverwirrung und Wahnsinn; sodann bei Trunkfälligkeit und Epilepsie.

§. 547.

Das höhere oder Greisenalter hebt als solches die psychologischen Voraussetzungen der Zurechnungsfähigkeit nicht auf. Mit welchem Altersjahre das Greisenalter als vorhanden anzusehen sei, lässt sich physiologisch nicht genau bestimmen. Wo für die bürgerlichen Verhältnisse sich ein besonderes Interesse daran knüpft, weil im Greisenalter härtere körperliche und geistige Anstrengungen nicht mehr zulässig sind, geht die Gesetzgebung zweckmässig auf die Festsetzung der Altersjahre ein, von welchen an als Regel dieses Verhältniss der Nachsicht einzutreten habe. — Was den psychologischen Character betrifft, den das Greisenalter mit sich zu bringen pflegt, so schwindet mit der Abnahme der geistigen Kräfte gerne das Interesse an der Aussenwelt, was zur Folge hat, dass Greise ihrer Umgebung mehr fremd, und dadurch unzufrieden werden, und da sie bei dem Mangel eines geistigen Verbandes mit der Aussenwelt immer mehr auf sich selbst beschränkt sind, verfallen sie häufig in Eigennutz. Das Gefühl körperlicher und geistiger Schwäche bedingt das der grösseren Abhängigkeit und ruft Misstrauen und üble Laune hervor. Ungewöhnliche oder gesetzwidrige Handlungen können auf der vorgeschrittenen geistigen Stumpfheit beruhen, bei welcher ungewöhnliche Begierden zur Herrschaft gelangt sind, — Begierden, welche man gerade am wenigsten im Greisenalter erwarten möchte. Hieher gehören namentlich auffallend unsittliche Handlungen. Ferner ist es physiologisch begründet und erfahrungsgemäss, dass im höhern Alter, mehr oder weniger schnell, körperliche Veränderungen und Störungen vor sich gehen können, welche auf die psychischen Thätigkeiten, sei es in der Eigenschaft als Defect, oder als krankhafter Process, einen Einfluss üben, der geeignet ist, die Aufhebung der Verantwortlichkeit der daraus hervorgehenden Handlungen zur Folge zu haben.

§. 548.

Das Heimweh — Nostalgia — ist an sich kein Zustand geistiger Störung, doch kann derselbe in seiner Steigerung und unter Umständen zur Geisteskrankheit werden. Seinem Character nach ist das Heimweh ein niederer oder höherer Grad von Schwermuth, bedingt durch den anhaltenden und heftigen Wunsch in die Heimath zurückzukehren. Es kommt mehr vor bei Personen vom Lande, als bei Städtern, und dann wieder mehr bei solchen, die im Allgemeinen mehr ein einfaches, sogar dürftiges und einförmiges Leben zu führen gewohnt sind, dabei sich auch an eine gewisse Ungebundenheit im Leben gewöhnt hatten und sich viel im Freien aufhielten, daher die Gebirgsbewohner und Hirtenvölker besonders gerne dazu geneigt sind. Die Krankheit äussert sich im Allgemeinen durch Abnahme des Appetits, Störungen der Verdauung und Ernährung, Abmagerung und Entkräftung, Schlaflosigkeit, Delirium, Abstumpfung der Sinne. Uebergang in typhöses Fieber, und Tod erfolgt nicht selten. Die Heimwehkranken sind unablässig bestrebt, Mittel und Wege zu finden, den sie quälenden Wunsch, in die Heimath rückzukehren, zu befriedigen und ergreifen am Ende in einem verzweiflungsartigen Zustande, zumal, wenn die Hindernisse gross sind, Mittel, deren Ausführung sie in die Hände des Gerichts bringt; sie verüben Brandstiftung, Tödtung, Selbstmord u. A.

Die Untersuchung und Begutachtung abnormer Seelenzustände.

§. 549.

Die Untersuchung eines in Anfrage stehenden abnormen Seelenzustandes, welcher wegen der rechtlichen Zurechnungsfähigkeit in Anfrage steht, hat ungleich grössere Schwierigkeiten, als die eines Geisteskranken wegen seiner Heilung, da es sich bei ersterer in Straffällen als Zweck, um die Ermittelung eines abgegränzten Zeitpunktes des psychischen Zustandes handelt, der aus der Gegenwart und der Vergangenheit des psychischen Lebens des Betreffenden, in seiner Beschaffenheit erschlossen werden muss. Dieser Punkt werde desshalb vom Gerichtsarzte auch scharf im Auge behalten; er ist der Orientirungspunkt für das ganze Operat seiner Untersuchung. Bei der grossen Mannigfaltigkeit der Fälle, ist es kaum möglich, Regeln und Anleitungen aufzustellen, aus denen das Methodische für den einzelnen Fall zu entnehmen wäre. Am meisten thut hierin die practische Seite, daher einem Gerichtsarzte das fleissige und aufmerksame Lesen solcher Arbeiten nicht genug empfohlen werden kann. Nebenbei darf das Studium der psychischen Pathologie nicht vernachlässiget werden. Wer dieses erst dann beginnen will, wenn er vom Richter zur Untersuchung eines vorgekommenen Falles veranlasst worden ist, wird in eine schlimme Lage gerathen. Was in einem Lehrbuche der gerichtlichen Medicin gegeben werden kann, bezieht sich höchstens auf einige practische Winke für den Anfänger. 1) Man suche über die ganze somatische und psychische Seite des Explorandeu ein kurz zusammengefasstes aber klares Gesammtbild zu erhalten, welches, so weit es hier dienlich ist, seine ganze bisherige Lebensbahn umschliesst. Es sind desshalb 2) die etwaige Anlage zu Geisteskrankheiten und besondern Seelenzuständen u. s. w. als Erblichkeit, 3) die psychischen und somatischen Momente, welche erfahrungsgemäss hier einflussreich sein konnten, wie erlittene Affecte, organische Leiden, krankhafte Störungen des Unterleibes, habituelle Trunksucht u. s. w.; 4) etwaige weit frühere, wenn auch weniger deutlich hervorgetretene und wieder vorübergegangene psychische Störungen, mit besonderer Rücksicht auf die Bildung von Defecten, zu erforschen. — Jetzt erst schreite man zum aufmerksamen Studium der in den Untersuchungsacten enthaltenen Thatsachen, deren etwaige Lückenhaftigkeit man ausgleichen lässt und von denen man bisher nur zur allgemeinen Orientirung Kenntniss genommen hatte. Man bringe sie mit der Individualität des Explorandeu, also mit dem specialisirten Zustande seiner Intelligenz- und Gemüthsseite, in eine scharf gehaltene Comparation, wodurch es erst möglich wird, alle thatsächlichen Ermittelungen in eine übersichtliche Zusammenstellung zu ordnen und diese einer den Acten entnommenen Darstellung des Geschichtlichen der incriminirten That anzureihen. Aufgabe der gutachtlichen Procedur ist es nun, darzulegen, ob und in wieferne die fragliche Handlung mit einem abnormen Seelen- oder Geisteszustand in ursachlichem Verbande stehe und unter dem Einflusse des letztern zu Stande gekommen sei, und sich das Motiv der Handlung aus einem kranken oder gesunden und bezw. der Gesundheitsbreite nach entsprechenden psychischen Boden entwickelt habe. Zweckmässig, besonders für das schwurgerichtliche Verfahren, kann dem gerichtsärztlichen summarischen Ausspruche schliesslich eine gedrängte summarische Zusammenstellung der thatsächlichen und wissenschaftlichen Gründe angereiht werden.

§. 550.

Was die Bedingungen und Mittel betrifft, welche den Gerichtsarzt in die Lage versetzen, ein den richterlichen Anforderungen entsprechendes Gutachten geben zu können, so bestehen diese in der eigenen Anschauung und Untersuchung des Exploranden, welche oft wiederholte Besuche und Unterredungen, sowie auch unbewachte Beobachtungen nöthig machen können; und in der vollständigen Acteneinsicht. Ohne diese Bedingungen Gutachten abzugeben, kann zu den grössten Irrthümern führen. Ueberzeugender hat die Nothwendigkeit der vollständigen Acten Niemand dargelegt, als Flemming *).

§. 551.

Für die mit Untersuchung von Straffällen betrauten Untersuchungsrichter dürften von unserem Standpunkte aus noch einige Bemerkungen am Platze sein. Ehe es sich um die Frage der Zurechnungsfähigkeit handelt, kann fraglich psychische Störung eines Angeschuldigten für den Untersuchungsrichter erheblich und die Gewissheit über das Vorhandensein derselben von Wichtigkeit sein, weil hiedurch schon das ganze Verfahren bei dem Verhöre und die Art der Behandlung des Angeschuldigten, sowie die Art des Verhafts modificirt wird; ja es kann erforderlich werden, das ganze Untersuchungsverfahren bis zur Heilung des Geisteskranken einstellen zu müssen. Wo daher der geringste Verdacht einer psychischen Störung eines Angeschuldigten hervortritt, wird es eben so sehr Pflicht des Untersuchungsrichters, als es im Interesse des Strafprocesses liegt, eine psychisch-medicinische Untersuchung zu veranlassen, deren Ergebniss den Untersuchungsrichter unterrichtet, ob wirkliches oder simulirtes psychisches Leiden vorhanden ist und ersteren Falles, worin dasselbe besteht und welche besondere Rücksichtsnahmen es bei der richterlichen Einvernahme u. s. w. erfordert.

Anmerk. Jeder erfahrene Untersuchungsrichter weiss, wie gerne gerade von Verbrechern der schlimmsten Art bei dem Verhören hinsichtlich des Benehmens allerlei Trugspiel versucht wird. Die Täuschungen können hier verschiedener Art sein und erfordern immer besondere Aufmerksamkeit, damit man sich ja nicht verleiten lasse, die vorkommenden Erscheinungen für simulirt zu halten, oder das Nichtvorhandensein eines psychischen Leidens anzunehmen, wenn nicht die gewöhnlichen Zufälle von Irrsein sich manifestiren; es ist vielmehr räthlich, bei dem geringsten Verdachte, bei leisestem Zweifel, eine Untersuchung durch einen Gerichtsarzt zu veranlassen. Bei dieser Untersuchung hüte man sich vor Allem, Gemüths-

*) i. a. W. S. 150.

bewegungen mit Gemüthskrankheiten zu verwechseln. Für das Auge eines Laien ist es oft sehr schwierig, die Leidenschaft von krankhafter Affection zu unterscheiden. Gemüthsbewegungen pflegen bei Angeschuldigten hauptsächlich in nachstehenden Formen aufzutreten: a) Das böse Gewissen wirkt nicht selten so stark auf die Seele des Menschen ein, dass man leicht zu dem Schlusse auf ein Seelenleiden gebracht werden kann. Es äussert sich der innere Vorwurf eines Verbrechens theils durch eine ungewöhnliche Niedergeschlagenheit, theils durch eine ärgerliche Stimmung. Fast bei jedem wirklich Schuldigen kann man ein, mindestens periodisches Hinstarren oder Herbrüten wahrnehmen; nur die professionsmässigen Verbrecher wissen von solchen Qualen nichts. — Die meisten Angeschuldigten suchen die Gewissensstimme zu unterdrücken, damit sie nicht zum Verräther werde. Gerade diese Reaction ist es aber, welche sich auf den Gesichtszügen ausdrückt, oder sogar in den Bewegungen und im körperlichen Befinden äussert. Dieses sind aber auch die Lagen, wo die Peinigungen des Gewissens zuweilen einen krankhaften Character annehmen; die Angeschuldigten, besonders wenn sie eingesperrt sind, finden hiebei oft Wochen lang die Nachtruhe nicht, was zur Folge hat, dass sie körperlich herunterkommen, hohläugig, verstört aussehen, wenig Nahrung mehr zu sich nehmen und zaghaft, ja zitternd sprechen. Die Folgen sind zuweilen auch intensiver, so dass der Schuldige von Visionen und Hallucinationen verfolgt wird; es erscheinen ihm strafende Engel, oder böse Geister, Nachtgespenster, oder die Schatten der Getödteten und Gekränkten. Hiezu darf nur noch der Aberglaube kommen, alsdann glaubt der Gepeinigte, diese Erscheinungen seien alle wirklich, und die Vorsehung sende ihm diese Züchtigung als eine Strafe vom Himmel herab. Im Verhöre vor Gericht treten solche Zustände allerdings seltener hervor, und überhaupt scheuen sich die Angeschuldigten meistens, einer amtlichen Person zu erzählen, was sie in der Einsamkeit ausstehen, dagegen können sie sich manchmal nicht genug beherrschen, dass sie den Zusammenhang der Rede bei dem innerlichen Kampfe festzuhalten vermögen. Es ereignet sich alsdann, dass ein an Leib und Seele ganz gesunder Mensch irre redet, oder doch so ungeschickt und thörigt sich ausdrückt, dass man an seiner Geistesklarheit zweifeln möchte. Auffallend ist, dass nicht nur die Läugnenden, sondern auch die Geständigen solchen Zufällen unterliegen. Man sollte glauben, dass die Uebelthäter, welche ein Bekenntniss vor dem Richter abgelegt haben, in dem Gefühle einer Herzenserleichterung wie neu geboren sich fühlen müssten; aber nun erwacht häufig erst die bitterste Reue aus den Quellen moralischer und religiöser Einsicht. — Es folgt hieraus, dass der Untersuchungsrichter mit einem Geständigen äusserst schonungsvoll verfahre und sich namentlich aller Sittenpredigten enthalte; im Gegentheile, suche er bei der siegenden Aufrichtigkeit den Niedergebeugten aufzurichten. — Der schlimmere Theil der Angeschuldigten lässt sich durch Gewissensbisse nicht zur Verzweifelung, sondern nur zur Aergerlichkeit bringen; aber auch diese Stimmung geht manchmal so weit, dass ein Angeschuldigter ganz unbegreifliche Dinge thut, wie z. B. unsinnige Behauptungen aufstellt, oder die Antworten verweigert, oder im Gefängnisse allenthalben Verdruss anregt. Solche Subjecte werden gewöhnlich misskannt, indem man glaubt, es sei bloss die Tücke und Bösartigkeit des Characters Ursache ihres anstössigen Benehmens; ja man kann zu dem Wahne verleitet werden, sie seien geistesverwirrt, wenn sie in ihrem Unmuthe alle Ueberlegung verlieren und sich direct oder indirect selbst zu Schaden bringen. Das Bewusstsein, ein Verbrecher zu sein, und daneben die durch Läugnen versperrte Aussicht einer Sühne, bewirken einen dämonischen Zwiespalt, welcher Räthsel der wunderbarsten Art erzeugen kann. — Ein ziemlich sicheres Kennzeichen vom Erwachtsein der Gewissensstimme kann man gemeiniglich darin finden, dass die Angeschuldigten nach Trostgründen lechzen (auch der Nichtgeständige möchte gerne im Voraus eine Beruhigung haben, ob und wie er die Lage eines dem Gesetze verfallenen Uebelthäters ertragen könne). Oft macht sich der Verbrecher eine übertriebene Vorstellung von der erfolgenden Strafe, die sich durch die Einsamkeit der Haft natürlich noch steigert. Der Untersuchungsrichter wird unstreitig irrige Begriffe der Art., wenn sie zu seiner Kenntniss gelangen, berichtigen, und erfährt der Angeschuldigte auf diesem Wege, dass er eine weit geringere Strafe verwirkt hat, als er sich dachte, so erfolgt in der Regel plötzlich eine Umstimmung, die alle Zweifel über eine etwa vermuthete Gemüthskrankheit zerstreut. — b) Leichter als die beschriebenen Zustände ist die Gemüthsaffection durch Racheglut und Zorn zu erkennen. Bei Vielen steigern sich Zorn und Hass gegen die Personen, an denen das Verbrechen verübt wurde, noch nach der That, so wie jetzt noch der Unmuth über ungünstig Zeugende dazutritt. Bei solchen entarteten Subjecten richtet sich der Zorn auch gegen den Richter, Gefangenwärter und Jeden, der zur Beschränkung seiner Freiheit mitwirkte. Wer einen Zornmüthigen im wilden Ausbruch seiner Leidenschaft zum ersten Male sieht, glaubt wohl, einen Tollen vor sich zu haben, und zweifelsüchtige Humanisten und halbgebildete Aerzte werden leicht versucht, hier eine Seelenstörung zu wittern, oder wirklich anzunehmen. Der Zweifel wird aber schwinden, wenn der Untersuchungsrichter solchen Ausbrüchen eine steinerne Ruhe entgegensetzt, und so den Affect ja nicht weiter zu steigern sucht. Wenn nun die nachfolgende ernste Rüge des Untersuchungsrichters, wo nicht auf das erste Mal, doch auf die öftere Wiederholung, einen so wirksamen Eindruck macht, dass die Aufregung sofort nachlässt, so ist gewiss keine krankhafte Seelenstörung vorhanden; denn ein von krankhafter Wuth-, Raserei- oder Zornmüthigkeit Befallener wird durch Vernunftgründe nimmermehr seine Selbstbeherrschung gewinnen. Nicht immer gelingt es, bei sehr rohen und verwilderten Zornmüthigen der Art durch Rügen Ruhe herbeizuführen, vielmehr muss zur Androhung von Coercitivmaassregeln geschritten werden. Aus der Art des Erfolges wird man sich bald auch hier von dem Zweifel über den psychischen Zustand entledigen können. — c) Auch das Schamgefühl ist eine Gemüthsbewegung, die auf das Benehmen des Angeschuldigten, den die Schule des Lasters für dieses Gefühl noch nicht ganz taub gemacht hat, einen sehr bedeutenden Einfluss üben kann. Das Schamgefühl steht und fällt mit dem Ehrgefühl; „Scham ist das unangenehme Gefühl der übeln Meinung Anderer von uns.“ Menschen vom gewöhnlichen Schlage, denen die äussere

Ehre weit über der inneren Würde steht, können sich nichts Schrecklicheres denken, als in den Augen des Publicums herabgesetzt zu werden. Durch unschonliches Verfahren in der Procedur kann man bei einem solchen Angeschuldigten einen psychischen Zustand herbeiführen, welcher den Anschein einer Geistesverwirrung, meist in Form von Melancholie, besitzt, der sich aber auch sogleich bei einem richtigen Verhalten des Untersuchungsrichters wieder ändert. —

Wo sich Erscheinungen thatsächlich machen, die auf wirkliche Geisteskrankheit schliessen lassen, kann der Untersuchungsrichter keinen entscheidenden Schritt mehr allein thun, er muss sich des Beirathes des Gerichtsarztes bedienen. Insbesondere aber kommen folgende Punkte in Anbetracht: Ob nicht gänzliche oder theilweise Verstellung obwalte. Viele Untersuchungsrichter gehen in ihrem Zweifel hier zu weit, andere sind wieder zu leichtgläubig. Am häufigsten wird Blödsinn oder Tiefsinn simulirt. Je verschmitzter ein Mensch ist, desto leichter kann er sich dumm stellen. Das Characteristische der Verstellung ist jedoch, dass die Leute ihre Rolle gewöhnlich übertreiben. Aehnlich verhält es sich meist bei der Simulation des Tiefsinns — Es gehört zu den ersten Grundsätzen bei der Erforschung eines Seelenzustandes, dass Arzt und Richter so viel als möglich gemeinschaftlich wirken. Es kommt nicht sowohl auf die actenmässig gemachten Bemerkungen, als auf mündliche Unterredung an, wobei sich oft mit wenigen Worten ein Anstand beseitigen, ein Irrthum berichtigen und eine Lücke ergänzen lässt. Wenn der Untersuchungsrichter einen fraglich geisteskranken Angeschuldigten im Gefängnisse besucht, so mag er nie versäumen, den Arzt zur Begleitung einzuladen, und es kann dann abwechselnd dieser oder jener mit dem Angeschuldigten sich besprechen, so dass die fraglich krankhafte, wie die criminelle Natur des Subjects vor den Augen Beider möglichst entfaltet wird. Thatsache ist es, dass ein Geisteskranker ganz anders reagirt, je nachdem er Furcht, Respect oder Zutrauen zu der ihm gegenüber stehenden Person hat. Gegen den Richter ist er meistentheils zurückhaltender und schüchterner, als gegen den Arzt. Mitunter ist es zweckmässig, den Arzt zu einem Verhörsacte einzuladen, wo er sich dann scheinbar mit etwas Anderen beschäftigen, und den Angeschuldigten in den wichtigsten Momenten scharf beobachten und die sachgemässen Notizen selbst machen oder im Protocolle nachtragen kann. —

Zweiundzwanzigstes Capitel.

Die rechtliche Verantwortlichkeit für Handlungen der Heildiener und deren Zurechenbarkeit.

§. 552.

Man pflegt die Handlungen der Medicinalpersonen, wenn sie Anlass zu einer gerichtlichen Verfolgung werden sollen, mit Kunstfehlern zu bezeichnen. Nur so lange diese Benennung auf dem Gebiete der socialen Conversation vorkommt, lässt sich gegen ihren

Gebrauch nichts einwenden; vor dem Forum des Strafrechts kann es aber eigentlich keine Kunstfehler geben, sondern nur von Heildienern ausgehende Handlungen oder Unterlassungen, woraus eine Rechtsverletzung entspringt, die hier in Körperverletzung oder Tödtung begründet ist. Gehen wir auf eine nähere Betrachtung ein, welche Realität einer solchen Bezeichnung „Kunstfehler“ in allen einzelnen Fällen zu Grunde liegt, so finden wir, dass wo nicht wirkliche auf Dummheit beruhende oder gänzliche künstlerische Unfähigkeit concurrirt, bei Aerzten und Laien das Urtheil „Kunstfehler“ jeweils und lediglich auf subjectiven oder, wenn es weiter geht, auf Partei-Ansichten beruht und sich in kritischer Beziehung am Ende auf den Zustand von Illusion zurückführen lässt, aus dem es seinen Ursprung genommen hat. Tritt man dann mit der Frage hervor: Wer befindet sich im Zustande der Illusion und wer im Zustande der Wahrheit? — so sieht man sich vergebens um sichere objective Anhaltspunkte zu einer Entscheidung um.

Anmerk. Die Handlung oder Unterlassung eines Heildieners, wohin wir die Aerzte, Wundärzte, Heilärzte, Hebammen und Wundarzneidiener — Bader — zählen, kann nicht in der Eigenschaft als Kunstfehler, der stets als auf Illusion — Irrthum — beruhend angesehen werden muss, Gegenstand strafrechtlicher Verantwortlichkeit sein, sondern lediglich nur nach der strafgesetzlichen und bezw. strafbaren Voraussetzung der Fahrlässigkeit. „So gut der Capitän eines Dampfschiffes, der Eisenbahnführer, der Baumeister verantwortlich ist, wenn bei der Ausübung seines Berufs der Vorwurf einer Schuld ihn trifft, eben so wohl muss dies auch bei einer Medicinalperson eintreten, sobald nur überhaupt die gesetzlichen Bedingungen der Strafbarkeit etc. vorhanden sind“ (Mittermaier) *). Derselbe Schriftsteller warnt aber übrigens davor, die Bestimmungen der neuen Gesetzbücher über den Thatbestand der Tödtung und über Tödtlichkeit der Verletzungen auf die Fälle anzuwenden, wo die ärztliche Verantwortlichkeit zur Sprache kommt, weil in den andern übrigen Fällen von einer Verletzung als einer rechtswidrigen Handlung und davon die Rede ist, ob der Tod im Causalzusammenhange mit jener Verletzung steht und das Gesetz diesen als vorhanden annimmt, wenn nach dem natürlichen Verlaufe der Verletzung unter vorhandenen Umständen der Tod Wirkung derselben war, ohne Rücksicht auf Individualität oder mitwirkende Ursachen. Bei dem Arzte dagegen kommt es auf die Beurtheilung seiner Handlung oder Unterlassung an, die in einem Falle eintrat, wo er handeln musste und von den verschiedenen möglichen Mitteln der Heilung entweder Eines wählte, welches er nach seiner wissenschaftlichen Ueberzeugung nach den vorliegenden Umständen für das zweckmässigste hielt, oder auch von der Anwendung eines jeden eingreifenden Heilmittels Umgang nahm, weil er

*) Der Gerichtssaal Jahrg. X. S. 4.

nach seiner wissenschaftlichen und Erfahrungsüberzeugung einen möglicherweise für den naturgemässen Heilvorgang störenden und daher schädlichen Einfluss besorgte.

§. 553.

Den Grundsatz, dass man den Arzt wegen begangener wissenschaftlicher Irrthümer, die höchstens von seiner technischen Unfähigkeit zeugen, nicht verantwortlich machen könne, scheint die Rechtsübung der neuern Zeit übereinstimmend angenommen zu haben, dagegen aber hat sie dessen Verantwortlichkeit dafür zulässig erachtet, wo die von der Wahl und Anwendung des Heilverfahrens unabhängigen Thatsachen, *Nachlässigkeit* und bezw. *Mangel an Aufmerksamkeit und Beflissenheit* enthalten oder in Anfrage stellen. Es wirft sich hier gleich von vorne herein die Frage auf: *Wer zur Feststellung des in Mangel an Aufmerksamkeit begründeten Verschuldens competent sei, und welche Grundsätze leitend sein können?* Wenn man von der Ansicht ausgeht, dass die verschiedenen Fälle sich desswegen nicht allein vom Standpunkte allgemeiner Erfahrung aus beurtheilen lassen, weil sie als mit besonderer, d. h. Kunstkenntniss unzertrennlich verbunden angesehen werden, so scheint es freilich zu der Annahme zu drängen, dass eine richtige Prüfung und Beurtheilung vom psychologisch-rechtlichen, also richterlichen Standpunkte allein, nicht möglich oder zulässig sei, die Frage der Zurechnungsfähigkeit vielmehr und vorzugsweise durch den Einfluss des Arztes als Sachverständigen entschieden und auch die leitenden Grundsätze von ihm aufgestellt werden müssen. Diese Ansicht wird in der That immer noch von Gerichtsärzten festgehalten; ist aber eine durchaus irrige. Abgesehen davon, dass es keine abgeschlossene, unwandelbare objective Heilkunst giebt, diese vielmehr sich nur durch die Subjectivität ausspricht und darstellig macht, die Rechtspflege sich daher mit einem ärztlich sachverständigen Urtheile, welches darüber entscheidet, ob der nach Erforderniss der Heilkunst nöthige Grad von Aufmerksamkeit und Beflissenheit noch vorhanden sei oder nicht, dem möglichen Irrthume — der Illusion — in die Arme wirft und dadurch eine Rechtsunsicherheit begründen würde: so zeigt schon der gräuliche Missgriff, den wir in der Aufstellung eines leitenden Grundsatzes in der neusten Zeit durch einen Schriftsteller begehen sahen, welcher nichts weniger behauptete, als ein Arzt solle strafbar sein, wenn er im gegebenen Falle am Krankenbette ein Verfahren eingeschlagen hat, welches ganz und gar abweichend von dem sei, das die überwiegende Mehrzahl aller Aerzte seiner Zeit in eben solchen oder einem diesem ganz ähnlichen Falle befolgt und das die überwiegende Mehrzahl aller medicinischen Lehrer und Schriftsteller für solchen Fall als das richtige bezeichnet; — von der Möglichkeit des Schicksals der verderblichsten und bodenlosesten Abhängigkeit, in welches die Rechtsübung verstrickt werden müsste, wollte man die Aufstellung solcher leitender Grundsätze der gerichtsärztlichen Competenz überlassen. Der hier angeführte Grundsatz hat übrigens von Aerzten und Rechtsgelehrten seine Abfertigung erhalten *). Das nöthig werdende Verfahren lässt sich auch gar nicht in einem einzigen Grundsatze auffassen und so formulirt darstellen. Das Gebiet des Gerichtsarztes ist hier ziemlich genau abgränzbar und die hieraus hervorgehende gerichtsärztliche Aufgabe bestimmt festzusetzen, so dass die Integrität der richterlichen Competenz in der psychologisch-rechtlichen Seite der Zurechnungsfähigkeit in vollem Umfange und, wie ich glaube, im rechtlichen und socialen Interesse der Heilkunst und der Heilkünstler aufrecht erhalten werden kann.

Anmerk. Wald (Gerichtl. Medicin I 284 ffg.), indem er den Kunstfehler als ein Ignoriren der Naturgesetze aus was immer für einem Grunde, definirt und consequenterweise dann eine in das Gebiet des Richters eingreifende gerichtsärztliche Competenz durch Interpretirung des strafrechtlichen Begriffs und der strafgesetzlichen Bestimmung von Fahrlässigkeit (S. 286) in Anspruch nehmen muss, ist bei seiner Definition von einem unrichtigen Princip ausgegangen. Wer eine Kunsthandlung von schädlichem Erfolge begangen hat, die nach der Ansicht von Andern gegen Naturgesetze verstösst und eben deswegen für einen Kunstfehler erklärt wird, hat dadurch noch nicht den Beweis geliefert, dass er aus Fahrlässigkeit Naturgesetze ignorirt oder sich in Thatsachen nicht unverschuldet geirrt haben konnte. Was dann die Möglichkeit des Erkennens der Naturgesetze betrifft, so sind diese weder alle erforscht, noch bekannt; auch stellt der Krankheitsprocess nicht bloss ein einzelnes, sondern ein Aggregat von Naturgesetzen dar, deren Kenntniss Gegenstand fortdauernder Forschung, aber noch lange nicht im Zustande des Abschlusses ist; — ein Irrthum von Seiten des Arztes in Thatsachen, die auf Naturgesetzen beruhen und durch Combination zu einer wissenschaftlichen Erkenntniss gebracht werden müssen, hat daher, weil unbewusst, immer die Präsumtion des Unverschuldetseins für sich. Das Criterium einer strafbaren Handlung, und nur eine solche giebt unserm Gegenstande hier Interesse, liegt für den sog. Kunstfehler in der Eigenschaft des strafrechtlichen Begriffes der Fahrlässigkeit, über dessen Vorhandensein aber nur „Richter“ und nicht Aerzte zu entscheiden berufen sind. Da die Grundsätze, die ein Handeln gegen die

---

*) Vgl. insbesondere in letzter Beziehung: Mittermaier a. a. O. S. 16 ff.

Naturgesetze motiviren, selbst wieder auf mehr oder weniger individueller Erkenntniss von Naturgesetzen beruhen, so ist nicht abzusehen, mit welchem Rechtsgrunde sie desswegen strafbar sein sollen, wenn sie nach der individuellen Ansicht eines Andern Naturgesetzen zuwiederlaufen Die Wald'sche Definition von sog. Kunstfehlern ist unanwendbar auf fahrlässige und desswegen strafbare Unterlassungen von Heildienern, wo es sich um Vernachlässigung eines Kranken und Unterlassung von Handlungen handelt, zu denen eine rechtliche Verpflichtung besteht und schliesst nicht aus. dass man jeden Arzt, dem ein Kranker gestorben ist. wegen Kunstfehler gerichtlich verfolgen kann. Denn gerade die Thatsache. dass der Kranke gestorben ist, beweist das Ignoriren von allgemein anerkannten Naturgesetzen, somit ein Kunstfehler, wobei es nicht zweifelhaft sein, mindestens so gedeutet werden kann, dass durch die Behandlung ein Handeln gesetzt wurde, welches Grundsätze voraussetzt, die anerkannten Naturgesetzen zuwiderlaufen. — Mit dieser Bemerkung will ich alles das Treffliche nicht verkennen, was Wald über kunstwidriges Heilverfahren und dessen Beurtheilung uns mitgetheilt hat. —

Was die Strenge in der Rechtsübung in den verschiedenen Staaten betrifft, so erscheint dieselbe in England und Amerika am mildesten. Die englischen Gerichte und Geschwornen lassen selbst in Fällen, in denen unberechtigte Personen durch ihre angemasste ärztliche Behandlung betheiligt sind, die Rücksicht entscheiden, ob in gutem Glauben gehandelt. oder ob auch von andern Aerzten schon auf ähnliche Art gehandelt worden sei. Die Richter sind bei diesen Verhandlungen von der Rücksicht geleitet, das Interesse zu schützen, welches die bürgerliche Gesellschaft hat, den Arzt nicht zu ängstlich zu machen und den ehrlichen Arzt nicht zu bestrafen, der, wenn er auch irrt, doch in gutem Glauben handelte. —

§. 554.

Der für das Eintreten von Fahrlässigkeit erforderliche Grad von Aufmerksamkeit und Beflissenheit als ein rein strafrechtliches Erforderniss und Object, ist der Arzt von seinem wissenschaftlichen Standpunkte aus zu bestimmen, gar nicht befähigt; — in seinem technischen Vermögen und darauf gründender sachverständiger Befähigung liegt ausschliesslich nur die Aufklärung und Constatirung von Thatsachen, die mit der positiven und negativen Seite der heilkünstlerischen Handlung in einem wesentlichen Verbande stehen und materielle Gründe zu rechtlichen Folgerungen für die Zurechnung der Verschuldung und ihrer Grösse enthalten. Die Verwerthung dieser Thatsachen zur Feststellung des Thatbestandes des in Anfrage stehenden Verbrechens fällt selbstverständlich ganz in die Aufgabe und Competenz des Richters.

§. 555.

Wenn dieser Standpunkt von den Gerichtsärzten nicht eingehalten, wenn oft auf Kosten der Lösung der eigentlichen gerichtsärztlichen Aufgabe, in das Gebiet des Richters excurrirt und Competenzconflict und Verwirrung herbeigeführt wird, so liegt die Schuld nicht immer auf der gerichtsärztlichen Seite. Wo nach der Natur der Sache die Gränzen zwischen richterlichem und gerichtsärztlichem Gebiete sich so nahe berühren und ohne schärfere Aufmerksamkeit bei Manchen nur gar zu viele Versuchung vorliegt, zu weit in das psychologische Gebiet und dadurch in das rechtliche sich zu verirren; wird eine präcisirte Fragestellung an den Gerichtsarzt um so mehr nothwendig, als aus der bisherigen Praxis in den Gerichtssälen sich zur Genüge ergiebt, mit welcher Vorsicht der von den gerichtsärztlichen Sachverständigen gelieferte Beweis, von den Richtern zu benützen ist. Wir werden es versuchen, eine solche Fragestellung in Bezug auf die Hauptsachen aufzustellen.

§. 556.

Um einen Arzt und bezw. Heildiener dessen Handlungsweise Gegenstand einer Anklage ist, wegen Fahrlässigkeit strafrechtlich verantwortlich machen zu können. bedarf der Richter nach Mittermaier *) die Beantwortung technischer Fragen, durch welche entschieden werden kann: a) ob der Erfolg im Causalzusammenhange mit dem, den Gegenstand der Anklage bildenden Benehmen des Arztes steht; b) ob der Angeschuldigte bei seiner Handlungsweise in einer Lage sich befand, in welcher er in gutem Glauben handelte. Um über diese zwei Punkte von dem Gerichtsarzte Aufklärung erhalten zu können, schlage ich die Stellung der folgenden Fragen an den Gerichtsarzt vor.

§. 557.

Für die Lösung der gerichtsärztlichen Aufgabe ist es practisch, das angeschuldigte Benehmen des Heildieners nach seinem Handeln oder Unterlassen zu unterscheiden und bei ersterm weiter zu berücksichtigen, dass die künstlerischen Handlungen der Aerzte gegen diejenigen der Wundärzte und bezw. Geburtshelfer, für die Beurtheilung ihres schädlichen oder tödtlichen Erfolges, eine sehr verschiedene Stellung einnehmen. Während nämlich die wundärztlichen oder geburtshilflichen Handlungen mehr den Character mechanischer Einwirkung besitzen und dadurch „Verletzungen" bewirken, fallen

---

*) a. a. O. S. 20.

die der Aerzte in das Gebiet der Störung durch Hervorrufung eines für den Organismus schädlichen und bezw. der Vergiftung analog wirkenden chemischen Processes, der nach der gerichtlich-medicinischen Auffassung der Körperverletzung unter den Begriff von „Krankheit" fällt. Bei den ärztlichen, wie bei den wundärztlichen Handlungen concurrirt der Zustand der ursprünglich bestehenden Krankheit. Die gedachte Distinction ist schon desswegen für die Praxis von der grössten Wichtigkeit, weil der objective Thatbestand einer Verletzung ungleich leichter und auch durch unmittelbar technische Beobachtung öfter herzustellen ist, als bei dem Object „Krankhei,t" zumal in Untersuchungsfällen letzterer Art das wichtigste Erforschungsmittel, — eine unparteiische technische Beobachtung fehlt und der Untersuchungsrichter auf unzuverlässige Zeugen (unzuverlässig schon desswegen, weil sie als Laien nicht technisch zu beobachten im Stande sind) verwiesen ist. Dann ist bei „Krankheit" das Moment der Umstände, unter denen der Arzt handelte, und die überhaupt auf den Verlauf der gesammten Krankheit Einfluss üben konnten, entweder gar nicht, oder nur unvollkommen oder gar nur unrichtig zu erforschen und zu erheben. Uebrigens ist das Moment der Umstände für den Verletzungszustand — chirurgische Krankheit — von gleicher Erheblichkeit. Bei Verletzungen wird die Section oft über deren Bestehen eine Diagnose gewinnen lassen, z. B. wenn bei einer Operation ein Theil verletzt wurde, der nicht hätte verletzt werden sollen; während sie bei Krankheiten in der Regel keine sinnlichen Merkmale für die Unterscheidung desjenigen anatomischen Antheils an die Hand giebt, welcher der ursprünglichen Krankheit und welcher derjenigen durch die künstlerische Handlung gesetzten angehört.

§. 558.

Mit Berücksichtigung auf das Vorliegen einer ärztlichen oder wundärztlichen Handlung schlagen wir für erstere die Frage vor: kann die ursprüngliche Krankheit, wegen welcher der angeschuldigte Arzt beigezogen wurde, unter den obwaltenden Umständen, jedoch mit Ausschluss des eingetretenen Heilverfahrens, den Tod, oder wo es sich um einen bleibenden Schaden an der Gesundheit handelt, diesen zur Folge gehabt haben? Wird die Frage bejaht oder von verschiedenen Arbitranten — eine Superarbitrirung erachte ich für unbedingt nöthig — in entgegengesetzter Weise beantwortet, so kann der Richter nach meinem Dafürhalten, den objectiven Thatbestand nur mit dem non liquet aufnehmen. Im Verneinungsfalle ist zu fragen: Ist es als gewiss, als wahrscheinlich oder unwahrscheinlich, namentlich mit Berücksichtigung ähnlicher Fälle, anzunehmen, dass das in Anwendung gekommene Heilverfahren unter den obwaltenden Körperverhältnissen und Umständen *), als wirkende Ursache den fraglichen Schaden an der Gesundheit oder, wo es sich um einen tödtlichen Ausgang handelt, diesen herbeigeführt habe? Der Entscheidungsgrund für die Bejahung darf vom Gerichtsarzte nicht darin gesucht oder gefunden werden, dass ein anderes und von ihm oder Andern für kunstgerecht oder heilsam erachtetes Verfahren unterblieben ist; der Beweis muss vielmehr und ausschliesslich nur durch die thatsächlichen physiologisch-pathologischen Gründe geführt werden; dass aus der bejahenden Antwort allein für den Angeschuldigten noch kein Verschulden hervorgehe, versteht sich von selbst, aber dem Richter kann eine genaue und gründliche formelle Prüfung des gerichtsärztlichen Operats nicht genug empfohlen werden und ein Zweifel ist insbesondere begründet, wenn die thatsächlichen Gründe nicht mit einem relevanten und unzweideutigen Character hervortreten. Im Verneinungsfalle versteht es sich von selbst, dass die Todesursache in einem zufälligen, von der Krankheit und der Behandlung unabhängigen Einflusse, der nicht immer erkennbar ist oder zu Tage tritt, wie z. B. ein von dem Kranken begangener Fehler in der Diät oder Lebensordnung, gelegen haben müsse. Unerheblich für die Herstellung des objectiven Thatbestandes erscheint die Frage: ob das angeschuldigte Verfahren den Tod beschleunigt habe? weil dieselbe nur durch ein subjectives Vermuthen oder Meinen, nie aber mit haltbaren wissenschaftlichen und Erfahrungs-Gründen zu erledigen ist. Wissen wir doch, dass durch den Eintritt verschiedener zufälliger oder von der Krankheit selbst bedingter und in Wirksamkeit gesetzter Zustände, der gewöhnliche Verlauf einer Krankheit plötzlich unterbrochen und der Tod schnell herbeigeführt werden könne, — Zustände, die sich durch die Symptome nicht immer deuten und durch die Section nicht immer erforschen oder erheben lassen, wenn sie auch selbst ein anatomisches Substrat besitzen. Wir wollen in dieser Beziehung nur auf den Vorgang und die Entstehung von Thrombosen hinweisen. — Mindestens als unnütz oder verwirrend, wenn nicht

---

*) Vgl. §. 273 u. 284.

geradezu gefährlich für den Richter erachte ich die Frage: **ob durch ein anderes Heilverfahren der Kranke hätte gerettet und bezw. schadenlos geheilt werden können?**, weil schon im Allgemeinen jede Prognose des heilkünstlerischen Erfolges im günstigsten Falle nur den Character der Wahrscheinlichkeit in Anspruch nehmen, im Concreto aber durch Umstände, die sich gerade in Anklagefällen der vorliegenden Art am wenigsten mit der erforderlichen Sicherheit feststellen lassen, modificirt oder negirt werden kann. Dabei übersehe der Richter nicht die Illusionen, in welchen so viele Aerzte bezüglich des Heilverfahrens und der Wirksamkeit der Heilmittel, besonders wenn sie gar noch eigene Schöpfungen sind, befangen sein könen! Ein Blick auf die historischen Thatsachen muss dem Richter die Ueberzeugung aufdringen, dass es hier, wo ihm eine rechtlich-psychologische oder eigene sachverständige Prüfung und Kritik der concreten Thatsache nicht mehr zur Seite steht, eine Ueberschreitung seiner richterlichen Aufgabe wäre, wollte er dem Urtheile des Arztes vertrauen oder unter den widerstreitenden Urtheilen der einzelnen Aerzte sich für das eine oder das andere entscheiden. Noch grundloser wäre es aber, einem Verfahren, weil es von einem berühmten Arzte oder Lehrer herrührt, lediglich desswegen mehr Vertrauen zu schenken.

§. 559.

Noch grösser und mindestens nicht minder gross sind die Schwierigkeiten für die Herstellung des objectiven Thatbestandes bei angeschuldigten **ärztlichen Unterlassungen**. Die Heilkunst der Neuzeit steht bezüglich der Heilbarkeit und der Heilung der Krankheiten auf einem ganz andern Boden der Anschauung, als die der frühern Zeit, so wie sie die Krankheit auch nicht mehr als einen diametralen Gegensatz von Gesundheit oder als ein selbstständiges Sein, welches mit der „Heilkraft" im Kampfe begriffen ist u. s. w. auffasst. Sie hat von ihrem Gesichtspunkt aus viele ältere Verfahrungsweisen bei Heilbestrebungen und Heilmittel als nutzlos und, man darf es aus objectiven, nämlich aus Gründen, die auf vergleichender Statistik beruhen, behaupten, zum Nutzen der Kranken, über Bord geworfen, das Feld der ärztlichen Unterlassungen mit wahrscheinlich schädlichem Erfolge dadurch aber, auf einen sehr engen Raum beschränkt. Gerade in Krankheiten, die das Leben bedrohen, ist eine rationell wissenschaftliche Diagnostik zum Behufe der Anwendung von Heilmitteln für den denkenden Arzt das Schwierigste, weil er nebenbei die Möglichkeit der schädlichen Wirkung eines Arzneikörpers, dessen Wirksamkeit man nicht exact kennt — und wie viel Exactes oder Gewisses kennt man zur Zeit von der Wirkung unsrer Arzneistoffe? — in Erwägung zieht und dadurch sich das Zeugniss eines vorsichtigen und gewissenhaften wissenschaftlichen Arztes erwirbt. Die bei Anklagen wegen Unterlassung von Kunsthandlungen der Aerzte zu stellende Frage, darf desshalb nicht dahin lauten: „ob die Krankheit überhaupt eine lebensgefährliche, oder ob sie eine heilbare war und nach analogen Fällen etwa schon geheilt worden sei," sondern mit Ausschluss jeder Ansicht über Heilverfahren ist die Frage so zu stellen: Ist mit Gewissheit oder Wahrscheinlichkeit und mit Ausschluss jedweden zufälligen Einflusses anzunehmen, dass die Krankheit erst seit dem Zeitpunkte der Berufung des angeschuldigten Arztes und unter den obwaltenden Umständen die wirkende Ursache des Todes enthält? Erhellt es, dass die Krankheit schon vor dem Beizug des angeschuldigten Arztes die wirkende Ursache des Todes in sich schloss, so ist die Wissenschaft ausser Stand, den Beweis zu liefern, dass der Tod mit der Unterlassung in einem Causalzusammenhange im strafgesetzlichen Sinne stehe. Ist die Krankheit aber so geartet, dass man die wirkende Ursache des Todes erst nach der Berufung des Arztes in ihr anerkennen muss, so wird die weitere Frage practisch: ob die Krankheit eine langdauernde — chronische — oder sehr rasch — acut — und mit steigender Lebensgefahr verlaufende sei? Im ersten Falle fehlt es an einem zureichenden objectiven Grunde zu einer Verantwortlichkeit desshalb, weil der Kranke oder dessen Angehörige, wenn sie die Unterlassungen des Arztes nicht billigten, Zeit genug hatten, sich an einen andern Arzt zu wenden. Bei Fällen letzterer Art, die sich leicht als Nothfälle gestalten können, wird die Thatsache der Krankheit als wirkender Ursache des Todes nur in so weit Einfluss und Bedeutung gewinnen, als die übrigen Umstände eine wirkliche grobe Nachlässigkeit enthalten; wenn z. B. der Arzt von der Dringlichkeit des Zustandes des Kranken unterrichtet, aus nicht zu rechtfertigenden andern Gründen, wie etwa Sitzenbleiben beim Spiel, den Kranken weder besucht, noch andere geeignete Anordnungen trifft oder Rathschläge ertheilt. Diese Beurtheilung und Deutung der Umstände für den Thatbestand der Fahrlässigkeit aber ist Sache des Richters und nicht des Gerichtsarztes.

§. 560.

Die auf Handlungen beruhenden Anschuldigungen der Chirurgen, worunter auch die Geburtshelfer begriffen sind, gründen auf

Operationen, wobei es nicht darauf ankommt, ob diese mit Instrumenten, oder unmittelbar mit den Händen des Künstlers ausgeführt wurden. Auch hier legt sich zuerst die oben §. 558. aufgestellte Frage dar: ob die ursprüngliche Krankheit — abnormer Zustand — unter den obwaltenden Umständen, mit Ausschluss des eingetretenen Heilverfahrens, den Tod oder, wo es sich um einen bleibenden Schaden handelt, diesen zur Folge gehabt haben konnte? Im Verneinungsfalle erhebt sich dann die weitere auf die Realität „Verletzung" als Wirkung und Folge der heilkünstlerischen Handlung (deren Dasein sachverständig constatirt und deren Beschaffenheit genau zu erheben und darzustellen ist) bezügliche Frage. Nach Lösung dieser handelt es sich erst um Lösung der weitern Frage über den Causalzusammenhang der heilkünstlerisch gesetzen Verletzung mit dem bleibenden Schaden oder dem Tode, und zwar unter Berücksichtigung der obwaltenden Körperverhältnisse und Umstände, wohin auch die ursprüngliche Krankheit mit ihren Verlaufe gehört *). — Auch hier ist die Frage wegen Beschleunigung des Todes unzulässig, theils aus den §. 558. angeführten Gründen, theils wegen dem Umstande, dass die durch die Kunsthandlung gesetzte Verletzung, wenn sie, wie z. B. durch verursachte Verblutung, die wirkende Ursache des Todes enthält, nicht mehr die Eigenschaft einer mitwirkenden Ursache **) haben könne. Ist sie aber nicht die wirkende Ursache des Todes gewesen, so liegt die Todesursache entweder in der ursprünglichen Krankheit — abnormen Zustande, Verletzungskrankheit — oder in einem andern von dieser unabhängigen schädlichen Einflüsse, und ist somit von den strafgesetzlichen Begriffen einer tödtlichen Beschädigung ausgeschlossen; mit andern Worten: es fehlt der Thatbestand der Tödtung und resp. der Körperverletzung mit bleibendem Schaden, wenn es sich nicht um einen tödtlichen Ausgang handelt. Dass man den Urheber einer mitwirkenden Ursache***) im strafgesetzlichen Sinne, wegen schuldhafter Tödtung oder Körperverletzung bestrafen könne, ist mir nicht bekannt. — Wie bei den angeschuldigten ärztlichen Handlungen, ist auch hier die Frage wegen der Möglichkeit der Heilung und bezw. der Heilung ohne bleibenden Schaden unstatthaft. Da-

*) Vgl. §. 273. flg. —

**) Vgl. ebendaselbst.

***) Vgl. §. 273. —

durch, dass der Kranke oder Verletzte durch ein anderes Verfahren geheilt werden konnte, wird das Verschulden des Angeschuldigten weder vergrössert noch vermindert oder aufgeklärt; denn die Hauptfrage dreht sich darum, ob in der Handlung selbst relevante Thatsachen inbegriffen sind, welche einen selbstverschuldeten Irrthum indiciren oder annehmen lassen, der aber in der Möglichkeit der Heilung keinen Anschuldigungsgrund erhalten kann. Ohne dies könnte das sachverständige Urtheil über die Heilbarkeit bei dem Umstande, dass auch der Angeschuldigte Techniker ist und die Heilbarkeit vielleicht bestreitet, dem Richter keinen Anhaltspunkt mehr für sein Urtheil geben, abgesehen von der Unzuverlässigkeit eines ärztlichen Urtheils über diesen Punkt. Kann sonach diese Frage keinen aufklärenden Einfluss auf den objectiven Thatbestand üben, so wird dagegen der Richter zur Beurtheilung des strafgesetzlichen Verschuldens, in der eigenthümlichen Stellung des Chirurgen und bezw. Geburtshelfers, mehr Anhaltspunkte finden, wo z. B. ein schnelles Einschreiten und Handeln für nöthig erachtet wurde, wo die Bedeutung der Operation in ihrem Verlaufe, namentlich durch den Eintritt unvorgesehener Ereignisse, geeignet ist, die Besonnenheit des Operateurs zu alteriren oder Affecte hervorzurufen, die ein entsprechendes Handeln nicht mehr möglich machen. Man kann doch in der That nicht voraussetzen, dass der Besitz der Kunstkenntnisse schon hinreichend sei, die angeborene Gemüthsbeschaffenheit eines Menschen auszutilgen; es ist dies so wenig beim Chirurgen, als beim Soldaten in der Schlacht der Fall. Die besten strategischen und tactischen Kenntnisse, die Fähigkeit der fertigsten Führung der Waffen auf dem Exercierplatze, schützt nicht vor dem Eintritt von Verwirrung oder Illusion im Kampfe und bei überraschendem Eintritte von Kampfesereignissen. Mehr noch bei dem Chirurgen, als bei dem Arzte kommt diese eigenthümliche Stellung im Handeln selbst in Anbetracht und ich glaube nicht, dass sie je einmal ein Richter unberücksichtigt lassen wird. — Grössere Schwierigkeiten für die richterliche Beurtheilung dürften in dem Punkte über die Nothwendigkeit der Vornahme einer Operation liegen. Aber auch sie sind lösbar und liegen weniger in der Natur der Sache, als in Vorurtheilen, welche namentlich durch die Urtheile der beigezogenen Sachverständigen über die Indicationen der Operationen, die bei Muse und ruhiger Gemüthsstimmung, nach den Anleitungen der Hand- und Lehrbücher, am Schreibtische gefertigt zu werden pflegen. Nicht was diese Urtheile sagen oder enthalten wird den besonnenen urtheilenden Richter aufklären, sondern die Darstellung welche der Angeschuldigte giebt, der allein im Stande ist, uns seine psychische Stimmung und Verfassung zu schildern, in welcher er den Entschluss zur Vornahme der Operation fasste; er allein kann die Motive für seinen Entschluss und die Art und Weise seiner Anschauung der Thatsachen uns darlegen. Und diese Angaben müssen so lange Glaubwürdigkeit finden, als letztere nicht durch andere widersprechende Thatsachen geschwächt oder negirt wird. Nebenbei kommt doch immer auch in Anbetracht, dass der Kranke oder andere berechtigte Personen, zu der Vornahme der Operation ihre Einwilligung gegeben, oder die Operation gar verlangt haben. Die ausschliessliche Beurtheilung der Indicationen nach Maassgabe des sachverständigen Urtheils würde einerseits eine eben so gewagte Verurtheilung des Angeschuldigten herbeiführen, als für ihn anderseits eine dem Geiste des Strafgesetzes widersprechende Straflosigkeit veranlassen können. Ich halte desshalb die Einholung eines sachverständigen Urtheils über das Begründetsein oder Nichtbegründetsein der Indication zur Vornahme einer Operation im Allgemeinen für unnöthig und eventuell für schädlich; obgleich ich damit das richterliche Bedürfniss für einzelne sachverständige Aufklärung über Punkte, die in den Angaben über die Rechtfertigungsgründe und Rechtfertigungsthatsachen des Angeschuldigten enthalten sein können, nicht ausschliessen will. Diese Urtheile werden sich aber nicht auf eine subjective Ansicht des arbitrirenden Technikers, oder anderer Techniker, sondern auf das Vorhandensein gewisser Thatsachen in der Geschichte der chirurgischen Heilkunst erstrecken, welche ausser dem Kreise des richterlichen Wissens liegen. Auch mit der Unterlassung nöthig scheinender chirurgischer Handlungen, wobei die in §. 559. angegebene Fragestellung nöthig werden kann, hat es in der eigenthümlichen Stellung des Chirurgen und bezw. Geburtshelfers ähnliche Bewandtnisse, wie bei activem Verfahren. In der factischen Unterlassung einer solchen Handlung kann noch nicht der objective Thatbestand einer strafwürdigen Verschuldung gesucht und durch das Urtheil von Sachverständigen über die vorgelegene Nothwendigkeit begründet werden. Auch hier erscheint mir ein derartiges Gutachten eben so überflüssig als möglicherweise verwirrend. Die Ansichten über die Nothwendigkeit und den heilsamen Erfolg einer Operation ändern sich nicht bloss in dem Hauptstrom der geschichtlichen Entwickelung der Chirurgie und Heilkunst überhaupt, sondern auch in einzelnen Individualitäten der Heilkünstler; wir erinnern z. B. in dieser Beziehung nur an die Trepanation bei Kopfverletzungen. Die selbstständige Beurtheilung des Einzelnen muss, wenn man sich nicht zu den abgeschmacktesten Consequenzen verirren will, als eine berechtigte angesehen werden. Es lässt sich nicht läugnen, dass daraus Unglück für die kranke Menschheit durch das Zuviel, wie durch das Zuwenig im Handeln — in ersterer Hinsicht haben wir die Operirsucht zu beklagen — hervorgehen kann; aber auch nur Unglück, gegen welches das Strafgesetz ohnmächtig bleiben wird. Die Absicht der Strafgesetzgebung geht aber auch nicht auf Verhütung von Unglücksfällen. — Bei angeschuldigten Unterlassungen von Heilkünstlern bildet desshalb das, was in den Rechtfertigungsthatsachen und Rechsfertigungsgründen des Angeschuldigten liegt, ein wesentliches Material für die richterliche Prüfung und Beurtheilung des Vorhandenseins strafwürdiger oder nicht strafwürdiger Schuld.

§. 561.

Hiernach nimmt das Moment der Vertheidigung in Anklagen wegen Handlungen der Heildiener überhaupt, eine der wichtigsten Stellen für den Erfolg des richterlichen Urtheils ein und mit Recht hat desshalb Mittermaier*), dem eine gründliche und umfangreiche Kenntniss der vorliegenden Materie zur Seite steht, den Punkt der Vertheidigung im strafrechtlichen Interesse so sehr hervorgehoben, der uns um so unerlässlicher erscheint, als in dem bisherigen Verfahren der angedeutete Einfluss der Urtheile der Sachverständigen nicht beschränkt wird.

§. 562.

Was die Thatsachen und Gründe betrifft, welche den Richter zu der Annahme bestimmen können, dass der Angeschuldigte im guten Glauben gehandelt habe oder nicht, so liegen sie theils schon in dem bisher Gesagten; sie müssen sich aber immer aus der Totalität der Sachlage und nicht aus einzelnen Momenten ergeben. Zustände, welche Gründe für den Mangel von Aufmerksamkeit enthalten, vermöge deren der Arzt auch den Erfolg seines Handelns nicht mehr gehörig voraussehen kann, kommen nicht selten bei hohem Alter und bei Trunkenheit und Trunksucht in Anfrage. Sie werden in der Regel keinen Anlass zu einer sachverständigen Untersuchung und Beurtheilung geben. — Bei Fällen, wo ein Arzneistoff in zu grosser Gabe verordnet wurde und schädlichen Erfolg herbeiführte, kann die sachverständige Aufklärung über die Wirkungen

*) a. a. O. S. 22. —

des fraglichen Stoffes in verschiedenen Dosen und bei den verschiedenen Individualitäten für die richterliche Beurtheilung sehr einflussreich werden, wenn der Angeschuldigte behauptet, oder nach Lage der Sache behaupten kann, die Dose nach fremden oder eigenen Erfahrungen nicht für zu gross gehalten zu haben. Man vermeide dabei, nur die subjective Ansicht des Arbitranten über das Zuviel und die darauf beruhende Schädlichkeit des Stoffes zu provociren, sondern vielmehr ein vollständiges und richtiges objectives Bild auf den Grund der vorhandenen Thatsachen der Erfahrung zu erhalten.

§. 563.

Für Jeden, der wegen einer Handlung, bei der er sich keiner Schuld bewusst ist, gerichtlich verfolgt wird, ist der moralische Eindruck ein schmerzlicher und mehr oder weniger im Erwerbe nachtheiliger. Diese Folge trifft aber den Heilkünstler mehr, als irgend einen andern Standesangehörigen. Da diese Anklagen bei Heildienern nebenbei so häufig mit Freisprechung endigen müssen, so werde mit ihrer Erhebung aber auch mit grösster Vorsicht verfahren. Es kann in der That auch nicht zum Ansehen der Iustiz beitragen, wenn man nach längerer Gerichtsverhandlung die Anklage muss mit der Erklärung fallen lassen: der Angeschuldigte habe in dem betreffenden Falle als gewissenhafter und vorsichtiger Arzt gehandelt. Nach meinen Wahrnehmungen haben zu solchen unglückseligen Proceduren am meisten die unbesonnenen, wissenschaftlich anmassenden oder ausser dem Gebiete ihrer Competenz sich bewegenden Urtheile der gerichtsärztlichen Sachverständigen beigetragen. —

ANHANG.

Die gerichtliche Leichenöffnung und Diagnostik der Leichenerscheinungen.

§. 1.

Da neben manchen, auf den subjectiven Thatbestand der Tödtung einflussreichen thatsächlichen Momenten die gerichtliche Section einer Leiche den Zweck hat, den anatomischen Antheil der Todesursache oder gewisser Lebensverhältnisse zu erheben, wenn nicht gleichzeitig fremde Körper zu erforschen sind, welche vermöge ihrer chemischen oder physisch-mechanischen Eigenschaften zu der Thatsache des Todes in einem fraglich ursachlichen Verhältnisse stehen: so ist es ebenso nothwendig als wichtig, diejenigen Erscheinungen in und an der Leiche zu unterscheiden und mit Criterien zu bezeichnen, welche vor und während dem Sterben (Agonie), und welche erst nach dem Eintritte des Todes entstanden sind, oder wenigstens entstanden sein konnten. Nur mit dieser Rücksicht wird der Gerichtsarzt durch sein Leichenschauprotokoll ein Material liefern, woraus mit Hilfe der übrigen Facta möglichst verlässige Folgerungen zu ziehen sind.

Anmerk. Eine nur irgend bedeutende gerichtliche Section setzt desshalb neben dem Besitze einer passenden Localität, nicht bloss Abhaltung aller das Geschäft störender äusserer Einflüsse und zureichende Zeit voraus, sondern auch die grösste Aufmerksamkeit bei genügender Befähigung und Uebung der Obducenten. Die letzteren Eigenschaften gewinnt und bildet man nur in der gerichtsärztlichen Praxis selbst aus, daher u. A. auch der Vorzug, den die Errichtung eines Instituts ständiger Gerichtsärzte — vom Staate an- und aufgestellter Gerichtsärzte — gewährt. Den Heilarzt interessirt für seinen eigentlichen Beruf so manches bei gerichtlichen Sectionen Vorkommende gar nicht, wesshalb er für die concrete Aufgabe einer gerichtlichen Section gar nicht vorbereitet sein kann und eine Vorbereitung während dss Actes selbst, sich entweder gar nicht, oder nicht mehr genügend erwerben lässt.

§. 2.

Unter Leichensymptomen versteht man gewöhnlich nur diejenigen Veränderungen, welche durch die ungleiche Vertheilung des Bluts und die Aufnahme seiner färbenden Bestandtheile hervorgerufen werden. Diese Erscheinungen bilden aber — um mit Engel zu reden *) — nur einen Theil der Leichensymptome; letztere umfassen alle physicalischen und meist auch die chemischen Eigenschaften der Organe und Gewebe. Doch stehen die Blutsymptome wegen ihrer Häufigkeit, ihrer grossen Veränderlichkeit und Mannigfaltigkeit und wegen der möglichen Täuschungen allerdings oben an, daher man auch dieser Gattung der Leichensymptome die grösste Aufmerksamkeit zuwenden muss.

§. 3.

Wenn die Leichenerscheinungen das Ergebniss aller jener Verhältnisse sind, welche auf die Leiche von dem Momente des Todes an einwirken; — wenn mit dem Aufhören des Lebens nicht eine absolute Ruhe im Cadaver eintritt, sondern fortwährend physicalische und chemische Processe — nun allerdings unter andern Bedingungen als während des Lebens — vor sich gehen, deren Endergebniss eben das sogenannte Leichensymptom ist: so wird klar, dass viele Leichensymptome eigentlich nur dann zu erkennen und zu verstehen sind, wenn man alle die Verhältnisse kennt, unter welchen ein Organismus von dem Augenblicke des eintretenden Todes bis zum Momente der Untersuchung sich befand **). Ehe desshalb der Ge-

*) Darstellung der Leichenerscheinungen. Wien, 1854. S. 5.

**) Richtig bemerkt in dieser Beziehung Engel (a. a. O. : „Man fasst die Aufgabe des Anatomen gewöhnlich so auf, dass man aus den Erscheinungen, welche die Leiche darbietet, auf die Verhältnisse schliesst, der sie überhaupt ausgesetzt war; während doch umgekehrt eigentlich nur aus einer genauern Kenntniss der letztern Verhältnisse der Werth der an der Leiche vorhandenen Erscheinungen gehörig gedeutet werden kann. An den Anatomen wird in gerichtlichen Fällen häufig die Frage gestellt, ob gewisse Veränderungen an der Leiche kurz vor oder nach dem Tode entstanden sind. In einem solchen Falle würde mein Gutachten also lauten: Wenn ihr mir sagt, was mit dem (lebenden oder todten) Menschen geschehen ist, will ich euch sagen, ob die an der Leiche vorgefundenen Veränderungen zu diesen euern Angaben passen oder nicht. Es ist nicht wunderbar, dass das Gericht derartige Fragen dem Anatomen zur Beantwortung vorlegt; aber zu wundern ist es, dass der Gerichtsarzt so oft mit Entschiedenheit antwortet."

richtsarzt zur Obduction der Leiche schreitet, so informire er sich nicht bloss über die Krankengeschichte des Verstorbenen und die Erscheinungen, unter denen der Tod eintrat, wenn darüber Kunde vorliegt, sondern er erhebe soweit als möglich alle Verhältnisse, die auf die Leiche bisher eingewirkt haben oder eingewirkt haben konnten und bringe sie zu Protokoll. Hieher gehören namentlich: die Witterung und Lufttemperatur, die Art der Lage der Leiche und ihrer einzelnen Theile, die Beschaffenheit des Orts, wo die Leiche gelagert hat, etwaiger Transport oder sonstige Veränderungen des Leichnams, die sonstigen Medien, welche denselben bisher umgeben haben, wie z. B. Wasser.

Anmerk. Es ist öfter der Fall, dass Untersuchungsrichter die Beschreibung der Lage der Leiche übernehmen. Der Gerichtsarzt kann hiegegen keine Einsprache erheben; aber das soll er in solchen Fällen, wo es von Einfluss ist oder sein kann nie umgehen, die Lage selbst auch und zwar vom sachverständigen Standpuncte aus und für den sachverständigen Zweck zu beschreiben, wozu der Untersuchungsrichter von seinem Standpunkte aus nicht befähigt erscheint, da er mit der Anatomie der einzelnen Theile, die in Anbetracht kommen können, nicht vertraut ist.

§. 4.

Gebietet es schon die möglichst vollkommene Aufklärung der Todesursache, sollte letztere auch noch so evident bloss in einem Organe oder Körpertheile enthalten sein, die Section auf alle einflussreich erscheinenden Organe des Körpers möglichst auszudehnen: so wird dieses noch mehr der Fall wegen der Diagnose und richtigen Würdigung der Leichensymptome und wegen der Einsicht in die physiologische Todesart; denn die anatomische Veränderung eines Organes besitzt noch keinen absoluten diagnostischen Werth und vermag in gerichtlichen Fällen für sich allein nicht immer den erforderlichen Aufschluss zu geben. Ohnedies kann die allseitige Bedeutung der Veränderung in einem Organe nur aus der Vergleichung mit Veränderungen anderer Organe gehörig erkannt und gewürdigt werden. Mit gutem Grund schreiben daher die Obductions-Ordnungen der verschiedenen Staaten vor, dass bei allen gerichtlichen Sectionen mindestens die drei grossen Höhlen — Kopf-, Brust- und Bauchhöhle — geöffnet werden müssen. Der umsichtige und erfahrene gerichtliche Obducent wird sich aber in den wenigsten Fällen damit begnügen, sondern die Section so weit ausdehnen, bis die Aufgabe, so weit dies möglich, erschöpfend erledigt ist.

§. 5.

Ob die schon weit vorgeschrittene Fäulniss eines Leichnams ein Hinderniss für die Vornahme der Section sei, lässt sich nur bedingt bejahen, da z. B. Knochenverletzungen noch lange erkennbar sind und für einige Gifte die Fäulniss der organischen Theile nicht zerstörend wirkt. Ein Urtheil wird sich stets nur im concreten Falle nach Prüfung und Erwägung aller obwaltenden Verhältnisse fällen lassen. — Eine Zeit gesetzlich festzusetzen, nach welcher mit Rücksicht auf die bekannte Ablebezeit, die Section der Leiche vorzunehmen sei, ist für die Erreichung des Zweckes gerichtlicher Sectionen leicht nachtheilig. Bei den Hilfsmitteln, die wir jetzt für die Diagnose des wirklichen Leichenzustandes besitzen, kann es füglich der gerichtsärztlichen Beurtheilung des einzelnen Falles überlassen werden, wann die Section vorzunehmen sei. Dabei darf es als Grundsatz gelten: je eher, desto besser, weil der Fortschritt des Leichenprocesses immer mehr und mehr verändernd auf jeden pathologischen Zustand einwirkt und die Leichenerscheinungen intensiv und extensiv sich mehren.

§. 6.

Nachdem der zu untersuchende Leichnam mit nöthiger Vorsicht in ein passendes Locale verbracht worden, eine zweckmässige Unterlage erhalten hat und von den, jederzeit namentlich zu beschreibenden Bekleidungsstücken mit den daran etwa vorhandenen erheblichen Eigenschaften oder Veränderungen, wie Blutflecken, Löcher, Risse u. dgl. befreit ist, beginnt die

Inspection oder äusserliche Besichtigung.

§. 7.

wobei auf folgende Punkte vorzügliche Rücksicht zu nehmen ist:

1) Die Zeichen des Todes.
2) Geschlecht, anscheinendes Alter und constitutionelle Verhältnisse.
3) Habitus, wohin namentlich gehört, ob der Körper fett, mager, musculös sei, wie sich die Musculatur anfühlen lasse, ob fest, derb, weich, schlaff, mürbe, teigartig; ob der Körper feingliederig; dickknochig, gestaltig oder ungestaltig sei. Nach Um-

ständen kann auch das Gewicht des Körpers zu bestimmen sein.

4) Länge des Körpers vom Scheitel bis zur Ferse. Wo es einflussreich sein kann, müssen auch die Dimensionen des Kopfes, der Brust, des Unterleibes und des Beckens, so wie die der Extremitäten gemessen werden.

5) Farbe und Beschaffenheit der Haut, ob dieselbe blass, geröthet, unrein, trocken, schmierig, klebrig, feucht, nass, welk, schlaff, gedunsen, rauh, höckerig, mit Flecken besetzt, oder wie sei. Die sog. Todtenflecken sind genau zu untersuchen und müssen, wenn über ihre Eigenschaft als solcher der mindeste Zweifel besteht, später bei der Section eingeschnitten und wiederholt genau geprüft werden. Alle übrigen Flecken, soferne es nicht offenbar Verletzungen sind, sind hinsichtlich ihrer Lage, Form, Grösse und Farbe genau zu beschreiben.

6) Farbe und Beschaffenheit der Haare.

7) Besondere Zeichen (Abzeichen). Hieher gehören Narben, Muttermäler, Warzen, Missstaltungen am Körper oder den Gliedern, kahle Stellen, fehlende Zähne oder Glieder, Einäzungen in die Haut u. dgl. Diese Zeichen haben besonders dann Werth, wo es sich um Herstellung der Identität der Person handelt.

8) Grad der Fäulniss mit den einschlägigen Zeichen, wohin gehören und zu berücksichtigen sind: Leichengeruch, emphysematische Auftreibung (Knistern beim Streichen), Lösen der Epidermis, Aufgedunsenheit einzelner Partien, Aufgetriebenheit des Bauches, grünlich blaue Farbe an demselben, in der Gegend der Zwischenrippenräume und grossen Gefässe am Halse, Ausfluss jauchiger Flüssigkeit aus Mund und Nase.

9) Untersuchung aller einzelner Körpertheile und Wahrnehmung der etwa vorhandenen krankhaften Veränderungen, insbesondere der Verletzungen. Sie werden nach Zahl, Lage, Form, Ausdehnung und ihren übrigen Eigenschaften beschrieben. Bei Wunden ist namentlich auf den Zustand der Weichtheile der nächsten Umgebung, auf Beschaffenheit der Wundränder und Wundwinkel, sowie auf den

---

*) Das Verfahren bei Obductionen von neugebornen Kindeskörpern wegen muthmasslicher Tödtung ist, so weit Modificationen eintreten, oben §. 443 ffg.

Abstand der letztern, dann auf Tiefe, Richtung und Absonderung der Wunde selbst, endlich auf fremde Körper darin Rücksicht zu nehmen. Doch dürfen für jetzt als Untersuchungsmittel keine schneidenden oder stechenden Werkzeuge, sondern bloss Sonden, Zirkel, Maassstab und Loupe benützt werden. Erst bei der Section hat die genauere Untersuchung der in der Tiefe gelegenen Wundtheile zu geschehen.

Anmerk. Die Todtenflecken — Hypostasen — der Haut zeigen eine grosse Verschiedenheit. Bezüglich der Farbe kommen alle Nuancen vom Blassröthlichen bis ins dunkle Blaugrau vor, was in der Menge und Farbe des angesammelten Blutes seinen Grund hat, wobei auch der Grad der Spannung der Haut und die Dicke der Epidermis Einfluss zu üben scheint, wesshalb z. B. bei Kindern und zarthäutigen blonden Personen die Hypostasen mehr roth erscheinen. — Hinsichtlich der Vertheilung und Abgränzung sind die Hypostasen entweder ganz gleichartig, was an den abhängigen Körperpartien oft der Fall ist, oder sie erbleichen gegen ihre Ränder allmählig, was öfter an den vordern Partien des Körpers stattfindet. Scharfe Abgränzung findet man, wenn die Hypostase in ihrem Laufe auf ein Hinderniss stosst, wie Compressionen, daher denn auch an den einspringenden Falten gutgenährter Personen keine Todtenflecken erscheinen, während sie dann in der unmittelbaren Nähe derselben mit scharfer Gränze beginnen. — Die Todtenflecken bilden sich nicht allein an den absolut tiefsten Theilen, sondern auch an solchen, die nur gegen andere eine grössere Tiefe besitzen. — Auf den Ort, Grad und Ausbreitung der Hypostasen haben übrigens mancherlei Verhältnisse während des Lebens Einfluss; so die in den letzten Augenblicken des Lebens häufig vorkommenden Cyanosen. Die Hypostasen nehmen dann eine gesättigtere Farbe an und können an weniger gewöhnlichen Stellen erscheinen. Diese Cyanosen kommen auch ohne Herz- und Lungenkrankheiten vor; häufig bei gut genährten, gesunden, plötzlich verstorbenen Kindern von einem Alter von 1—4 Wochen, besonders wo ein Anfall von Convulsionen dem Leben ein Ende gemacht hat, wo sie dann an der Beugeseite der Gelenke und des Körpers überhaupt am meisten ausgeprägt erscheinen — Durch Hypostasen entstehen nicht bloss Transsudationen blutig gefärbter Flüssigkeiten, sondern auch Ecchymosirungen der Haut und blutige Suffusionen. Das dabei austretende Blut hat nicht immer seine Coagulationsfähigkeit verloren, sondern wenn es in grösserer Menge ausgetreten ist, bildet es unter dem Corium noch gallertartige Gerinnsel. Ohne Rücksicht auf die Verhältnisse, unter deren Einfluss die Leiche stand, kann die Unterscheidung der Leichenhypostase von Verletzung schwierig oder ganz unmöglich sein. —

Excoriationen der Haut, welche im Leichenzustande entstanden und einige Zeit bestehen, lassen sich durch bloss anatomische Merkmale nicht von denen unterscheiden, die noch während des Lebens zu Stande gekommen sind. In beiden Fällen bildet sich die Hautkruste, womit die Excoriation bedeckt ist, durch dieselbe Bedingung, durch Verdunstung und Vertrocknung, und es fragt sich daher nur, ob die concrete Möglichkeit für diese Bedingung vorhanden ist; denn die Farbe der excoriirten Stelle entscheidet nichts. An jenen Stellen der Leiche, wo sich blutige Hypostasen nicht bilden können, wird die vertrocknete excoriirte Stelle, hell-gelblich braun und an den Kanten halb durchscheinend, dagegen an Stellen, wo bereits Leichenhypostasen sich gebildet haben, geht die Farbe allmählig in das Dunkelbraune und zuletzt ins Schwarzbraune über. Durch Andrücken des Blutes gegen die Excoriation, kann auch bei nicht hypostasirten Stellen diese Farbe künstlich erzeugt werden. —

Quetschungen mit Hautabschürfung, an noch frischen Leichen verübt, bieten häufig dieselben anatomischen Merkmale dar, wie kurz vor dem Tode entstanden; und je mehr Zeit zwischen der Verletzung und der Untersuchung verstreicht, desto mehr verschwinden alle etwa noch vorhandenen Unterschiede *). —

Aus der blosen anatomischen Beschaffenheit einer Wunde geht noch nicht hervor, ob dieselbe kurz vor dem Tode oder während dem Leichenzustande entstanden ist, da namentlich die Bedingungen für das Klaffen, Ein- und Aufrollen der Wundränder, im Leben zum Theile so wie an der Leiche dieselben sind, nämlich die Spannung und Elasticität der Cutis und der unter derselben befindlichen Theile. An der Leiche hören sie nicht auf zu wirken, nur oft in höherem oder niederem Grade. Hiezu kommt noch der Umstand, dass die im Leben entstandenen Congestionserscheinungen an der Leiche entweder ganz verschwinden, oder sich wesentlich verändern, und selbst Krankheitsproducte eine solche Veränderung erfahren, dass ihre Natur bei der Leichenuntersuchung nur sehr schwer oder gar nicht zu erkennen ist. Bei leicht verschiebbarer Cutis, sind die unter ihr befindlichen Theile ganz schlaff, wesshalb sich die Wundränder im Leben wie im Tode einrollen müssen; da aber an der Leiche die unterliegenden Theile, wie der Paniculus adiposus und das Muskelgewebe wegen der im Allgemeinen geringen Injection immer schlaffer als im Leben sind, so wird es einleuchtend, dass darin der Hauptgrund liegt, warum eine Wunde, die an der Leiche gebildet wurde, fast immer ein anderes Aussehen hat, als eine im Leben entstandene, und warum auch jede Wunde, die man im Leben gemacht hat, an der Leiche ihre Form ändert. Sind nämlich die unterliegenden Theile der Cutis schlaff, wenig elastisch, so verhindert dies einerseits das Klaffen der Wunde; anderseits begünstigt es das Einrollen der Wundränder. Nicht klaffende Wunden mit eingerollten Rändern sieht man daher bei den, an der Leiche und im Leben entstandenen Hautwunden alter Personen, magerer oder hydropischer Individuen, fast an allen Stellen des Körpers. Ist hingegen der Fettpolster unter der Haut bedeutend, die Haut darüber gespannt, so wird sie nach dem Durchschnitte sich zwar viel zusammenziehen und die Wunde somit klaffen, aber das Einrollen der Wundränder wird nicht begünstigt; diese bleiben daher an der Leiche uneingerollt. Wunden, welche in der Agone

*) Vgl. auch §. 308.

beigebracht werden, solche, welche im Leben in gelähmten oder stark hydropischen Theilen entstehen, können ganz denselben Habitus erhalten, wie die an der Leiche beigebrachten. —

Wunden, die an Leichen auf bereits hypostasirten Stellen zu Stande kommen, zeigen auf den Wundflächen einen Anschein, als sei Wundsecret zugegen. — Kurz vor dem Tode entstandene Wunden, verlieren durch die nachfolgenden Leichenerscheinungen viele der sie characterisirenden Eigenschaften *). —

Theile des Leichnams, die eingeschnitten wurden, so wie auch die in den Cavitäten befindlichen Organe, erhalten immer, wenn sie der Berührung der atmosphärischen Luft einige Zeit ausgesetzt waren, eine hochrothe Färbung. Feinere Blutgefässe, die man früher mit freiem Auge nicht wahrgenommen hat, nehmen eine lebhaft hochrothe Farbe an, der Gefässreichthum erscheint dadurch vergrössert und die Injection vermehrt, so dass die grösste Aehnlichkeit mit einem Entzündungszustande hervortritt.

Die Section.

§. 8.

beginnt mit einer der vier Haupthöhlen (Kopf-, Rückenmark-, Brust- oder Bauchhöhle). Am zweckmässigsten ist es, mit Eröffnung derjenigen Höhle den Anfang zu machen, an oder in welcher die bedeutendste Verletzung, krankhafte Veränderung oder muthmaassliche Todesursache liegt. In anderen Fällen, wo dieser Bestimmungsgrund wegfällt, beginnt man mit der Kopfhöhle.

Anmerk. Das Blut in qualitativer und quantitativer Hinsicht, sowohl im Ganzen, als in den einzelnen Organen und Körpertheilen, kommt bei gerichtlichen Leichenöffnungen immer und ganz vorzugsweise in Betracht; es ist dies aber auch von höchster Wichtigkeit, weil in diesen Blutverhältnissen und ihrer Erforschung die Mittel und Merkmale zu der Diagnose von Leichenerscheinungen enthalten sind. — Auf die Art und den Grad der Leichenerscheinungen übt das specifische Gewicht des Bluts, das relative Gewicht seiner einzelnen Bestandtheile, sein Flüssigkeitsgrad, seine Adhäsion, seine Farbe und seine grössere oder geringere Gerinnfähigkeit, Einfluss. — Das Leichenblut behält entweder ganz oder zum grössten Theile seine Flüssigkeit, oder es geht mehr oder weniger rasch in den geronnenen Zustand über. In den feineren Blutgefässen bleibt das Blut meist flüssig; am leichtesten und festesten gerinnt es in den grösseren Gefässstämmen und im Herzen. Das nicht gerinnende Blut ist nach Engel (i. a. W. S. 20) entweder: a) sehr zäheflüssig und schwarzroth, oder b) sehr dünnflüssig und schmutzigroth, oder c) dünnflüssig und bräunlichroth. Das Blut b) ist nur ein krankes oder kommt in Leichen vor, bei denen die Zersetzung durch Fäulniss schon

*) Vgl. auch §. 306.

bedeutende Fortschritte gemacht hat. Je nach der Verschiedenheit dieser physicalischen Eigenschaft des Bluts ist auch die Transsudations- und Imbibitionsfähigkeit eine andere. Von dem Blute a) transsudirt in der Regel die geringste Menge; das Blut b) lässt sehr leicht durch die Gefässwände eine schmutzig rothe, dünne Flüssigkeit treten und giebt dadurch zu ausgebreiteten Leichenerscheinungen rasch Anlass. Bei dem Blute c) tritt, nachdem das Blut geronnen, oder die Blutkörper vom Serum sich abgesetzt haben, das Serum leicht durch die Gefässwände durch und veranlasst an allen Orten, wo sich loses Bindegewebe häuft, farblose, seröse Infiltrationen und Durchfeuchtungen der Gewebe. — Bei Neugebornen und wenige Tage alten Kindern, dann bei rüstigen, gesunden, plötzlich Verstorbenen nähert sich das Blut hinsichtlich seiner physicalischen Eigenschaften dem unter a); bei der erwachsenen, minder kräftigen Krankenhausbevölkerung dem unter c) beschriebenen; bei sehr alten und marastischen Personen findet sich eine Annäherung an b). Aber selbst in dem einen und demselben Organismus ist das Blut nicht an allen Stellen gleich. Die grösste Gleichartigkeit bieten die Neugebornen. Bei Erwachsenen ist der Unterschied besonders zwischen dem Körperblute und dem Lebervenen- und Pfortaderblute auffallend. Während sich das erste oft dem Blute c) nähert, pflegt das andere bei unmittelbar vorausgegangener Verdauung mehr dem von a) gleich zu kommen; bei Personen dagegen, welche längere Zeit gefastet haben, unterscheidet es sich von dem Blute des übrigen Körpers nicht wesentlich. — Bei gesunden Personen, welche erwürgt wurden, die im Kohlendampfe erstickten, durch Opium oder Blausäure oder sonst wie rasch getödtet wurden, und die im Starrkrampfe starben, nähern sich die physicalischen Eigenschaften des Bluts den unter a) aufgeführten.

Section des Kopfes.

§. 9.

Der Kopf wird durch passende Unterlage so in die Höhe gestellt, dass man von allen Seiten leicht beikommen kann. Wo nicht bestehende Verletzungen eine Abweichung gebieten, wird vom äusseren Hinterhauptshöcker aufwärts, über den Scheitel hinweg bis gegen die Nasenwurzel hin, ein Schnitt geführt, der bis auf die Knochenhaut oder den Knochen selbst eindringt. Einen zweiten Schnitt zieht man von einem Ohre zum andern, ebenfalls über den Scheitel hinweg und von derselben Tiefe, wie der vorhergehende. Die hierdurch angedeuteten Lappen werden lospräparirt, so dass der Schädelknochen bloss von dem Pericranium bedeckt, überall sichtbar wird. Man untersucht und bemerkt jetzt:

10) Die Beschaffenheit, insbesondere den Blutreichthum der Weichtheile des Schädels, sowie die etwa in denselben haftenden Verletzungen oder krankhaften Veränderungen, wie namentlich Blutextravasationen.

11) Zustand der Knochenhaut, ob dieselbe irgendwo gequetscht, zerrissen, vom Knochen losgetrennt, entzündet u. s. w. ist.

Die Knochenhaut wird nun vom Schädelknochen vorsichtig mittels des Knochenschabers oder Meisels abgetragen und die ganze Oberfläche des Schädels betrachtet, wie

12) seine Nähte sich verhalten, ob keine Abnormitäten, krankhafte Veränderungen oder Verletzungen, namentlich Fissuren oder Fracturen sich vorfinden. Obgleich eine möglichst genaue, klare und verständliche Beschreibung der Lage und des Verlaufs der Fissuren und Fracturen nicht fehlen darf, so ist es doch sehr zweckmässig, wenn darüber eine Zeichnung oder das Präparat selbst zu den Acten gegeben wird.

§. 10.

Die jetzt folgende Eröffnung der Schädelhöhle durch die Säge erfordert die grösste Vorsicht, besonders wenn Fracturen zugegen sind. Wer Uebung im Sägen besitzt, dem genügt es, den Anfang und Endpunct des Zirkelschnittes ins Auge zu fassen, um einen sehr regelmässigen Schnitt auszuführen. Wer weniger Fertigkeit besitzt, thut gut, bevor er die Säge ansetzt, einen Bindfaden um die Circumferenz des Schädels so anzulegen, dass die vordere Linie mitten zwischen die Augenbrauenbogen und die Stirnhügel fällt, und die hintere Linie nahe über dem äusseren Hinterhauptshöcker — *Protuberantia occipitalis externa* — wegzieht. Diese Linie kann durch einen Strich, den man, etwa mit der Ecke des scharfen Meissels, in den Schädelknochen macht, oder durch Punctiren mit Dinte bezeichnet werden. Will oder muss man sehr vorsichtig verfahren, so sägt man die Knochen zuvörderst nur bis auf die innere Tafel ein; die blutigen Späne deuten das Eindringen in die Diploe an. Am Schuppentheile der Schläfeknochen, wo die Schädelhöhle sehr dünn ist, beobachte man besondere Aufmerksamkeit und säge desshalb ganz langsam und mit ganz leichtem Drucke. Um das Ausgleiten der Säge zu verhüten, wird der Daumen der einen Hand an das Blatt der Säge gesetzt, wodurch man sich die Direction der Züge sichert. Sind alle Schädelknochen bis auf die innere Tafel durchsägt, so kann man jetzt seine Operation, wenn es anders der besonderen Verhältnisse des Falles wegen zulässig ist, mit dem Meisel vollenden, indem man diesen in die Knochenspalte einsetzt und durch leise Schläge wirken lässt. Andernfalls geschieht dies sehr vorsichtig durch die Säge. Fühlt man jetzt, dass die Knochen überall getrennt sind, so setzt man den Meisel, oder das Elevatorium, vorne in den Knochenschnitt ein, dreht das Instrument langsam darin um seine Achse, hebt so die Schädeldecke nach hinten in die Höhe und zieht sie von der harten Hirnhaut ab; hiebei sucht man Anfangs mit dem Meisel, dann mit den Fingern das Lostrennen der Hirnhaut zu befördern. Man untersucht und bemerkt nun:

13) die Dicke der Schädelknochen im Allgemeinen und Einzelnen, die Cohäsionsverhältnisse der Knochen und den Durchmesser und die Beschaffenheit der Diploe:

14) die Art der Adhärenz der harten Hirnhaut an die innere Schädelfläche;

15) die abnormen Veränderungen, Penetranz der Fracturen, Splitterung u. dgl. auf der inneren Schädelfläche des abgedeckten Schädeltheiles;

16) den Zustand der harten Hirnhaut, besonders ihres Blutreichthums, krankhafte Veränderungen, Verletzungen durch etwa eingedrungene fremde Körper u. s. w., ob Blutextravasate, Eitergüsse etc. und von welchem Umfange und Gewichte auf derselben lagern.

Anmerk. Bei der Abnahme der durchsägten Schädeldecke werden nothwendig die zwischen dem Schädel und der harten Hirnhaut bestehenden Blutgefässe entzwei gerissen, was das Auftreten einer Menge von Blutpunkten auf der äussern Fläche der harten Hirnhaut zur Folge hat, die, je nachdem das Blut mehr oder weniger zäh oder dünnflüssig ist, langsamer oder rascher abfliessen. Die Art des Abfliessens des Bluts ist lediglich Leichensymptom und kein Zeichen von Congestion, Hyperämie oder Entzündung, so wenig als die rundliche Form der Arterien der harten Hirnhaut und die vermeintlichen Injectionen an derselben, zu einem solchen Schlusse berechtigen, indem dies naturgemässe Zustände sind. — Das Abschätzen der Blutquantität in den Sinus, nach dem Gesichte, und wenn man dann auch sämmtliche Blutleiter berücksichtigen wollte, ist ein zweckloses Unternehmen, indem es so nicht möglich ist, eine annähernde Richtigkeit der Quantität zu erhalten. Sind die Blutleiter mit Blut noch sehr angefüllt, so mag dies bemerkt werden. Gewiss ist, dass sie während des Lebens alle gefüllt waren, d. h. dass in ihnen kein leerer Raum bestand. Findet sich daher bei der Section wenig oder gar kein Blut in den Sinus, so rührt dies davon her, dass es vor oder während der Untersuchung ausgeflossen ist. In jedem Falle fliesst das Blut bei der Untersuchung der Schädelhöhle aus den Blutleitern aus, nur im einen Falle rascher, als im andern. Dieses raschere Abfliessen ist aber noch kein diagnostisches Merkmal einer vorhandenen Hirncongestion, welche zwar Ursache davon sein könnte. Ungeschicklichkeit im Präpariren, wobei viele Blutleiter verletzt werden, langsames Vorgehen in der Untersuchung, der mehr oder weniger flüssige Zustand des Blutes an der

Leiche und das grössere oder geringere specifische Gewicht desselben, sind bei der Art des Blutabflusses einflussreiche ursachliche Momente. — Das Faltig- oder Eingesunkensein der harten Hirnhaut ist stets eine Leichenerscheinung. —

§. 11.

Nachdem die harte Hirnhaut vorne, nahe über dem Knocheneinschnitte, neben dem Längenblutleiter auf der einen Seite mit der Pincette in die Höhe und etwas vom Gehirne abgezogen worden ist, schneidet man sie mit dem Messer ein und trennt sie dann mit der Scheere, das stumpfe Blatt dieser zwischen *Dura mater* und Spinnwebenhaut einbringend, längs dem Rande der durchsägten Schädelknochen bis an das hintere Ende des Längenblutleiters. Ist die harte Hirnhaut auf der andern Seite auf ähnliche Weise durchschnitten, so wird sie von beiden Seiten her nach oben von der Spinnwebenhaut abgezogen und zurückgelegt. Wo Verletzungen oder krankhafte Veränderungen der harten Hirnhaut bestehen, kann es zweckmässiger sein, sie in regelmässigen oder unregelmässigen Lappen, von oben oder unten her, abzulösen. Ist die harte Hirnhaut so weit entfernt, so bemerkt man:

17) den Zustand der allgemeinen Gefässhaut des grossen Gehirns hinsichtlich des Blutreichthums, krankhafter Veränderung, Entzündung, Eiterung, Verletzung, Belagerung mit Blutextravasaten u. s. w.

Der grosse Sichelfortsatz wird nahe über der *Crista galli* des Siebbeins mit der Scheere durchschnitten und zugleich mit der übrigen harten Hirnhaut, indem man die in den Längenblutleiter eintretenden Hirnvenen durchschneidet, nach hinten zurückgelegt. Die Spinnwebenhaut, welche über die Windungen des Gehirns hingeht, liegt auf der Gefässhaut, die sich zwischen die Windungen des Gehirns einsenkt, dicht auf, und durch beide scheint das Gehirn hindurch, so dass sich die Abweichungen am äussern Umfange desselben schon durch diese Häute hindurch wahrnehmen lassen, wesshalb diese bei fortgesetzter Untersuchung des Gehirns nicht immer brauchen weggenommen zu werden. Man bemerkt jetzt

18) sowohl den Zustand der Spinnwebenhaut, als alle an der Oberfläche des Gehirns erscheinenden krankhaften Veränderungen und

zieht dann beide Hemisphären des grossen Gehirns vorsichtig auseinander, untersucht den Hirnbalken — *Corpus callosum* — und die vordere grosse Hirnarterie — *Art. corp. callosi* —, nimmt dann die

Hirnmasse bis auf das *Corpus callosum* durch horizontale Schnitte schichtenweise hinweg und bemerkt

19) den Blutreichthum dieser Theile, sowie etwaige krankhafte Veränderungen, fremde Körper u. s. w.

Anmerk. Die Bestimmung des Blutgehalts des Gehirns ist eine ebenso schwierige als leicht Täuschungen herbeiführende Aufgabe. Als ein diagnostisches Mittel wird hierzu gerne das Erscheinen der Blutpunkte auf den Schnittflächen des Gehirns benützt, was ganz verwerflich ist, weil sich das Viel oder Wenig solcher Blutpunkte gar nicht so geradezu abschätzen lässt, jedenfalls nicht mehr Blutpunkte erscheinen können, als Gefässe durchschnitten wurden, diese aber alle Blut austreten lassen müssen. Zufällige Einflüsse können diesen Blutaustritt fördern oder hindern. — Bei dem von unnachgiebigen Wänden umschlossenen Gehirn kann weder dieses noch seine Bedeckungen den im Leben erhaltenen Blutgehalt verlieren, so lange weder der Schädel, noch die zu- und abführenden Gefässe verletzt sind, und eben so wenig können sich da Leichenhypostasen wie in andern Organen bilden, es müsste sonst angenommen werden, dass der Raum, welcher durch eine theilweise oder allgemeine Blutverminderung oder Vermehrung gewonnen oder verloren wurde, durch den Austritt oder das Verschwinden einer andern Flüssigkeit erfüllt oder frei gemacht wird, was in pathologischen Fällen allerdings im Leben sich ereignen muss, an der unversehrten Leiche jedoch nicht wohl eintreten kann. Die Leichenhypostasen am Gehirne und seinen Häuten bilden sich erst dann, wenn die Eröffnung des Schädels eine grössere Ortsveränderung der in den Gefässen des Hirns enthaltenen Blutflüssigkeit erlaubt, und die grössere Flüssigkeit des Bluts die leichtere Verschiebbarkeit desselben begünstigt. — Die unmittelbare anatomische Diagnose der Hirncongestion und der Hirnanämie ist oft unmöglich und stets nur mit Berücksichtigung aller Umstände zu stellen, wenn das Urtheil Anspruch auf wissenschaftlichen Werth und Verlässigkeit haben soll. — Bei vorkommenden Fällen bleibe bei Fragen über allgemeine Hirncongestion nicht unberücksichtigt, dass eine Veränderung der Lage der Leiche vor der Eröffnung des Schädeldaches keine Veränderungen am Gehirne und keine Bluthypostasen veranlasse. Nur dann sind Hypostasen möglich, wenn eine Scheidung der Blutbestandtheile nach dem Eigengewichte eintreten sollte. — In diesen Fällen und wenn der Kopf der Leiche nach unten gerichtet war, sind die Sichelblutleiter, die Venen an der obern Fläche der Grosshirnhemisphären, die Blutgefässe in dem obern Theile der Hirnhemisphären, mit dem gefärbten Theile des Bluts, alle Gefässe dagegen, welche mehr gegen die Schädelbasis zu liegen, mit den farblosen oder minder gefärbten Theilen des Bluts versehen. Schneidet man unter solchen Umständen die Sichelblutleiter auf, oder die Hirnhemisphären in der gewohnten Weise ab, so erblickt man dort dunkles Blut, wo man sonst helles oder ungefärbtes zu sehen gewohnt ist. Wird übrigens die Lageveränderung der Leiche erst spät nach dem Tode vorgenommen, so hat der gedachte Erfolg nicht statt. Derartige Lagenveränderungen mit dem Kopfe nach unten, begünstigen übrigens eine grössere Transsudirfähigkeit des Bluts, rascheres Auftreten von cadaverösen Erweichungen des Gehirns, die nicht mit Erscheinungen verwechselt werden dürfen, welche aus Krankheitsprocessen hervorgegangen sind. Begreiflich lassen derartige cadaveröse Erweichungen auch keinen Schluss auf die Zeit zu, welche seit dem Eintritte des Todes verstrichen ist. —

Der Eintritt von Luft in die grossen Venenstämme der inneren Hirnhäute ist eine unvermeidliche Folge des Einschneidens des grossen Sichelblutleiters, besonders wenn das Blut dünnflüssig und die Hirnsubstanz noch frisch und hart ist. Es ist desshalb zweckmässig, wenn man dieses Lufteindringen verhüten will, den grossen Sichelblutleiter nicht eher zu öffnen, bevor man nicht durch einen Kreisschnitt die harte Hirnhaut abgetragen und dadurch die grossen Venenstämme blossgelegt hat. Solche Luftblasen können leicht in das Gewebe der pia mater hinausgepresst werden. — Die Menge des Exsudats an den innern Hirnhäuten, wenn dasselbe auch Krankheitsproduct ist, kann dadurch vermehrt werden, dass ein Theil Blutserum aus den Gefässen der Leiche in das Exsudat austritt. Schon dadurch wird der Werth der Angabe der Quantität des Exsudats nach Scrupeln oder Drachmen vermindert, der ohnedies nicht gross erscheint, weil ein exactes Messen nicht zu vollziehen ist. — Flüssige Exsudate treten in dem Gewebe einer Haut in der Regel in grösserer, erkennbarer Menge nur dort an der Leiche auf, wo ein mehr lockerer Bau der Gewebe ihre Ansammlung begünstigt. Durch Meningitis gesetzte kleinere Exsudate der Art findet man daher an der obern Seite der Grosshirnhemisphären nur in den Furchen zwischen den Hirnwülsten. Zur Producirung und Aufnahme einer grössern Menge flüssigen Exsudats, ist die auf der Hypophysis aufliegende Stelle am Tuber, der Raum zwischen den grossen Hirnschenkeln und der untere Theil der beiden Sylvischen Gruben vorzugsweise geeignet. Diese Verhältnisse machen es unzulässig, den Orte der Lagerung des Exsudats, als den Ort oder Sitz der Entzündung anzunehmen. Bei grossen Mengen von Exsudaten und bei minder dünnflüssiger Beschaffenheit derselben verhält es sich aber anders. — Obgleich im Allgemeinen entzündliche Exsudationen von seröser Infiltration und Leichentranssudation leicht zu unterscheiden sind, so kann dies nach Engel in einzelnen Fällen doch Schwierigkeiten haben, indem man zu sehr gewöhnt ist, unter Leichentranssudationen, entweder bloss seröse Transsudationen oder den Austritt von schmutzigblutrother Flüssigkeit zu verstehen, so dass man immer dort, wo andere Blutbestandtheile als die genannten aus den Gefässen ausgetreten sind, geneigt ist, solche Producte für Entzündungsergüsse zu nehmen. Engel glaubt, dass auch Blutfaserstoff aus den Blutgefässen an der Leiche durchtreten und ausserhalb der Gefässe gerinnen könne. So sieht man bisweilen an der innern Fläche der Dura mater der Grosshirnhemisphären eine sehr zarte, fast schleimartige, bald ganz farblose, bald blass gelblich gefärbte Gerinnung, ohne dass diese Formelemente enthält und ohne dass eine Hirnhautentzündung vorausgegangen wäre. Auch sollen solche Leichentranssudationen von Faserstoff bei Personen vorkommen, welche rasch viel Blut verloren haben. Wo sie über grössere Gefässe der pia mater hinüberstreifen, sind sie zuweilen blutig gefleckt und desshalb geeignet, zu irriger

Annahme von Apoplexie Veranlassung zu geben. Zum Zustandekommen solcher Transsudate scheint es erforderlich zu sein, dass das Blut eine dünnflüssige Beschaffenheit mit bräunlichrother Farbe habe (vgl. oben §. 8 Anmerk.), welche dessen Scheidung in seine Bestandtheile ermöglicht, daher sie besonders in der Nähe der Hirnhautvenen, nicht aber an der Schädelbasis in der Nähe der grösseren Hirnarterien vorkommen, deren Inhalt zu solchen Abscheidungen weniger geneigt ist, so wie auch die Dicke der Arterienwand das Durchtreten der mehr klebrigen Blutbestandtheile nicht so begünstigt. — Blutaustritt in die Hirnhäute oder in die Hirnsubstanz kann durch ungeschickte oder rohe Präparation des Schädeldaches an der Leiche erfolgen; in der Regel wird man bei Aufmerksamkeit einer unrichtigen Diagnose entgehen, doch giebt es Fälle, die Schwierigkeiten darbieten können, wenn z. B. das Blut entweder in die inneren Hirnhäute ausgetreten ist, oder sich zwar auf der äussern Fläche der Arachnoidea findet, aber bereits geronnen ist; oder wenn mehrere scharf abgegränzte Blutgerinnungen vorhanden sind, und scharf abgegränzt sind diese Blutgerinnungen gewöhnlich durch den erhabensten Theil der Hirnwülste besonders dann, wenn merkliche Spuren von Quetschung oder Zerreissung der Hirnsubstanz und seiner Häute nicht zugegen sind. An Kindesleichen können auch blutige Transsudationen in Folge von Leichenhypostasen in den Hirnhäuten sich sehr rasch ausbilden, die schwer oder gar nicht von im Leben entstandenen Hypostasen zu unterscheiden sein können, wenn diese Extravasate nur klein sind. Bei grösseren Extravasaten hat die Diagnose freilich keine Schwierigkeit. — Eine besondere Vorsicht erfordert die Bestimmung der Farbe an den inneren Hirnhäuten, da man sie mit der Farbe der unterhalb befindlichen Hirnrinde verwechseln kann und Zerreissungen von Hirnhautgefässen oder Leichenzersetzungen den Anschein von Injection geben können. — Die Glanzlosigkeit an den inneren Hirnhäuten ist in der Regel Leichensymptom, so wie auch geringere Grade der Trübung darauf beruhen können. —

§. 12.

Nach Abtragung dieser Hirntheile sieht man jetzt die grösste Ausbreitung der Marksubstanz, das *Centrum semiovale Vieussenii*, sowie den Hirnbalken in seiner ganzen Ausdehnung. Um nun die Seitenhöhlen — *Ventriculi laterales* — zu öffnen, macht man behutsam, ungefähr in der Mitte dicht neben dem Hirnbalken, einen kleinen Längeschnitt bis in die Höhle, bringt einen Messerstiel in diese ein, und schneidet nun neben diesem, die Höhle zum vordern und hintern, und dann zum absteigenden Horne verfolgend, das Fach der Seitenhöhle von unten nach oben durch, worauf das Gefässgeflecht — *Plexus choroideus* — erscheint. Die andere Seitenhöhle wird auf gleiche Weise eröffnet. Zwischen beiden geöffneten Seitenventrikeln befindet sich jetzt ausser dem *Corpus callosum* noch die durchsichtige Scheidewand — *Septum pellucidum* — und das, auf den Schehügeln aufliegende Gewölbe oder der Bogen — *Fornix*. Man bemerkt:

20) alle an diesen Theilen wahrgenommenen Abnormitäten oder krankhaften Veränderungen;

21) die Ansammlung von Flüssigkeit und Beschaffenheit derselben in den Seitenhöhlen;

22) den Blutreichthum und die übrige Beschaffenheit der Seitengeflechte.

Nunmehr durchschneidet man vom Monroi'schen Loche aus, wo von beiden Seiten her die *Plexus choroidei laterales* zum *Plexus choroideus tertius* zusammentreten, schief nach oben und etwas nach vorne, das Gewölbe, die Scheidewand und den Hirnbalken, und legt diese Theile zusammen allmählig nach hinten zurück. So zeigen sich dann die beiden durchschnittenen vordern Schenkel des Gewölbes, die beiden Blätter der durchsichtigen Scheidewand und der dreieckige Raum zwischen den hintern Schenkeln des Gewölbes, die sog. Leier oder Davidsharfe — *Psalterium* —; ferner erscheint der über den Sehhügeln und der dritten Hirnhöhle ausgebreitete Gefässvorhang — das dritte Gefässgeflecht, *Plexus choroideus tertius*. Die beiden seitlichen Gefässgeflechte zieht man aus dem absteigenden Horne hervor, trennt sie von den unterliegenden Theilen und legt sie mit dem Gefässvorhange nach hinten behutsam zurück. Besonders vorsichtig werde mit dem Abziehen des *Plexus choroideus tertius* in der Nähe der hinteren Enden der Sehhügel verfahren, damit die unterliegende Zirbeldrüse nicht losgerissen wird. Man sieht nun im vordern und mittlern Theile der Seitenhöhlen den gestreiften Körper — *Corpus striatum* —, den Sehhügel — *Thalamus nervorum optic.* — und den Hornstreifen oder halbkreisförmigen Saum. Im hintern Horne der Höhlen bemerkt man die Vogelklaue — *Pes hippocampi minor* —; im absteigenden Horne den grossen Seepferdfuss oder das Ammonshorn — *Pes hippocampi major* — und den an diesem verlaufenden markigen Saum — *Taenia s. Fimbria*. Sofort schneidet man die Fortsetzung des Hirnbalkens zum absteigenden Horne des Seitenventrikels und die hintern Lappen des grossen Gehirns in querer Richtung bis auf das Hirnzelt durch, nimmt den abgeschnittenen Theil des Gehirns weg und betrachtet die Zirbeldrüse, die durch zwei kleine markige Schenkel — *Pedunculi glandulae pinealis* — den Sehhügeln anhängt und auf dem vordern Paare der Vierhügel liegt. Den vordern Rand des kleinen Gehirns drängt man etwas zurück und übersieht so den ganzen Vierhügelkörper. Dehnt man die beiden Sehhügel auseinander, so erscheint in der Form eines längeren Spaltes die dritte Hirnhöhle, geschlossen durch die leicht zerstörbare weiche Hirncommissur — *Commissura mollis*. Vorne in der Tiefe des dritten Ventrikels befindet sich die vordere Hirncommissur, und unter dieser der Eingang zum Sylvischen Canale — *Aditus ad Aquaeductum Sylvii*. Es werden:

23) alle an den angeführten Theilen etwa wahrgenommenen krankhaften Veränderungen bemerkt.

§. 13.

Zur Fortsetzung der Untersuchung des Gehirns nimmt man dasselbe aus der Schädelhöhle heraus und schneidet zu diesem Zwecke das Hirnzelt — *Tentorium* —, nachdem

24) krankhafte Veränderungen an demselben, Blut- oder Eiterablagerungen darauf

bemerkt sind, auf beiden Seiten vom obern Winkel des Felsenknochens und am queren Blutleiter, ohne diesen zu verletzen, bis an den perpendiculären Blutleiter durch, und legt es zurück; dann hebt man mit der einen Hand den Rest der vorderen Lappen des grossen Gehirns in die Höhe, trennt die Knollen der Riechnerven mit dem Stiele eines Messers von der Siebplatte des Siebbeins und drückt sie an das Gehirn an. Indem man das Gehirn von vorne nach hinten immer mehr in die Höhe hebt, durchschneidet man in der Gegend des Türkensattels die Sehnerven, die inneren Kopfschlagadern, den Trichter und die Augenmuskelnerven, sowie beim weitern Heben die Rollmuskelnerven, die *Nervi trigemini* und *abducentes*, dicht an den inneren Gehörgängen die *Nervi faciales* und *auditorii*, an den Drossellöchern die *Nervi glossopharyngei, vagi* und *accessorii Willisii*; noch etwas tiefer die *Nervi hypoglossi* und die *Arteriae vertebrales* da, wo diese am grossen Hinterhauptloche durch die harte Hirnhaut in die Schädelhöhle heraustreten. Zuletzt trennt man so tief als möglich das Rückenmark und nimmt nun das ganze Gehirn vollends heraus.

§. 14.

Nachdem die Hirnhäute an der Basis des Gehirns untersucht und

25) alles erheblich Scheinende bemerkt worden ist,

wird das Gehirn mit seiner Basis auf einen reinen Teller oder ein glattes Brett gelegt und nun zuerst der Vierhügelkörper, dann, indem man den vordern Rand des kleinen Gehirns zurückdrängt, die *Crura cerebelli ad Corpora quadrigemina* und die Klappe des kleinen Gehirns oder das vordere Marksegel betrachtet. Behutsam macht man jetzt durch den mittleren Theil oder den Wurm des kleinen Gehirns einen perpendiculären Schnitt bis in die vierte Hirnhöhle und dehnt die Schnittflächen mit den Fingern der linken Hand von einander. Der Schnitt wird nach oben durch die Hirnklappe und den Vierhügelkörper fortgesetzt und so der Vierhügelcanal oder die Sylvische Wasserleitung, d. i. der Verbindungscanal zwischen der dritten und vierten Hirnhöhle, gespalten. Auf den Durchschnittsflächen des Wurms zeigt sich der Markstamm, in dem man, wenn die eine Hälfte des kleinen Gehirns in der Mitte senkrecht durchschnitten wird, die baumförmige Ausbreitung der Marksubstanz, den Lebensbaum — *Arbor vitae* — sieht. Durchschneidet man die andere Hemisphäre des kleinen Gehirns von seinem anderen Schenkel aus in verticaler Richtung nach hinten, so kommt der Ciliarkörper — *Corpus rhomboideum* — im seitlichen Markstamme zum Vorschein.

Sollte die Basis des Gehirns einer genaueren Untersuchung bedürfen, so legt man das Gehirn so, dass dieselbe nach oben gerichtet wird und betrachtet nun nicht bloss die schon beim Herausnehmen des Gehirns bemerkten Gefässe und Nerven, sondern auch, indem man Spinnweben- und Gefässhaut wegnimmt, die Sehnervenvereinigung — *Chiasma nervorum opticorum*, — die Sehstreifen, die Siebplatte des Gehirns, den grauen Hügel, der sich in den Trichter fortsetzt, an welchem die *Glandula pituitaria* — hängt. Hinter dem Tuber liegen die *Corpora mamillaria*, der Hirnknoten — *Pons Varolii* — und die aus demselben hervortretenden Schenkel des grossen Gehirns — *Pedunculi cerebri* —, sowie das dem Knoten anhängende verlängerte Mark, an welchem die Pyramiden, die Oliven und die strangförmigen Körper hervortreten. Zuletzt wendet man sich zur Untersuchung des Schädelgrundes, betrachtet hiebei die harte Hirnhaut, spaltet die verschiedenen Blutleiter derselben, nimmt die *Glandula pituitaria* aus der *Sella turcica* heraus und zieht nun, um auch die Knochen der *Basis cranii* untersuchen zu können, die *Dura mater* vom Schädelgrunde los. Man bemerkt

26) alles an diesen Theilen Wahrgenommene, insoferne es im vorliegenden Falle **einflussreich** erscheint, insbesondere **Blutergüsse in *Basi cranii* und Fracturen der Knochen** daselbst.

Anmerk. Sehr schwierig ist das Urtheil über den Grad der Härte oder der Weichheit des Gehirns, deren Prüfung mittelst des tastenden Fingers geschieht. Wer im Tasten nicht die gehörige Uebung und auf den Grund vieler gemachter Leichensectionen nicht einen Vergleichungspunkt im

Schätzen hat, wird leicht in Irrthum verfallen. Der Werth derartiger Angaben in den Leichenschauprotocollen ist desshalb ein sehr relativer. Hiezu kommt noch, dass durch den grösseren Flüssigkeitsgrad des Blutes im Gehirne und die darauf beruhende grössere Transsudationsfähigkeit, die Erweichung der Hirnmasse gefördert wird. Dass mit der Zunahme der Weichheit eine Verminderung der Elasticität und des Cohäsionsgrades des Gehirns bedingt wird, versteht sich von selbst. — Auch mit der Bestimmung der Farbe der Hirnsubstanz hat es seine Schwierigkeit, da unreines Präpariren und Leichenzustand, so wie auch noch andere Verhältnisse störend einwirken können. In der Regel färbt die beginnende Fäulniss die Rindensubstanz dunkler. —

Section der Brusthöhle.

§. 15.

Sie beginnt mit einem Querschnitte von einer Achsel zur andern, längs der Schlüsselbeine hin durch die Haut. Diesem folgt ein Längenschnitt von der Mitte des Querschnittes über die Mitte des Brustbeines herab bis zum schwertförmigen Fortsatze. Hierauf präparirt man den grossen und kleinen Brustmuskel, entweder gleich in Verbindung mit der Haut, oder jeden Theil für sich allein, vom Thorax los. Nach Durchschneidung der Kopfnickermuskeln, der *M. sternohyoidei* und *sternothyreoidei* an ihren Ursprüngen am Brustbein und Schlüsselbein, löst man das Brustende des Schlüsselbeins aus seiner Verbindung mit dem Brustbeine — was leichter geschieht, wenn die Achsel zurückgezogen wird —, und eben so den *Musculus subclavius* vom ersten Rippenknorpel los, und legt beide nach aussen zurück. Man durchschneidet behutsam den dritten Rippenknorpel, nahe an seiner Verbindung mit der Rippe, zugleich mit den benachbarten Intercostalmuskeln und dem Brustfelle, dringt mit dem Zeige- und Mittelfinger der linken Hand durch die gemachte Oeffnung in die Brusthöhle, hebt die Rippen in die Höhe, drängt dabei die Lungen zurück und durchschneidet hierauf mit dem Knorpelmesser — nöthigenfalls mit der Knochenscheere oder Säge — nach und nach alle übrigen Rippenknorpel und die Zwischenrippenmuskeln. Sind auf diese Weise die Knorpel beider Seiten von den Rippen getrennt, so wird der Brustknochen an seinem obern Theile in die Höhe gehoben und von oben nach unten allmählig bis zum Zwerchfelle von den vordern Mittelfellen lospräparirt und entweder nach unten umgelegt, oder ganz vom Zwerchfelle abgeschnitten. Finden sich an den abzulösenden Theilen penetrirende Brustwunden, so ist das Verfahren mit Rücksicht auf diese so zu modificiren, dass ihr Verlauf nach der

Tiefe gehörig erkannt werden kann. Nach geschehener Betrachtung der sich auf diese Weise darstellenden Brustorgane, bemerkt man

27) die **Farbe der Lungen**, den **Grad ihres Zusammengefallenseins**, bei **penetrirenden Wunden** die Art ihres Eindringens, die Grösse des Lumens des Wundcanales an seiner Mündung in die Brusthöhle, die Art und Richtung der Fortsetzung des Wundcanales, sein Lumen und sein Eindringen in das eine oder andere der Brustorgane, die etwaige Verletzung der *Arteria mammaria interna*, einer Zwischenrippenarterie, des Ergusses von Blut u. s. w.

Anmerk. Wegen der Weichheit und Durchdringlichkeit des Gewebes, wegen des meist grösseren Blutgehaltes, wegen der Nähe der grossen Blutbehälter, der Nachbarschaft grosser Organe und der Veränderlichkeit des Rauminhaltes des Brustkorbes an der Leiche, ist mit Ausnahme fötaler Lungen kein anderes Organ der rascheren und ausgebreiteteren Entwickelung der Leichensymptome unterworfen, wie die Lunge; die Untersuchung muss daher mit der grössten Vorsicht und Genauigkeit, sowie mit Kenntniss der erfahrungsgemäss möglichen Leichensymptome geschehen. — Das **Volum der Lunge** lässt sich nicht exact bestimmen, daher sind alle Angaben hierüber um so mehr werthlos, als die verschiedensten zufälligen Einflüsse, wie namentlich auch die Art der Leichenöffnung, Einfluss üben. Ob die Lungen die Cavitäten der Brust mehr oder weniger ausfüllen, mehr oder weniger zusammengesunken sind, kann für sich gerichtlich-medicinisch nicht verwerthet werden. Eine Ausnahme machen die Zustände, wo die Lungen durch mechanische Einwirkungen, wie Extravasate oder Exsudate u. s. w., Compression erlitten haben und die Lungen der Neugebornen. In diesen Fällen lässt sich die anatomische Diagnose der Volumsverminderung auch mit Verlässigkeit feststellen. Um den Grad der Compression der Lungen verständlich zu schildern, räth Engel (a. a. O. S. 69) eine genaue Beschreibung der Lungenform und Lage unter Angabe der Länge der Lunge im Rippenmaasse, indem man bestimmt, über wie viele Rippenräume die Lunge der Länge nach sich hinzieht, zu entwerfen und die Breite und Tiefe in Zollen zu bestimmen. — Unter dem Namen **Consistenz** werden gewöhnlich Elasticität, Härte und Festigkeit der Lunge beschrieben. Diese drei Eigenschaften sind aber wesentlich von einander verschieden, daher diese Ausdrucksweise unzulässig erscheint. Die Bestimmung des **Elasticitätsgrades** hat bei dem Umstande, dass der angewendete tastende Finger subjectiv sehr variiren kann, das veränderte Volum der Lunge keinen sicheren Vergleichungspunkt gibt, regelmässige Schnitte aus der Lunge zu erhalten nicht möglich und der Blut- und Wassergehalt der Lungen sehr verschieden ist, keine genaueren Resultate. Nach Engel geht aus allen angestellten Untersuchungen nur so viel unwiderlegbar hervor: a) dass die Ausdehnung der Lunge mit dem Gewichte, welches sie hervorbringt, keineswegs in gleichem Verhältnisse zunimmt, sondern anfangs bei einem geringen Gewichte am grössten ist, bei allmähliger grösserer Belastung aber immer um kleiner werdende, endlich nur um kleine constante Grössen zunimmt; b) dass die Gränze der vollkommenen Elasticität am leichtesten bei Neugebornen und sehr alten Personen überschritten werden kann. Ist diese Gränze einmal überschritten, so wird die Lunge durch das doppelte oder dreifache Gewicht, häufig um das doppelte oder dreifache derjenigen Länge ausgedehnt, welche als erste Ausdehnung nach überschrittener Gränze gefunden wurde, d. h. die Lunge verhält sich nun wie ein physicalisch-elastischer Körper. c) Die Elasticität fällt in keinem Falle auf 0; doch ist sie bei bejahrten Personen nicht selten im Verhältnisse zu jüngeren Personen sehr klein; aber es giebt wieder Fälle, wo sie bei 60jährigen Personen denselben Grad darbietet, wie bei 40jährigen. d) Ein etwas stärkerer Grad von Durchfeuchtung des Lungengewebes vermindert die Elasticität (Leichensymptom). e) Im Allgemeinen scheinen die Wände der Bronchialverästelungen eine vollkommenere Elasticität zu besitzen als das Lungengewebe selbst. —

Keine Eigenschaft der Lunge unterliegt so sehr den Leichenveränderungen, als die Farbe. Die eigene Farbe der Lungen ist bei jüngern Personen an dem vollständig ausgewachsenen Gewebe graulich-weiss, bei etwas älteren Personen mehr hell aschfarben, zuweilen ins Gelbliche oder Bräunliche spielend. Ausserdem kommt noch das braune oder schwarze Pigment in Betracht, das sich erfahrungsgemäss besonders im höhern Alter vermehrt, und der ausgewaschenen Lunge von einiger Entfernung eine tief aschgraue Farbe verleiht. Diese drei Farben, die Farbe des Gewebes, die des Pigments und die des Bluts, durchdringen sich wechselseitig und veranlassen daher nach den verschiedenen Mengungsverhältnissen, verschiedene Mischfarben. —

§ 16.

Der vordere Theil der Lungen, bei etwaiger Verwachsung, wird von dem Mittelfelle bis zum Eintritte der Gefässe in die Lungen losgetrennt. Der Herzbeutel wird, ungefähr in seiner Mitte, mit der Pincette gefasst und in die Länge und Quere eingeschnitten, und

28) die darin enthaltene Flüssigkeit nöthigenfalles nach Quantität und Qualität genau bestimmt und der Zustand des Herzbeutels beschrieben.

Dann unterbindet man die linke *Vena anonyma* zweimal, schneidet sie zwischen den Ligaturen durch, um die aus dem Aortenbogen kommende *Art. anonyma*, die *Carotis sinistra communis* und die linke *Arteria subclavia* betrachten zu können. Sind Wunden bis zu diesen Gefässen eingedrungen, so wird die Art der An- oder Durchschneidung der Gefässe aufs genaueste untersucht. Um den Zufluss des Blutes zum Herzen zu verhindern, unterbindet man zuvörderst die obere Hohlvene, die Lungenvenen und nachdem man sich überzeugt hat, dass weder diese Gefässe, noch die untere Hohlvene bei etwa vorhandenen penetrirenden Wunden betroffen sind, trennt man den Herzbeutel nach hinten gänzlich los und unterbindet die untere Hohlvene. Durch einen etwas langen Haken, der in die Spitze des Herzens eingesetzt wird, lässt man das Herz nach unten und links hervorziehen, und macht zuerst einen schiefen Längenschnitt in der Mitte zwischen den beiden Hohlvenen nach links durch die vordere Wand der Hohlvenenkammer — *Atrium dextrum.* In gleicher Richtung führt man einen Längenschnitt durch die vordere Wand der Lungenkammer — *Ventriculus dexter* — bis zur Spitze des Herzens herab. Ebenso macht man in der vorderen Wand des rechten Ventrikels einen zweiten Schnitt von der Lungenarterie schief nach rechts, bis in den vorigen Schnitt, so dass ein dreieckiger Lappen in der vordern Wand der Lungenkammer gebildet wird. Um die linke Herzkammer zu untersuchen, wird ein Längenschnitt durch die vordere Wand dieser Kammer von der Gegend zwischen der Lungenarterie und dem linken Herzohr in gerader Richtung neben der Längenfurche bis zur Spitze des Herzens herab geführt. Durch einen zweiten Schnitt von dem linken Atrium zwischen dem linken Herzohre und den linken Lungenvenen etwas schief nach unten und innen, bis zum untern Ende des vorigen Schnitts herab, wird ein dreieckiger Lappen von der vordern Wand der Aortenkammer gebildet, an welchem sich der innere grössere Zipfel der mützenförmigen Klappe befindet. Verlängert man diesen letztern Schnitt nach oben durch die vordere Wand des linken Atriums, so kann man dieses, sowie den linken Ventrikel, von vorne ganz deutlich übersehen, ohne dass man das Herz aus der Lage zu bringen nöthig hat. Es wird nun bemerkt:

29) Der Zustand des Herzens, ob gross, klein, schlaff, abnorme Dicke der Wandungen, Erweiterung, Verknöcherungen u. s. w., Blutgehalt in den verschiedenen Höhlen und Beschaffenheit desselben, polypöse Concremente u. dgl. Sind Wunden in das Herz eingedrungen, so ist der Verlauf, die Grösse und das Ende des Wundcanales genau anzugeben.

§. 17.

Will man das Herz ausserhalb der Brusthöhle untersuchen, so müssen vorher folgende Venen doppelt unterbunden werden: die *Venae anonymae*, die vier Lungenvenen, die obere und die untere Hohlvene und die *Vena azygos.* Die unterbundenen Gefässe werden zwischen den Ligaturen, dann auch noch der *Truncus anonymus*, die linke Carotis, die linke *Arteria subclavia*, die Aorta unterhalb ihres Bogens, und die Lungenarterie am Hylus ihres Bogens, durchgeschnitten. Sofort wird das Herz herausgenommen, in ein reines flaches Gefäss gelegt und, wie oben angegeben, untersucht.

Anmerk. Die Bestimmung der Grösse des Herzens kann, weil wir ein Normalmaass nicht besitzen, die verschiedenen Leichenzustände und der Blutgehalt in den Höhlen auf das Volum Einfluss üben, leicht zu irrigen Urtheilen führen. Hiezu kommt noch, dass es an genauer Methode für die Maassbestimmung fehlt. Es enthält nicht jede gerichtliche Leichenöffnung Anlass, in eine möglichst exacte Grössenbestimmung des Herzens einzugehen, wo aber ein solcher vorhanden ist, oder wo dem geübteren anatomischen Auge das Herz bezüglich der Grösse gleich von vorne herein eine erhebliche Abweichung darzubieten scheint, da wird es immer zweckmässig sein, die Abweichung mit möglichster Genauigkeit anzugeben. Engels Verfahren, das Herz an der Thoraxwand selbst abzumessen, habe ich practisch gefunden. Man bestimmt dabei, wie viele Rippenräume es in der Richtung von oben nach unten misst (gewöhnlich drei Rippen mit ihren zwei Intercostalräumen); wie weit es sich ferner an der breitesten Stelle in querer Richtung erstrecke (gewöhnlich von der Vereinigung des vierten Rippenknochens mit seinem Knorpel bis an die Mittellinie des Sternums). Dabei muss eine Schilderung und genaue Bestimmung der Herzform gegeben werden Die Bestimmung der Grösse der Herzventrikel und der Herzohren hat, wenn die Abweichung nicht eine sehr auffällige ist, ihre grossen Schwierigkeiten. Man hüte sich die Bestimmungen ohne Berücksichtigung der concurrirenden Leichenzustände, und nicht erst bei geöffneten Höhlen zu machen. — Ein Herzmuskel, der zusammengezogen ist, erscheint dick und hart und dabei heller von Farbe; dünn, weich und dunkel dagegen der völlig erschlaffte Muskel Die Starrheit des Herzmuskels scheint gerade so an der Leiche sich einzustellen, wie die Todtenstarre an den Extremitätsmuskeln. Sie fehlt am Herzen, wenn sie an den Skeletmuskeln fehlt und erreicht den höchsten Grad am Herzen in allen Fällen, in welchen sie auch den Extremitäten am deutlichsten sich ausbildet. Nur scheint sie am Herzen später einzutreten, aber auch länger zu dauern; endlich dürften sich in dieser Beziehung beide Hälften des Herzens nicht gleich verhalten. So erscheint gewöhnlich die linke Hälfte des Herzens noch starr, wenn die rechte schon erschlafft ist; ferner sind die Herzkammern noch starr, wenn die Vorhöfe keine Spur dieser Erscheinung mehr zeigen. — Wie dick ein Herzmuskel sein könne, um noch für gesund gehalten zu werden, darüber bestehen nur sehr vage Angaben. Wenn es desshalb keine Schwierigkeit hat, extreme Fälle von Hypertrophie oder Atrophie des Herzens durch das blosse Augenmaass zu bestimmen, so sind genauere Angaben für feinere Unterschiede und Abweichungen kaum möglich. Hiezu tritt noch die Schwierigkeit des Messens selbst bei einem so unregelmässig geformten Muskel als das Herz ist. Die Härte des hypertrophischen Herzmuskels unterscheidet man von der Härte des bloss zusammengezogenen Herzmuskels am besten noch durch den Tastsinn, daher ist es zweckmässig, den zu untersuchenden Muskel zu durchschneiden. Untersucht man dann noch mit beiden Händen zugleich die beiden zu vergleichenden Herzhälften, so ist eine grosse Schärfe in der Auffassung der bezeichneten Eigenschaft möglich.— Mürbheit und Sprödigkeit des Herzmuskels sind Eigenschaften, die sich ungemein schwer beurtheilen lassen, weil kaum ein anderes Organ so in innigor Berührung mit verschiedenartigen Einflüssen steht, die eine Veränderung dieser Eigenschaften hervorrufen können, als gerade das Herz. Die mikroskopische Prüfung ist dabei nie ausser Acht zu lassen. Farben am Pericardium kommen gewöhnlich in der Gegend der Herzbasis und nach dem Laufe der grösseren Gefässe vor. Weissliche Farben — mit Trübungen — sind nicht allein bei bejahrten Personen eine häufige Erscheinung, sie treten auch bei jüngeren Personen auf, wenn eine grössere Menge von Serum in die Höhle des Herzbeutels ergossen ist. Sie haben dann die Bedeutung von Leichenfarben. — Leichtere Injektionen — röthliche Punkte —, blassröthliche Flecke von verschiedener, meist aber unbedeutender Grösse, sind an der hintern Fläche der Herzbasis eine sehr häufige Erscheinung. Ist die Injection bedeutender, so erscheinen Ecchymosen, die man nicht allein bei Pericarditis, sondern auch bei Herzhypertrophien u. s. w. findet, aber auch durch unsanfte Behandlung des Herzens während der Untersuchung gar leicht bedingt werden können. — Congestionszustände am Herzbeutel sind unmittelbar anatomisch nicht zu diagnosticiren. — Der seröse Erguss in der Herzbeutelhöhle variirt bezüglich seiner Quantität sehr, so dass sich kein Maass angeben lässt, um eine Ueberschreitnng als Hydrops pericardii zu diagnosticiren; jedenfalls kann eine Menge von zwei bis drei Unzen noch nicht als pathologischer Zustand erklärt werden. Für den letzteren entscheidet überhaupt nicht Quantität allein, sondern die Qualität und die Summe aller übrigen pathologischen Veränderungen am Herzbeutel. — Das in dem Herzbeutel in den letzten Lebensaugenblicken ergossene Wasser hat gewöhnlich eine hellbräunlich-gelbe Farbe und ist anfangs klar; später jedoch wird es durch die beginnende Ablösung des Epithels getrübt. Es ändert die Farbe je nach der Beschaffenheit des Leichenbluts oft rasch und nimmt eine schmutzige Röthe mit Trübung an. — Die grösste Schwierigkeit hat die Bestimmung der Blutmenge in den Gefässen. Die Blutquantität vermindert sich nicht durch das Sterben und den Leichenzustand, aber die Vertheilung in den verschiedenen Theilen und Organen wird eine andere und die ganze Methode der Leichenuntersuchung ist nicht nur geeignet, die Blutmenge im Allgemeinen und Besondern zu vermindern, sondern auch Ungleichheiten in der Blutvertheilung zu veranlassen. Ob daher die Blutmenge, die man in den Gefässen eines Theiles findet, eine Folge des Leichenzustandes oder des Actes des Sterbens oder aber das physiologische Product des Lebens sei, kann oft gar nicht, oft nur schwer, immer aber nur mit Berücksichtigung aller Verhältnisse und Umstände entschieden oder mehr oder weniger wahrscheinlich gemacht werden.— Es kann nicht ausbleiben, dass die Blutmenge im Herzen immer zu geringe angegeben werden wird, und relativ geringer in den Kammern, als in den Vorhöfen; dass aber gar die Herzkammer blutleer sein soll, wie man so häufig in Sectionsprotocollen liest, ist eine Unrichtigkeit; denn die Entleerung hat in der Regel ihre Ursache in der Art des Präparirens und in ungeschickter Behandlung der Leiche. (Engel). Die Art der Untersuchung kann auch den Grund enthalten, dass man die Vorhöfe immer mit Blut angefüllt findet, wenn die Kammern leer geworden sind. Nicht immer geschieht die Entleerung der beiderseitigen Herzhöhlen, in gleich leichter Weise; die eine Hälfte des Herzens hält oft aus zufälliger Ursache eine gewisse Menge Blutes zurück, die andere nicht, sowie auch das Blut im rechten Herzen häufiger gerinnt, als im linken, was daher öfter eine Blutüberfüllung im rechten Herzen zur Folge hat. Welchen Werth die kritiklose Thatsache der Blutmenge im Herzen für die Beurtheilung der Todesart und Todesursache haben müsse, leuchtet ein und muss die gerichtlichen Obducenten bestimmen, mit der grössten Umsicht und Gründlichkeit sowohl bei der Untersuchung des Leichnams, als in den bezüglichen Angaben zu verfahren.

§. 18.

Die Entfernung des Herzens aus der Brusthöhle gestattet nun den Brusttheil der Luftröhre — *Trachea* — und die Luftröhrenäste bis zu den Lungen hin, rein zu präpariren. Sie werden hierauf von vorne her gespalten, um ihre innere Fläche gehörig besichtigen zu können.

30) Der Zustand der Luftröhre mit ihrer Schleimhaut, Secrete auf letzterer, Blut, Eiter, oder fremde Körper daselbst, werden bemerkt.

Anmerk. Anlass zu Täuschungen über die Farbe der Bronchialschleimhaut giebt leicht der Umstand, dass durch die Schleimhaut, welche meist ganz farblos ist, die rothe Farbe des unterliegenden Gewebes durchschimmert und erscheint dann mehr oder minder dunkelgrau. — An keiner Schleimhaut erscheinen so rasch Ecchymosen, blutige Transsudationen, als an der Schleimhaut der feinern Bronchialverästelungen. Aber auch bei der sorgfältigsten Beachtung aller Verhältnisse an der Leiche ist es nicht möglich, eine entzündliche Congestion der Lungenschleimhaut von einer gewöhnlichen Leichenerscheinung zu unterscheiden. Die Röthe der Bronchialschleimhaut ist selbst in den Fällen, in welchen sie einen hohen Grad erreicht, für die anatomische Diagnose grösstentheils ein werthloses Symptom. — Bei der Diagnose einer Entzündung der Bronchialschleimhaut ist der Anatom fast einzig auf die Erforschung der entzündlichen Krankheitsprodukte hingewiesen — Diese Verhältnisse beziehen sich auch auf die Schleimhaut des Kehlkopfes und der Luftröhre, woselbst Erscheinungen, die im Leben entstanden sind, an der Leiche sich vermindern, verlieren oder verändern. — Farben können auch hier zu Täuschungen Veranlassung geben. Die hintere Trachealwand eignet sich wegen ihrer Schlaffheit besonders zu Leicheninjectionen. Bei Erhenkten, bei im Kohldampfe, im Wasser Erstickten, aber auch bei ganz Gesunden ist die Farbe der hintern Wand mehr aschgrau, in einigen Fällen auch dunkelgrau gefleckt. Hochroth ist die Farbe dann, wenn die Schleimhaut weder mit Wasser, noch mit Schleim oder einer andern Flüssigkeit bedeckt ist, so dass die Atmosphäre ungehindert Zutritt findet, und auf den Blutfarbestoff einwirken kann. Hochrothe Farben sind daher Leichenfarben, welche sich meistens aus den grauen Farben hervorbilden. Grau ist die Blutfarbe, wenn die Schleimhaut mit irgend einer physiologischen oder pathologischen Flüssigkeit bedeckt ist, die den Zutritt der Atmosphäre zu dem in oder ausser den Gefässen enthaltenen Blute nicht gestattet. Weder aus rothen noch aus grauen Farben allein darf auf Anwesenheit einer Entzündung der Schleimhaut geschlossen werden; überhaupt beweist der Farbenton für sich nichts für die Anwesenheit oder Abwesenheit einer Entzündung. — Schleim und Eiter in der Luftröhre oder im Larynx kann seinen Ursprung sehr entfernt haben; ebenso verhält es sich auch mit Blutflüssigkeit.—

§. 19.

Die Lungen können nun entweder aus der Brusthöhle herausgenommen, oder blos herausgehoben, und erst nachdem sie mit einem Schwamme gereinigt sind, der genaueren Betrachtung von allen Seiten unterworfen werden. Durch Befühlen mit den Fingern entdeckt man, ob Knoten in der Substanz sind und wie sich das Lungengewebe hinsichtlich seiner Elasticität und Festigkeit verhalte. Die Lungensubstanz muss immer in verschiedenen Richtungen durchschnitten werden. Die Wahrnehmungen beziehen sich namentlich auf folgende Puncte:

31) Abnormitäten in der Configuration, Emphysem, krankhafte Veränderungen der Substanz, Entzündung, Hepatisation, Eiterung, Tuberkeln u. s. w. Blutreichthum, Vorhandensein eines schwarzen blutigen Schaumes auf den Schnittflächen. Bei penetrirenden Wunden, die Beschaffenheit und das Ende des Wundcanales. Verwachsung der Rippenpleura mit der Lungenpleura. Vorhandensein von Erguss in den beiden Brusthölen; Qualität und Quantität desselben. Letztere bestimmt man am besten dadurch, dass man die Flüssigkeit mit einem Schwamme auftaucht und diesen kräftig in ein reines mensurirtes Gefäss ausdrückt.

Sind alle Eingeweide aus der Brusthöhle entfernt, so lassen sich jetzt Wunden, die durch den Brustkorb eingedrungen sind, nochmal genau untersuchen und in ihrer speciellen Beschaffenheit bestimmen.

Anmerk Volumsvergrösserung und Turgesciren der Lungen werden als anatomische Zeichen des Lungenemphysems angesehen. Mit Recht bemerkt Engel (a a. O S. 55) bezüglich dieses Turgescirens: „Man stellt sich, wie es scheint, vor, dass die Lunge im Thorax nicht allein eingeschlossen, sondern wirklich comprimirt sei und nur die Lösung der Fesseln erwarte, um ein grösseres Volum einnehmen zu können. Wie man diese Erscheinung will beobachtet haben, weiss ich nicht, dass sie aber nicht eintreten kann, weiss ich gewiss. Die in der Lunge einer Leiche enthaltene Luft ist, ganz abgesehen davon, dass ein Theil immer vor und bei der Eröffnung des Thorax entweichen kann und muss, auf die Temperatur der umgebenden Atmosphäre, und daher um ein Bedeutendes abgekühlt. Beide Umstände müssen, ganz abgesehen davon, dass noch andere Ursachen für eine Volumsverminderung vorhanden sind, jedenfalls eine Volumsverminderung bedingen, und eine Turgescenz der Lungen, ein Hervortreten aus dem Thorax ist daher an der Leiche eine unmögliche Sache. Aber der Schein dieses Hervortretens kann in einigen Fällen in folgender Weise entstehen: Durch die Wegnahme des Sternums wird der Thorax vermöge der Elasticität der nun am vordern Ende frei gewordenen Rippen in die Quere erweitert und wird dadurch minder tief erscheinen müssen. Für die s. g. emphysematösen Lungen besteht aber keine innere Nöthigung, dieser Formveränderung des Brustkorbes zu folgen; sie behalten ihre frühere Form bei, während der Thorax seine Tiefe vermindert. Hierdurch kann es den Anschein gewinnen, als sei der vordere Theil der Lunge aus dem Thorax hervorgetreten." — Für den Anatomen ist der Name „Emphysem" bloss der Inbegriff aller jener anatomischen Veränderungen, welche durch den irgendwie behinderten Luftaustritt aus den Luftgefässen der Lunge in einer entweder ganz normalen oder pathologischen Lunge hervorgebracht werden. — Interlobuläres Lungenemphysem kann dadurch entstehen, dass bei der Lösung einer, an einer Stelle etwas fest angewachsenen Lunge, Lungenbläschen gequetscht oder zerrissen werden und die Luft sofort unter die Pleura extravasirt — Anämie und Hyperämie der Lunge. Dass in der Lunge häufiger als in andern Organen noch grössere Mengen Blutes vorkommen, erklärt sich durch die Nähe des Herzens und die schwächeren Contractionen des rechten Ventrikels, welche dem Tode in vielen Fällen vorausgehen. Es ist dies folglich ein Symptom der Agone. — Bei Stenosen des linkseitigen Ostium cordi venosum erscheint die Lunge immer von Blut und Wasser strotzend. — Ein normales Maass für die Blutansammlung in den Lungen der Leichen besitzen wir nicht, wir entbehren daher stets eines Vergleichungspunktes für das Mehr oder Weniger. Wenn von geringern Graden von Anämie oder Hyperämie die Rede sein soll, so kann eine solche Angabe gar keinen Werth haben; nur wo der eine oder andere Zustand sehr augenfällig und auffallend ist, giebt er zur Kenntnissnahme würdigen Anlass, zugleich aber auch zur Aufsuchung der anatomischen Ursachen, zu welchem Behufe sein Augenmerk zunächst auf das Herz zu richten ist, weil die Hindernisse der Blutcirculation vorzugsweise hier zu finden sein werden, immerhin aber die Bedingungen für die Möglichkeit einer mehr oder weniger kräftigen Herzthätigkeit aufzusuchen, nie unterlassen werden darf, wohin nebst abnormen Zuständen der Klappen, Hypertrophie und Atrophie und Verwachsungen des Herzens mit dem Herzbeutel gehören. Es leuchtet hieraus ein, mit welcher Vorsicht die vorhandene Blutmenge in den Lungen zu prüfen und zu bezeichnen ist, und demnach wird man nicht immer in der Lage sein, Hyperämieen oder Anämieen, welche im Momente des Sterbens erzeugt wurden, von entzündlichen Congestionen anatomisch zu unterscheiden — Wegen der Neigung der einzelnen Bestandtheile des Leichenblutes, sich nach ihrem Eigengewichte zu sondern, erscheinen bei den Hypostasen der Lungen immer Transsudationen, die anfangs seröse, später aber und wenn die Leiche in derselben Lage belassen wird, Blutfarbestoff durchtreten lassen, so dass die grösste Aehnlichkeit mit einem acuten Lungenödem entsteht. Die Unterscheidung einer durch entzündliche Congestion verursachten Hypostase ist aber von der reinen Leichenhypostase oft schwer, oder gar nicht zu unterscheiden und Engel (a. a. O. S. 88) ist desshalb der Ansicht, dass es für den Anatomen schwer, wenn nicht geradezu unmöglich sei, von einem acuten Oedeme überhaupt und von einem solchen speciell als einer Todesursache zu sprechen. Viel eher sei es wahrscheinlich, dass dieses Oedem in den meisten Fällen entweder ein Leichensymptom, oder die Folge des eintretenden Sterbens sei. Bei Untersuchungen nicht ganz frischer Leichen ist es aber auch kaum möglich, sich hierüber Rechenschaft zu geben, weil zum s. g. acuten Oedem, wenn es als Krankheit vorhanden wäre, noch die Leichenerscheinungen hinzutreten, die den ersten Zustand, was Sitz, Grösse der Veränderung und Beschaffenheit der ausgetretenen Flüssigkeit betrifft, noch sehr bedeutend modificiren.— Ebenso erfordern die s. g. entzündlichen Stasen, welche sich gewöhnlich in Form blutig-seröser Infiltrationen in den Lungen darstellen, in ihrer anatomischen Diagnose die grösste Vorsicht und müssen für Leichensymptom angesehen werden, wenn durch die mikroskopische Untersuchung eine Menge rother Blutkörper darin entdeckt wird. Nur wirkliches und in plastischer Lymphe bestehendes Product, entscheidet für den Entzündungszustand. Diese plastische Lymphe — im Sinne der älteren Autoren — ist eine dickliche, fadenziehende, klebrige Flüssigkeit, die entweder keine, oder nur eine blassröthliche Farbe hat, vollkommen durchsichtig ist und keine Blutkörper enthält.— In anatomischer Beziehung pflegt man die meisten Pneumonieen als Hepatisationen zu erblicken; die Ansicht, dass jede Lungenentzündung zur Hepatisation führen müsse, wäre aber eine irrige. Das Nichtvorhandensein einer Hepatisation berechtigt daher nicht zu dem Schlusse, dass ein Entzündungszustand nicht bestanden habe. — Die Diagnose der Lungenapoplexie und Leichenhypostase kann in einzelnen Fällen leicht sein; bleibt aber das apoplectische Blut flüssig, so ist bei dem Umstande der raschen Veränderlichkeit des Lungengewebes und des leichten Austretens des Blutfarbestoffes und der rothen Blutkörper in der Leiche, für die Unterscheidung kein Anhaltspunkt mehr vorhanden, als etwa in der Zahl, Grösse, Form und Art der Umgränzung der apoplectischen Herde, was aber sichere Schlüsse nicht mehr zulässt. — Lockerung und Zerreisslichkeit der Pleura lassen sich nicht prüfen und von Leichensymptomen unterscheiden. Die Lockerung des Epithels als Leichensymptom, hat die grösste Aehnlichkeit mit Exsudat, wo dann nur die mikroskopische Untersuchung die Diagnose sichern kann.— Injectionen kommen an der Pleura nicht oft vor und bedeuten dann nicht Entzündungen, weil injicirte, mit freiem Auge wahrnehmbare Gefässe nicht in die Categorie der Capillargefässe gehören. Im Leben vorhandene Injectionen können an der Leiche nur als flockige Injectionen erscheinen und finden sich in der Regel nur spärlich als Ecchymosen unter der Pleura in den abhängigsten Parthien der Leiche. — Die Pleura der Lungen theilt immer die Farbe des unterliegenden Lungengewebes; an anämischen Lungentheilen ist sie daher farblos, an hyperämischen blutig gefärbt. Tritt Blut in die Pleurahöhle aus, so erscheint die Pleura missfarbig bis zum Niveau der ausgetretenen Flüssigkeit. — Als Merkmale der Entzündung der Pleura bezeichnet man gewöhnlich: Geschwulst, Zerreisslichkeit, Röthe, Injection, Rauhigkeit der Oberfläche, Trübung und Glanzlosigkeit. Keines dieser Symptome ist aber vorhanden, oder im Falle ist es Leichensymptom. Dagegen sind alle diese Erscheinungen zugegen, wenn man seine Untersuchung statt der Pleura, auf das auf der Pleura gelagerte geronnene Product richtet; entfernt man dieses Exsudat, so erscheint darunter die seröse Haut in einem Zustande, der sich von einem gesunden durch nichts unterscheidet. So kann daher die Diagnose einer entzündlichen Congestion der Pleura nicht unmittelbar gemacht werden, da alle im Leben vorhanden gewesenen Erscheinungen an der Leiche verwischt, oder durch hinzugetretene Leichenerscheinungen so verändert sind, dass sie ganz unkenntlich werden. — Nur an den Mittelfellblättern verhält sich die Sache anders. Der lockere Bau des anliegenden Fett- und Bindegewebes begünstigt hier die Aufnahme grösserer Mengen von Flüssigkeiten, wodurch deutlichere Veränderungen bei Entzündungen entstehen, so dass man im Zell- und Fettgewebe neben grösseren Mengen von flüssigen Producten zuweilen auch eine grössere Zahl injicirter Gefässe sieht; die Injection theilt sich dann auch der Pleura mit, erscheint aber dann hier fleckig, streifig und mit grauer Farbe, welche erst bei Berührung mit Luft in lebhaftes Roth übergeht. — Die Menge des in der Pleurahöhle angesammelten Wassers kann an der Leiche grösser werden, als diess im Leben der Fall ist. Wie viel solchen Serums in einer Pleurahöhle vorhanden sein dürfe, um die Bedeutung eines Leichensymptoms nicht zu verlieren, ist im Allgemeinen durch Maass und Gewicht nicht anzugeben. — Was die Farbe des Serums betrifft, so kann die im Leben farblos abgeschiedene Flüssigkeit durch Leichensymptome in eine andere, rothe oder schmutzig rothe Färbung übergehen. Selbst Entzündungsproducte können durch Leichentranssudationen so verändert werden, dass sie fast ganz unkenntlich erscheinen. —

Section der Bauchhöhle.

§. 20.

Bei einer gerichtlichen Section hangt es, wie bereits bemerkt worden ist, von den Umständen ab, mit welcher der verschiedenen Höhlen oder Theile des Körpers die Untersuchung zu beginnen hat. Dies bezieht sich auch ganz besonders auf die Untersuchung des Halses und der Mundhöhle. Wenn dieselbe nicht früher geboten ist, so kann sie der Oeffnung der Bauchhöhle füglich vorhergehen. Zu diesem Ende führt man dann einen Querschnitt durch die Haut, welcher von der seitlichen Gegend des Hinterkopfes der einen Seite anfängt, unter dem Ohre hinweg, längs des untern Randes des Unterkiefers verläuft und hinter dem Ohre der andern Seite endet. Mit diesem Querschnitte parallel macht man, wenn dies nicht schon vorher geschehen sein sollte, einen zweiten Querschnitt von der einen Achsel über die Schlüsselbeine hin, zur andern Achsel, und vereinigt beide durch einen, in der Mittellinie des Halses verlaufenden Längenschnitt, so dass zwei Hautlappen entstehen, die man zugleich mit dem Musc.platysma myoides auf beiden Seiten bis an den vordern Rand des Musc. trapezius lospräparirt. Nachdem man die äusseren Jugularvenen blossgelegt, doppelt unterbunden und die unterbundene Partie weggenommen hat, werden die M. M. sternocleidomastoidei rein präparirt, in der Mitte durchschnitten und zurückgelegt. Den hinter dem Kopfnicker verlaufenden M. omohyoideus, hebt man in der Gegend seiner Mittelsehne mit der Pincette auf, durchschneidet und trennt ihn nach oben und unten. — Nun werden die seitlichen Halstheile und zwar von oben nach unten zu untersucht, die innere Iugularvene rein präparirt, unter der Einsenkung der obern Schilddrüsenvene unterbunden, durchschnitten und herabgelegt. — Die Untersuchung der mittleren Halstheile geschieht, indem man die M. M. sternohyoidei und sternothyreoidei vom Brustbeine trennt und nach oben zurücklegt. Sofort wird die Schilddrüse in der Mitte durchschnitten und nach beiden Seiten zurückgelegt, wodurch Luftröhre und Kehlkopf frei werden.

Behufs der Oeffnung und Untersuchung der Mundhöhle wird zuerst ein langer Schnitt dicht vor dem Ohre bis zum Jochbogen herauf und dann von hier ein Querschnitt nach innen bis gegen den äussern Augenwinkel geführt. Nachdem die Haut lospräparirt und die Ohrspeicheldrüse entfernt ist, trennt man die M. M. geniohyoidei und genioglossi sammt der Mundhaut unter der Zunge von dem Unterkiefer bis zu den Winkeln desselben behutsam los, betrachtet die Zunge, zieht dann diese herab, worauf man das Innere der Mundhöhle überschauen kann und öffnet zuletzt, indem der Kopf etwas zur Seite gewendet wird, den Pharynx und Oesophagus durch einen seitlichen Längenschnitt. —

§. 21.

Die Untsuchung der Bauchhöhle erfordert folgendes Verfahren: von dem Schwertfortsatze des Brustbeins beginnt ein Schnitt, der längs der weissen Linie, links dicht am Nabel vorbei (um das *Ligamentum teres* nicht zu durchschneiden), bis zur Mitte des obern Randes der Schaambeinvereinigung reicht. Ein diesen Schnitt durchkreuzender Querschnitt geht unter dem Nabel hinweg und reicht von der Mitte der Lendengegend einerseits, bis dahin anderseits. Mit diesen Schnitten trennt man vorerst nur die allgemeine Bedeckung, und nachdem man gleich unter dem schwertförmigen Knorpel unter Assistenz der Pincette einen Einschnitt in die weisse Linie gemacht und den Zeigefinger der linken Hand in diese Oeffnung gebracht hat, führt man den penetrirenden Schnitt auf dem Zeigefinger fort und eröffnet so die Bauchhöhle. Man bemerkt

32) Die **Dicke** und **Fettlage der Bauchdecken**, die Farbe und Configuration der **Gedärme**, wie sie sich jetzt dem Blicke darbieten, untersucht die Beschaffenheit etwa vorhandener **penetrirender Bauchwunden** und die Art ihrer Fortsetzung in die Organe der Bauchhöhle, **blutige** und andere **Extravasate** oder **Ergiessungen**.

§. 22.

Es wird nun zur Untersuchung der einzelnen Organe geschritten und mit dem grossen Netze der Anfang gemacht. Nachdem dieses in die Höhe geschlagen worden, werden die Dünndärme, das Jejunum und Ileum, von der Stelle an, wo sie am Quergrimmdarmgekröse — *Mesocolon transversum* — herkommen, zwischen Daumen und Zeigefinger beider Hände nach und nach bis zum Blinddarme sanft durchgefühlt, wobei zugleich auf die Beschaffenheit des Mesenteriums, seiner Drüssen und Gefässe Rücksicht genommen wird. Auf gleiche Weise durchforscht man den Grimmdarm und das Mesocolon. Indem man den Dünndarm aus dem Becken herauszieht und hier und dorthin legt, lassen sich die Dickdärme, so wie die im Becken befindlichen Organe, die Harnblase, der Mastdarm, Uterus, die Muttertrompeten, Eierstöcke und die breiten und runden Mutterbänder im Allgemeinen betrachten. Nachdem nun der Dünndarm und das grosse Netz wieder in ihre normale Lage zurückgebracht sind, lässt man die falschen Rippen in die Höhe heben und besichtigt oberflächlich die Leber mit der Gallenblase, das kleine Netz, die vordere Wand des Magens, und durch Hervorziehen desselben die Milz.

§. 23.

Nach dieser vorgenommenen allgemeinen Betrachtung trennt man den Quergrimmdarm — *Colon transversum* — mittelst Durchschneidung des obern Theiles des grossen Netzes vom Magen und Zwölffingerdarme, legt ihn herab und betrachtet, indem man den

Magen in die Höhe hebt, die hintere Wand desselben und das Pancreas. Nun legt man die Leber so um, dass man die untere Fläche derselben sehen kann, durchschneidet die vordere Platte des *Ligamentum hepatic. duodenale* und stellt die Lebergefässe mit den Gallengängen dar. Dann trennt man den linken Leberlappen und die Milz von dem Zwerchfelle, und die Bauchspeicheldrüse von den hinter ihr liegenden Theilen nach rechts, bis an die *Arteria coeliaca*, sowie den rechten Leberlappen bis an die untere Hohlvene ab. Hierauf werden das aufsteigende Colon und der Blinddarm mit ihrem Gekröse von der hintern Bauchwand allmählig von unten nach oben und innen bis dahin, wo das Duodenum in den Bauchfellsack tritt, vorsichtig getrennt; ebenso das absteigende Colon mit seinem Gekröse nach innen, bis an die Wurzel des Mesenterium und die Gekrösarterie, sowie der hintere Umfang des Duodenum, bis an den Ursprung der obern Gekrösarterie. Auf diese Weise sind die Gedärme so frei geworden, dass man sie bequem zur Seite legen und so die tiefer liegenden Organe, ohne sie herauszunehmen, untersuchen kann. Will man wegen Vergiftung, Darmgeschwüren u. s. w. die Untersuchung der Därme ausserhalb des Leichnams vornehmen, so unterbindet man zuerst den Mastdarm, nachdem der Inhalt desselben in die Höhe gestrichen worden ist, zweimal, und durchschneidet denselben zwischen den Ligaturen. Auf gleiche Weise verfährt man mit der Speiseröhre dicht unter dem Zwerchfelle, oder auch mit dem Jejunum, wo dieses durch das Quergrimmdarmgekröse tritt. Ebenso ist die untere Hohlvene dicht ober- und unterhalb der Leber zu unterbinden und zu durchschneiden. Nun zieht man den ganzen Dünndarm nach rechts so weit aus dem Unterleibe heraus, dass man das Gekröse mit der vollen Faust umfassen kann und trennt es von der hintern Bauchwand mittelst Durchschneidung der Gekrösarterien los. Will man die Leber herausnehmen, so müssen vorher der gemeinschaftliche Gallengang, die Pfortader und untere Hohlvene unterbunden werden, ehe die Trennung des *Ligament. suspensorii* und *coronarii hepatis* vor sich gehen kann. Wird der Magen, oder blos ein Theil des Darmcanals, ein Gegenstand genauerer Untersuchung, so werden diese oben und unten zweimal unterbunden, zwischen den Ligaturen durchschnitten, von den übrigen Befestigungen getrennt, herausgenommen, und in der Richtung des gewölbten Randes der Länge nach aufgeschnitten.

§. 24.

Die Untersuchung der einzelnen Baucheingeweide kann jetzt nach Lösung der Därme ohne Schwierigkeit von Statten gehen. In die Leber werden mehrere Einschnitte gemacht, um die Beschaffenheit ihrer Textur zu beobachten; die Gallenblase wird der Länge nach gespalten. Die Eröffnung des Magens geschehe von der kleinen Curvatur, oder der vorderen Wand aus. Das Duodenum bleibt bei der Untersuchung mit dem Magen in Verbindung, doch wird sein hinterer Umfang von der hintern Bauchwand bis an die obere Gekrösarterie getrennt. Um die Milz leichter untersuchen zu können, zieht man den Magen hervor und trennt das *Ligamentum gastro-lienale.* Das Pancreas findet man nach Aufhebung des Magens zwischen Milz und Zwölffingerdarm liegend.

§. 25.

Nach Untersuchung und Entfernung der Verdauungsorgane, schreitet man zur Betrachtung der hinter dem Bauchfelle liegenden Theile, den Saamengefässen, der Bauchaorta, der untern Hohlvene und des *Ductus thoracicus.* Hierauf werden Nieren und Nebennieren durch Hinwegnahme der sie einhüllenden Fettkapsel dargestellt, herausgeschält und erstere der Länge nach gespalten. Sodann folgt man vom Nierenbecken dem ins Becken herablaufenden Harnleiter zur Harnblase, trennt diese von ihren Verbindungen und spaltet sie der Länge nach. Sind keine besondern Veranlassungen zu ganz specieller Zergliederung der im Becken liegenden Organe vorhanden, so genügt es, sie an Ort und Stelle frei zu legen, aufzuschneiden und so zu besichtigen.

33) Alles Normwidrige oder Krankhafte, was an den gesehenen Theilen und Organen beobachtet worden ist, wird nach seiner speciellen Beschaffenheit hier angeführt; Verletzungen werden nach ihrem Zusammenhange mit den äusseren Theilen und nach allen ihren Verhältnissen genau beschrieben und insbesondere muss der Blutreichthum oder die Blutarmuth aller der verschiedenen Unterleibsorgane aufgeführt werden.

Anmerk. Die Rachen- und obere Schlundkopfschleimhaut ist, besonders wegen der fortwährenden Berührung mit Flüssigkeiten oder mit der atmosphärischen Luft der Bildung von Leichensymptomen besonders günstig. Erweichungen und Farbenveränderungen sind daher fast bei jeder Leiche vorhanden. —

Die Schleimhaut der Speiseröhre ist in ihrem obern Theile selten der Sitz von Leichenfarben, auch pflegen sie hier keine bedeutende Grösse zu erreichen. Die Congestivfarben verschwinden am leichtesten und selbst bei den heftigsten Entzündungen bleibt diese Schleimhaut gewöhnlich blass, meist ist sie graulich weiss.

Wird der Magen im Zustande der Verdauung untersucht, so ist die

Schleimhaut bei einer mässigen Ausdehnung des Magens blass-rosenroth von Farbe; diese Farbe ist meistens über die ganze Oberfläche verbreitet: bei genauer Untersuchung aus lauter röthlichen Pünktchen zusammengesetzt. Ist dagegen der Magen zur Zeit der Verdauung stark von Gas ausgedehnt, so verschwindet auch jede Injection, und die Magenschleimhaut erscheint dann graulicht oder schmutzig weiss. Ist der Magen zusammengezogen, so dass seine Schleimhaut erschlafft ist und grosse, leicht verschiebbare Falten bildet, dann ist im Momente des Sterbens noch die grösste Injection möglich gewesen, die Magenschleimhaut hat daher, wenn sie mit Schleim bedeckt ist, eine aschgraue, ohne Schleimbedeckung eine zinnoberrothe, andern Falls eine rothbraune Farbe. Treten dann theilweise Ausdehnungen oder Zusammenziehungen ein, so wird der ausgedehnte Theil hellgrau oder weisslich, der zusammengezogene dagegen dunkelgrau oder röthlich erscheinen. —

Auf die Injectionsbildung der Magenschleimhaut ist die Ueberfüllung des Pfortadersystems ebenfalls von entschiedenem Einflusse. Die nachfolgende Leichentranssudation vermag dann leicht Ecchymosen als Blutunterlaufungen der Schleimhaut zu verursachen. —

Das Auftreten der Leichenhypostasen ist wie jenes der Injectionen an die leichte Permeabilität der Capillaren geknüpft. Beim ausgedehnten Magen bilden sich sich daher gar nicht oder mit geringer Intensität, beim zusammengezogenen dagegen erreichen sie leicht einen hohen Grad. —

Die hämorrhagische Erosion ist nach Engel gewöhnlich ein Leichensymptom. Wo an einer andern Haut eine Leichenecchymose erscheinen würde, bildet sich an der Magenschleimhaut eine hämorrhagische Leichenerosion; dieselbe kann übrigens auch durch ungeschicktes und unvorsichtiges Manipuliren mit dem Messer bei Reinigen der Schleimhaut, künstlich erzeugt werden. — Diese Leichensymptome können aber doch einen diagnostischen Werth haben; denn alle diese Leichenhyperämien sind oft das Ueberbleibsel von Injectionen, welche an der Magenschleimhaut im Leben aufgetreten waren; eine entzündliche Injection der Magenschleimhaut wird zuletzt auch als Leichenhyperämie erscheinen müssen, und es kann daher manche Erosion als Leichensymptom doch mit einer entzündlichen Congestion im Zusammenhange stehen. Eine Entscheidung darüber wird der Anatom aber nur nach genauester Berücksichtigung aller Nebenumstände geben können.

Die Erweichung der Magenschleimhaut bietet die verschiedensten Grade, von einer einfachen Weichheit bis zur vollendeten Maceration und Auflösung der Magenschleimhaut und der unterliegenden Gebilde. Auch rücksichtlich ihrer Ausdehnung und Farbe der erweichten Stellen giebt es eine Menge von Unterschieden. Wenn auch vorhergegangene Krankheitsprocesse den Eintritt und die grössere oder geringere Entwickelung dieser Erweichung begünstigen mögen, so erscheint dieselbe doch immer als cadaverös. Je nach der Dauer der auflösenden Kraft der erweichenden Flüssigkeiten und der Beschaffenheit der Schleimhaut, kann die Erweichung bei Erwachsenen schon 12—14 Stunden nach dem Tode eine vollständige sein. Durch den Zutritt der atmosphärischen Luft wird diese Erweichung ungemein befördert. Ueberdiess fördern in dem Magen befindliche Milch, besonders bei Kindern, und bei Erwachsenen weinige und in saurer Gährung begriffene Substanzen, den cadaverösen Erweichungsprocess. —

Aehnlich wie bei dem Magen sind die Verhältnisse beim Darmcanale, und es ist desshalb das Ergebniss der Untersuchung verschieden, je nachdem letztere während der Verdauung, oder im nüchternen Zustande, bei ausgedehntem oder zusammengezogenem Darme vorgenommen wird, weil die Injection der Darmgefässe von diesen Umständen abhängig ist und damit der Feuchtigkeitsgrad der Schleimhaut und in weiterer Folge die Reihe der andern physicalischen Eigenschaften der Darmschleimhaut sich ändert. —

Im ganz oder fast nüchternen Zustande ist der Dünndarm gewöhnlich ganz zusammengezogen und die Injection erscheint grösser und die Farbe dunkler als im Verdauungszustande. Die weitern cadaverösen Veränderungen sind dann von den physicalischen Eigenschaften des eingeschlossenen Blutes abhängig. Dünne Blutarten wie b und c (vgl. oben §. 8. Anmerk.) transsudiren sehr schnell an der Leiche, so dass sich solche Transsudate an die Darmwändeanlegen oder sich selbst mit den Darmcontentis vermengen.

Die Diagnose einer entzündlichen oder krankhaften Congestion kann keine andern Merkmale darbieten, als die der Leichenerscheinungen und desshalb sehr schwierig werden. Sie kann die Leichenerscheinungen erhöhen und beschleunigen, dieselben ausschliessen kann sie aber nicht. Auch sie wird je nach dem Grade, dem mehr oder weniger frischen Zustande der Leiche, entweder bloss als Leichenfarbe erscheinen oder als Ecchymosirung der Darmschleimhaut auftreten, oder aber zu einer Leichentranssudation führen müssen. Starke Gasanfüllung im Dünndarme, die noch kurz vor dem Tode eintritt, ist geeignet, die Congestions- und Leichenmerkmale in sehr vermindertem Grade erscheinen zu lassen. —

Am Darme lassen sich die Hypostasen durch eine veränderte Lage der Leiche leicht umkehren. Legt man die Leiche bald nach dem Tode auf die Bauchseite, so erscheinen die dünnen Därme allenthalben blass rosenroth oder selbst bläulich-roth, und die am Darme gewöhnlichen sog. dentritischen Injectionen sind äusserst zahlreich und gehen fast um den ganzen Darmumfang herum. —

Die Untersuchungen am Peritonäum müssen mit steter Rücksicht auf die an der Leiche fortwährend auftretenden Veränderungen gepflogen werden.

Wenn bei Bauchfellentzündungen während des Lebens auch eine nicht unbedeutende Injection und Röthung vorhanden war, so vermindert sie sich im Momente des Sterbens und an der Leiche und verändert Sitz, Form und Ton. — Was die Form der bei Bauchfellentzündungen injicirten Gefässe betrifft, so besteht keine Hyperämie, wenn man die einzelnen injicirten Gefässe mit freiem Auge recht wohl unterscheiden kann und die rothen gleichmässigen Färbungen fehlen. Die Farbe selbst hangt ab von der Menge des in den Gefässen enthaltenen Blutes und von der Farbe desselben. Diess allein bestimmt aber noch keineswegs den Grad und den Ton der Farbe. Die Blutfarbe wird an dem Bauchfelle wie an andern Membranen nur durch die Membran selbst gesehen, und alles was die Farbe und Durchsichtigkeit der Membran ändert, ändert auch den Ton und Grad der Farbe. Die Farbe des in dem Cadaver eingeschlossenen, mit der Atmosphäre nicht in Berührung stehenden Blutes ist dunkelroth; das darüber liegende Peritonäum und die Gefässwand haben eine um so deutlicher hervortretende weisse Farbe, je dicker diese Theile sind; die peritonealen Injectionen erscheinen daher gewöhnlich bläulich grau in verschiedenen Nuancen, vom Hellen bis ins Dunkelste. Durch darüberliegende Exsudate oder Fettschichten werden die Farben mehr oder weniger, in einigen Fällen bis zum Verschwinden gebracht. Die Entzündungsfarbe kann sich diesen Gesetzen nicht entziehen, und erscheint daher nicht hellroth oder gar hochroth, sondern bläulich-grau bis ins dunkelste Schwarzgrau. — Liegen die injicirten Theile längere Zeit an der atmosphärischen Luft, oder kommen sie mit verschiedenen Gasen in Berührung, treten Imbibitionen ein, dann pflegt jede Blutfarbe schmutzig roth zu werden, ihre scharfen Gränzen, wenn sie solche gehabt haben sollte, zu verlieren, und aus dem Gewebe können sie nicht leicht mehr, weder durch Druck, noch durch Waschen entfernt werden. Die Entzündungsfarbe macht hievon keine Ausnahme, im Gegentheile, sie ist noch geeignet, das rasche Auftreten dieser Leichenerscheinungen zu begünstigen. Handelt es sich daher um die Diagnose einer entzündlichen Congestion, wobei noch keine Producte vorhanden sind, so ist von Seite des Anatomen die grösste Behutsamkeit nothwendig, und dennoch wird es in den wenigsten Fällen möglich sein, die Diagnose bloss anatomisch zu stellen. — Wie weit das Serum im Bauchfellsacke durch cadaveröse Transsudation von Wasser verdünnt werden könne, lässt sich im Allgemeinen nicht bestimmen. Es hangt diess wohl von den übrigen, meist schwer angebbaren Umständen, insbesondere aber auch von dem Wassergehalte des Blutes und der leichten Scheidbarkeit seiner Bestandtheile ab. Vielleicht sind 1 — 2 Pfunde solchen Serums noch immer in der Gränze der Leichenerscheinung. Das Serum kann als cadaveröse Beschaffenheit Blutfarbestoff und selbst Blut enthalten. —

Ueber die Blutmenge in der Leber lässt sich anatomisch nur in den Fällen ein Urtheil geben, in welchen an der Ueberfüllung oder an dem fast gänzlichen Mangel nicht zu zweifeln ist. Der Gerichtsarzt hüte sich daher vor den so häufig vorkommenden vagen Angaben von „blutreich oder wenig blutreich." Hyperämie und Anämie der Leber können übrigens in den letzten Momenten des Lebens durch zufällige Einwirkungen verschiedener Art bedingt oder gefördert werden. — Mit dem Blutgehalte der Leber ändert sich auch nothwendig das Volum dieses Organs; in keinem andern Organe ist diese Veränderung in dem Grade zu erkennen. Im Verhältnisse hiemit steht dann auch die Härte und selbst Formveränderungen bleiben nicht aus. —

Section der Rückgrathshöhle.

§. 26.

Man macht zu diesem Behufe zuerst einen Längenschnitt, der auf dem Hinterhauptshöcker vom untern Ende des Kopf-Längeneinschnittes anfängt und in der Richtung der Dornfortsätze auf der ganzen Wirbelsäule bis zum Steissknochen durch die Haut geht. Sodann führt man einen Hautschnitt eine Strecke weit auf beiden Seiten längs dem hintern Theile des Hüftkammes und legt die Haut oben zugleich mit der des Kopfes auf beiden Seiten bis in die Gegend der hintern Enden der Querfortsätze der Wirbel zurück. Hierauf werden sämmtliche Muskeln am Nacken und Rücken so rein als möglich von den Bogen und Dornfortsätzen der Wirbel bis über die Querfortsätze hinaus, und oben von dem Hinterkopfe losgeschält und nach aussen zurückgelegt. Hiebei sind die Schnitte immer nach dem Laufe der Muskeln und Sehnen zu führen. Im Verlaufe dieses ganzen Geschäftes bemerkt man das etwaige Vorhandensein von

34) Blutergiessungen und Infiltrationen der Weichdecken der Wirbelsäule, Luxationen oder Fracturen der Wirbel oder sonstige krankhafte Veränderungen.

§. 27.

Da der Section des Rückgraths stets die der Kopfhöhle vorangegangen ist, so bewirkt man von letzterer aus die Eröffnung des Spinalcanals und führt zu diesem Zwecke an beiden Seiten des Hinterkopfes, von dem Zirkelschnitte des Kopfes aus, abwärts gegen den ersten Halswirbel, einen, von aussen nach innen schief herabgehenden Schnitt, so dass dessen Ende nach innen neben das Kopfgelenk fällt. Das auf diese Weise getrennte Stück des Hinterkopfes kann, nachdem es von der festanhängenden harten Hirnhaut behutsam losgetrennt ist, an dem hintern Ausfüllungsbande — *Ligam. obturatorium atlantis postic.* —, ebenso wie die Bogen der Wirbel, mittelst ihrer Bänder an einander hängen bleiben, damit man nachher den Canal wieder damit bedecken kann. Nunmehr werden die Wirbelbogen, nahe an der Basis der Querfortsätze, oder nach innen neben den Gelenkfortsätzen, auf beiden Seiten, nachdem man, wo es die Biegung der Wirbelsäule erlaubt, vorgesägt hat, allmählig von oben nach unten mit einem hinlänglich starken Meissel und Hammer, bei Kindern aber mit der Knochenscheere, durchgeschlagen und beziehungsweise durchgeschnitten. Der Meissel wird in dem vorgezeichneten Sägeschnitte aufgesetzt, und von oben und aussen nach unten und innen mit dem Hammer durch mässige und vorsichtige Schläge durch die Wirbelbogen bis in den Spinalcanal getrieben*). Die getrennte hin-

*) Anstatt des Meissels kann man sich auch des Rachiotoms bedienen.

tere Wand des Canals wird nach und nach zurückgelegt, und man kann jetzt die harte Rückenmarkshaut in der Mitte von oben nach unten mit einer Scheere, durch welche die Spinnwebenhaut zugleich von der Dura mater losgetrennt werden muss, durchschneiden und nach beiden Seiten zurücklegen. Ist die Spinnwebenhaut ebenfalls in der Mitte längs herab durchschnitten und nach beiden Seiten zurückgelegt, so erscheint das mit der Gefässhaut überzogene Rückenmark. Hierauf durchschneidet man die Wurzeln der Rückenmarksnerven nahe am Durchtritte durch die Dura mater, nimmt das Rückenmark mit seinen beiden inneren Häuten aus dem Canale heraus, um durch Einschnitte die Substanz desselben untersuchen zu können. Man bemerkt:

35) Blutergüsse und Ergüsse überhaupt im Wirbelcanale, zwischen den Rückenmarkshäuten, Entzündung, Eiterung, Erweichung der Substanz des Rückenmarks, Verletzungen und eingedrungene fremde Körper u. s. w.

Anmerk. Wie im Gehirne, so erweicht im Rückenmarke die graue Substanz schneller, als die umgebende weisse Masse. Schneidet man daher das Rückenmark der Quere nach durch, so ist der Unterschied in der Härte der weissen und grauen Substanz bei weitem nicht so auffallend, als auf einem Längenschnitte. Bei einer nur etwas infiltrirten Leiche ist die graue Substanz in kurzer Zeit so weich geworden, dass sie an einem Längenschnitte mit der geringsten Mühe abgestreift werden kann. Dieses cadaveröse Verhältniss darf nicht zur Annahme einer centralen Erweichung des Rückenmarks verführen. —

§. 28.

Die Ergebnisse einer Leichenobduction sind unter fortlaufender Nummer im Protocolle klar und leicht verständlich darzustellen, so dass man Alles wo möglich auch dem Verständnisse des Richters zugänglich macht. Um die Lage von Verletzungen an den verschiedenen Körpertheilen anschaulicher zu machen und um in der scharfen Bestimmung derselben vor Irrthümern mehr geschützt zu sein, kann man die von der topographischen Anatomie aufgestellten Regionen des menschlichen Körpers zu Grunde legen. Die wörtliche Beschreibnng im Protocolle wird jedoch weder hierdurch, noch durch Zeichnungen, wie gelungen und vollständig sie sein mögen, überflüssig gemacht. Gute, oder wenigstens verständliche Zeichnungen sind besonders für diejenigen Fälle sehr erwünscht, die sich vor das Forum der Schwurgerichte eignen; dasselbe gilt von Präparaten. —

REGISTER.

(Die Zahlen beziehen sich auf die Seiten.)

A.

B.

Druckfehler.

S. 138. Zeile 3 v. o. lies richtig, statt wichtig.
S. 143. Zeile 2 v. o. l. kommt, statt komme.
S. 151. Zeile 6 v. u. zu streichen: ist.
S. 377. Zeile 13 v. u. l. Zurechnung u n fähigkeit.

Einige weitere Errate fallen leicht in die Augen.

www.ingramcontent.com/pod-product-compliance
Lightning Source LLC
Chambersburg PA
CBHW020856210326
41598CB00018B/1694

* 9 7 8 3 7 4 2 8 0 9 1 8 6 *